PLASTIC AND RECONSTRUCTIVE SURGERY
ADVANCE SERIES

形成外科ADVANCEシリーズ I-5

頭蓋顎顔面外科
最近の進歩

第2版

監修

杏林大学教授／東京大学名誉教授
波利井 清紀

編著

帝京大学教授
平林 慎一

克誠堂出版

執筆者一覧

秋月	種高	東京警察病院形成外科
石田	有宏	沖縄県立中部病院形成外科
今井	啓道	東北大学医学部形成外科
今井	啓介	大阪市立総合医療センター形成外科
今井	智浩	横浜市立大学附属市民総合医療センター形成外科
上田	晃一	大阪医科大学形成外科
江口	智明	帝京大学医学部形成・口腔顎顔面外科
奥本	隆行	藤田保健衛生大学医学部形成外科
尾崎	峰	杏林大学医学部形成外科
小山	明彦	北海道大学医学部形成外科
門松	香一	昭和大学医学部形成外科
川上	重彦	金沢医科大学形成外科
岸邊	美幸	金沢医科大学形成外科
久徳	茂雄	市立岸和田市民病院形成再建外科
清川	兼輔	久留米大学医学部形成外科・顎顔面外科
楠本	健司	関西医科大学形成外科
倉片	優	クリニカ市ヶ谷
幸地	省子	東北大学病院附属歯科医療センター顎口腔機能治療部
小林	誠一郎	岩手医科大学形成外科
小室	裕造	順天堂大学医学部形成外科
佐藤	兼重	昭和大学医学部形成外科
菅又	章	東京医科大学八王子医療センター形成外科
菅原	康志	自治医科大学形成外科
鈴木	義久	田附興風会医学研究所北野病院
守永	圭吾	久留米大学医学部形成外科・顎顔面外科
高戸	毅	東京大学医学部口腔外科学教室
多久嶋亮彦		杏林大学医学部形成外科
鳥飼	勝行	横浜市立大学医学部形成外科
野﨑	幹弘	東京女子医科大学形成外科
波利井清紀		杏林大学医学部形成外科
樋口	浩文	岩手医科大学形成外科
平野	明喜	長崎大学医学部形成外科
広比	利次	リッツ美容外科
本田	隆司	東京女子医科大学形成外科
松本	和也	徳島大学医学部形成外科
三川	信之	聖マリア病院形成外科
宮脇	剛司	東京慈恵会医科大学形成外科
百澤	明	埼玉医科大学総合医療センター 形成外科・美容外科
森	良之	東京大学医学部口腔外科学教室
矢野	浩規	長崎大学医学部形成外科
与座	聡	百人町アルファクリニック

（五十音順・敬称略）

PLASTIC AND RECONSTRUCTIVE SURGERY
ADVANCE SERIES I-5
頭蓋顎顔面外科：最近の進歩

第 2 版　序

　故・田嶋定夫先生により編集上梓され頭蓋顎顔面外科領域の教科書として永く親しまれてきた本書も，発行以来 13 年が経つ。日進月歩の分野ゆえ陳腐な内容も目立つようになり，今回，改訂第 2 版を出す運びとなった。

　この 10 年余りにおける頭蓋顎顔面外科最大の進歩は，骨延長術の導入に伴う術後成績の安定化と思われる。これにより採骨部の負担もなくなった。ただ，本手術は advance シリーズ「骨延長術」で一括して取り上げられている。そこで本書では総論での記載を省き，各論でそれぞれの疾患における最新の状況を報告してもらうにとどめた。その他，進歩の著しい分野，すなわち人工骨，遺伝子診断，Tissue engineering，そして内視鏡下手術に関しては，それぞれ総論に項を設け，エキスパートの先生方に概説をお願いした。

　各論では，唇顎口蓋裂の顎変形症と美容に重点を置いた。最近の学術集会を見ると，頭蓋顎顔面外科のセッションは参加者がまばらで顔ぶれもほとんど変わらない。対象が症例数の少ない疾患であることがその主たる理由と思われるが，せっかくの手技をこのまま一部の人だけのものとしておくのは惜しい。そこで，もっと多くの人に頭蓋顎顔面外科に親しんでもらうことを願って，比較的症例数の多いこれらに関する項目を増やした。

　Tessier が Le Fort III midface advancement を報告したのは 1967 年のことである。それ以降，マイクロサージャリーとともに形成外科の発展・普及を牽引してきた頭蓋顎顔面外科であるが，改良すべき点はまだ多々ある。次回改訂版が必要となる日が一日も早く来ることを期待している。

2008 年 1 月

帝京大学医学部形成・口腔顎顔面外科
平林　慎一

初版 序

　Craniofacial surgery の最近の進歩は，診断，手術計画，手術操作，手術手技などの向上に大きく寄与し，治療成績の向上，適応の拡大，病態に関する新知識などをもたらし，さらに今後ともこの領域を拡大させて行くものと思われる。これらの進歩の契機となったのが画像診断の進歩，手術器具の発達，人工埋入資材の開発，他領域の発展などであり，おのおのの相乗効果も見逃せない。

　ミニプレートやマイクロプレートの普及を例に挙げても，従来の治療概念の変革を迫るほどのメリットを生んでいる。単に固定手段の進歩というだけではなく，新しい治療概念の誕生や新しい領域さえ開拓せんとする勢いである。

　画像診断の発展に至っては，この傾向がさらに顕著で，CT, MRI, 3DCT, 3D model と simulation, CG とバーチャルリアリティと，その発展は止まる所を知らない。

　形成外科の中での他の領域の進歩が craniofacial surgery に大きく関与したのは，周知のごとく skull base surgery における free flap の利用である。再建手段の開発が切除可能範囲を拡大させ，またより優れた切除手術や新しいアプローチの開発を要求しつづけている。逆に新しい切除手技の開発は，より安全で，かつ複雑な再建手段を要求し，両者相まってこの領域を押し進めて行くものと思われる。

　Major な craniofacial の領域だけではなく，maxillofacial の領域，とくに骨折の治療に関しても種々と新しい工夫が加えられているだけでなく，major な craniofacial から得られた新しい知見が有効に利用され，治療成績も一段と向上しているのが現況である。

　本書ではこのような最近の知見を，おのおの得意とする筆者に分かりやすく記述して頂いたつもりである。日進月歩のこの領域では，今日の知見は数カ月後にすでに陳腐となる可能性すらあるが，読者の諸兄にはこの領域の advanced な入門書として把えて頂き，今後のご研鑽の礎として頂ければ筆者ともども望外の幸と考えている。

1994 年 9 月吉日

大阪医科大学形成外科
田嶋 定夫

もくじ

I 総論 1

1 遺伝子診断　松本和也 … 3
はじめに　3　／　頭蓋顔面領域の疾患と遺伝子変異　4　／　候補遺伝子の決定　5　／
実際の遺伝子解析の紹介　9　／　遺伝子診断における倫理学的配慮　12

2 画像診断　本田隆司, 野﨑幹弘 … 15
はじめに　15　／　X線CT　15　／　MRI　17　／　超音波診断　18　／　非接触型レーザー光計測　18　／
手術シミュレーション　20　／　まとめ　20

3 人工骨と骨再生　楠本健司 … 23
はじめに　23　／　人工骨の意義と発展の方向　23　／　人工骨の種類　24　／　その他の人工骨の臨床応用　26　／
臨床応用における注意点　26　／　将来の展望　27

4 プレートシステム　江口智明 … 31
はじめに　31　／　各種プレートシステムについて　31　／　手技　34　／　考察　35

5 内視鏡による顔面骨へのアプローチ　小林誠一郎, 樋口浩文 … 39
はじめに　39　／　概念　39　／　術前の評価　40　／　顔面骨へのアプローチ法　40　／　術後管理　44　／
症例　44　／　考察　44

6 Tissue engineering　鈴木義久 … 49
はじめに　49　／　組織再生に用いられる細胞外マトリックス　49　／　神経の再生　50　／　骨の再生　51　／
まとめ　53

【各論】
II 先天異常 57

7 頭蓋骨縫合早期癒合症 ... 59

1) 病因，分類および治療方針　小室裕造　59
   はじめに 59 ／ 病因 59 ／ 分類 62 ／ 治療方針 63

2) 発達障害と頭蓋形成術　宮脇剛司　67
   はじめに 67 ／ 概念 67 ／ 発達評価法 68 ／ 発達障害 70 ／ 発達障害との関連が疑われる因子 71 ／ 病態別にみた発達障害 73 ／ 症候群性頭蓋骨縫合早期癒合症に対する手術による脳発達への期待 74 ／ まとめ 75

3) 短頭，尖頭，斜頭症の手術　今井啓介　78
   はじめに 78 ／ 概念 78 ／ 術前の評価 79 ／ 手技 79 ／ 術後管理 85 ／ 症例 85 ／ 考察 86

4) 舟状頭の手術　久徳茂雄　90
   はじめに 90 ／ 術前の評価 91 ／ 手技 91 ／ 術後管理 93 ／ 症例 94 ／ 考察 97

5) MCDO system® による骨延長法　菅原康志　100
   はじめに 100 ／ 概念 100 ／ 術前の評価 100 ／ 手技 101 ／ 延長プログラム 103 ／ 症例 103 ／ 考察 103

6) 顎変形症の治療（Le Fort II, III advancement）　鳥飼勝行，今井智浩　108
   はじめに 108 ／ 概念 108 ／ 術前の評価 109 ／ 治療計画 109 ／ 手技 109 ／ 術後管理 112 ／ 症例 112 ／ 考察 114

7) 前頭中顔面前進術（monobloc advancement）　秋月種高　117
   はじめに 117 ／ 概念 117 ／ 術前の評価と手術時期 118 ／ 手術手技と術後管理 119 ／ 症例 121 ／ 考察 124

8 頭蓋顔面裂 ... 126

1) 病因，分類および治療方針　小山明彦　126
   はじめに 126 ／ 病因 126 ／ 分類 127 ／ 各裂型について 128 ／ 治療方針 134 ／ 考察 135

2) 眼窩の異常とその治療　上田晃一　137
   はじめに 137 ／ 概念 137 ／ 術前の評価 138 ／ 手技 141 ／ 術後管理 142 ／ 症例 143 ／ 考察 143

9 Hemifacial microsomia ... 148

1) 病因，分類および治療方針　奥本隆行　148
   はじめに 148 ／ 概念および病因 149 ／ 分類 149 ／ 著者の施設における治療方針 150 ／ 術前の評価と手術計画 151 ／ 手技，手術 152 ／ 術後管理，長期的管理 152 ／ 症例 153 ／ 考察 153

2) 成長発育から見た治療法の選択　高戸毅，森良之　159
   はじめに 159 ／ 概念 159 ／ 術前の評価 160 ／ 手術手技と術後管理 160 ／ 症例 163 ／ 考察 163

3) 軟部組織の再建　多久嶋亮彦，波利井清紀　166
   はじめに 166 ／ 治療概念 166 ／ 術前の評価 167 ／ 手術手技 167 ／ 術後管理 169 ／ 症例 169 ／ 考察 171

10　唇顎口蓋裂 175

1) 顎変形症の治療方針　今井啓道　175

   はじめに 175 ／ 手術時期 176 ／ 矯正歯科との共用ツール 176 ／ 特徴的顎変形の評価 177 ／ 手術治療 178 ／ 治療計画を修飾する所見 180 ／ 症例 181 ／ 考察 183

2) 周術期矯正歯科治療　幸地省子　185

   はじめに 185 ／ 概念 185 ／ 術前の評価 189 ／ 術前後矯正治療と周術期管理 190 ／ 考察 194

3) 上下顎骨切り術　川上重彦，岸邊美幸　196

   はじめに 196 ／ 概念 197 ／ 術前の評価 197 ／ 手技 197 ／ 術後管理 201 ／ 症例 202 ／ 考察 203

4) ハロー型骨延長器によるLeFort I型骨延長術　佐藤兼重，門松香一　206

   はじめに 206 ／ 概念 206 ／ 術前の評価 207 ／ 手術手技（直達牽引法） 207 ／ 術後管理 208 ／ 症例 208 ／ 考察 210

5) 内固定型延長器によるLe Fort I型骨延長術　三川信之，佐藤兼重　213

   はじめに 213 ／ 内固定型延長器 213 ／ 術前評価と準備 214 ／ 手技 214 ／ 術後管理 215 ／ 症例 215 ／ 考察 215

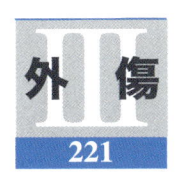

III 外傷　221

11　顔面骨骨折の画像診断 ― 3DCTを中心に ―　百澤明，尾崎峰 223

はじめに 223 ／ 3DCTの概念 223 ／ 3DCT検査の適応と種類 224 ／ 考察 224

12　Blowout fracture, 最近の見方　菅又章 229

はじめに 229 ／ 疾患概念の歴史的変遷 229 ／ 骨折型と手術適応 230 ／ 症例 232 ／ 考察 232

13　前頭骨―前頭蓋底骨折　清川兼輔，守永圭吾 238

はじめに 238 ／ 術前の評価 238 ／ 手技（術前，術中，術後） 239 ／ 術後管理 243

14　陳旧性顔面骨骨折　石田有宏 244

はじめに 244 ／ 概念 244 ／ 術前の評価 245 ／ 手技 245 ／ 術後管理 250 ／ 症例 250 ／ 考察 253

IV 美容　257

15　Bimaxillary protrusionをはじめとした各種顎変形に対する美容外科的アプローチ　倉片優 259

はじめに 259 ／ 術前の評価 259 ／ 概念（各種の顎変形） 260 ／ 手技 260 ／ 術前・術後管理 263 ／

症例　264　／　考察　264

16　Facial contouring　　広比利次 …… 270

はじめに　270　／　概念　270　／　前頭部　271　／　頬骨部　275　／　おとがい部　277　／　症例　281　／　考察　281

17　下顎角骨切り術　　与座　聡 …… 286

はじめに　286　／　概念　286　／　術前の評価　287　／　手技　289　／　術後管理　290　／　症例　290　／　考察　291

V　Fibrous dysplasia　295

18　Fibrous dysplasia　　矢野浩規，平野明喜 …… 297

はじめに　297　／　概念　297　／　術前の評価　298　／　手技　300　／　保存的療法　301　／　症例　301　／　考察　304

I 総論

1 遺伝子診断
2 画像診断
3 人工骨と骨再生
4 プレートシステム
5 内視鏡による顔面骨へのアプローチ
6 Tissue engineering

I 総論

1 遺伝子診断

松本 和也

Summary

1990年代後半にCrouzon症候群などいくつかの頭蓋骨縫合早期癒合症候群において，その原因が線維芽細胞増殖因子受容体（fibroblast growth factor receptor: FGFR）遺伝子の変異であることが解明された。しかし，これら症候群の表現型（症状・予後）と遺伝型（変異の種類）は1：1対応ではないことが多いため，遺伝子解析結果のみによって診断が可能となることは少ない。ただ，*FGFR2*でSer252TrpまたはPro253Arg変異が同定された場合はApert症候群，Ser372CysまたはTyr375Cys変異の場合はBeare-Stevenson症候群と，その変異の特異性から遺伝子診断が可能な場合もある。また，現在までに頭蓋骨縫合早期癒合症に関連するFGFR遺伝子変異は機能獲得変異であるとされ，特に*FGFR2*におけるApert型変異はリガンドとの結合性などが変化することにより骨芽細胞の分化や骨化を促進させることが報告されている。このような変異による機能変化の解析は，病態のさらなる解明だけでなく，遺伝子治療やtissue engineeringなど将来の医学発展の基礎となりえる。

また，FGFR遺伝子以外にも，頭蓋顎顔面領域の多くの先天異常疾患で原因遺伝子が解明されている。2004年に原因遺伝子がephrin-B1（*EFNB1*）であることが解明されたcraniofrontonasal syndromeを例に挙げて，先天異常症候群の原因遺伝子の解明などに用いられる遺伝子解析手技の一部，特に臨床医にとって有益と思われる不死化リンパ球によるDNA保存法や熱変性高速クロマトグラフィー法による変異やDNA多型のスクリーニングを紹介する。

最後に，遺伝学的検査に際して，新たな生命倫理規範として2003年（平成15年）に提案された「遺伝学的検査に関するガイドライン」を紹介する。

はじめに

先天異常症候群の診断においてはこれまで，外表奇形の組み合わせと臨床検査所見をもとに臨床的診断がなされてきた。一方，近年における分子遺伝学の進歩により，先天異常症候群の原因となる責任遺伝子が約400疾患において同定され，一部疾患では遺伝子診断も可能となった。遺伝子診断の意義は，より正確な診断やその疾患の合併症・自然経過の予測，および適切な治療計画立案を可能にすることである。また，症状は軽度であるが変異をもつ患者（carrier）かどうかを判断することなどを含めて，患者・家族に対し具体的な遺伝カウンセリングの施行を可能にすることである。ここでは，臨床症状が頭蓋顎顔面領域に現れる疾患について，それらの原因遺伝子をまとめるとともに，一般的な遺伝子解析の方法としてcraniofrontonasal syndromeの原因遺伝子（*EFNB1*）解析の際にわれわれが実際に用いた手技の一部を紹介する。

頭蓋顎顔面領域の疾患と遺伝子変異

頭蓋骨縫合早期癒合症におけるFGFR遺伝子変異

FGFR1, 2, 3の変異

　Crouzon症候群などの頭蓋骨縫合早期癒合症候群において，チロシンキナーゼ型レセプターファミリーに属する線維芽細胞増殖因子受容体1，2，3遺伝子（*FGFR1, 2, 3*）の変異が確認されている（表1）[1)～3)]。FGF受容体は，細胞膜を貫いて存在する蛋白で，2量体となり，リガンドであるFGFと結合することで活性化される。細胞外部分には，3つの免疫グロブリン様構造があり，頭蓋骨縫合早期癒合症でみられる*FGFR*変異の大部分は*FGFR2*の第3番目の免疫グロブリン様構造部分（IgⅢ）を中心に位置している。しかし，これら変異の詳細な位置や種類は多様であり，遺伝子変異の種類と臨床症状（症候群名）が1:1対応となっていない。例えば，*FGFR2*のCys342Arg（342番目アミノ酸であるシステインからアルギニンへの変異）というひとつの変異が，Pfeiffer, Crouzon, Jackson-Weiss, Antly-Bixler症候群の4種類の症候群で確認されている。このような場合，遺伝子解析結果だけから診断することは不可能であり，頭蓋顎顔面領域だけでなく四肢なども含めて合併する先天異常を観察し，臨床的に鑑別診断しなければならない。ただ，*FGFR1*においてPro252Arg変異が認められた場合は，その変異の特異性から遺伝解析結果のみによってPfeiffer症候群と診断できる。同様に，*FGFR2*において，Ser252TrpまたはPro253Arg変異が確認できた場合はApert症候群，Ala344GlyならJackson-Weiss症候群，Ser372CysまたはTyr375Cysの場合はBeare-Stevenson症候群，また*FGFR3*においてPro250Arg変異がある場合はMuenke症候群，Ala391Gluの変異の場合はCrouzonodermoskeltal syndrome（Crouzon syndrome with acanthosis nigricans）と診断できる[1)2)4)]。

変異検出率

　FGFR遺伝子変異の報告がある頭蓋骨縫合早期癒合症における変異検出率は，Muenke症候群では100%，Apert症候群では98%以上と非常に高率で，Pfeiffer症候群では67～95%，Crouzon症候群では50～95%とされている（表2）[4)5)]。これらの高頻度に変異がみられる症候群においては，それぞれのFGFR遺伝子の解析は，診断や遺伝カウンセリングなどの医療行為上有意義である。一方，trigonocephalyでは，患者81人に対して*FGFR1*を解析した結果，変異を見つけられなかったことから，trigonocephalyでの*FGFR1*変異に対するスクリーニングは有意義でないとされている[6)]。

遺伝型と表現型の関連

　FGFR遺伝子に関連する頭蓋骨縫合早期癒合症において，具体的な遺伝型（遺伝子変異の種類）と表現型（症状などの予後）の関連として現在までに下記が報告されている。

① Pfeiffer症候群においては多種類の変異のうち特定の変異（*FGFR2*のTrp290Cys, Tyr340Cys, Cys342Arg, Ser351Cys）をもつ症例は重症であること[3)]

② Apert症候群において*FGFR2*のSer252Trp症例はPro253Arg症例と比較して口蓋裂を合併しやすく，斜視などの眼症状が重度で，合指症の程度は軽い傾向にあること[2)7)]

③ Crouzon症候群において*FGFR2*のSer351Cys症例は中顔面の低形成が強く早期死亡の可能性もあること[8)]

　上記のような検討結果を集積することにより遺伝型から表現型への予測をさらに進めることができるが，その際には，詳細に表現型を把握し，正確な臨床診断を行うことが非常に重要となり，外表奇形の見方についての基本的な知識が必要となる[9)]。ただ，同一家系の同一変異を持つ患者間でも，症状の重症度に大きな差があることもあり[10)]，現時点では，遺伝子変異から完全に表現型を予測するのは困難である。

変異遺伝子の機能の解析

　変異遺伝子の機能を解析することは，その疾患の病態の理解を深め，将来的には治療に役立つ可能性がある。さらに，先天異常症候群の原因遺伝子には器官形成に深く関与する遺伝子が多いため，ティッシュエンジニアリングやゲノム創薬の分野に貢献できる可能性も高い。

　特徴的な合指症を合併するApert症候群においては，その特異的なFGFR2変異の生物学的活性に

ついて多くの検討がなされている。FGFR2 遺伝子の IgⅢ の後半部分をコードする exon は 2 つあり（Ⅲb，Ⅲc），この部分の選択的スプライシングにより間葉系細胞に特異的に発現する FGFR2Ⅲc と上皮系細胞に特異的に発現する FGFR2Ⅲb の 2 種類のアイソフォームが生じる。FGFR2Ⅲc は FGF1, 2, 4, 5, 6, 8, 9, 16, 17, 18, 19 と，FGFR2Ⅲb は FGF1, 3, 7, 10 と反応するが[11]，Apert 型変異（FGFR2Ser252Trp）ではこの特異性が失われ，変異型 FGFR2Ⅲc は FGF7, FGF10 と，変異型 FGFR2Ⅲb は FGF2, FGF6, FGF9 との反応性が生じる[12]。FGFR2Ⅲc は膜性骨化・軟骨内骨化両方に影響することから，Apert 症候群患者の合指症，四肢・骨盤の骨形成異常の病態に FGFR2Ⅲb/c のシグナル異常が関与する可能性が示唆された。

われわれは，Apert 症候群の変形母指に対して仮骨延長術による矯正を試みた際に，非症候群性の多指症後変形患者と比較して，より早期に仮骨部の骨化が起きることを知り[13]，Apert 症候群患者の指骨から骨芽細胞を単離培養し，生物学的活性を解析した。その結果，Apert 型変異（FGFR2Ser252Trp）を有する FGFR2Ⅲc は骨芽細胞の分化および石灰化を著明に亢進することが明らかとなり，また同変異を有する可溶型 FGFR2Ⅲc は Apert 症候群における骨芽細胞の分化異常を抑制するうえで有用である可能性が示唆された[14]。他にも，FGFR2Ⅲc と多種類の FGF との結合性が増加することで頭蓋骨縫合早期癒合が生じること，FGFR2Ⅲc と FGF10 との結合が重度合指症を起こすこと，FGFR2Ⅲb のシグナル伝達系は Apert 症候群の皮膚症状である発汗過多，色素脱出，重症アクネに関与していることが示唆されている[15]。

FGFR 遺伝子以外の変異

頭蓋骨縫合早期癒合症をひきおこす FGFR 遺伝子以外の原因遺伝子としては，Saethre-Chotzen 症候群の TWIST や Sprintzen-Goldberg 症候群の FBN1 や Boston type craniosynostosis の MSX2 などがある。また，頭蓋骨縫合早期癒合症以外の疾患においても，多くの疾患で原因遺伝子が同定されつつあり，現時点で解明されている代表的なものを示した（表3）。

これらの他に，形成外科領域で扱う先天異常として頻度の高い口唇裂や口蓋裂などのいわゆる多因子疾患においても，疾患感受性遺伝子として IRF6 を含む多くの候補遺伝子があげられ，検討されている[16]。

候補遺伝子の決定

先天異常の原因遺伝子に関して，既知のものは OMIM（Online Mendelian Inheritance in Man; http://www3.ncbi.nlm.nih.gov/Omin）により容易に最新情報を得ることができる。まだ解明されていない原因遺伝子を同定しようとする場合には，大きく分けて機能的クローニング，位置的クローニング，候補遺伝子アプローチ，位置的候補遺伝子クローニングが用いられる。

機能的クローニング：その疾患の病態に関連する蛋白（例えば先天代謝異常症における欠損酵素など）のアミノ酸配列から責任遺伝子を決定する方法である。

位置的クローニング：連鎖解析法などにより疾患座の染色体上の位置を決定し，その遺伝子を単離する。

候補遺伝子アプローチ：実験動物の遺伝子や機能の判明している遺伝子との相同性から，機能を推定し候補遺伝子を決め，患者においてその遺伝子の異常を確認することで責任遺伝子を同定する方法である。これに位置的クローニングを組み合わせたものが位置的候補遺伝子クローニングである。この方法の例として，2004 年に X 染色体上にある EFNB1 が原因遺伝子であると確認された craniofrontonasal syndrome（CFNS）があげられる[17]。CFNS は二分鼻尖を伴う眼間開離を特徴とする冠状縫合早期癒合症で，鎖骨の低形成や合指症，爪甲の縦方向の分離を合併する（図1）。その原因遺伝子の位置について，位置的クローニングにより Xp22（X 染色体短腕）とするグループと Xq13（X 染色体長腕）[13] とするグループがあったが，同時期にまったく別のグループが Efnb1 の機能を喪失したマウスにおいて CFNS に似た症状，遺伝様式を示すことを報告した[17]。その論文を見つけた位置的クローニンググループの一員は Xq13 に位置する EFNB1 を有力な候補遺伝子と考え，実際に患者 DNA で検索したところ，変異が確認された[18]。

表1 頭蓋骨縫合早期癒合症候群で同定されたFGFR遺伝子変異

遺伝子	コドン変化	アミノ酸変化	症候群	備考
FGFR1	Pro252Arg	CCT → CGT	Pfeiffer	特異的
FGFR2	Tyr105Cys	TAT → TGT	Crouzon	稀少
	Ser252Trp	TCG → TGG	Apert Pfeiffer	特異的 稀少
	Ser252Phe	TCG → TTT	Apert	稀少
	Ser252Leu	TCG → TTG	Crouzon	稀少
	Ser252Phe, Pro253Ser	TCG → TTC, CCT → TCT	Pfeiffer	稀少
	Pro253Arg	CCT → CGT	Apert	特異的
	Ser267Pro	TCC → CCC	Pfeiffer Crouzon Antly–Bixler Saethre–Chotzen	
	Thr268ThrGly	insTGG	Crouzon	
	ValVal269–270del	delGTGGTC	Saethre–Chotzen	
	Phe276Val	TTT → GTT	Pfeiffer Crouzon	
	Cys278Phe	TGC → TTC	Crouzon Pfeiffer Jackson–Weiss	
	Cys278Tyr	TGC → TAC	Crouzon	
	Tyr281Cys	TAC → TGC	Crouzon	
	HisIleGln287–289del	delCCACATCCA	Crouzon	
	Ile288Met; Gle–Val289–294del	864–881del	Pfeiffer	
	Ile288Asn	ATC → AAC	Crouzon	
	Gln289Pro	CAG → CCG	Crouzon Jackson–Weiss Saethre–Chotzen	
	Trp290Arg	TGG → CGG	Crouzon	
	Trp290Gly	TGG → GGG	Crouzon	
	Trp290Cys	TGG → TGC	Pfeiffer Antly–Bixler	
	Trp290Cys	TGG → TGT	Pfeiffer	
	Lys292Glu	AAG → GAG	Crouzon	
	Tyr301Cys	TAC → TGC	Crouzon	
	Tyr308Cys	923A → G	Crouzon	
		940-3-4insAlu	Apert	スプライシングに影響
		940-3T → G	Pfeiffer	スプライシングに影響
		940-2A → G	Pfeiffer	スプライシングに影響
		940-2A → G	Apert	スプライシングに影響
		940-2A → T	Pfeiffer	スプライシングに影響
		940-1G → C	Pfeiffer	スプライシングに影響
		940-1G → A	Pfeiffer	スプライシングに影響
		940–946del 7insACC	Pfeiffer	スプライシングに影響
		958–959delAC	Jackson–Weiss	ストップコドン
	Asp321Ala	GAC → GCC	Pfeiffer	
	Tyr328Cys	TAT → TGT	Crouzon	
	Asp331Ile	AAT → ATT	Crouzon	
	Ala337Pro	GCT → CCT	Crouzon	
	AspAla337-338ins	insGACGCT	Crouzon	

	変異	塩基変化	疾患	備考
	Gly338Arg	GGG → CGG	Crouzon	
	Gly338Glu	GGG → GAG	Crouzon	
	Tyr340His	TAT → CAT	Crouzon	
	Tyr340Cys	TAT → TGT	Pfeiffer	
	Tyr340Ser	TAT → TCT	Crouzon	
	Thr341Pro	ACG → CCG	Pfeiffer	
	Cys342Tyr	TGC → TAC	Crouzon Pfeiffer	
	Cys342Arg	TGC → CGC	Pfeiffer Crouzon Jackson-Weiss Antly-Bixler	
	Cys342Phe	TGC → TTC	Crouzon	
	Cys342Ser	TGC → TCC	Pfeiffer Crouzon Jackson-Weiss	
		TGC → AGC	Pfeiffer Crouzon Jackson-Weiss	
	Cys342Ser	TGC → TCT	Pfeiffer	
	Cys342Trp	TGC → TGG	Crouzon Pfeiffer	
	Cys342Gly	TGC → GGC	Pfeiffer	
	Ala344Ala	GCG → GCA	Crouzon	スプライシングに影響
	Ala344Gly	GCG → GGG	Jackson-Weiss Crouzon	
	Ala344Pro	GCG → CCG	Pfeiffer	
	Ser347Cys	TCT → TGT 1041-1042insAlu	Crouzon Apert	スプライシングに影響
	Ser351Cys	TCC → TGC	Pfeiffer Antly-Bixler	
	Ser354Cys	TCT → TGT	Crouzon	
	Ser354Phe	TCT → TTT	Crouzon	
	Ala355Val	GCA → GTA	Crouzon	
	TrpLeuThr356-358del	delTGGTTGACA	Crouzon	
	Leu357Ser	TTG → TCG	Crouzon	
	Val359Phe	GTT → TTT	Crouzon Pfeiffer	
	Gly-Pro345-361del	1084-1085insTCAACA 1084+1G → T 1084+3A → G	Pfeiffer Pfeiffer Pfeiffer	スプライシングに影響
	Ser372Cys	TCC → TGC	Beare-Stevenson	特異的
	Tyr375Cys	TAC → TGC	Beare-Stevenson	特異的
	Asn549His		Crouzon Pfeiffer	
	Lys641Arg		Pfeiffer	
	Lys659Asn		Crouzon	
FGFR3	Pro250Arg	CCG → CGG	Muenke Beare-Stevenson	特異的 稀少
	Ala391Glu	GCG → GAG	Crouzonodermoskeltal	特異的

(Cohen MMJr : Fibroblast growth factor receptor mutations. Craniosynostosis : Dagnosis, Evaluation, and Management, edited by Choen MMJr and MacLean RE, pp77-94, Oxford University Press, New York, 2000 より引用，改変)

表2 頭蓋骨縫合早期癒合症候群におけるFGFR遺伝子変異の検出率

症候群	検討した遺伝子	変異の検出率
Pfeiffer症候群（type I）	FGFR1	67%
Apert症候群	FGFR2	98～100%
Crouzon症候群	FGFR2	50～95%
Jackson-Wiess症候群	FGFR2	50%
Pfeiffer症候群（all type）	FGFR2	67～95%
Crouzonodermoskeltal症候群	FGFR3	100%
Muenke症候群	FGFR3	100%

(Matsumoto K, et al : Mutation of the fibroblast growth factor receptor 2 gene in Japanese patients with Apert syndrome. Plast Recosntr Surg 101 : 307-311, 1998
Gene Tests・Gene Clinics［http://www.genetests.org/］（米国ワシントン大学作成の遺伝情報ホームページ）より引用，改変）

表3 FGFR遺伝子以外の原因遺伝子をもつ頭蓋顎顔面領域の先天異常

症候群	原因遺伝子
Aarskog syndrome	FGD1
Axenfeld-Rieger syndrome	PITX2, FOXC1, PAX6
blephalophimosis syndrome	FOXL2
Boston-Type craniosynostosis	MSX2
cardio-facio-cutaneous syndrome	KRAS, BRAF, MEK1, MEK2
CHARGE syndrome	CHD7
cleft lip/palate-ectodermal dysplasia syndorme	PVRL1
cleidocranial dysplasia	RUNX2
Cornelia de Lange syndorme	NIPBL
Costello syndrome	HRAS
craniofrontonasal syndrome	EFNB1
Creig cephalopolysyndactyly	GLI3
EEC syndrome など	p63
Fraser syndrome	FRAS1, FREM2
holoprosencephaly	SIX3, ZIC2, TGIF, SHH
Larsen syndrome	FLNB
Leigh syndrome	SURF1
nevoid basal cell carcinoma syndrome	PTCH
Noonan syndorme	PTPN11
oculo-dento-digital dysplasia	GJA1
Opitz syndrome	MID1
otopalatodigital syndrome	FLNA
Rubinstein-Taybi syndrome	CREBBP
Saethre-Chotzen syndrome	TWIST
Sotos syndrome	NDS1
Spritzen-Goldberg syndorme	FBN1
Townes syndrome	SALL1
Treacher-Collins syndrome	TCOF1
Van der Woude syndrome	IRF6
Waardenburg syndrome	PAX3, MITF
X-linked cleft palate	TBX22

(Online Mendelian Inheritance in Man ; http://www3.ncbi.nlm.nih.gov/Omin より一部引用，改変）

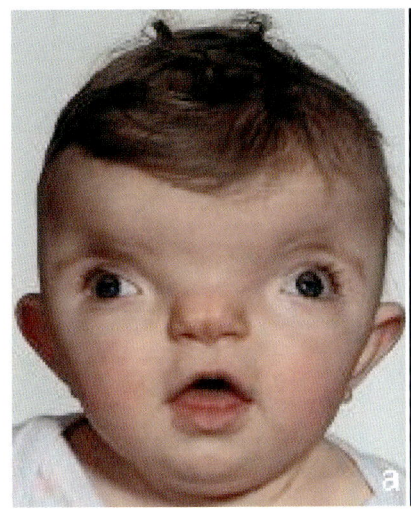

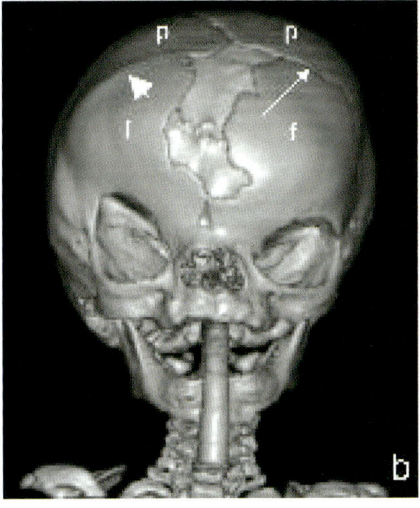

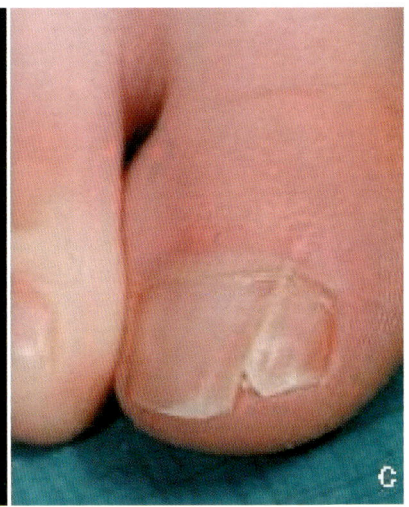

(a) 重度の眼間解離と二分した鼻尖を認める。　(b) CT像では，右冠状縫合が癒合している。　(c) 右母趾の爪甲が分裂している。

図1　Craniofrontonasal syndrome の臨床像
(Twigg SRF, et al : Mutations of ephrin-B1 (*EFNB1*), a marker of tissue boundary formation, cause craniofrontonasal syndrome. Proc Natl Acad Sci USA 101 : 8652-8657, 2004 より引用)

実際の遺伝子解析の紹介

CFNS患者において*EFNB1*変異を同定した後，われわれは*EFNB1*変異の由来について検討し，ほとんどの患者で変異は父親由来の対立遺伝子に見られることを確認した[19]。以前に57例のアペール症候群患者においても同様の解析が行われ，その結果，全例で父親由来のアレルに変異が確認されている[20]。

われわれが変異の由来を検討した目的は，生物学的興味のためと，もうひとつは遺伝カウンセリングの際に有益な情報となり得るからである。今回は，この検討過程で用いた手技の一部を紹介する。

手技─1．試料の保存

患者とその両親の遺伝子解析には，血液中の白血球から抽出したDNAを用いた。解析過程で多数回のPCRなどを行う必要があり，必要となる鋳型DNAの量を確保するために，採取した血液中のリンパ球をEBウイルスで不死化し，保存した。以下に具体的な手順を示す。

リンパ球の不死化の手順
以下のすべての作業は室温で行う。
① Histopaque 1077（SIGMA）6mlを丸底チューブ（15ml用）に分注する。
② 血液4.5mlをRPMI1640メディウム（Penicillin & Streptomycin入，血清なし）4.5mlと混ぜ，Histopaqueの上層にゆっくりと，混ざらないように注意深くのせる。
③ 遠心（1600rpm，25分，室温）する。
④ 最上層を取り除き，中間にある淡黄褐色層を残す（ただし，遠心後の各層が明確に分離していたら，この作業は省いて，直接パスツールで中間の淡黄褐色層を吸い上げて，円錐チューブに移す）。
⑤ 淡黄褐色層をプラスチック製清潔パスツールで吸い上げ，15ml円錐形の遠心チューブに移す。
⑥ 血清なしのRPMI1640を加えて，総量15mlとする。遠心（1600rpm，10分，室温）する。この段階の作業⑥は，きれいに分離していれば省略可能である。
⑦ 上清をデカントで捨て，10mlの血清なしRPMI1640でペレットをresuspendし，遠心（1600rpm，5分，室温）する。
⑧ 上清をデカントで捨て，1mlのEBウイルス溶液でペレットをresuspendする。CO_2ガスを入れ37℃のwater bathで，75分（最短でも75分，長いほど良い）インキュベートする。この間，時々，細胞をresuspendする。
⑨ この溶液に約4mlのcomplete medium（血清入りRPMI1640メディウム）を加え，総量5mlとする。さらに，0.05ml（約50μl）フィトヘマグルチニン（PHA）を加える。これを，培養フラ

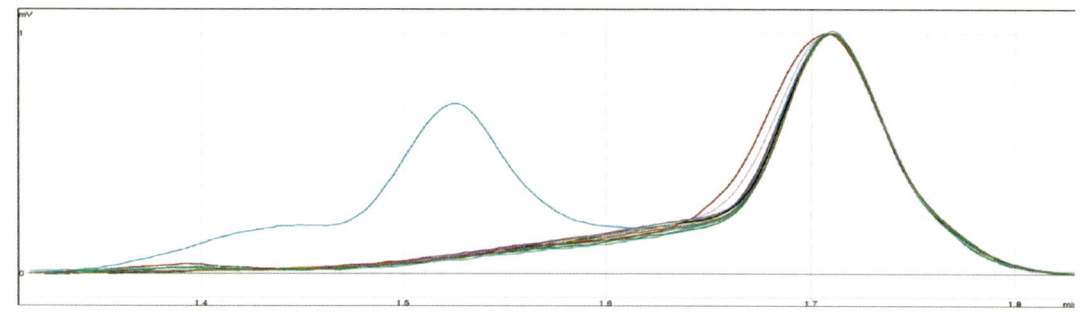

図2 Craniofrontonasal syndorme 患者のクロマトグラム
EFNB1遺伝子のエクソン2前半部分のPCR産物をDHPLC法で検討した結果を示す。このクロマトグラムでは変異をもつ1検体においてヘテロデュプレックスが検出され2峰性となっている。

スコに移し，37℃でインキュベートする。
⑩インキュベートを約4日間行うと，メディウムが黄色くなるので，さらに complete medium を2ml追加する。
⑪その後，メディウムが黄色くなったら，総量の半分を取り出し，細胞を遠心で集める（1000rpm，5分，室温）。再度，約5mlの complete medium で resuspend し，フラスコに戻す。
⑫14～21日後に細胞が十分に増殖してから，培養液を1:2または1:3に希釈する。インキュベートを続け，よく細胞が増殖した30～40mlの培養液を，5分割し，冷凍保存し，また，必要ならDNA/RNA抽出用に培養を続ける。

　上記のように比較的簡単に不死化リンパ球を作成することが可能であり，それを冷凍保存しておけば必要な時に，必要な量のDNAを入手できる。この手技は，提供された試料を有効に利用するために重要な方法のひとつであり，原因遺伝子や疾患感受性遺伝子（多因子疾患における発症に関与する遺伝子）の解明研究でよく用いられている。特に多因子疾患（形成外科領域においては口唇裂，口蓋裂が相当する）においては，多種類の遺伝子を解析することが多く，不可欠な手技と言える。また，各施設でこの手技によりDNAを半永久的に保存することが可能となれば，多施設間の共同研究を効率よく行うことができるようになり，比較的頻度の低い疾患に対しても検討する検体数を増加させることができる。形成外科領域の先天性疾患の遺伝子をこのように保存することにより，形成外科医（臨床医）として，人類遺伝学の発展に大きく貢献できる可能性がある。

手技—2．DNA変異やDNA多型のスクリーニング

本法の原理

　まず，われわれはCFNS患者の*EFNB1*変異に対するスクリーニングに，熱変性高速液体クロマトグラフィー法（DHPLC法）を用いた。本法はヘテロデュプレックス法のひとつである。変異がある場合は，そのアレル由来のPCR産物と野生型アレル由来のPCR産物が熱変性後に会合し，ヘテロ接合体となる。一方，野生型アレルのみに由来するPCR産物はホモ接合体となる。ヘテロ接合体とホモ接合体とのクロマトグラフィー・カラムに対する親和性の違いを利用して，変異を検出するというのが，本法の原理である。

スクリーニングの方法

　具体的には，検索範囲を約500塩基のセグメントごとにPCRで増幅し，スクリーニングしていく。変異検出の至適カラム温度はPCR産物の長さやCG含量などの塩基構成に依存するが，PCR産物の配列をDHPLCシステムのコンピュータに入力すると，予測された至適カラム温度が表示される。われわれは，約500bpのPCR産物全長をスクリーニングできるように，各PCR産物に対して2～3の違ったカラム温度を設定した。たった一塩基でも変化があればクロマトグラムにピークのずれが示される（**図2**）。このスクリーニングで変異が示唆された場合に直接塩基配列を決定した。主に，この手順で，われわれはCFNS患者の*EFNB1*において40種類の変異を同定した（**図3**）。

　原因遺伝子が同定されていない場合や，また，原因遺伝子が同定されていても多数のエクソンを保有している場合は，全エクソンに対して直接塩基配列

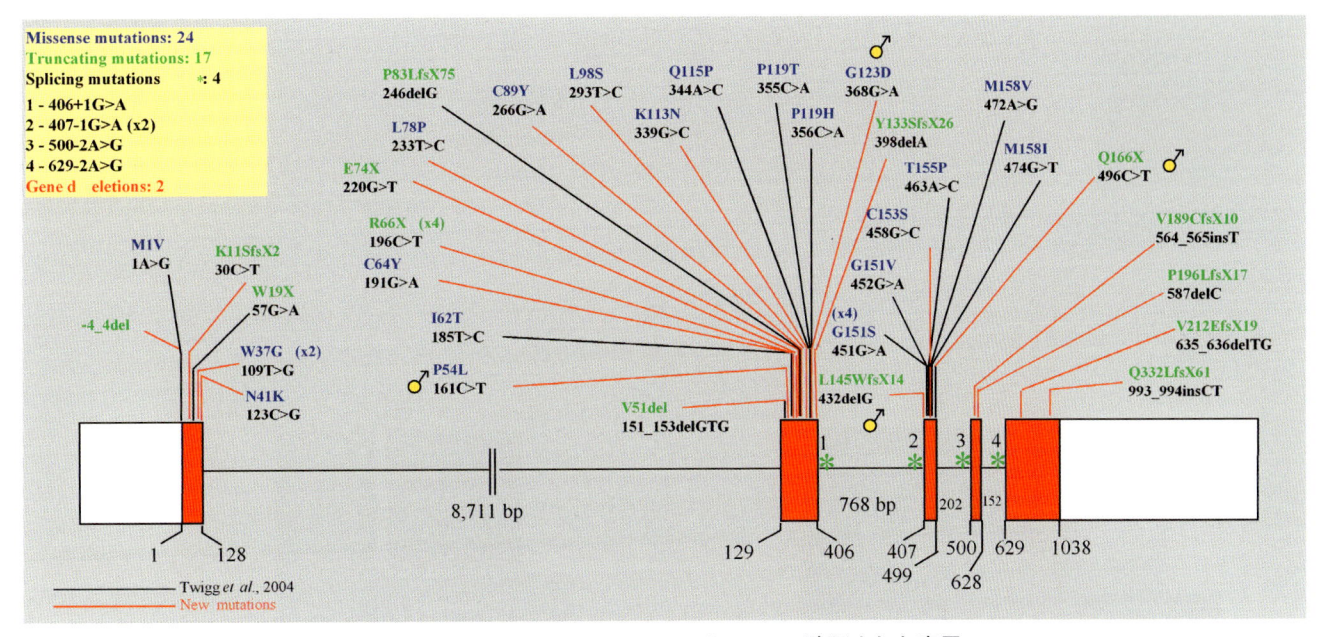

図3 Craniofrontonasal syndrome で確認された変異
EFNB1遺伝子は5つのエクソンから構成され，各エクソンで変異が同定されている。

を解析するのは時間やコストがかさむ。DHPLCシステム（WAVE 3500HT, Transgenomic 社）は，検体の自動処理機能も付属しているため，多数の検体を自動的にスクリーニングできる。また，従来のSSCP（single-strand conformation polymorphism）法よりも簡便で正確であることから，近年，最も普及してきたスクリーニング法のひとつである。

変異部付近のスクリーニング

次に，われわれは，患者の変異部位付近のDNA多型，つまりSNP（single nucleotide polymorphism：1塩基多型）やマイクロサテライト多型などに対して，同様にDHPLC法でスクリーニングした。マイクロサテライト多型とは，1〜4塩基の反復配列多型で，その反復数には個人差がある。また，反復単位が10〜20塩基程度のものはミニサテライト多型と呼ばれる。マイクロサテライトのうち，CAという2塩基の反復多型をCA反復多型またはCAリピートと呼び，分子遺伝学における診断などに多用されている。われわれは，由来アレルを検討する際，変異付近に適当なSNPが見つからないCFNS家系においては，CAリピートを利用した。

手技—3. DNA変化の確認

オートシークエンサーにより直接塩基配列を決定する方法以外に，塩基の変化を確認する方法として，以前より制限酵素やallele-specific oligonucleotide（ASO）を用いる方法がある。われわれは，*EFNB1*のエクソン2に変異を持つ患者において変異アレルの由来を検討するために，変異上流のSNPにおいて女性患者はG/A，母親はG/A，父親はG（*EFNB1*はX染色体上にある）であることを利用した。

ARMS

まず，Gアレルのみを増幅するプライマーとAアレルのみ増幅するプライマーを作成し，PCRを行った（図4-a, b）。5つのPCR産物を，それぞれ制限酵素M*sp*Iで処理し，電気泳動すると患者のGアレルの産物だけが変異により新しい制限酵素認識部位を生じており，電気泳動結果で300bpのセグメントを確認できた（図4-c）。患者のGアレルは父親由来であるはずで，つまり，SNPと変異部位は十分に近接しておりこの間で交差（crossover）は起きていないと考えると，父親由来のアレル上に変異が生じていると考えられる。このようなASOをPCRプライマーとして用いる方法は，ARMS（amplification refractory mutation system）と呼ばれ，変異やSNPによる塩基配列変化に対応した制限酵素がない場合にも用いることができる利点がある。しかし，DNA変化1種類についてそれぞれ新しくASOをデザインしなければいけないのが欠点である。また，具体的なASOプライマーデザインのコツとして，変異またはSNP部位を増幅開始部位とするが，その2塩基下流の塩基も故意に違う塩

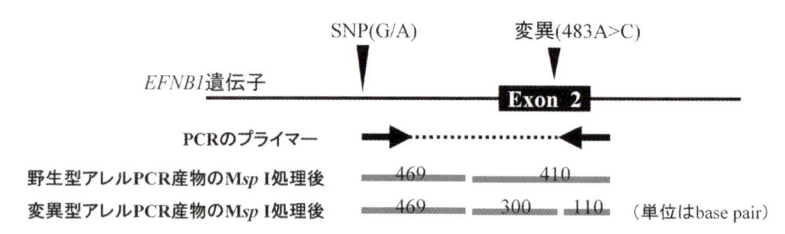

(a) EFNB1遺伝子のエクソン2上流のSNPからエクソン2の下流までをPCRで増幅した。PCR産物は879bpで、通常は制限酵素MspI処理により2つのセグメント（469，410bp）に分断されるが、変異（483A>C）がある場合は新しい認識部位ができて3つのセグメント（469，300，110bp）ができる。

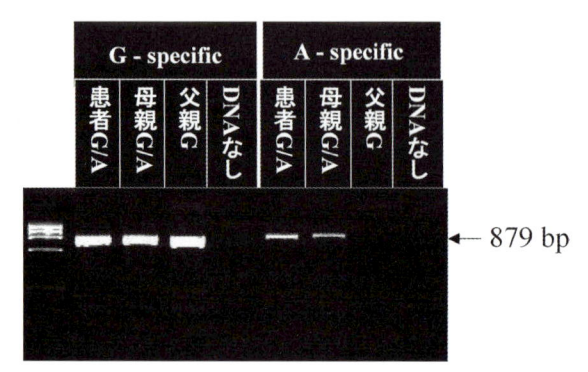

(b) 患者，母親，父親の3人全員がGアレルを保有しているので、Gアレル特異的プライマー使用時にはPCR産物を全レーンで認める。一方，Aアレル特異的プライマー使用時には、父親のレーンではPCR産物は認めていない。

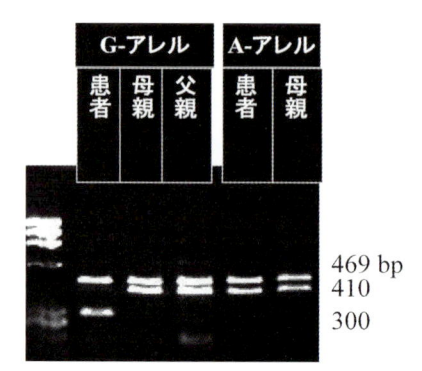

(c) 5つのアレル（1：患者のGアレル，2：母親のGアレル，3：父親のGアレル，4：患者のAアレル，5：母親のGアレル）由来のPCR産物を制限酵素MspI処理した後、アガロースゲルで電気泳動した結果を示す。患者のGアレル由来のPCR産物だけが3つのセグメントに分断され、そのレーンには変異によって生じる新しい300bpのバンドを認める。

図4　ARMSによる変異アレルの同定

基とすると特異性が向上する。

DNA多型としてCAリピートを利用した家系

ARMSにより患者の変異型アレルだけをPCRで増幅する（図5-a）。次に、CAリピート周辺のみを増幅するプライマー・ペアにより、患者変異アレルのPCR産物、患者DNA、母親DNA、父親DNA、コントロールとしてDNAなしを鋳型としてPCRを行い、電気泳動する。ゲルのPCR産物をメンブランに転写（トランスファー）して固定した後、CAリピートに対するRIプローブでハイブリダイゼーションした。次に、メンブランを洗浄した後、X線フィルムとともにオートラジオグラフィーを行う（図5-b）。患者の2つのアレルはそれぞれCAリピートの反復数が違い、一方は母親から、他方は父親から由来している。そして、変異のあるアレルは、父親由来のアレルであることがわかる。

一般的に、SNPやマイクロサテライトなどのDNA多型自体は疾患の発症とは直接関係がないことが多いが、疾患との連鎖解析や易罹病性との関連解析などの研究を通して、疾患感受性遺伝子を明らかにする研究でよく利用される。

遺伝子診断における倫理学的配慮

『遺伝学的検査に関するガイドライン』

遺伝学的検査では、生涯変化することのない個人の重要な遺伝学的情報が扱われ、この情報は血縁者で一部共有されているため、その影響が個人に留まらないという特徴を持つ。したがって、検査実施時のインフォームドコンセント、個人の遺伝学的情報の保護、検査に用いた生体資料の取り扱い、検査前後の遺伝カウンセリングなどの際には新たな生命倫理規範が必要とされている。研究を目的とした遺伝子解析と診療を目的とした遺伝学的検査の明確な区別は容易ではないが、研究における遺伝子解析に関

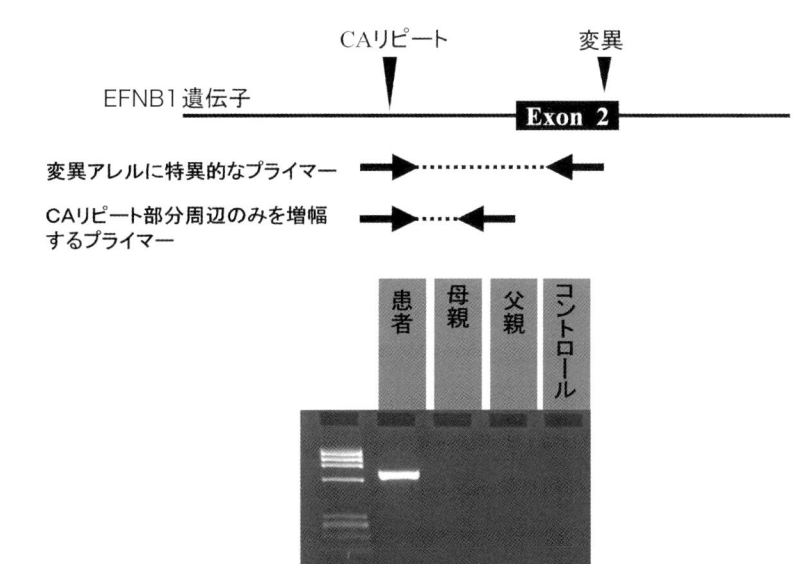

(a) 患者の変異アレルに特異的なプライマーを使用し，それぞれのDNAでPCRを行うと患者DNAのみ増幅される。これは，変異アレルのみ特異的に増幅されていることを示している。CAリピート部分は，さらに小範囲をはさむプライマーを用いて増幅する。

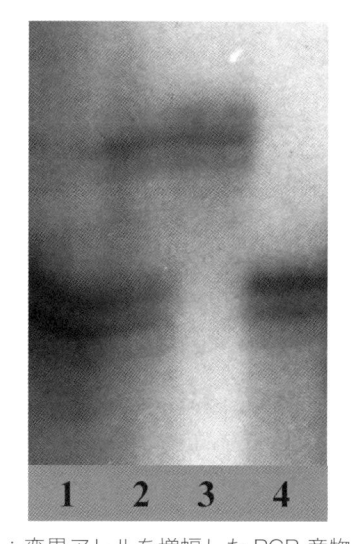

1：変異アレルを増幅したPCR産物
2：患者の血液から抽出したDNA
3：患者の母親の血液から抽出したDNA
4：患者の父親の血液から抽出したDNA

(b) CAリピート部分に対するプローブを用いたオートラジオグラフィー。CAの反復数により泳動スピードが違う。レーン2は，患者のCAリピート部分であり，2つのバンドのうち，上方のバンドはレーン3に示される母親のアレル由来，下方のバンドはレーン4に示される父親のアレル由来であることがわかる。さらに，レーン1の変異アレルは，父親由来のアレルであることが示されている。

図5 マイクロサテライト多型による変異アレルの同定

しては，2001年に文部科学省，厚生労働省，経済産業省により『ヒトゲノム・遺伝子解析研究に関する倫理指針』が設けられた。診療行為としての遺伝学的検査に関してもいくつかのガイドラインが策定され，2003年にはこれまでのガイドラインをさらに充実させた『遺伝学的検査に関するガイドライン』が日本人類遺伝学会などの遺伝医学関連学会により提案された。このガイドライン全文は日本人類遺伝学会のホームページよりアクセスできるが，簡単に紹介すると以下のような内容である。

・ガイドラインの対象となる検査は，ヒト生殖細胞系列における検査である（つまり，形成外科領域の先天異常などはほとんどがこの対象となる）。
・遺伝学的検査の前後で遺伝カウンセリングなどを行える体制が必要である。現在，遺伝カウンセリングに関しては，日本人類遺伝学会，遺伝カウンセリング学会の認定する「臨床遺伝専門医」制度があり，検査前後のカウンセリングだけでなく，検体の採取や結果の説明などにも，この専門医が関与するのが理想的である（この専門医資格取得には，日本人類遺伝学会あるいは日本遺伝カウンセリング学会への入会や一定の研修が義務づけられている）。
・当該検査に関するインフォームドコンセント，情報の機密性の保護についても強調されている。
・目的に応じた遺伝学的検査における留意点が，6項目（発症者を対象とする検査，保因者判定の検査，発症予測の検査，薬物に対する反応性の判定，出生前検査・出生前診断，新生児マススクリーニング検査）について詳しくあげられている。

われわれ医療機関は，このガイドラインを通じて遺伝学的検査のもつ意味を理解し，このガイドラインに書かれた精神と諸原則を尊重しなければならない。

文 献

1) Cohen MM Jr : Fibroblast growth factor receptor mutations. Craniosynostosis : Dagnosis, Evaluation, and Management, edited by Choen MM Jr and MacLean RE, pp77-94, Oxford University Press, New York, 2000
2) Muenke M, Wilkie AOM : Craniosynostosis syndromes. The Metabolic and Molecular Bases of Inherited Disease, edited by Scriver CR, Beaudet AL, Valle D, et al, Vol 4, pp6117-6146, McGraw-Hill, New York, 2001
3) Lajeunie E, Heuertz S, Ghouzzi VE, et al : Mutation screening in patients with syndromic craniosynostoses indicates that a limited number of recurrent *FGFR2* mutations accounts for severe forms of Pfeiffer syndrome. Eur J Hum Genet 14 : 289-298, 2006
4) Matsumoto K, Urano Y, Kubo Y, et al : Mutation of the fibroblast growth factor receptor 2 gene in Japanese patients with Apert syndrome. Plast Recosntr Surg 101 : 307-311, 1998
5) Gene Tests・Gene Clinics ［http://www.genetests.org/］（米国ワシントン大学作成の遺伝情報ホームページ）
6) Jehee FS, Alonso LG, Cavalcanti DP, et al : Mutational screening of *FGFR1*, CER1, and CDON in a large cohort of trigonocephalic patients. Cleft Palate Craniofac J 43 : 148-151, 2006
7) Jadico SK, Young DA, Huebner A, et al : Ocular abnormalities in Apert syndrome ; Genotype/phenotype correlations with fibroblast growth factor receptor type 2 mutations. J AAPOS 10 : 521-527, 2006
8) Akai T, Yamamoto K, Iizuka H, et al : Syndromic craniosynostosis with elbow joint contracture. Pediatr Neurosurg 42 : 108-112, 2006
9) 近藤達郎：奇形徴候の診かた. 小児内科 37 : 1305-1310, 2005
10) Shah PS, Siriwardena K, Taylor G, et al : Sudden infant death in a patient with *FGFR3* P250R mutation. Am J Hum Genet 140A : 2794-2796, 2006
11) Powers CJ, McLeskey SW, Wellstein A : Fibroblast growth factors, their receptors and signaling. Endocr Relat Cancer 7 : 165-197, 2000
12) Yu K, Herr AB, Waksman G, et al : Loss of fibroblast growth factor receptor 2 ligand-binding specificity in Apert syndrome. Proc Natl Acad Sci USA 97 : 14536-14541, 2000
13) Matsumoto K, Nakanishi H, Koizumi Y, et al : Correction of a deformed thumb by distraction of the phalanx. Scand J Plast Reconstr Surg Hand Surg 36 : 368-372, 2002
14) Tanimoto Y, Yokozeki M, Hiura K, et al : A soluble form of fibroblast growth factor receptor 2 (*FGFR2*) with S252W mutation acts as an efficient inhibitor for the enhanced osteoblastic differentiation caused by *FGFR2* activation in Apert syndrome. J Biol Chem 279 : 45926-45934, 2004
15) Ibrahimi OA, Zhang F, Eliseenkova AV, et al : Biochemical analysis of pathogenic ligand-dependent *FGFR2* mutations suggests distinct pathophysiological mechanism for craniofacial and limb abnormalities. Hum Mol Genet 13 : 2313-2324, 2004
16) Cobourne MT : The complex genetics of cleft lip and palate. Eur J Orthod 26 : 7-16, 2004
17) Compagni A, Logan M, Klein R, et al : Control of skeletal patterning by ephrinB1-EphB interactions. Dev Cell 5 : 217-230, 2003
18) Twigg SRF, Kan R, Babbs C, et al : Mutations of ephrin-B1 (*EFNB1*), a marker of tissue boundary formation, cause craniofrontonasal syndrome. Proc Natl Acad Sci USA 101 : 8652-8657, 2004
19) Twigg SRF, Matsumoto K, Kidd AMJ, et al : The origin of EFNB1 mutations in craniofrontonasal syndrome; Frequent somatic mosaicism and explanation of paucity of carrier males. Am J Hum Genet 78 : 999-1010, 2006
20) Molony DM, Slaney SF, Oldridge M, et al : Exclusive paternal origin of new mutations in Apert syndrome. Nature Genet 13 : 48-53, 1996

I 総論

2 画像診断

本田 隆司, 野﨑 幹弘

Summary

　ヘリカル CT の登場は，撮像の高速化のみならず，本格的な CT3 次元画像構築と任意位置での画像再構成を可能にし，画像診断技術に画期的な進歩をもたらした。さらに近年の MDCT の開発により，時間分解能と体軸方向の空間分解能は格段に向上し，高解像度立体画像が得られるようになった。また，画像処理ワークステーションの高性能化や 3 次元画像解析ソフトの進歩とともに，X 線 CT や MRI で得られたボリュームデータはさまざまな手術シミュレーションやナビゲーションに応用され，頭蓋顎顔面領域では特に有用性の高い実体モデルも精度・作成時間・操作性など，より実用に即したものへと改良が進んでいる。
　一方，被曝のないレーザー光を用いた画像診断がすでに臨床応用されており，表面形状の分析に有用である。本法においても画像解析技術の進歩とあいまって，精度の高い 3 次元計測や画像加工による手術シミュレーションなどが可能となり，適応も拡大しつつある。
　このようにつねに頭蓋顎顔面外科において重要な役割を果たし，近年飛躍的進歩を遂げてきた画像診断およびシミュレーション技術について概説した。

はじめに

　頭蓋顎顔面領域は複雑な解剖学的構造を有するため，綿密な手術計画を立案するうえで種々の画像診断は特に重要である。ヘリカル CT の登場は CT3 次元構築の本格化に大きく寄与し，その CT データに基づいて再構成された 3 次元画像上，さらには実体モデルでの手術シミュレーションあるいは術中ナビゲーションが可能となるに至った。
　また，変形や非対象などの評価には，X 線 CT や MRI による骨あるいは軟部組織の画像診断に加え，表面形状の定量的分析も有用な補助診断となるためレーザー光計測装置などがすでに臨床応用されている。
　頭蓋顎顔面外科において重要な役割を果たし，近年飛躍的進歩を遂げてきた画像診断およびシミュレーション技術について概説する。

X 線 CT

3 次元 CT

　1973 年に Hounsfield[1] が報告した頭部用 X 線 CT スキャナーは，その後さまざまな改良がなされてきたが，1989 年の Kalender ら[2] の Spiral CT scan の開発は「ヘリカル法」という高速らせん走査法を可能にし，現在の主流になっている。これにより体軸方向に連続したボリュームデータが簡単に取得できるようになり，本格的 CT3 次元構築が可能となった。
　このボリュームデータから再構成された 3 次元 CT 画像は複雑な解剖学的構造を有する頭蓋顎顔面領域における病変部位間や病変部位と周囲解剖構造との相対的位置関係あるいは顔面骨の非対称・歪

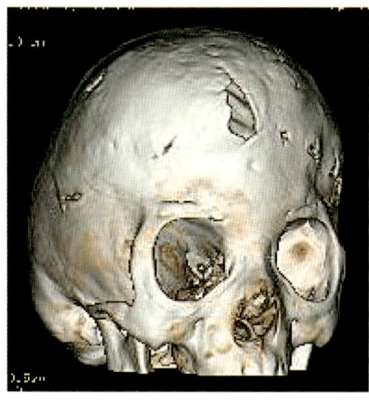

(a) 頭蓋骨早期癒合症
頭蓋骨冠状縫合が消失し，塔状頭蓋を呈している。

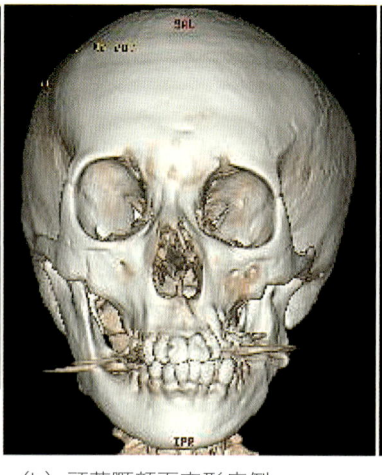

(b) 頭蓋顎顔面変形症例
非対象，歪み，捻れなどの立体的変形が把握しやすい。

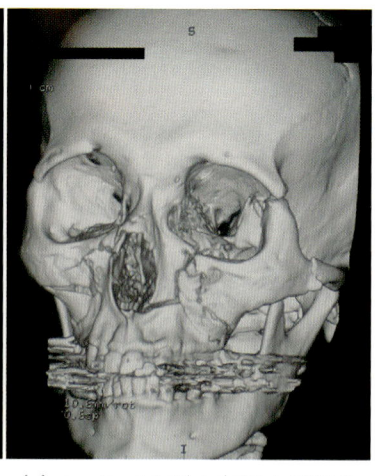

(c) Le Fort I型＋左頬上顎複合骨折
骨折の全体像の把握に3DCT画像がきわめて有用である。

図1　3DCT像

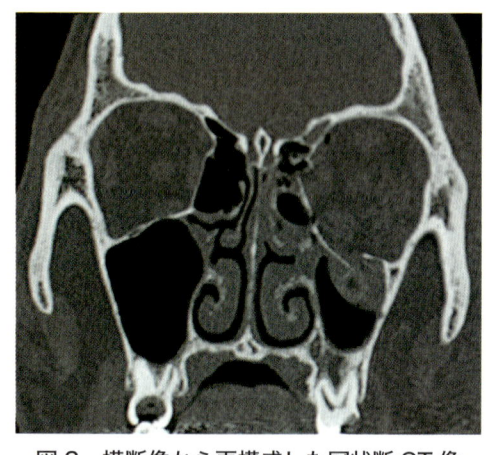

図2　横断像から再構成した冠状断CT像
眼窩内側壁および眼窩底の骨折と骨片の転位状態，眼窩内容の副鼻腔への脱出が明らかである。

み・捻れなどの変形の把握にきわめて有用で，診断および治療計画の立案に果たす役割は大きい[3]（図1）。3次元画像可視化法はMIP（maximum intensity projection）法，SR（surface rendering）法，VR（volume rendering）法に大別され，目的に応じて使い分けられるが，描画表現能力ではVR法がすぐれている[4]。

ただし，VR法は画像再構成の過程で，撮像により収集された生データ（raw data）の取捨が行われるため，骨折部位，進展範囲，骨の偏位や骨片の状態，合併する軟部組織損傷など詳細な病変の診断には，横断（軸位断）像や冠状断像などの2次元CT画像による評価が基本となる。

例えば，Le Fort型骨折やいわゆるtripod fractureなどでは，骨折の全体像は3次元CT画像の方が把握しやすいが（図1-c），詳細な骨折線の診断には2次元画像の方が得られる情報が多く，特に眼窩底，硬口蓋などの水平構造物の評価には冠状断像が有用である（図2）。頭蓋内損傷や頸椎損傷などの合併により冠状断像撮影のための体位がとれない場合には，ヘリカルCTの3次元データに基づいたMPR（multiplanar reformation）により横断像から冠状断，矢状断など任意断面像を得ることも可能である[5]。

3次元CT angiography（3DCTA）

造影ヘリカルスキャンで得られる血管のボリュームデータから血管系の3次元画像を構築する非侵襲的血管検査法であり，先述のVR法により軟部組織内の2mm程度の血管も3次元表示することが可能となった[6]。血管腫，動静脈奇形の診断に有用である（図3）。経静脈性に造影剤を急速注入後，経時的に撮像するdynamic studyで描出可能であるため，外来で実施でき，比較的侵襲の大きい血管造影法に変わる方法となりつつある。

MDCT（multi detector-row CT）

従来のヘリカルCT（シングルスライスCTともいわれる）は，①撮像の高速化，②任意位置での画

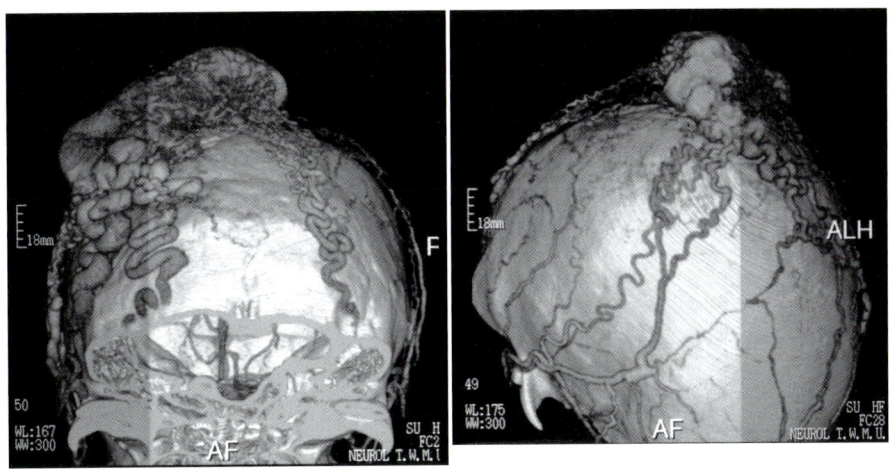

(a) 正面像　　　　　　　　　　　　　　(b) 側面像

図3　頭皮 AVM の 3DCTA
非侵襲的に血管系病変の3次元画像診断が可能である。

像再構成，③被曝量の低減をもたらしたが[7)8)]，さらなる高速性と画像の高画質化を求めて開発されたのが MDCT（マルチスライス CT ともいわれる）である。患者の体軸方向に配列された X 線検出器が，前者が1列であるのに対し，MDCT では複数列であり，これをヘリカル撮像法と組み合わせることにより，撮像時間の著しい短縮（シングルスライス CT の6～8倍），より広範囲のスキャンが可能となった。体軸方向の空間分解能が飛躍的に向上したため，画像データの基本単位（ボクセル）は3次元的に等価となり，体軸方向においても劣化のない精細な3次元画像が得られるようになった。冠状断，矢状断，斜位断などの多断面再構成像すなわち MPR 画像においても横断像と同等な画像が作成可能である[9)]。

Cone Beam CT

近年，2次元平面上の検出器に円錐状の X 線を照射することにより，1回転のみで対象領域のボリュームデータすべてを取得できる撮像方式が開発され，コーンビーム方式と呼ばれている。従来のヘリカル CT に比べて，撮像時間の短縮，被曝量の低減（ヘリカル CT の 1/15）に加え，体軸方向の空間分解能が高く，さらに短時間に3次元画像を得られる点が特徴である[10)11)]。歯・顎顔面領域の画像診断法として有用であるが，濃度分解能ではヘリカル CT より劣るため眼窩床のような非常に薄い骨の描出は困難である[12)]。

歯顎顔面コーンビーム X 線 CT 装置として小児期より定期的な画像診断を要する唇顎口蓋裂患者の follow up，あるいは顎裂骨移植後の骨架橋に関する評価などに利用されている[13)]。

MRI

骨皮質からは信号が得られないため特に顎顔面領域の薄い骨の描出は困難である，空間分解能は CT に劣り，高分解能 MRI では信号強度に対するノイズの割合が大きくなる，すなわち S/N 比が低下するなどの理由から，頭蓋顎顔面外科領域におけるその有用性は低い。しかしながら，軟部組織のコントラスト分解能に優れており，眼窩壁骨折やそれに伴う眼窩内容（外眼筋，眼球，視神経など）の損傷の評価に有用である[14)]（図4）。

また，T1，T2 緩和時間などの撮像条件を変化させることにより，正常組織と病変あるいは腫瘍と炎症・出血との鑑別が容易であり，さらにリンパ節，血管，神経など深部組織への腫瘍浸潤を的確に診断できるため，唾液腺，舌，咽頭などの頭頸部癌やリンパ管腫，血管腫（図5）の診断に有用である。水平断，冠状断，矢状断以外の任意断面が得られることも利点のひとつである。

眼球運動障害の評価には Cine-MRI がしばしば用いられる[15)]。

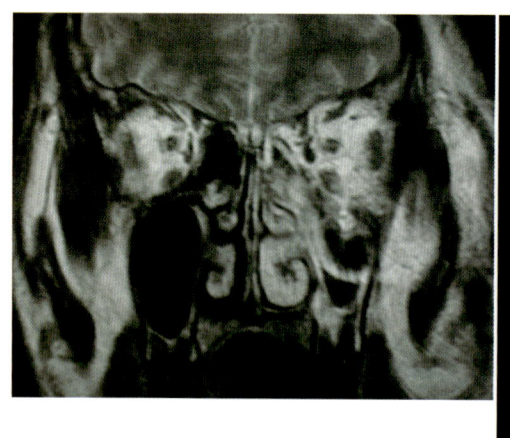

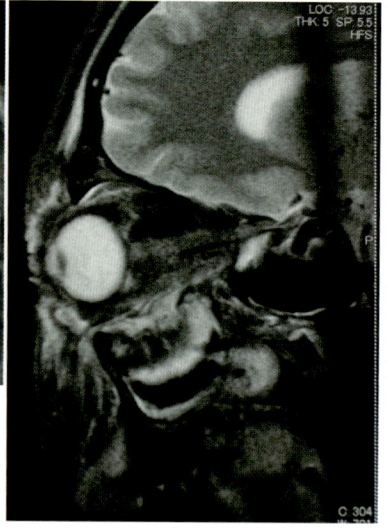

(a) 冠状断　　　　　　　　　　　　(b) 矢状断
図4　図2と同一症例のT2強調MRI像
眼窩脂肪，外眼筋，視神経，眼球など眼窩内容についてはCT像より情報が多い。

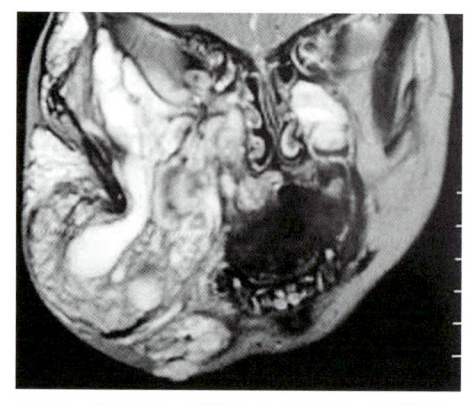

図5　顔面リンパ管腫のMRI像（冠状断）
深部組織への腫瘍浸潤，占拠部位の評価に有用である。

超音波診断

　鼻骨・頬骨骨折などの顔面骨骨折の評価に超音波診断が利用されている。特にポータブルタイプ診断装置 Sono Site 180 PLUS（SonoSite社製，USA）は骨折の整復の適否を術中に簡便に確認でき，有用である。音響カップリング材を用いることにより，より鮮明な画像が得られる[16)17)]（**図6**）。鼻骨，頬骨弓，眼窩下縁の描出は良好であるが，頬骨骨折整復のひとつの指標となる頬骨下稜が不明瞭となりやすい。

非接触型レーザー光計測

　レーザー光による人体の表面形状計測については，1985年にArridgeらが頭部・顔面の3次元計測について報告している[18)]。わが国におけるレーザースキャナは主として産業用に開発され，工学デザインなどの分野で応用されてきたが，近年，多くの施設で医療に応用されるに至った[19)20)]。X線CTのような被曝がない，座位・立位での計測が可能であることが最大の利点としてあげられるが，他にも非接触性である，きわめて短時間に精度の高い測定とその定量的解析が可能である，などの特徴を有している[21)]。

　現在，医療用に用いられている機種としては，
　　・VOXELAN HEV-300M（浜野エンジニアリング社）
　　・VIVID 910（コニカミノルタセンシング社）
　　・VMR-301（ユニスン社）
などがあるが，厚生労働省により認可されているのはVOXELAN HEV-300Mだけである。

　本機の測定原理は光切断法と空間コード化法を組み合わせたものである。すなわち，測定対象の斜め左右より，互いに90°をなすスリット光を測定対象の全面にわたって回転走査し，これを正面に設置したCCDカメラで撮影する。ついで，イメージエンコーダにより各測定点の高さを算出し，形状データ

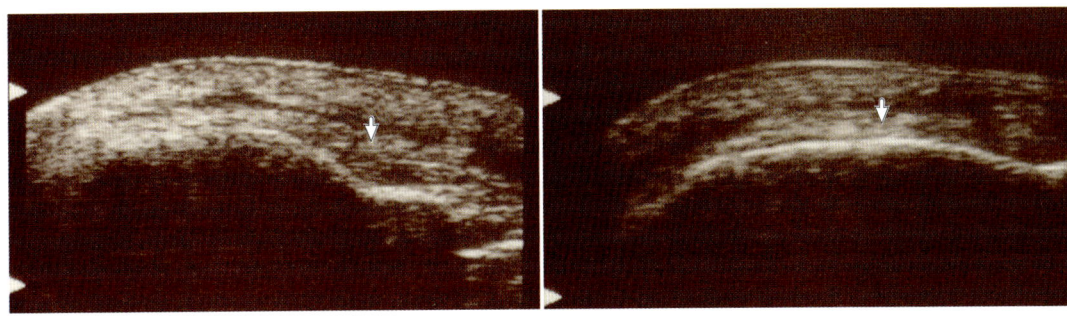

(a) 整復前，頬骨弓の骨折による転位が明瞭に描出されている。

(b) 整復後の状態。

図6　頬骨骨折の術中超音波像

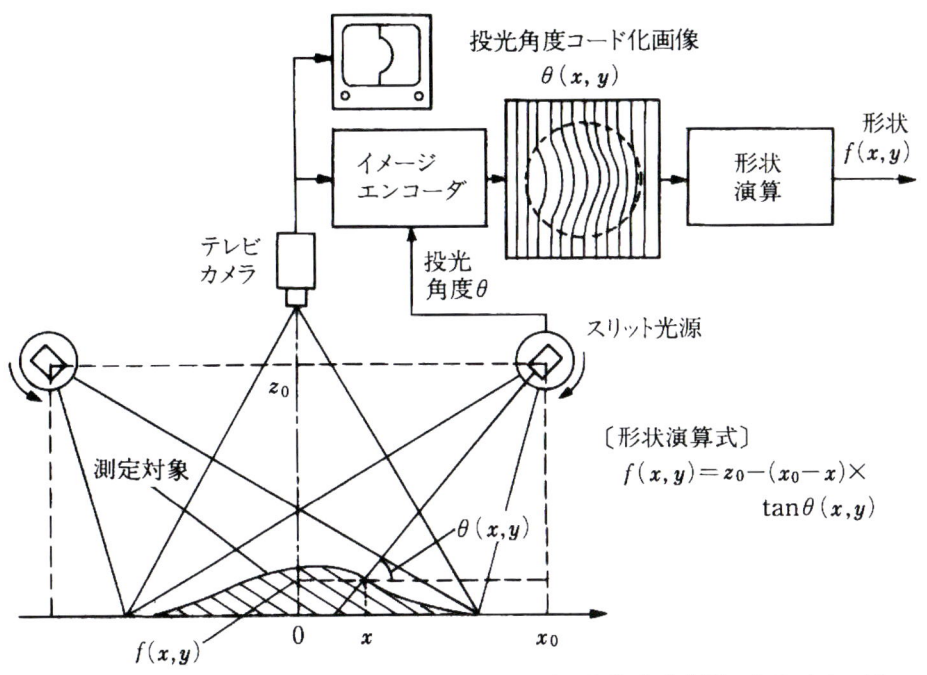

(a) 測定原理：線状に光を拡散させたスリット光走査と画像合成装置であるイメージエンコーダーとを連動させた形状再生方法である。
（上杉満昭ほか：イメージエンコーダーを用いた三次元曲面形状計測．産業計測制御研究会資料より引用）

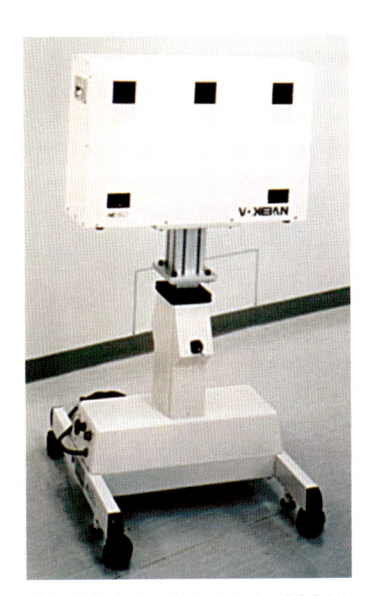

(b) VOXELAN HEV-300M 厚生労働省から医療機器認定を受けている。

図7　VOXELANシステムの測定原理と装置

として画像合成する（**図7**）。分解能は平面方向0.93mm，高さ方向0.015mm，測定精度は約0.5mmである。測定時間は約10秒である[20]。3次元解析ソフトウェア（3D-SPHINX，3D-Rugle）を用いれば，各種画像表示（ワイヤーフレーム，モアレ，陰影，断面表示），計測（空間距離，空間角度，表面積，体積）や画像加工（回転，ミラー反転など）が可能である（**図8**）。また，3次元形状データから耳介の実体モデルを作成し，小耳症の治療に利用した報告もある[22]。凹凸や非対象などの変形が治療の対象となることが多い顎顔面の表面形状のほか，乳房再建，漏斗胸などの形状分析・評価に有用である[23)~25)]。

ただし，CTやMRIのような体内情報は得られないため画像診断法としての利用が限られる．顔面骨骨折に伴う変形などは腫脹や浮腫などに表面形状が大きく影響を受けるため急性期の評価ができない．走査の死角となる深い凹凸のある形状の評価はできない[19]，表面形状評価に必要な基準点が確立されていない[26]，などが臨床での普及を阻んでいる要因と考えられ，今後の解決が待たれる．

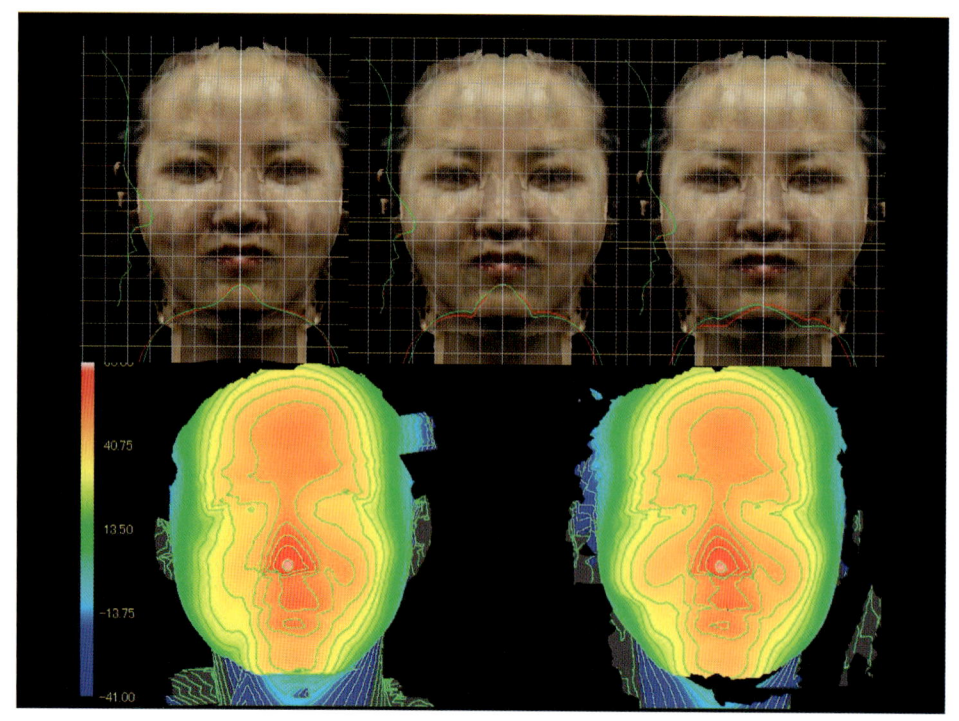

図8　画像処理機能
レーザースキャンで得られたデータは3次元画像解析ソフトを用いることによりミラー反転，モアレ表示など種々の画像処理が可能である。

手術シミュレーション

コンピュータシミュレーション

3次元画像解析ソフトを用いてCTデータに基づきコンピュータ上での頭蓋顔面骨のさまざまな手術シミュレーションを行う手法は，実際の手術操作を十分に反映するには十分なものではなかったが，最近のハードウェアおよびソフトウェアの急速な進歩により，CT，MRI，MRAの3次元統合画像を用いたvirtual reality環境における手術シミュレーションも可能となってきている[27]。

3次元実体モデル

1980年代に登場した積層造形法はRapid Prototyping法（RP法）ともいわれ，3次元CTの画像データをもとに骨の領域を抽出し，スライスごとに輪郭を求める手法である。立体モデル作成にはサーフェスデータへの変換が必要であるが，3次元CTデータはボクセルデータであるため，ボクセルモデルから骨や筋肉などの組織の表面形状を抽出し，平面ないし曲面を構築するためのさまざまなソフトウェアやデータ変換技術，シミュレーション技術の開発が進められている。最近では，光硬化方式（laser lithography法）による紫外線硬化樹脂（プラスチック）モデルとインクジェット方式（Z403, Z402）による石膏あるいは澱粉モデルが臨床応用されており（**図9**），精度はほぼ同等であるが，後者による頭蓋顔面骨モデルは安価で造形時間が短いなどの利点を有している[28)29)]。

まとめ

頭蓋顎顔面外科における診断，手術計画，術後評価などに不可欠な各種画像診断について概説した。それぞれの特徴をふまえて，精度の高い診断法を選択し，3次元画像を有効に用いて，多角的に評価することが重要である。また小児や多数回の検査を要する症例の被曝に対する配慮なども必要であろう。今後は，手術シミュレーション技術の進歩により手術のさらなる正確性および安全性の確保と時間短縮が期待される。

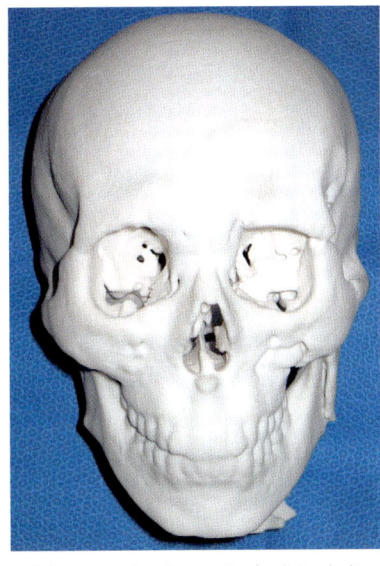

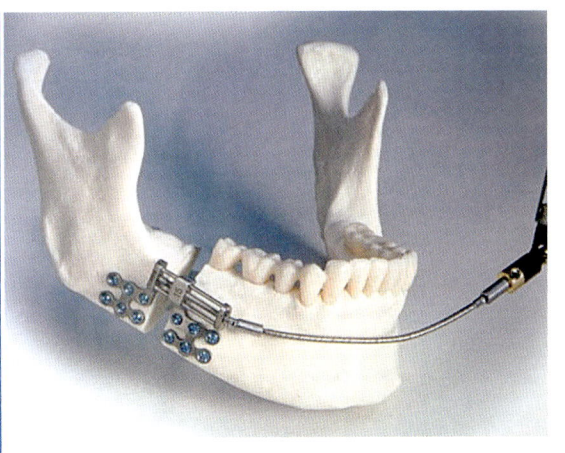

(a) インクジェット方式により作成した澱粉固着実体モデル。光硬化方式より安価で造形時間は短いが，内部構造は透見できない。

(b) 実体モデルによる手術シミュレーション。下顎骨の離断部位，骨延長器装着位置などを決定しておくことにより，正確な手術と時間短縮が可能となる。

図9　3次元実体モデル

文　献

1) Hounsfield G : Computerized transvers axial scanning (tomography), Part 1. Description of system. Br J Radio 46 : 1016-1022, 1973
2) Kalender WA, Seissler W, Klotz E : Spiral volumetric CT with single breath-hold technique ; Continuous transport and continuous scanner rotation. Radiology 176 : 181-183, 1990
3) Levy RA, Edwards WT, Meyer JR, et al : Facial trauma and 3-D reconstructive imaging ; Insufficiencies and correctives. AJNR 13 : 885-892, 1992
4) 佐藤嘉伸，白神伸之也：三次元画像可視化の原理．臨床放射線 44 : 1629-1640, 1999

5) Venema HW, Phoa SS, Mirck PG, et al : Petrosal bone ; Coronal reconstructions from axial spiral CT data obtained with 0.5-mm collimation can replace direct coronal sequential CT scans. Radiology 213 : 375–382, 1999
6) Katada K, Anno H, Koga S, et al : Three-dimensional angioimaging with helical scanning CT. Radiology 177 : 364, 1990
7) 森田泰彦, 犬童寛子, 日浦昭二：三次元画像解析の原動力—Spiral-CT のもたらすもの．歯界展望 98：838–842, 2001
8) 西沢かな枝, 丸山隆司, 高山　誠ほか：CT 検査による被検者の被曝線量．日医放会誌 55：763–768, 1995
9) 片田和廣：マルチスライス CT の現状と近未来—理想の X 線 CT の実現に向けて．新医療 298：46–52, 1999
10) 瀬尾邦彦, 山本一雄, 上野　完ほか：歯顎顔面用コーンビーム X 線 CT 装置 CB MercuRay の開発．メディックス 37：40–45, 2002
11) 三島　章, 小林　馨, 山本　昭ほか：歯科用 X 線 CT PSR9000 の被曝線量の算定．鶴見歯学 29：7–12, 2003
12) 玉田一敬, 中島龍夫, 緒方寿夫ほか：Cone Beam CT の頭蓋顎顔面領域における有用性．頭頸顔会誌 21：213–221, 2005
13) 岡　博昭, 森口隆彦, 佐藤康守：顎裂移植骨の画像診断．形成外科 49：49–57, 2006
14) 石川牧子：顔面外傷の画像診断—正常解剖と骨折の高分解能 CT を中心に．画像診断 23：974–984, 2003
15) 菅又　章, 牧野惟男：Blow-out Fracture の臨床的検討—第 2 報 Cine-MRI による眼球運動障害の原因と治療の文責．日形会誌 12：374–385, 1992
16) 副島一孝, 本田隆司, 野﨑幹弘ほか：術中超音波診断を利用した頬骨骨折に対する低侵襲手術の試み．形成外科 47：253–260, 2004
17) McCann PJ, Brocklebank LM, Ayoub AF : Assessment of zygomatico-orbital complex fractures using ultrasonography. Br J Oral Maxillofac Surg 38 : 525–529, 2000
18) Arridge S, Moss JP, Linney AD, et al : Three dimensional digitization of the face and skull. J Max-Fax Surg 13 : 136–143, 1985
19) 寺田伸一, 田邊裕美, 深谷絵里ほか：高度先進医療「三次元形状解析による顔面の形態的診断」．日シミュレーション外会誌 12：5–12, 2004
20) 小林正弘, 金子　剛：体表形態の画像診断—非接触式レーザー光計測装置を用いて．形成外科 49：41–48, 2006
21) Kovacs L, Zimmermann A, Brockmann G, et al : Accuracy and precision of the three-dimensional assessment of the facial surface using a 3-D laser scanner. IEEE Trans 25 : 742–754, 2006
22) Kaneko T : A system for three-dimensional shape measurement and its application in microtia ear reconstruction. Keio J Med 42 : 22–40, 1993
23) O'Grady KF, Antonyshyn OM : Facial asymmetry ; Three-dimensional analysis using laser surface scanning. Plast Reconstr Surg 104 : 928–937, 1999
24) Kovacs L, Eder M, Hollweck R, et al : New aspects of breast volume measurement using 3-dimensional surface imaging. Ann Plast Surg 57 : 602–610, 2006
25) 黒川正人, 山田信幸, 夫　一龍ほか：漏斗胸に対する胸骨挙上術の術前・術後の胸部 CT および非接触型三次元レーザー形状計測装置による検討．日形会誌 21：344–348, 2001
26) 黒川正人, 堤　定美, 西村善彦ほか：非接触型三次元形状計測装置を用いた術前・術後評価の試み．形成外科 37：1037–1043, 1994
27) 阿部雅光, 鵜殿弘貴, 田淵和雄ほか：頭部実体模型とナビゲーションの頭蓋底外科手術への応用．Progress in CI 22：231–238, 2000
28) Ono I, Abe K, Shiotani S, et al : Producing a full-scale model from computed tomographic data with the rapid prototyping technique using the binder jet method ; A comparison with the laser lithography method using a dry skull. J Craniofac Surg 11 : 527–537, 2000
29) 西條英人, 井川和代, Chung Ung-il ほか：三次元積層造形による立体モデルを用いた手術シミュレーションシステム．日形会誌 25：746–751, 2005

3 人工骨と骨再生

楠本 健司

Summary

人工骨は，採骨の犠牲を生じることなく組織親和性良好な材料で骨再建することを目指して研究開発されてきた。移植されたのち，母床骨と一体化することが理想である。人工骨は，生体非吸収性人工骨（生体活性人工骨，生体非活性人工骨）と生体吸収性人工骨に大きく分類され，組織親和性，強度，加工性，操作性，軟部組織反応などそれぞれの特性を持っている。これらの特性を認識したうえで個別に適応を考慮することで臨床上よい結果が導かれるものと考えられる。本稿では，代表的な人工骨と臨床応用における注意点，将来の展望について述べる。

はじめに

人工骨は，採骨の犠牲なく骨再建や骨増量を行うことを目的に組織親和性が高く周囲骨組織に同化する材料を目指して開発が進められてきた。現在臨床応用されている種々の人工骨はそれぞれの物性による利点欠点を有している。特に組織親和性，吸収性，強度，加工性，操作性などに違いがある。移植床の状況と各人工骨の特性を理解したうえで選択し，使用することでよい結果が導かれると考える。さらに将来の理想は，適用部位で周囲骨格と同化し，正常骨と同様に機能することである。

一方，現在の骨再生医療の研究は大いに発展し高い理想を掲げているが，直ちに再生医療の単一法で量的・質的にみて臨床的に有意な骨再建を目指すには，いまだ遠い道のりがある。近い将来，人工骨が支持体として足場（scaffold）となりサイトカイン，細胞分化，細胞培養を応用した骨再生医療との併用が進み，血流循環を有する"骨臓器"が導かれる理想的な骨再建が実現されるものと考えられる。

現在用いられている種々の人工骨，現在発展中の人工骨と骨再生医療の併用への試みと将来の展望について述べる。

人工骨の意義と発展の方向

骨の新生には，骨伝導と骨誘導の2つの様式がある。骨伝導は，骨膜，骨髄，骨芽細胞などの骨原性の細胞や組織が存在すると，骨細胞の増殖（proliferation）機転により骨組織が新生されていく様式である。一方，骨誘導は，骨原性の細胞や組織が存在しないところで，未分化間葉系細胞から分化（differentiation）機転により骨芽細胞，骨細胞を生じ骨組織が導かれる様式で，後述する特殊な培地やサイトカインで導くことができる。

骨欠損の補塡や骨増量をめざすには残存骨や母床骨からの骨伝導のみでは通常，不十分である。そこで他部位から骨を補うことになるが，遊離骨移植では，採取部に骨性の犠牲を生じる。そのうえ，母床骨組織から一定距離隔たった移植骨部分では血流循環がないか少なく，リモデリング機序が維持されず骨吸収が進む。また，血管柄付き骨移植は，骨組織への循環が維持され骨吸収が進むことを避けることはできるものの，採取部の犠牲は大きい。

そこで，採取部の犠牲を生じない人工骨による代用が想定される。人工骨はその特性から大きく表のように分類される（**表**）。人工骨に共通する必要条

表　人工骨の分類と主な材料

1. 生体非吸収性人工骨（non-absorbable）：生体内で分解吸収されない
   (1) 生体活性人工骨（bioactive）：骨と直接結合する
       ハイドロキシアパタイト
       ハイドロキシアパタイト＋β-TCP複合体
       ガラスセラミクス
   (2) 生体非活性人工骨（bioinert）：骨と直接結合しない
       チタン
       骨セメント
2. 生体吸収性人工骨（absorbable）：生体内で分解吸収される
       β-TCP
       リン酸カルシウムペースト

件は，組織毒性や発癌性がなく，組織親和性が良好で，形状が安定し，一定の強度を有することである。現在臨床応用されている人工骨は，吸収性や強度などで差を有するものの，それぞれの適応を厳格にすると一定の成果をあげている。さらに，より理想的な骨再建の方向として，人工骨が接する受容骨と同化することを目指し，人工骨辺縁にβ-TCP tricalcium phosphateを置いて骨の伝導性を高めたり，骨形成タンパク（BMP）を応用して人工骨に骨誘導性を持たせることにより人工骨全体が骨となり母床骨と同化させたりすることが考えられている。

人工骨の種類

生体非吸収性人工骨（non-absorbable）

生体活性人工骨（bioactive）

●ハイドロキシアパタイト　$Ca_{10}(PO_4)_6(OH)_2$
　（hydroxyapatite：HAP）

骨基質の約70％を占める成分である。そのため組織親和性が良好で，周囲に析出したアパタイト層を介して骨と化学的に結合し，骨伝導性がよい。一般に多孔体や顆粒体で用いられる。骨補填材としては伝導性と強度から気孔率50〜70％程度の多孔体を用いられ，100〜300μの孔が相互に連続する多孔連通構造であるため骨細胞の侵入に適している。形状を整えるために術中にダイヤモンドバーで成形することができる。術前にCTデータからCAD/CAMを応用し，欠損頭蓋骨や顔面骨など，求める

3次元形状の製品を作製することも可能であるが高額となる欠点がある。多孔内に骨が侵入すると強度は皮質骨に匹敵する[1,2]。これに対し，形状の一定しない骨空隙，陥凹部分や骨膜下へは顆粒体が，on-lay移植などで用いられる（図1）。吸収は1000年に1mm程度と言われ，ほとんど吸収されない。On-lay移植の場合，上部の軟部組織や骨膜の圧迫により母床骨のリモデリングが生じると移植したハイドロキシアパタイトがわずかに沈下する"sinking phenomenon"が報告[3]されている。

また，骨リモデリングにより代謝されることを目指した改良型として，ハイドロキシアパタイト／コラーゲン複合体の多孔スポンジ[4]が検討されている。骨腫瘍や骨近傍腫瘍切除後の再建材料として抗癌剤除放型ハイドロキシアパタイトも検討されている。

●ハイドロキシアパタイト＋β-TCP複合体

ハイドロキシアパタイトの安定性とβ-TCPの吸収性を併せ持つ材料として臨床応用されている。当初，強度が高い緻密体が市販され，後にハイドロキシアパタイト同様の100〜300μの多孔連通構造を備え組織親和性がよい多孔体が出された。β-TCPが含まれるため埋入後に吸収が生じ，同部で骨新生に寄与するとされている。その吸収反応は軽い炎症様に細胞浸潤を伴う[5]。本材料も，CTデータの応用で3次元形状加工が可能であるが一定期間を要し同じく高額となる。

●ガラスセラミクス

・Bioglass

カルシウム含有ガラスが組織親和性に優れ，周囲の骨と直接結合することが見出され，人工骨の研究開発の端緒となった[6]。組成は，$Na_2O-CaO-SiO_2-$

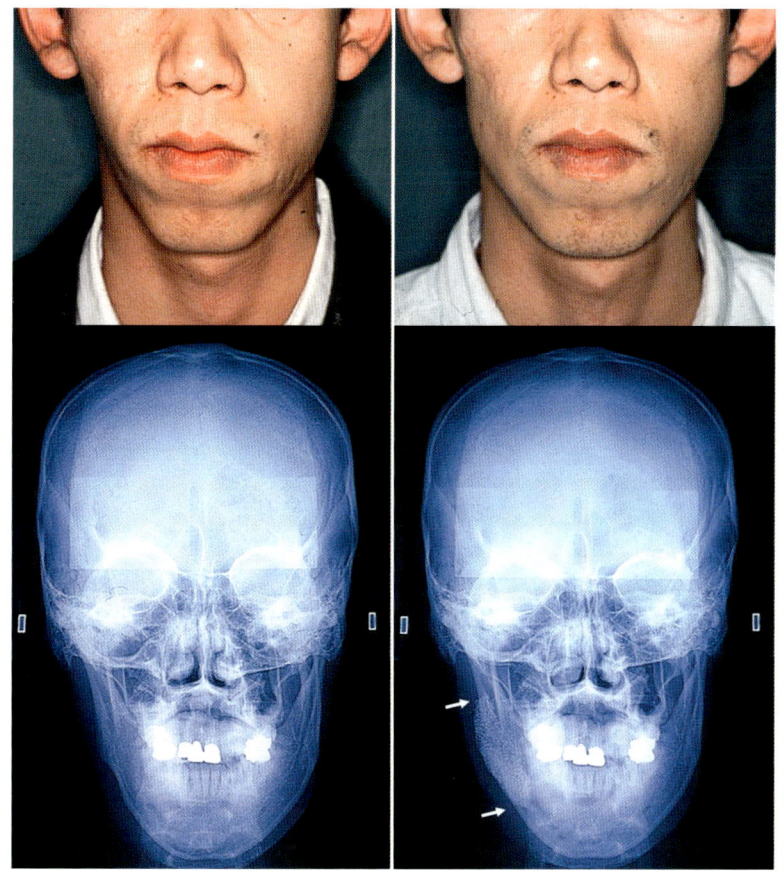

(a) 術前。右下顎隅角の低形成を認める。　(b) 術後。両側の下顎隅角の対称性が改善された。右下顎隅角に多孔体ハイドロキシアパタイト顆粒を口腔内から骨膜下ポケットに充填した。

図1　多孔体ハイドロキシアパタイトのon-lay移植

図2　チタンメッシュプレートの露出例
メッシュプレートが露出し，周囲皮膚が菲薄化し癒着している。

P_2O_3である。内耳や歯周病の歯槽骨補填に臨床応用されている。

・AW-glass ceramics

アパタイト結晶とウォラストナイト（$MgO-CaO-SiO_2-P_2O_5-CaF_2$）結晶をガラス中に結晶化した人工骨である。緻密体は皮質骨をしのぐ強度を有する利点があるが，成形が困難であることが欠点である。椎体骨補填など整形外科領域で臨床応用されている。

生体非活性人工骨（bioinert）

●チタン

組織親和性の高い金属であり，プレート，スクリューなどの骨接合材，アンカーピン，股関節や顎関節などの人工関節，代用人工骨としてのメッシュプレートなどとして用いられている。一般にTi-6A-l4Vが用いられ，比重は鉄の60％と軽量で強度も有し，種々の形状の製品が作りやすい。メッシュプレートは，多くは頭蓋骨や眼窩骨の再建に用いられ，目的の形状に切断したり，適応部位に沿って曲げることができるなどの自由度がある。下顎骨欠損の形状に合わせたメッシュトレイに骨髄細片などを詰めて再建した[7]報告もある。チタンメッシュプレートを被覆する軟部組織の循環が悪く，薄い場合には露出や感染を生じることがある（図2）。チタンアレルギーが疑われる症例が報告されているが[8]，いまだ明らかではなく，混在材料によるアレルギーの可能性もある。

生体非活性の欠点を補うため，チタン表面にハイドロキシアパタイトの細粒を溶射したり，チタン内にハイドロキシアパタイトを混和する検討が行われている。また，将来の人工骨scaffoldとして多孔性チタン[9]やチタンファイバーメッシュ[10]の研究がなされている。

●骨セメント（PMMA；poly-methyl methacrylate）

従来型のポリマー構造で，骨と直接接合せず，軟部組織が介在する。骨再建や充填に単独使用される

ことは比較的少なく，チタン製の人工関節と骨との接合部位などに充填使用されることが多い。頭蓋形成や四肢骨補填使用後の露出，感染などのトラブル例で経験することが多い。

整形外科領域の人工関節置換術で死亡に至る重篤な血圧低下，ショック，肺塞栓症などが報告されており，原因として材料の髄腔内注入による高圧，あるいはアクリル樹脂の重合熱，重合前の未重合モノマー成分が考えられている。使用に際しては麻酔医の監視の下に行い，十分な混和時間を取ること，髄腔内使用では注入圧を適正に留めること，骨髄組織を確実に除去しておくことなどの注意点が指摘されている[11)～13)]。

また，抗生剤徐放型人工骨として抗生剤含有セメントビーズなどが感染難治部位に一定期間埋入される。感染制御できてからこれを摘出し二期的に骨再建あるいは人工骨埋入が行われる[14)]。

近年，生体非活性によると考えられる露出や感染しやすさなどの欠点を補う目的でHAP[15)]あるいはbioglass[16)]などの生体活性のあるセラミックとの複合型や生体吸収性CaP骨セメント[17)]などが開発されている。

生体吸収性人工骨 (absorbable)

● β-tricalcium phosphate (β-TCP) ($Ca_3(PO_4)_2$)

吸収は徐々であるが，ほとんど吸収されないハイドロキシアパタイトに比べると早い。吸収置換された部位で骨新生して周囲骨と接合する。吸収が進むため，強度や形状維持が厳格に必要な部位での適用には限界がある。また，吸収反応は，軽い炎症と同じ状態となる。緻密体より一般に多孔体として用いられ，強度が必要な部位には不適である。

● リン酸カルシウムペースト

α-TCPの粉剤と液剤（コハク酸など）を混和するとペースト状となり，練和しながら10数分程度の硬化時間中に目的の形状に整えることができる。硬化前の局所使用では，血液浸潤による硬化の遅れや補填部からの流出が考えられるため，固めの練和と局所の十分な止血を要する。硬化した表面には15μ程度の孔があるが，連通構造でなく骨細胞の侵入はない。

硬化体は組織内で発熱しない水和反応によりハイドロキシアパタイトに変換され，徐々に周囲骨組織に吸収置換される。広範な使用では，上部組織への血流を阻害し，受容骨と接する辺縁から遠い領域での骨置換は期待できないため，慎重な使用と経過観察が必要である。

その他の人工骨の臨床応用

現在一般に使用されている人工骨の材質は基本的にリン酸カルシウムや金属で，それ自体，増骨に働かない。骨髄や骨膜[18)19)]など骨原性細胞や各種サイトカインを含む組織を付加すると，人工骨はscaffoldとして支持体であるとともに増骨に働き，適応場所でより良好な周囲骨との一体化を導きやすい。本法は，生体に犠牲を生じないという人工骨単独使用での条件からは外れるものの，遊離骨移植と人工骨応用との併用法と言える。

また，多血小板血漿（PRP）は末梢血の濃縮により得られる血小板や白血球が多く同時に各種のサイトカイン（PDGF, VEGF, TGF-βなど）を多く含む血漿成分である。これを人工骨と混用して目的とする骨欠損部や骨増量予定部に埋入することにより骨増生の促進を目指した応用がなされている[20)]。

臨床応用における注意点

組織親和性

細胞レベルでは，生活活性人工骨が非活性人工骨より組織親和性が高い。この生活活性人工骨と受容骨との接合性は電子顕微鏡レベルでも確認され，母床骨との一体化にも有利である。組織レベルでは，緻密体か多孔体かの違いや孔形態による違い，リン酸カルシウム系人工骨では焼成温度や気孔率によって異なる[21)]。また，人工骨の大きさや血流遮断，移植部位の状態などがポイントとしてあげられ，これらを考慮しながら適応を考えることが大切である。

強度

人工骨の要件のひとつとして一定の強度を要することがあげられるが，適用する部位により強度の必

要性が異なる。下顎骨や四肢骨，指趾骨の離断部分への間置では通常の皮質骨程度の強度を要するが，骨陥凹部位，骨内空隙充填やon-lay移植ではそれほど高い強度を要さない。また，前述のように多孔体では骨が孔内に侵入すると強度が増す[1)2)]。

加工性と操作性

骨再建には目的とする形状を持つ人工骨が必要である。そのためには以下のような3つの方法がある。

あらかじめ目的とする3次元形状を持つオーダーメイドの製品として得られるもの

CTデータなどからCAD/CAMの応用で，ハイドロキシアパタイトやハイドロキシアパタイト＋β-TCPの多孔体で行われることが多く，切削し，準備に一定の期間を要すが，目的の3次元形状の人工骨製品が得られる。また，製品は高額となる。

部位特異的3次元形状の製品に術中にある程度の加工を追加できるもの

前頭骨，側頭骨，眼窩底などの形状に合わせたハイドロキシアパタイトやハイドロキシアパタイト＋β-TCPの多孔体の製品や規格化されたブロック製品があり，ダイヤモンドバーで術中に切削調整し，辺縁や底部など形状を適合させることができる。

術中に可塑性をもつ硬化型の人工骨

術中に粉剤と液剤を混和し，練りながら目的形状に整えていく。硬化型は理想の形状を得やすいものの，成形された埋入体の表面には連通構造でない15μ程度の孔があるが骨上皮の侵入はなく，骨接合や組織親和性が多孔体より低いとされる。

軟部組織の反応

人工骨は基本的に骨内空隙，骨隣接部や骨膜下などへの骨の充填，補填を目的に開発されている。この目的通り使用されると感染，炎症，露出などの問題を生じにくい。しかし，骨腫瘍の切除部や骨欠損部では人工骨を適用しても必ずしも骨膜で十分被覆できず，軟部組織と接することがしばしば生じる。その場では骨新生は起こらず線維性の被膜を生じる。この過程で，炎症の程度が人工骨の材質や軟部組織環境により異なることになる（図3）。β-TCP含有人工骨では，もともと吸収が想定されており，軟部組織内での細胞浸潤はやや多くいわゆる軽度の

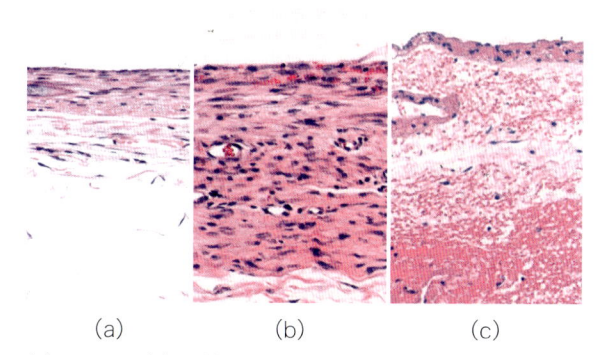

(a)　　　　(b)　　　　(c)

(a) pHAP（多孔体ハイドロキシアパタイト）：線維性被膜は細胞浸潤も少なく安定している。
(b) pHAP＋βTCP（多孔体ハイドロキシアパタイト＋βTCP）：被膜がやや厚く，細胞浸潤がやや多く認められる。
(c) Ti（チタン）：被膜は比較的安定している。機械的刺激による出血を認める。

図3　人工骨の軟部組織反応
家兎の皮下に3週間埋入した後のHE染色（×200）
（楠本健司ほか：骨再建材としての体内埋入異物の問題点と展望。日美外会報 25：55-62，2003より引用）

炎症状態となる。ハイドロキシアパタイトは安定し細胞浸潤は少ない。

また，人工骨と接する軟部組織が厚く，血流豊富であると安定する。一方，副鼻腔や鼻腔，口腔などの感染源となる領域に近いか接すると感染の可能性が高まることを銘記しておくべきである。

将来の展望

将来のさらなる発展として，人工骨をさまざまな培養骨，誘導骨やサイトカインのscaffoldに応用することにより，自家骨に近似あるいは同等に導くことが目指されている。

培養骨の応用として，骨髄細胞由来の培養骨を多孔体のHAPやβ-TCPに播種[22)]，骨髄細胞由来の培養骨をコラーゲンスポンジに注入，幹細胞由来培養骨を多孔体HAPやβ-TCPに播種[23)]（図4），脂肪幹細胞誘導骨を多孔体HAPやβ-TCPに播種やコラーゲン担体に含浸[24)]（図5）などの方法による骨形成が検討され将来の理想的骨再建に向かっている。

サイトカインの応用として，BMPが多孔体HAPあるいはβ-TCPをscaffoldとして用いられてい

骨誘導培地　von Kossa 染色（＋）　pHAP：ALP 染色（＋）

間葉系幹細胞の骨誘導培地で培養後，多孔体ハイドロキシアパタイトブロックに骨細胞が播種された。

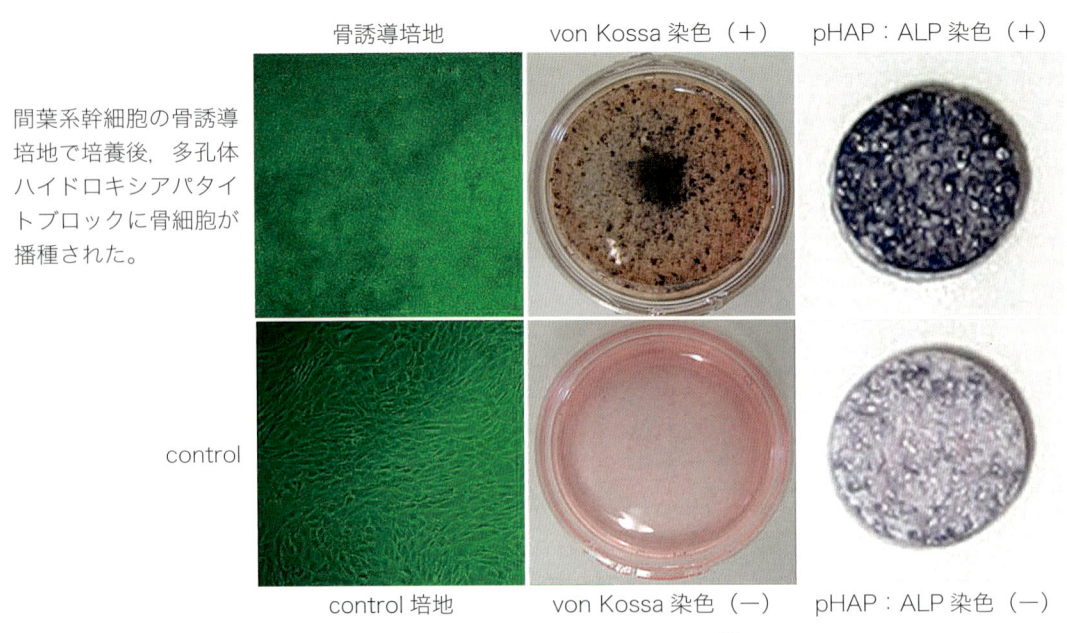

control 培地　von Kossa 染色（－）　pHAP：ALP 染色（－）

図4　間葉系幹細胞の骨誘導（自験例[23]）

骨誘導培地群

HE 染色　von Kossa 染色（＋）　osteocalcin 免疫染色（＋）

control 培地群

（－）　（－）

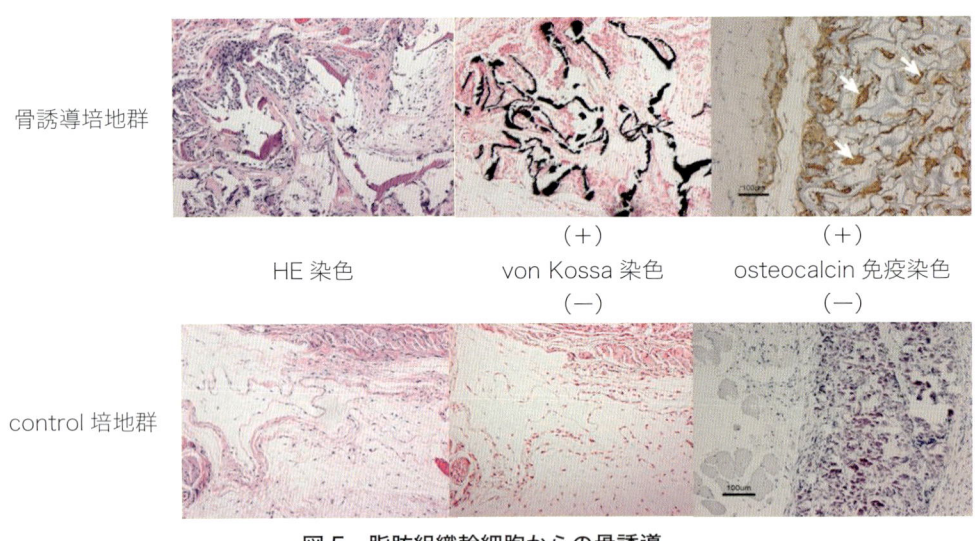

図5　脂肪組織幹細胞からの骨誘導

脂肪組織幹細胞からアテロハニカムコラーゲンスポンジで骨誘導し，3次元培養し，ヌードマウス背部皮下埋入後8週の摘出組織所見。骨誘導培地で骨を誘導した上段で3次元培養骨を認めるが，control 群の下段では骨を認めない。
(Kakudo N, et al : Bone tissue engineering using human adiposederived stem cells and honeycomb collagen scaffald. J Biomed Mater Res A, 84 : 191-197, 2008 より引用)

る[25)〜27)]。これにより，骨原性細胞や組織が存在しない領域でも，人工骨深部の多孔の中まで骨が誘導され（**図6**），広範な応用が期待されている。このBMPは，タンパク体やアデノウイルスベクターによる遺伝子導入など種々の方法で人工骨との併用で骨誘導を得ることができる極めて有用なサイトカインである。生体内でのBMPの応用で所属栄養血管から血管も流入する骨単位つまり"骨臓器"が誘導される in vivo organ engineering と位置づけることができる。

人工骨の安定性と有用性が高まり，今後も開発が進むだろう。人工骨や骨再生の発展は，骨の形成や再建のみならず，軟部組織の再建にも重要で，目を離すことができない分野である。

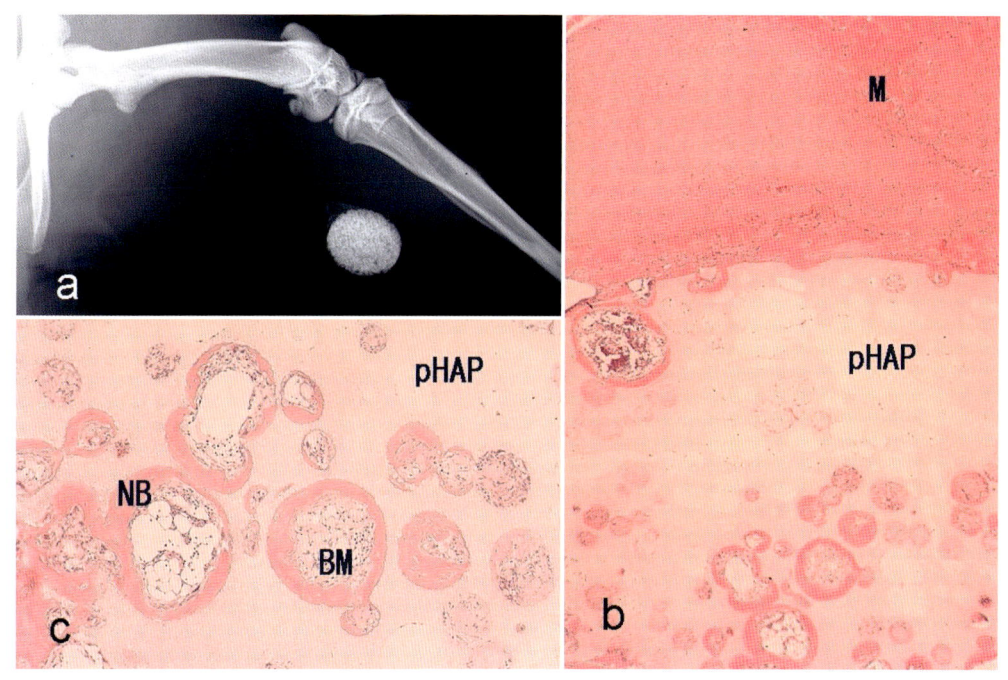

(a) ラット下腿筋肉内に多孔体ハイドロキシアパタイトと BMP とコラーゲンを埋入後 3 週の軟 X 線像。誘導骨としての骨棘を認める。
(b) 深部の孔内に新生骨と骨髄を認める（脱灰 HE 染色 ×100）。
(c) 孔の壁に沿って新生骨を認め，中央に骨髄を認める（脱灰 HE 染色 ×200）。

図 6　多孔体ハイドロキシアパタイトと BMP による骨誘導

pHAP：多孔体ハイドロキシアパタイト，NB：新生骨，BM：骨髄，M：筋肉

(Kusumoto K, et al : Self-regenerating bone implant ; Ectopic osteoinduction following intramuscular implantation of a combination of rhBMP-2, atelopeptide type Ⅰ collagen and porous hydroxyapatite. J Cranio-Maxillofac Surg 24 : 360-365, 1996 より引用)

文　献

1) Holmes R, Mooney V, Bucholz R, et al : A coralline hydroxyapatite bone graft substitute ; Preliminary report. Clin Orthop Relat Res 188 : 252-262, 1984
2) Martin RB, Chapman MW, Holmes RE, et al : Effects of bone ingrowth on the strength and non-invasive assessment of a coralline hydroxyapatite material. Biomaterials 10 : 481-488, 1989

3) 斉藤康太郎, 土佐泰祥, 佐藤兼重ほか：成熟家兎を用いたハイドロキシアパタイト onlay graft における sinking の実験的研究. 昭和医学会雑誌 61：333-339, 2001
4) Kikuchi M, Itoh S, Ichinose S, et al：Self-organization mechanism in a bone-like hydroxyapatite /collagen nanocomposite synthesized in vitro and its biomaterial reaction in vivo. Biomaterials 22：1705-1711, 2001
5) 楠本健司, 小川豊：骨再建材としての体内埋入異物の問題点と展望. 日美外会報　25：55-62, 2003
6) Hench LL, Splinter RJ, Allen WC, et al：Bonding mechanism at the interface of ceramic prosthetic materials. J Biomed Mater Res Symp 2：117-141, 1971
7) Dambach J, Rodemer H, Spitzer WJ, et al：Mandibular reconstruction with cancellous bone, hydroxyapatite and titanium mech. J Cranio-Maxillofac Surg 22：151-155, 1994
8) Lalor PA, Revell PA, Gray AB, et al：Sensitivity to titanium；A cause of implant failure? J Bone Joint Surg Br 73：25-28, 1991
9) Li JP, Li SH, Van Blitterswijk CA, et al：Cancellous bone from porous Ti6Al4V by multiple coating technique. J Mater Sci Mater Med 17：179-185, 2006
10) Kitaoka K, Yamamoto H, Hoshijima K, et al：Mechanical strength and bone bonding of a titanium fiber mesh block for intervertebral fusion. J Orthop Sci 2：106-113, 1997
11) 医薬品副作用情報 No. 116 1992 年 9 月；厚生省薬務局
12) 医薬品等安全性情報 No. 147 1998 年 3 月；厚生省医薬安全局安全対策課
13) 医薬品・医療用具等安全性情報 No.165 2001 年 3 月；厚生労働省医薬局安全対策課
14) 田辺敦子, 小川豊, 楠本健司ほか：前頭部 MRSA 感染性硬膜外膿瘍に対する抗生剤入り骨セメントビーズの使用経験. 日頭蓋顎顔面誌 18：294-299, 2002
15) 中島武彦, 冨永芳恵：骨補填材の特徴—アパセラム人工骨の適切な使い方. Orthopaedic Ceramic Implants 23-24：5-9, 2005
16) Shinzato S, Nakamura T, Ando K, et al：Mechanical properties and osteoconductivity of new bioactive composites consisting of partially crystallized glass beads and poly（methyl methacrylate）. J Biomed Mater Res 60：556-563, 2002
17) Fukase Y, Eanes ED, Takagi S, et al：Setting reactions and compressive strengths of calcium phosphate cements. J Dent Res 69：1852-1856, 1990
18) Nakahara H, Bruder SP, Goldberg VM, et al：In vivo osteochondrogenic potential of cultured cells derived from the periosteum.　Clin Orthop Relat Res 259：223-232, 1990
19) Nakahara H, Goldberg VM, Caplan AI：Culture-expanded periosteal-derived cells exhibit osteochondrogenic potential in porous calcium phosphate ceramics in vivo. Clin Orthop Relat Res 276：291-298, 1992
20) Kovacs K, Velich N, Huszar T, et al：Comparative study of beta-tricalcium phosphate mixed with platelet-rich plasma versus beta-tricalcium phosphate；A bone substitute material in dentistry. Acta Vet Hung 51：475-484, 2003
21) 堀正身, 宗宮正典, 大脇甲哉ほか：人造海綿骨に関する基礎的研究. 日整会誌 58：144-145, 1984
22) Haynesworth SE, Goshima J, Goldberg VM, et al：Characterization of cells with osteogenic potential from human marrow. Bone 13：81-88, 1992
23) Kakudo N, Kusumoto K：contributing.
24) Kakudo N, Shimotsuma A, Miyake S, et al：Bone tissue engineering using human adipose-derived stem cells and honeycomb collagen scaffold. J Biomed Mater Res A 84：191-197, 2008
25) 楠本健司, 小川豊：骨補填材の体内埋入の問題点とその展望；ハイドロキシアパタイトを中心に. 形成外科 38：395-400, 1995
26) Kusumoto K, Bessho K, Fujimura K, et al：Self-regenerating bone implant；Ectopic osteoinduction following intramuscular implantation of a combination of rhBMP-2, atelopeptide type I collagen and porous hydroxyapatite.　J Cranio-Maxillofac Surg 24：360-365, 1996
27) Kusumoto K, Bessho K：Jaw reconstruction with BMP, collagen and hydroxyapatite. Advances in Skeletal Reconstruction Using Bone Morphogenetic Proteins. edited by Lindholm TS, pp307 -328, The World Scientific Publishing Co., Singapore, 2002

4 プレートシステム

江口 智明

Summary

骨固定用プレートシステムの材質はチタン製のものが多く用いられているが，近年ではポリ-L-乳酸（PLLA）製の吸収性プレートもかなり用いられるようになってきた。また，このPLLAとハイドロキシアパタイトを複合体とした製材も開発されている。

プレートシステムによる骨固定では，適切なプレートの選択と固定部位の決定が重要である。強度については吸収性のプレートは金属製のものと比べれば劣るが，それでも皮質骨と同等かそれ以上の強度を有しており，ほとんどの症例では問題がない。

プレートシステムを用いることにより従来行われてきたワイヤーによる締結に比べてはるかに強固で安定した骨固定を行うことができる。しかしプレート固定はあくまで安定した骨癒合を促すものであり，プレートのみで骨片の位置関係を維持し続けることはできない。いかにプレートシステムにより強固な骨固定をしても，無理な手術計画，術後の咬合の不安定性や不適切な保定などにより骨片の後戻りが起こりうる。またプレートに無理な力がかかるとプレートが破折することもある。したがって手術を行うにあたってはプレートシステムを過信することなく，無理のない手術計画を立てることが重要である。

はじめに

頭蓋顎顔面外科領域の骨切り術や骨折に対する整復手術では，骨片の固定を行うために，いまや骨固定用プレートシステムは必要不可欠な存在となっている。プレートシステムは厚さ1mmほどのミニプレートシステム，より薄いマイクロプレートシステム，スクリューをねじ込むことにより骨片どうしが引き寄せられるコンプレッション・タイプのものなどが開発されている。材質も当初はステンレス・スチール，チタン，コバルト合金などの金属製のものが主体であったが，近年ではポリ-L-乳酸（Poly-L-Lactide：PLLA）製の吸収性プレートも多く用いられるようになってきた。ここでは現在わが国で使用されている各種プレートシステムの特長，問題点とともに，使用時のコツや注意点などについて述べる。

各種プレートシステムについて

形状

ミニプレートシステム

厚さ0.6～1.0mmで，スクリューはねじ部の山径が2mm程度のものが標準的な大きさである。スクリューヘッドの突出を抑えるためにスクリューヘッド部分を平坦にしたものも開発されている。

マイクロプレートシステム

厚さ0.4～0.6mmで，スクリューねじ部の山径は1.2～1.5mmほどでミニプレートシステムに比べて薄く小さい。プレートの厚さやスクリューの径については決まった規格があるわけではなく，製造企業によって多少の違いがある。このため厚さ0.6mm

のロープロファイル型ミニプレートがある一方，厚さ 0.6mm のマイクロプレートも存在する。

コンプレッション・タイプ

プレートのスクリュー孔部分に傾斜が形成されており，スクリューを締め込むことにより骨片が内側へ押し込まれ，骨片どうしが強固に固定されるものである。これは下顎体部の骨折などに有用である。

いろいろな形状

ストレート型のものが一般的であるが，L型，T型，Y型，ダブルY型などさまざまな種類がある。また，固定部位に合わせて，あらかじめ形状を調整してあるものもある。上顎前方移動やおとがい部の前方移動用に mm 単位で移動量分だけ曲げてあるものや，下顎枝の固定用にプレートの中央部分が捻ってあるものもある。

材質

ステンレス・スチール

プレートシステムの開発当初は金属製のものが主体であった。ステンレス・スチールは耐食性を向上させるために鉄とクロムを合金としたものであり，安価である。しかし CT 撮影ではアーチファクトが起き，強磁場である MRI 撮影はできない。また耐食性が向上しているとは言え，長期的には腐食の問題もありプレートの抜去が必要となることもある。

バイタリウム

コバルトとクロムの合金で，硬い材質であることから義歯床などにも用いられている金属である。しかしバイタリウムも CT 撮影ではアーチファクトが起き，MRI 撮影はできないといった欠点がある。

チタン

ステンレス・スチールに比べて軽くて強度があり，耐食性もより優れている。CT 撮影でのアーチファクトもなく，MRI 撮影も可能である。現在用いられている金属製のミニプレートはチタン製のものが多い。チタン製のミニプレートは基本的には抜去の必要がないと考えられているが，異物感や圧痛，感染などで抜去せざるをえないこともある[1]。またチタンプレートは慢性炎症や被膜形成を惹起するので抜去をした方がよいという報告もある[2]。

吸収性の材料

PLLA やポリグリコール酸（Polyglycolic acid：PGA）を用いたプレートシステムが開発されている[3〜5]。PLLA は生体内にも存在する L-乳酸の重合体で，生体内では徐々に加水分解され吸収・代謝される。したがってプレートを抜去する必要はない。PLLA は X 線には透過性であり，術後に X 線撮影や CT 撮影でプレート自体を確認することはできず，X 線撮影や 3DCT 画像ではスクリュー孔のみが描出される（図 1，2）。また CT 撮影でのアーチファクトや MRI 撮影での問題はない。PLLA 製プレートシステムの問題点としては，金属性のものに比べて強度が低いため，プレートが厚くなることがあげられる。また，骨との結合性や骨伝導性もないため金属性プレートの併用を必要とする場合もある。まれではあるが，長期間の経過では無腐性腫脹

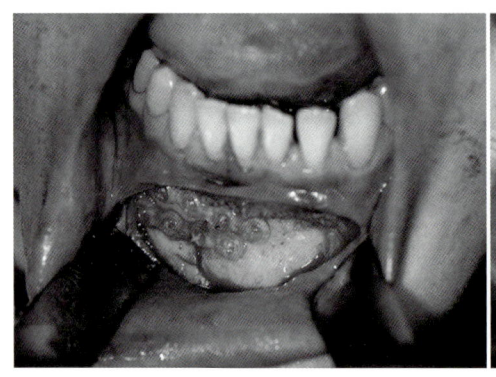

(a) 吸収性ミニプレートシステムによる下顎骨折の固定。

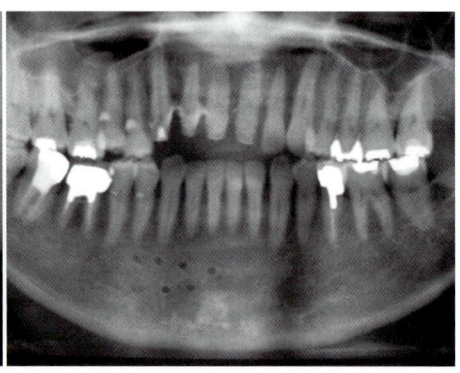

(b) 術後 6 カ月のパントモグラム。PLLA は X 線に透過性であり，スクリュー孔のみが描出されている。

図 1　吸収性プレートシステムによる下顎骨折の固定

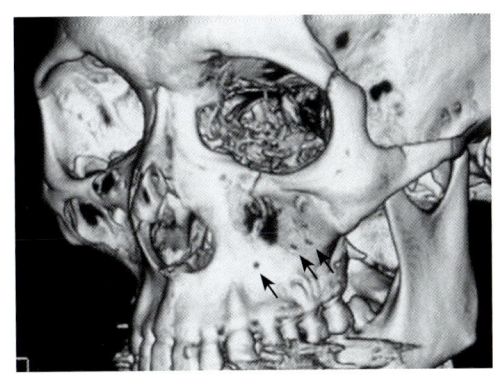

図2 吸収性プレートシステムによる頬骨骨折の固定
左頬骨骨折をPLLA製吸収性プレートで固定した。術後の3DCT画像ではスクリュー孔のみが描出されている。

表1 製品化されている吸収性プレートシステム

	日本国内での使用が可能			海外		
製品名	FIXSORB-MX	Neofix	LactoSorb	BIOFIX	Delta System	Isosorb
製造元	タキロン（株）	グンゼ（株）	W.LORENZ（USA）	Bioscience (Finland) Bionx（USA）	Stryker Leibinger (USA)	Aesculap (Germany)
成分	PLLA	PLLA	PLLA 82% PGA 18%	SR-PLLA	Poly L-Lactide 85% D-Lactide 5% Glycolide 10%	Copolymeer P (L／DL) LA, P (D, L) LA L：86% D：14%
初期強度維持期間	3カ月	2カ月で80% 4カ月で50%	8週で70%	3カ月		4カ月で90%
強度喪失期間	6カ月	6カ月				
分解速度	緩徐5〜6年	数年	1年	3年		3年
その他	常温ベンディング	加温ベンディング	専用ホットプレートにより加温ベンディング	常温ベンディング	専用ホットプレートにより加温ベンディング	

PLLA：Poly-L-Lactide　SR-PLLA：self-reinforced PLLA　PGA：Polyglycolic acid

の報告もある。現在わが国で使用できる吸収性ミニプレートはPLLA製のもののほか，PLLAとPGAの共重合体のものもある。また海外ではD-乳酸が含まれているものも使用されている（**表1**）。

PLLAとHAの複合体

近年，このPLLAとハイドロキシアパタイト（Hydroxyapatite：HA）を複合体とした製材も開発されている。HAとPLLAを複合体とする利点として，HAによる骨との接合能により初期の固定性がよいこと，強度がPLLAより優るため，プレートを薄くすることが可能であることなどがあげられる。この製材を使用した医用材料として現在スクリュー型のものが製品化されている（オステオトランス・プラス™，タキロン社）。これは手指を含む四肢の骨折や骨切り術など固定や，開胸手術における胸骨や肋骨の固定用として，主に髄内釘として臨床使用されている。本製材によるプレートシステムは[6)7)]，HAがX線不透過性であるため3DCT画像ではプレートが確認できるが（**図3**），骨に比べるとX線不透過度は高く，X線撮影では接線方向に撮影したものでないとプレートは描出されにくい（**図4**）。本製材プレートシステム（Super Fixsorb-MX，タキロン社）については平成19年秋より，顎顔面領域での保険適用材料として使用されている。

材質の強度

プレートシステムに用いられる材質の強度を，皮

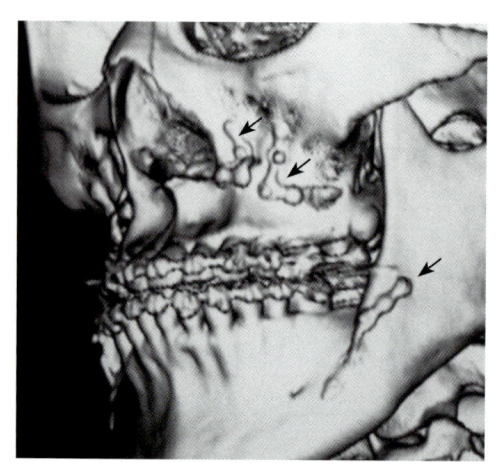

図3 HA/PLLA複合体プレートシステムによる上下顎骨骨切り術の固定

HA/PLLA複合体プレートシステムを用いて上顎Le-Fort I型骨切りおよび両側下顎枝矢状分割骨切り術の骨片固定を行った。術後の3DCT画像では，プレートシステムの形態が鮮明に描出されている。

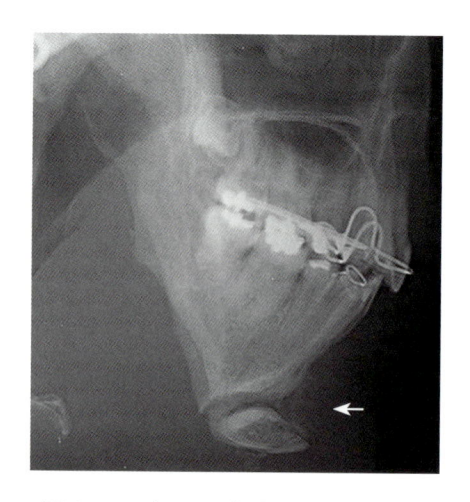

図4 HA/PLLA複合体プレートシステムによるおとがい形成術の固定

HA/PLLA複合体プレートシステムを用いておとがい部骨切り術の骨片固定を行った。術後のX線撮影では，接線方向に撮影した場合はプレートシステムが描出される。
（江口智明ほか：ハイドロキシアパタイト/ポリ乳酸複合体骨接合プレートシステムの口腔顎顔面外科領域での臨床経験．日頭顎顔会誌 16：41-49, 2000より引用）

表2　強度の比較

材質	曲げ強度（MPa）	曲げ弾性率（GPa）	剪断強度（MPa）
ステンレス・スチール	280	200	―
チタン	1160	110	―
吸収性プレート	180〜260	4〜9	90〜95
PLLA/HA複合体プレート	270	7〜9	120〜145
ヒト皮質骨	100〜230	10〜17	100

MPa：メガパスカル，GPa：ギガパスカル

質骨と比較して表に示す（**表2**）。一般に骨や吸収性材料に対して金属は高い強度を有している。一方，吸収性プレートは比較的皮質骨に近い強度・弾性率を有している。したがって金属製のプレートシステムではスクリューはほとんどがセルフ・タッピングであり，ドリルでスクリュー孔をあけた後は，ねじ切りをすることなくそのまま固定が可能である。一方，吸収性のプレートシステムではHA/PLLAの複合体プレートシステムも含めて，スクリュー固定の際には専用タップによるねじ切りが必要である。また吸収性プレートシステムでは，時間の経過とともに分解・吸収されるためその強度は徐々に減じていく（**表1**）。

手　技

プレートシステムによる骨固定では，適切なプレートの選択と固定部位の決定が重要である。

①プレートの選択ではミニプレートシステムか，マイクロプレートシステムか，またプレートの形状や何枚のプレートを用いるかについても十分検討する。

②固定部位では薄い皮質骨は避け，十分な厚さをもった骨に固定するようにしなければならない。

③固定部位とプレートの選択が決定したらプレートを固定すべき位置に合わせ，弯曲をつける，捻りを加えるなどしてプレートの形状を調整する。

このときプレートと同型の薄い金属板でできたテンプレートを使用するのもよい。プレートの形状が適切に調整されていないと、スクリューで骨片に固定する際に骨片がずれたり捻じれてしまったりして正確な整復や骨片の移動ができなくなる。そのため、プレートのベンディングは重要である。

　プレートは少しずつ曲げたり捻ったりすることがコツである。あまり何度もプレートを曲げ伸ばしするとプレートが破損してしまう。プレートのスクリュー孔部分は弱いため、なるべくプレートの調整はスクリュー孔のない部分で行うことが望ましい。また金属製のプレートシステムではスクリュー孔部分でプレートを曲げた場合、スクリュー孔が変形してしまいスクリューが十分にねじ込めなくなってしまうこともある。吸収性プレートは金属製のものに比べると曲げや捻りに弱いため、プレート形状の調整ではあまり強く折り曲げないように留意する。吸収性プレートのベンディングでは加熱してベンディングするものと、常温で金属製のプレートと同様にベンディングが可能なものとがある（**表1**）。

④プレートの調整が済んだら専用ドリルによりスクリュー孔を穿つ。ドリルを高速で回転させると熱により骨組織が変性・壊死してしまうため、なるべく低速回転（骨からもくもくと煙がでないように4000rpm程度以下）で行う。

　ドリルを用いる際には骨組織の冷却と骨粉の洗浄を兼ねて生理食塩水を流しながら行うとよい。周囲の皮膚や粘膜に接触しないように十分注意をする。また近傍の神経や血管、脂肪組織、ガーゼなどを巻き込まないように、ドリルの周囲は筋鉤やスパーテルなどで保護をし、ガーゼなどは置かないようにするなどの気遣いが重要である。

⑤スクリュー孔を形成した後、吸収性プレートシステムではここで専用タップによりねじ切りを行う。

　ドリルやタップを使用する際には、これらの軸を決して傾けないようにする。軸を傾けることでドリルの先が破損し、骨内に残ってしまうことがある。このような場合、ドリルやタップの先が骨から出ていればペンチや大きめの持針器でゆっくりと反対方向に回して抜去できる。完全に骨内に埋入してしまった場合にはラウンドバーなどを用いてドリル先の周囲を削って露出させ、抜去しなければならない。

⑥スクリュー孔が形成できた後、適当な長さのスクリューを選び、順に締め込んでゆく。

　吸収性プレートではスクリューヘッドが金属製のものに比べて弱いため、強く締め過ぎたり、またプレートの固定し直しの際に不用意にスクリューを逆回転させるとスクリューヘッドが破損することがあるので注意する。

考　察

プレートの選択

　骨固定部位にかかる力、骨片の大きさ、厚い皮質骨が存在する場所、骨切りや骨折線の位置、歯根や歯胚の位置、術野の展開の程度などを考慮してプレートの形状を選択することになる。眼窩周囲では、眼窩用に弯曲のついたアングルプレートを用いるとよい。

プレートの厚さ

　体表から触知しにくい上顎骨、頬骨、おとがい部などではミニプレートを用いる。下顎の下縁や体部は皮下の軟部組織が意外と薄くプレートが触知しやすい場所ではあるが、この部位については強度のことを考えるとミニプレートで固定すべきである。一方、眼窩周囲や前額部、小児の頭蓋骨などでは固定した骨片にあまり力が加わらないので、薄く体表からは触知しにくいマイクロプレートがよい適応となる。

プレートの選択

　現在国内で使用されている吸収性ミニプレートは厚さ1.5mmほどであり、金属製のミニプレートよりもやや厚いが、将来的には吸収されてしまうことを考えると、体表から触知することもそう大きな問題とはならない[5]。プレートの強度については金属製のものと比べると劣るが、皮質骨と同等かそれ以上の強度は有しておりほとんどの症例では問題ないものと考える。われわれは下顎体部の固定には2枚のプレートを用いているが、強度のうえで問題となった症例はない。近日臨床使用が可能となるHA/PLLA複合体のプレートシステムは厚さが1.0mm

でスクリューヘッドもロープロファイルであるため，顎顔面外科手術のかなり広い範囲で適応されるようになるものと思われる。

プレート固定時の工夫

下顎枝や下顎角部，頬骨，上顎骨前頭突起部

　頭蓋，上顎骨，下顎骨正中などでは術野も大きく展開されるためプレート固定に際してさほど問題となることはない。しかし，下顎枝や下顎角部，頬骨，上顎骨前頭突起部などでは術野が狭くかつ深くなることがあり，固定には工夫が必要である。ひとつには頬部皮膚に小切開を加えてトロッカーを使用するものがある。またハンドピースに対して直角にドリルやドライバーを取り付けたアングルドライバーなどが使用されることもある（図5）。トロッカーは術野に対して垂直に力を加えやすいために，スクリューの操作には優れるが，皮膚を切開することで瘢痕を残すという欠点がある。アングルドライバーは口腔内からの操作が可能であるが，骨に対して垂直方向には強い力がかけにくいこと，視野が悪いことなど操作には慣れが必要である。

深い術野

　数多くの筋鉤を使わないことがコツである。多くの筋鉤を同時に用いると多方向に口唇や創縁が牽引されてしまい，かえって深い術野に器械が届かなくなる。したがって，最小限に1つあるいは2つの筋鉤で操作を行うと操作が容易になる（図6）。

合併症とその予防

　プレートシステムによる合併症としては，術中における口唇や創縁に対する牽引やドリルの接触による挫創，術後の感染，プレートの露出，骨片のずれ，プレートの破折[8]，無腐性腫脹[9] などがあげられる。

術中の口唇の保護

　口唇を乾燥させないように術中に頻繁に軟膏を塗布するとよい。特にパッキングや止血目的にガーゼを口腔内に出し入れした時には，ガーゼで軟膏が拭き取られてしまうため特に注意して軟膏を使用する。またスクリュー固定をする時には，ねじ回しの柄にも軟膏を塗布して摩擦を減らすなどの工夫をす

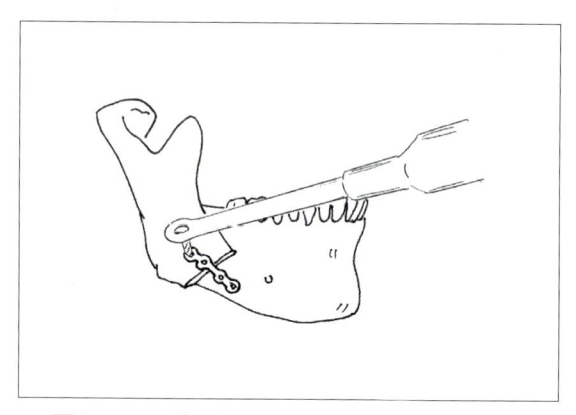

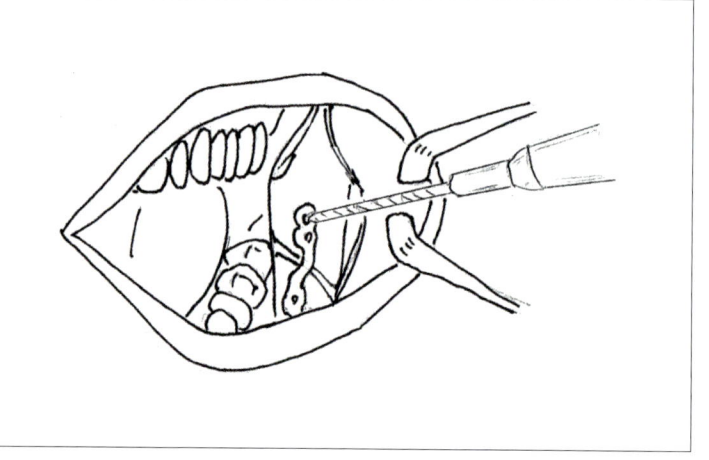

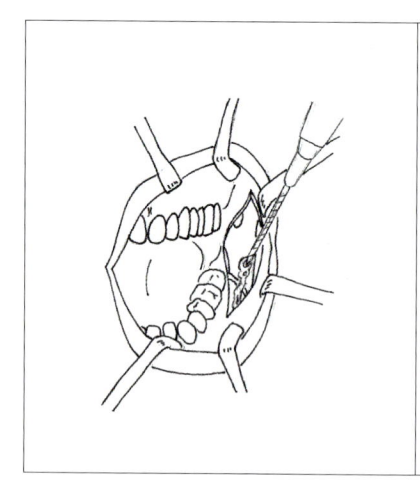

図5　アングルドライバーによるプレート固定
口腔内からの操作が可能であるが，骨に対して垂直方向には強い力がかけにくいこと，視野が悪いことなど，操作には慣れが必要である。

（a）多くの筋鉤を同時に用いると多方向に口唇や創縁が牽引されてしまい，かえって深い術野に器械が届かなくなる。

（b）最小限に1つあるいは2つの筋鉤で操作を行うと，深い術野でも操作が容易になる。

図6　深い術野での操作

る。

頭蓋顎顔面領域のプレート感染

　必ずしも緊急にプレートを抜去する必要はない。局所的な軽度の感染であれば，口腔内であっても創を開放し抗生剤を投与しながら局所の洗浄を続けることで骨癒合が得られることもある。しかしプレートはあくまでも異物であり，感染が長引く場合や，眼窩内や頭蓋内などへの感染の波及のおそれがあるときにはプレートの抜去をためらってはいけない。

プレートの露出

　感染・創離開とプレートやスクリューの突出という，大きく分けて2つの原因がある。感染・創離開では感染時の処置に準じて対処する。プレートシステム自体の突出によるプレートの露出を避けるためには，プレートは十分に血流のよい軟部組織で覆うこと，プレート上にはなるべく縫合線が来ないようにすること，できればロープロファイルのものを使用するなどといった工夫が必要である。プレートが露出した場合はプレート自体を抜去することになるが，吸収性プレートでは突出した部分だけをリュールで削除し，周囲からの上皮化を待つことで骨固定を得た症例を経験しており，試す価値はあると思われる。

手術計画

　プレートシステムによる骨片の固定は，従来行われてきたワイヤーによる締結に比べてはるかに強固で安定した骨固定を行うことができる。しかし，プレートの固定性にのみ頼って手術を計画することは危険である。プレート固定はあくまで安定した骨癒合を促すものであり，プレートのみで骨片の位置関係を維持し続けることはできない。口蓋裂症例の上顎骨骨切り術や下顎骨切り術などに見られるように，いかにプレートシステムにより強固な骨固定をしても，無理な手術計画，術後の咬合の不安定性や不適切な保定などにより骨片の後戻りが起こりうる。下顎枝矢状分割術における骨片固定ではワイヤーによる骨縫合法や囲繞結紮法に対し，ミニプレートによる骨固定は semirigid fixation 法，骨貫通スクリューによる下顎骨外板および内板を固定する方法は rigid fixation 法と呼ばれている。ミニプレートによる固定は rigid ではなく，あくまで semirigid と位置づけられておりプレートによる固定をそれほど強固なものとは考えていない。またプレートに無理な力がかかるとプレートが破折することも報告されている[8]。したがって手術を行うにあたってはプレートシステムを過信することなく，無理のない手術計画を立てることが大切である。

文 献

1) 本田隆司, 佐々木健司, 井砂司ほか：当科における顔面骨骨折整復術後プレート抜去症例の検討. 日形会誌 17：1-5, 1997
2) Katou F, Andou N, Motegi K, et al：Immuno-inflammatory responses in the tissue adjacent to titanium miniplates used in the treatment of mandibular fractures. J Maxillofac Surg 24：155-162, 1996
3) 野口昌彦, 近藤昭二, 松尾清ほか：生体内吸収性ミニスクリュー・ミニプレートによる頭蓋顔面骨形成. 形成外科 41：39-46, 1998
4) 小坂正明, 宮里裕, 諸富公昭ほか：頭蓋顎顔面外科領域における吸収性ミニプレートの有用性と課題. 日頭顎顔会誌 16：9-14, 2000
5) 野町健, 田嶋定夫, 上田晃一ほか：頭蓋顎顔面領域における生体吸収性骨接合プレートの使用経験. 形成外科 41：363-368, 1998
6) 江口智明, 森良之, 高戸毅：ハイドロキシアパタイト/ポリ乳酸複合体骨接合プレートシステムの口腔顎顔面外科領域での臨床経験. 日頭顎顔会誌 16：41-49, 2000
7) 菊池二郎, 野口昌彦, 杠俊介ほか：ハイドロキシアパタイト・ポリ-L-乳酸複合体材料からなる骨接合材の使用経験. 日形会誌 22：375-382, 2002
8) Fujioka M, Fujii T, Hirano A：Complete breakage of three-dimensional miniplates：Unusual complication of osteosynthesis after sagittal split osteotomy：Two case reports. Scand J Plast Reconstr Surg Hand Surg 34：259-263, 2000
9) Bergsma EJ, Bruijn WC, Rozema FR, et al：Late degradation tissue response to poly (L-lactide) bone plates and screws. Biomaterials 16：25-31, 1995

5 内視鏡による顔面骨へのアプローチ

小林 誠一郎, 樋口 浩文

Summary

　一般に，内視鏡手術は，小さい皮切から最小限の剥離で術野を拡大視して手術をすることができるため，手術侵襲を軽減し確実な手術操作を可能とするなどの利点を有する。また，従来法より術後の腫脹や疼痛が少なく，社会復帰も早いため患者側にとっても術後のストレスが少ない有用な方法である。その一方，手術時間は従来法より延長する傾向にあり，特殊な器具を要し，手術操作が煩雑となるといった欠点により，導入に消極的な場合も少なからず存在する。しかし，顔面部においては，皮切が目立たないこと，下眼瞼縁切開なしで眼窩下縁にアプローチできること，冠状切開なしで鼻根部や頬骨弓部にアプローチできることなどの利点があり，症例により有用で，従来法に並ぶ選択肢のひとつである。

はじめに

　内視鏡下手術法は，"手術侵襲の軽減" という大きな利点を有し，さまざまな領域に導入され，手術機械の開発・改良と相まって発展してきた。
　形成外科領域においては，1990年代の初めに報告された内視鏡下前額除皺術がきっかけとなり，欧米では美容外科を対象とした内視鏡手術手技の開発が急速に進んだ[1〜3]。一方，わが国においては主に再建外科分野を対象としての取り組みが進み，手術器具の開発と相まってさまざまな手術に対する新しい方法が報告されてきた[4〜9]。また，コンピュータ外科と融合した方法も報告されている[10,11]。しかし，内視鏡手術が多くの利点を有するにもかかわらず，形成外科領域においては，当初予想されたほどの普及を見なかった。その理由には，手術時間が長くなる，鏡視腔の作製を含め手術が煩雑である，絶対適応に近い疾患が少ない，手術瘢痕以外の強調すべき利点が明確でない，保険診療報酬に特別な付加が得られないなどの問題点が指摘できる。これらの諸問題は未だ解決されるに至っていないものの，さまざまな手術の場面において内視鏡を tool として用いることの有用性は明らかである[12]。
　本稿では，現在までにわれわれが経験してきた顔面骨領域へのアプローチ法[13〜15] を紹介し，その有用性を報告する。

概　念

　形成外科領域の内視鏡手術（副鼻腔を利用した Trans-sinus approach[15] 以外）においては，目的部位の内視鏡下操作に先立って鏡視腔を作成する必要がある。鏡視腔は，直視下操作，盲目的操作，鏡視下操作のいずれか，もしくは併用にて作成し，内視鏡の先端で腔を保持しながら手術を進める方法をとる（皮下内視鏡手術：Subcutaneous endoscopic surgery[3]）。この方法が形成外科における内視鏡手術の特徴であることからもわかるように，形成外科領域の内視鏡手術・内視鏡補助下手術は，内視鏡下操作に加え直視下操作，盲目的操作が組み合わさったものを含む手術概念と言える。内視鏡下手術の利点を追加することにより剥離範囲や手術瘢痕の軽減

を達成する手術方法と捉えた方が実情に即したものと考えるからである。

術前の評価

内視鏡手術の適応

内視鏡手術を行うか従来法で行うかの判断は，①手術瘢痕，②目的とする部位へのアプローチの解剖学的整合性，③実施する内視鏡手術の難易度，④手術時間，合併症，予後などの問題を総合的に判断することに他ならない。例えば，皮切部位の選択ひとつを取ってみても，その長さや位置は瘢痕の目立ちかたに影響すること以外に，手術時間・難易度に直接関係する。アプローチ法の解剖学的位置関係に関しては，前額部脂肪腫や骨腫のように，術後瘢痕の問題のみならず腫瘍と顔面神経との位置関係から内視鏡下手術を選択する場合もある。また，顔面骨骨折や骨切りなどに内視鏡を用いる場合は，骨折部の状態，とりわけ骨欠損への骨移植の必要性，固定法などが内視鏡手術の可否を決定する要因となる。

患者への説明

内視鏡手術が可能であると判断された場合の手術法の選択は，言うまでもなく患者側の判断である。内視鏡手術と従来法の違い（皮切の多寡・長短・位置，手術時間，入院期間，術後腫脹の程度，合併症や手術難易度の問題など）を十分説明し，患者側の希望に則した選択になる。

顔面骨へのアプローチ法

下顎骨関節突起部へのアプローチに内視鏡を補助として用いる場合以外では，前額・中顔面へのアプローチ法が主体となるため，以下では前額・中顔面に限定して詳述する。

皮切の選択と手術部位

現在汎用している皮切部位は，ⅰ）前額生え際および側頭部生え際毛髪内，ⅱ）外眼角部および眼窩下縁内側部である。プレート固定や手術器具の挿入に難がある場合には，必要に応じ stub wound を追加し，2分割式手術器具などを適宜用いている（microport technique[16]）。

前額生え際からは前額・鼻根部・眼窩上縁部までのアプローチが可能である。われわれは眼窩上神経の損傷を避けるため，2～3カ所の小縦切開を好んで用いている。長い1カ所の横切開を加える場合に比べ，神経損傷が軽減できるのみならず，内視鏡と操作器具が交叉しないなどの手術操作の自由度が向上するからである。また，側頭部生え際からは，頬骨弓部・体部へのアプローチが可能であり，口腔内切開を併用すれば体部・弓部骨折や骨切り手術が正確に実施できる（図1）。

外眼角部の切開からは眼窩下縁・下壁へのアプローチが可能である。眼窩下縁内側部の小切開を併用すれば内側壁や鼻根部へも到達できる（図2）。

皮切部位とその数を決定する場合に考慮すべきは，ⅰ）手術器具と内視鏡とのなす角度（Instrumentation angle）による制約，ⅱ）鏡視腔底面が形成する曲面（凸の場合に制約要素となる）の問題，ⅲ）術野に対する内視鏡の位置関係の問題である。これらには皮切部の移動性や腔の天井を形成する皮膚の伸展性などが直接影響し，内視鏡下操作の難易度を左右する（図3）。

以上のようなことから，実際の手術に際しては，下記のような工夫が必要となる。

ⅰ）Instrumentation angle が30～45°程度（最低限15°以上）になるように設定し，必要な場合には躊躇せず手術器具挿入のための小皮切（1cm以下）を追加する

ⅱ）生え際からのアプローチなどでは，皮膚の伸展性が良好でなく前額部の凸の曲面のため，皮切部位を可能な範囲で手術部位に近づける

ⅲ）外眼角よりのアプローチなどでは，筋膜上で広い皮下ポケットを作成し皮切部の移動性と腔の天井を形成する皮膚の伸展性を増加させ，できる限り内視鏡像と術者の視線方向を一致させる

前額・眼窩上縁・鼻根部へのアプローチ

①前額生え際より約1～2cm後方を1.5cm程度縦切開し，眼窩上神経を損傷しないように注意しなが

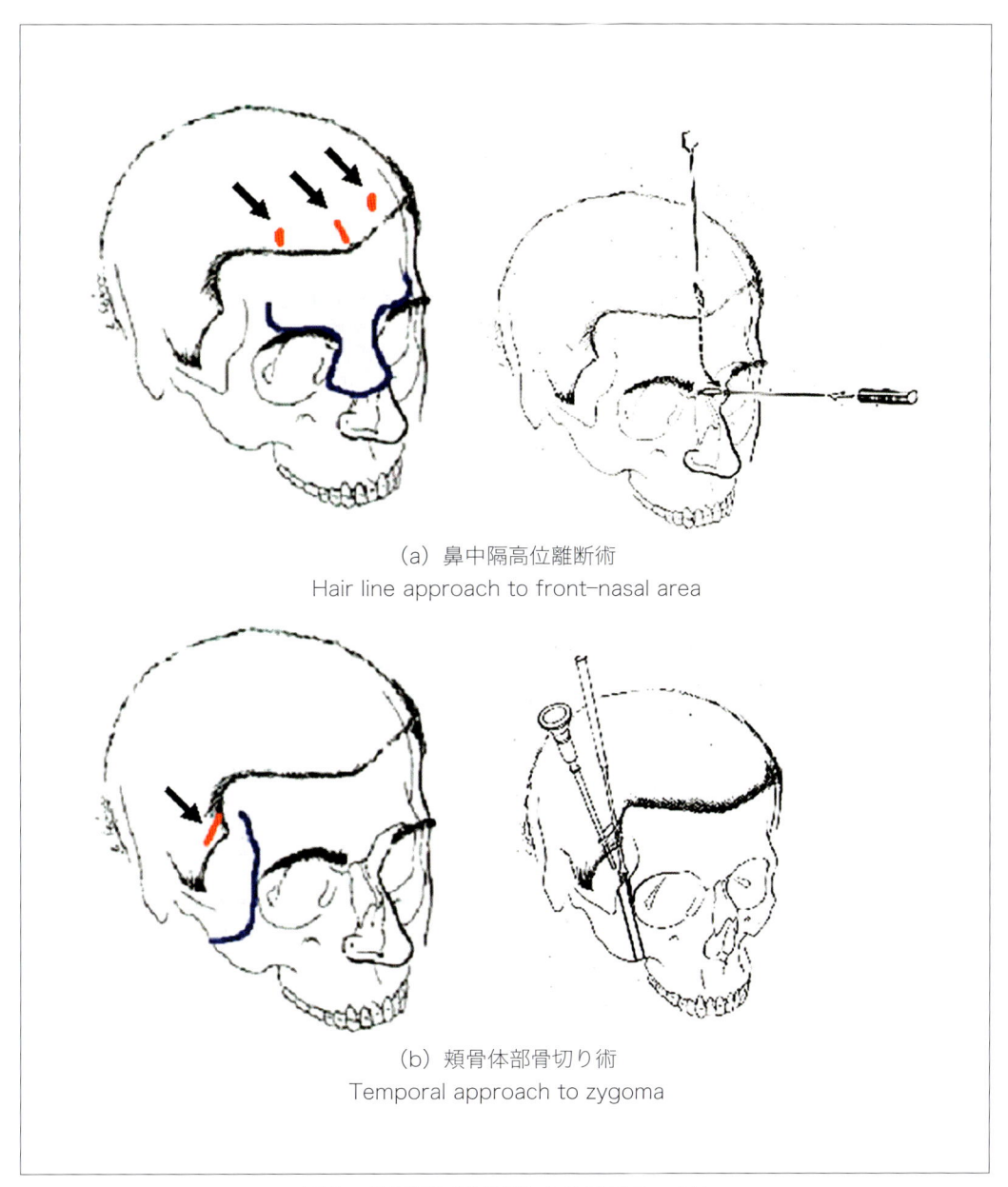

図1 前額部と側頭部からのアプローチ法
斜線部は剥離可能な範囲を示す。
(Kobayashi S, et al : Endoscopic nasofrontal disjunction. J Craniofacial Surg 6 : 510-515, 1995
Kobayashi S, et al : Approaching the zygoma with an endoscope. J Craniofacial Surg 6 : 519-524, 1995　より引用)

ら帽状腱膜下を直視下および盲目的に前方・側方のみならず後方を含めて剥離する。
② 2カ所の縦切開よりそれぞれ内視鏡と手術器具を挿入し眼窩上縁約2cm上方より骨膜下を剥離し，目的部位を露出する。

　前額が広い患者の場合，鼻根部へのアプローチは困難となるため，後述する眼窩下縁内側よりのアプローチ法を採用した方がよい。

　側頭部よりのアプローチでは，深側頭筋膜直上を内視鏡下に剥離することにより頬骨体部・弓部を骨膜下に露出することができるが，この場合，顔面神経側頭枝損傷を避けるため，側頭部筋膜の層構造の十分な理解が必須である。前額部・側頭部よりのアプローチ法は前額除皺術の剥離法と同様であり，詳細は成書を参照されたい[17]。

眼窩下壁・下縁へのアプローチと頬骨骨折，LeFort II, III型骨折への応用

頬骨弓部・体部へは側頭部生え際からのアプローチ法による（図1）[17]。
①眼窩下壁・下縁へは外眼角部からアプローチす

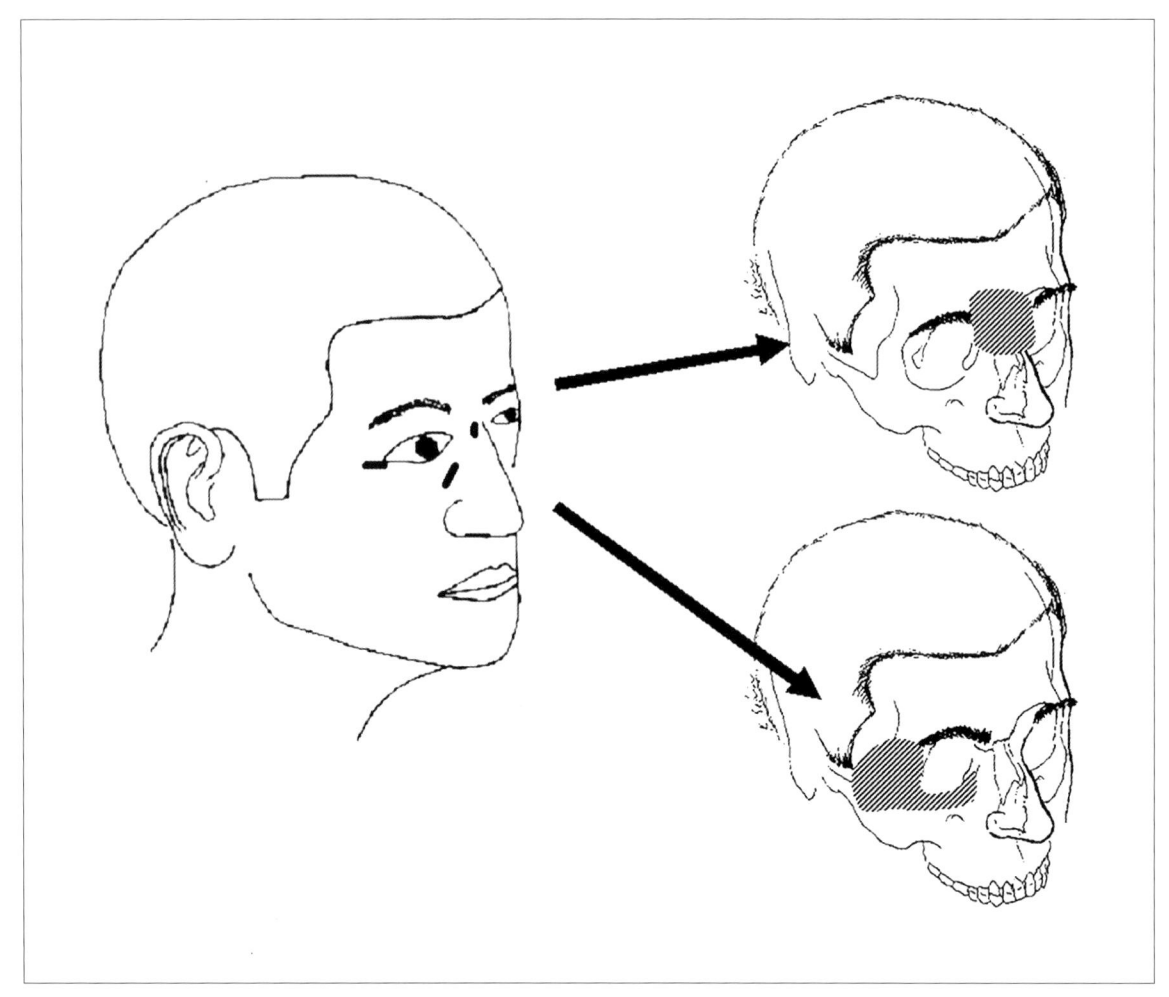

図2　アプローチ可能な範囲
外眼角部，眼窩下縁内側部および鼻根部切開から（斜線）。

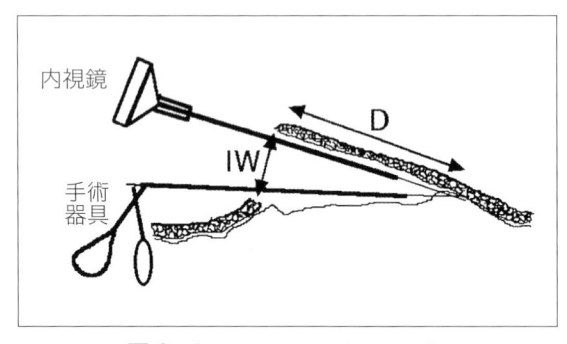

図3　Instrumentation angle
1皮切の場合であっても，2皮切の場合であっても，手術器具と内視鏡のなす角度（IW）が手術操作の煩雑さを決定する。距離Dの伸展性も手術操作に影響する。
(小林誠一郎：形成外科における内視鏡手術，新外科学体系追補4，pp179-189，中山書店，1997より引用，改変）

る。外眼角部より外側へ向かうほぼ水平な小皮切（眼窩部内に収まる程度）を加え，眼輪筋の線維間を分け深筋膜（深側頭筋膜の延長部）上を広く剥離する。Retaining ligamentsは剥離により切離され，皮切部の移動性が増大し直視下手術操作の範囲が増加する。

②直視下で骨膜に切開を加え，眼窩下縁・下壁の外側1/3および前頭頬骨縫合より頭側までを骨膜下に剥離する（図4-a）。

③残る骨折部内側部までの骨膜下剥離は，内視鏡下で，明視野確保のためのイリゲーションを併用しながら行う（図4-b）。口腔内からの剥離操作や整復は従来法と同様である[18]。

④整復が良好であることを確認（眼窩下縁・下壁は内視鏡による確認）し，プレート固定に移る。

⑤眼窩下縁内側部直上に小切開（約7mm）を加えプレート内側部を，外眼角部切開よりプレート外側部をおのおの直視下に固定する（図4-c）。他の部位は従来法と同様である[18]。

LeFortⅢ型骨折の場合には，内側部の切開を延長し，鼻根部に剥離子挿入およびプレート固定に用いるstub woundを設け，眼窩内側部から鼻根部までの骨膜下剥離および固定を行う（図5）。

(a) 直視下切開からの剥離範囲

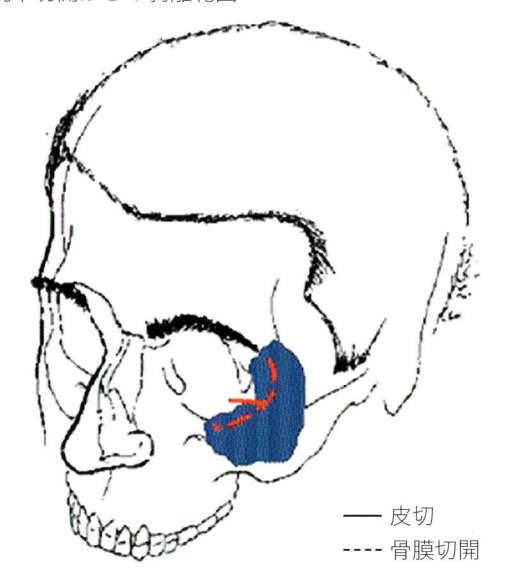

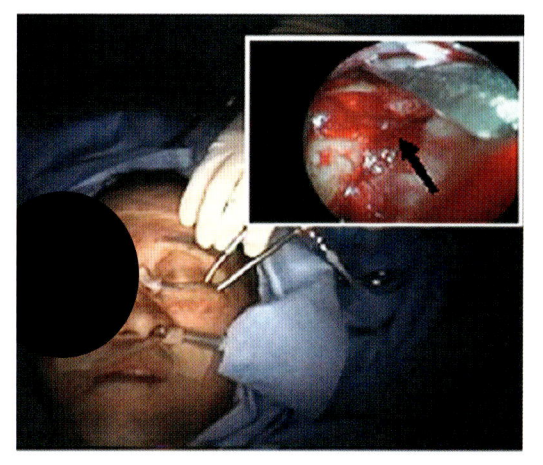

― 皮切
---- 骨膜切開

内視鏡下剥離（←は骨折部）

(b) 内視鏡下の整復

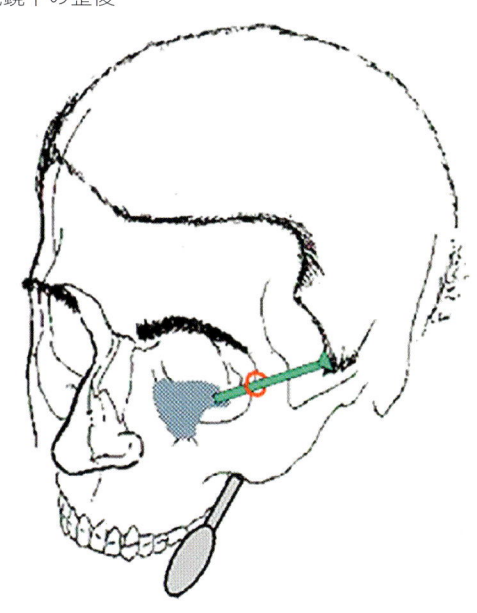

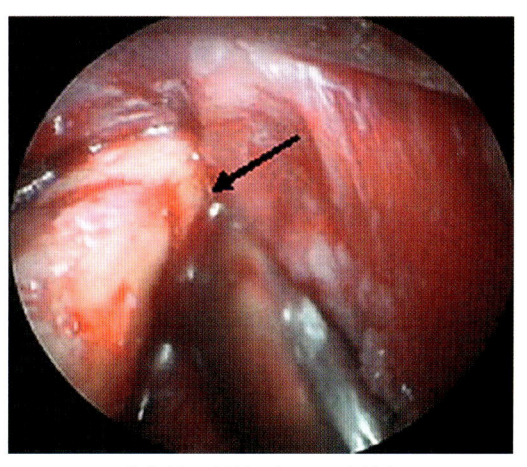

整復後の状態（←は骨折部）

(c) プレートの固定

外眼角部よりプレートを挿入し直視下に固定する

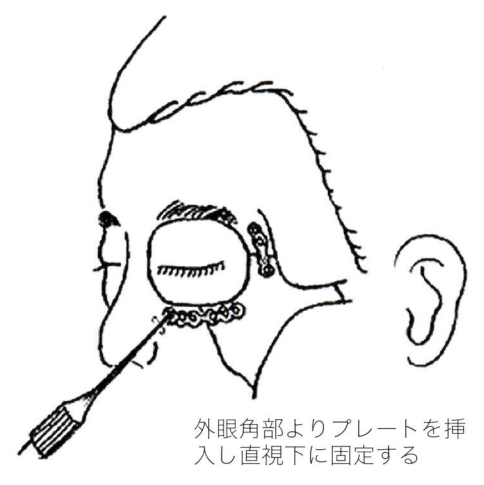

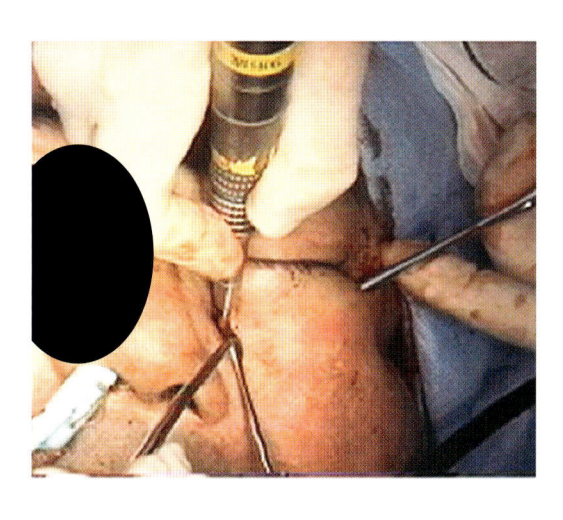

図4　外眼角部切開からの眼窩下縁へのアプローチ法とプレート固定

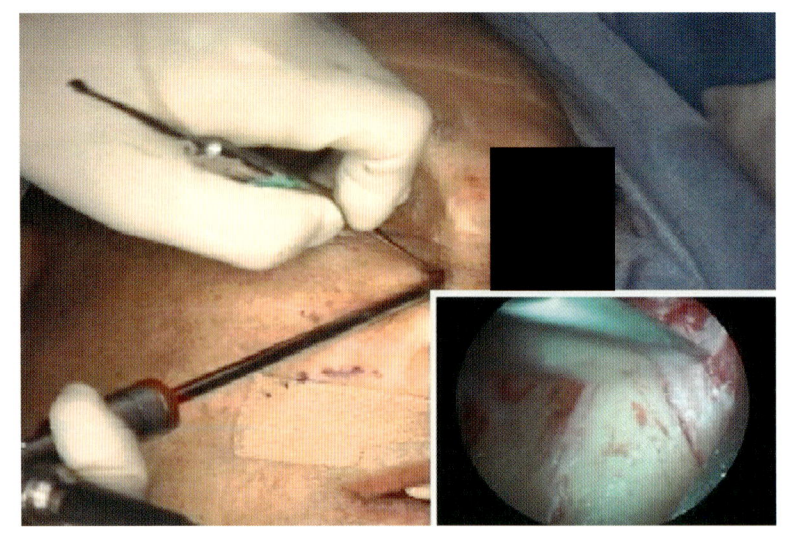

図5 眼窩下縁より鼻根部へのアプローチ

術後管理

　内視鏡下手術では，剥離範囲が減少し，皮切の長さも短縮されるため，術後の腫脹・痛みが少ない。このことから早期の退院も可能である。皮膚切開部はテーピングのみとし特別な術後処置は要せず，包帯固定も必要でない。

症　例

症例1　71歳，男性，左頬骨骨折（図6）

　転倒し左頬骨骨折を受傷した。外眼角部の切開より内視鏡下に骨折部の剥離を行い，眼窩下縁内側部小切開より眼窩下縁をプレート固定した。前頭頬骨縫合は外眼角部切開から上顎洞側壁は口腔内切開よりプレート固定した。

症例2　67歳，男性，陳旧性LeFortⅠ，Ⅱ，Ⅲ型合併骨折（図7, 8）

　受傷後2カ月に来院した。Open biteを呈し，頬部の陥凹を認めた。両側外眼角部，眼窩下縁内側部，口腔内切開と鼻根部切開より骨折部を露出し，2分割式ノミを用い癒合した眼窩下縁・下壁と鼻根部の骨折部を内視鏡下に離断し，整復・固定した。

考　察

　内視鏡手術は皮切が少ないことや低侵襲であることから各科において広く普及している。形成外科においては，術後瘢痕の軽減を大きな目的として，内視鏡手術が導入されてきた。目立たず小さい皮切からの手術は患者の満足度の点から望ましい方法と言える。しかし，いまだ標準的な方法として確立されるには至っていない。形成外科において内視鏡手術にいまだ躊躇する背景として，ⅰ）手術行程のほとんどを内視鏡下で行うものが少なく，従来法と比較してのインパクトが弱い，ⅱ）適用疾患が少ない，ⅲ）汎用性ある手術器具の開発が難しく，手術操作が煩雑となることが多い，ⅳ）経験による手術時間の短縮（いわゆるlearning curve）は見られるものの，多くの例では手術時間の延長を来たす，ⅴ）既存の腔を利用できることが少ないため，剥離操作により新たに腔を作成することが必要であることなどがあげられる。

　本稿で述べた顔面骨へのアプローチ法は，手術瘢痕が少ないこともさることながら，従来法で繁用されている睫毛下切開や冠状切開を要しないという大きな利点がある。睫毛下切開では，皮膚瘢痕それ自体は目立たないものの，術後の兎眼の発生が問題となる。また，冠状切開からの鼻根部や頬骨弓部へのアプローチ法では，多大な剥離範囲を要し，術後の皮切部禿髪も大きな問題である。外眼角部や眼窩下縁内側部，鼻根部小切開によりこれらの問題点は克服され，剥離範囲も最小限とすることができること

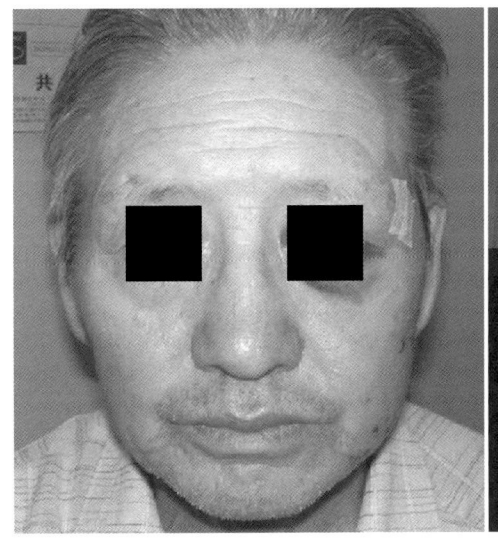

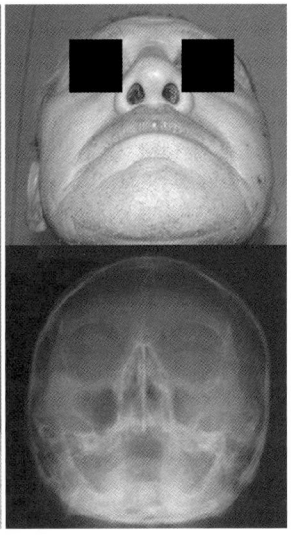

(a) 術前の状態

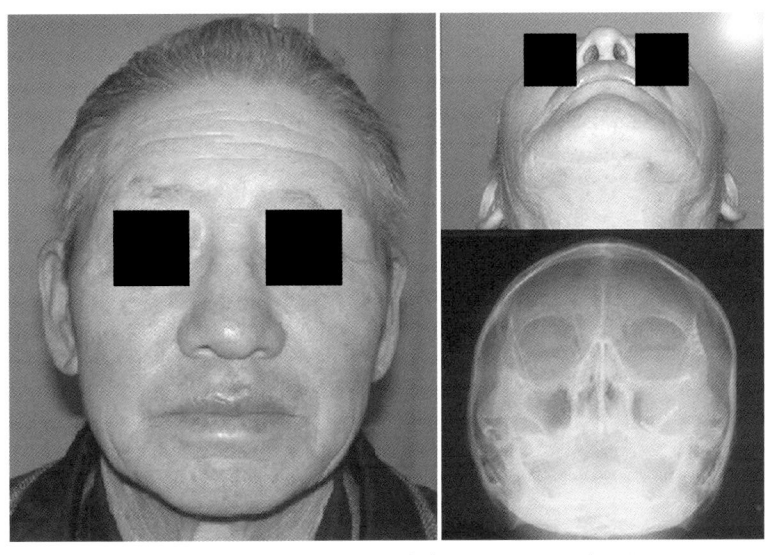

(b) 術後6カ月の状態。手術瘢痕はほとんど目立たない。

図6　症例1：71歳，男性，左頬骨骨折

は，内視鏡手術の大きな利点と言えよう。以前はトロッカーを用いた内視鏡下でのプレート固定を行っていたため手術操作の煩雑さと手術時間の延長が問題であった[14]。しかし，この操作は，7mm程度の小皮切を固定部直上の皮膚に加えることにより直視下操作とすることができ，上記の問題点は克服できたものと考えている。これに伴い，手術時間も従来法と同じもしくは若干の延長を見る程度となった。

上記のように，内視鏡による方法は多くの利点を有する。しかし，第三骨片が複雑に転位している場合や粉砕した骨片を整復位に固定する場合などでは，整復・固定の操作が不十分となるため，従来法を選択せざるを得ない。従来法は直視下操作で手術部位を大きく露出するため手術の自由度が大きく，例えば粉砕骨片を摘除して遊離骨移植を併用することなども容易に行いうるという利点がある。しかし，観血的整復術が徒手整復術を補完するものと考えれば，大骨片の転位を整復・固定するのみで残る変形を2次修正に委ねることも選択肢の一つであろう。この意味合いにおいて，大骨片の固定が本術式で可能である限り，本術式の適応はあるものと考えている。

本稿で述べたように，内視鏡を用いた顔面骨へのアプローチ法は，多くの利点を有することから，今後の手術器具の改良や固定法のさらなる工夫などが望まれるものの，従来法に並ぶ選択肢のひとつであると考えられる。

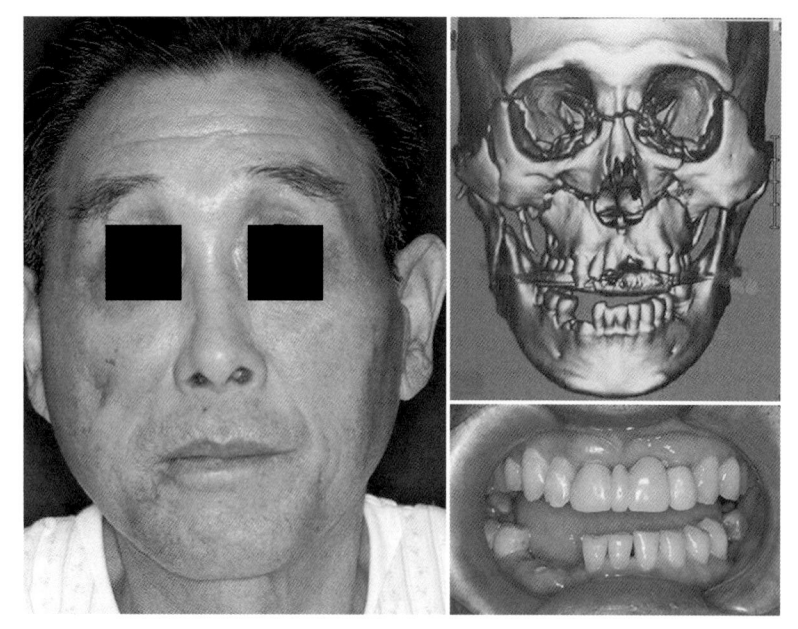

(a) 術前の状態

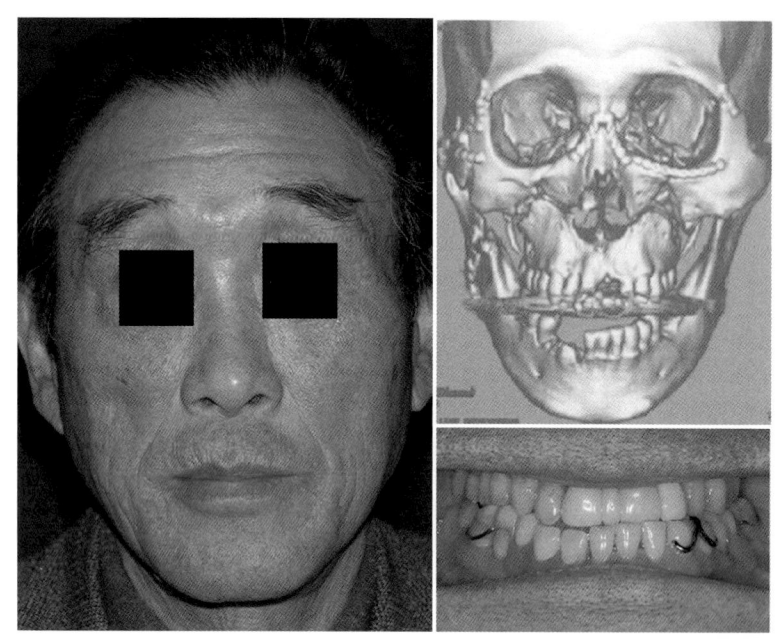

(b) 術後6カ月の状態。手術瘢痕はほとんど目立たない。上顎 buttress は吸収性プレートを用いたため CT 所見上，描出されていない。

図7 症例2：67歳，男性，陳旧性 LeFort I, II, III型合併骨折

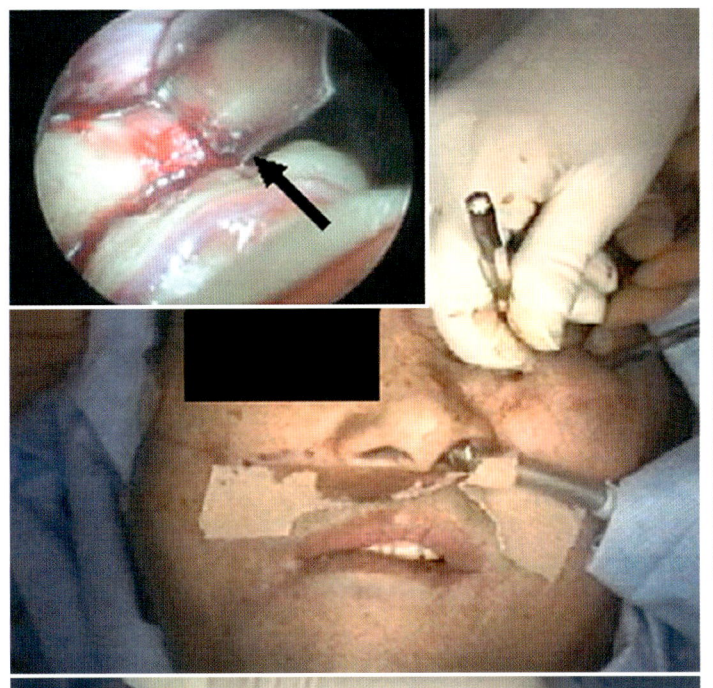

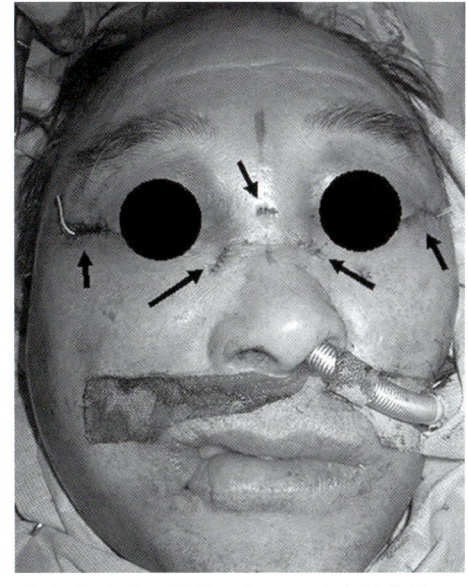

(b) 術直後の状態。矢印は皮膚縫合後の
　　皮切部を示す。

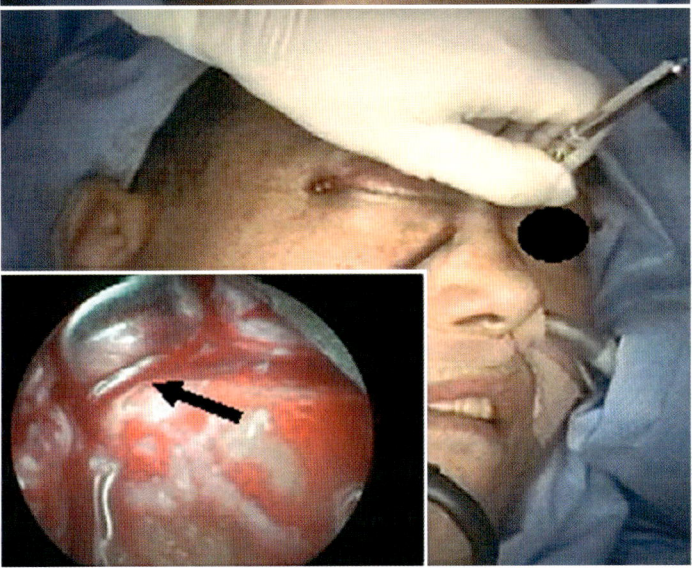

(a) 眼窩下縁・下壁は内視鏡下に骨切りした。
　　矢印は2分割式ノミの先端を示す。

図8　症例2の術中

5．内視鏡による顔面骨へのアプローチ

文 献

1) Vasconez LO, Core GB, Gamboa-Bobadilla M, et al : Endoscopic techniques in coronal brow lifting. Plast Reconstr Surg 94 : 788-793, 1994
2) Isse NG : Endoscopic facial rejuvenation ; Endoforehead, the functional lift. Aesth Plast Surg 18 : 21-29, 1994
3) Eaves FF Ⅲ, Price CI, Bostwick J Ⅲ, et al : Subcutaneous endoscopic plastic surgery using a retractor mounted endoscopic system ; Prosp. Plast Surg 7 : 1-27, 1993
4) Kobayashi S, Yoza S, Takada H, et al : Endoscope-assisted rib cartilage harvesting. Ann Plast Surg 35 : 571-575, 1995
5) Kobayashi S, Akizuki T, Sakai Y, et al : Harvest of sural nerve grafts using the endoscope. Ann Plast Surg 35 : 249-253, 1995
6) Sakai Y, Okazaki M, Kobayashi S, et al : Endoscopic excision of large capsulated lipomas. Br J Plast Surg 49 : 228-232, 1996
7) Kobayashi S, Yoza S, Komuro Y, et al : Correction of pectus excavatum and pectus carinatum assisted by the endoscope. Plast Reconstr Surg 99 : 1037-1045, 1997
8) Komuro Y, Masuda T, Kobayashi S, et al : Endoscopic correction of pectus excavatum. Ann Plast Surg 43 : 232-237, 1999
9) 小林誠一郎, 原元潮, 高梨真教ほか：内視鏡を補助としたエキスパンダー挿入．形成外科 38 : 1257-1262, 1995
10) Sakai Y, Watanabe E, Kobayashi S, et al : Removal of retained acupuncture needle in the paraspinal muscle using a neuronavigator. Plast Reconstr Surg 94 : 1097-1098, 1994
11) Sakai Y, Kobayasi S, Watanabe E, et al : Endoscopic facial surgery using a neuronavigator. J Craniofacial Surg 7 : 326-332, 1996
12) Haramoto U, Kobayashi S, Okazaki M, et al : Endoscopic management of subcutaneous gunshot wound with irrigation technique. Ann Plast Surg 40 : 646-649, 1998
13) Kobayashi S, Sakai Y, Ohmori K : Endoscopic nasofrontal disjunction. J Craniofacial Surg 6 : 510-515, 1995
14) Kobayashi S, Sakai Y, Yamada A, et al : Approaching the zygoma with an endoscope. J Craniofacial Surg 6 : 519-524, 1995
15) Sakai Y, Kobayashi S, Sekiguchi K, et al : New method of endoscopic pterygomaxillary disjunction for a LeFort type I osteotomy. J Craniofacial Surg 7 : 111-116, 1996
16) Kobayashi S, Ohmori K : Microport approach in subcutaneous endoscopic surgery. Plast Reconstr Surg 101 : 1638-1643, 1998
17) Bostwick J Ⅲ, Eaves FE Ⅲ, Nahai F : Endoscopic Plastic Surgery. pp160-230, Quality Medical Publishing, ST Louis, 1995
18) 樋口浩文, 小林誠一郎：頬骨骨折観血的整復術への内視鏡を補助としたアプローチ．形成外科 49 : 1203-1209, 2006
19) 小林誠一郎：形成外科における内視鏡手術．新外科学大系追補 4, pp179-189, 中山書店, 1997

6 Tissue engineering

鈴木 義久

Summary

　皮膚などの再生力旺盛な臓器に対してはすでに多くの再生用材料が開発されている。しかし，複雑な構造の臓器や再生力が低い臓器は臓器移植に頼っているのが現状である。近年，このような臓器に対しても幹細胞や新しいマトリックスを用いて再生の研究がすすめられている。
　本稿では著者らの行ってきた，アルギン酸，神経幹細胞，骨髄間質細胞を用いた末梢神経，中枢神経の再生治療法の開発と，α-TCP，BMP-2由来ペプチドを用いた骨の再生用材料の開発について記述する。
　臓器の再生には細胞成分とマトリックスが重要である。マトリックスは再生のための場所を提供する重要な要素である。必要な細胞のみを選択的に増殖させられる場所を提供するマトリックスの開発は必須である。さらに，再生に伴い徐々にマトリックスが分解吸収されていくような材料が理想的である。

はじめに

　悪性腫瘍の切除や，事故により人体の一部が失われた場合，再建の必要性が生じる。理想的な再建とは，もと通りの組織に再建させることである。この理想的な再建に一歩でも近づくための方法には，移植治療と再生治療がある。本稿ではこのうち再生治療の開発の一部を紹介する。

組織再生に用いられる細胞外マトリックス

コラーゲン

　欠損した組織の再生には，細胞成分と細胞外マトリックスが必要である。
　細胞外マトリックスとして現在最も広く使用されているものにコラーゲンがある。コラーゲンは細胞外マトリックスを構成するたんぱく質のひとつで皮膚，腱，骨に多く含まれている。ウシやブタの組織より容易に抽出精製されるため種々の目的で使用されてきた。中でも線維性コラーゲンのひとつである1型コラーゲンは真皮様組織再生用材料として，また皺取り用注入材として広く用いられている。
　コラーゲンスポンジを組織再生用マトリックスとして体内に埋植した場合，コラーゲンには線維芽細胞が付着し増殖する。すなわち，最も増殖能力の旺盛な線維芽細胞がスポンジ空間を占拠してしまい，それ以外の細胞が再生する場を奪い取ってしまうことになる。したがって，真皮様組織を再生させる場合にはよいが，それ以外の組織の再生に用いるにはまだまだ工夫が必要である。
　また，クロイツフェルト・ヤコブ病がウシから感染する可能性があることが指摘されて以来，医療用材料としての使用量は激減した。動物由来のコラーゲンを用いる限り，プリオンなどの病原体感染は常に念頭においておかなければならない。

これらの欠点を克服するためには，動物に由来しない材料を用いること，線維芽細胞の増殖を抑制し再生させる組織の細胞の増殖を助けることが重要となる。

アルギン酸マトリックス

　アルギン酸は褐藻類由来の多糖類である。β-D-マンヌロン酸（M）とα-L-グルロン酸（G）からなる高分子で産地によりM/G比が変化し性質も大きく変化する。生体内へ埋植した場合，徐々に分解され吸収される。また，植物由来の材料であるためプリオンなどの病原体の感染の危険は考えられない。現在，創傷被覆材として形成外科でも広く使われている安全な医療用材料のひとつである[1)2)]。

　コラーゲンと違い，アルギン酸には細胞接着性はない。したがって，生体内に埋植してもアルギン酸スポンジの空隙が増殖の強い線維芽細胞に占拠され，再生させようとする組織の細胞の増殖する場が奪い取られるようなことはない。アルギン酸の生体内分解により，密接している細胞に対し常に新たな再生のスペースが与えられることになる。この与えられたスペースに線維芽細胞ではなく再生させたい臓器の細胞を優先的に増殖させるための工夫として，アルギン酸の官能基にそのような作用のあるペプチドを結合させる方法がある。

神経の再生

アルギン酸を用いた末梢神経の再生

　著者は当初，コラーゲンスポンジを用いて末梢神経にできたギャップの再生研究を行っていた。しかし，軸索の再生が得られる前に線維芽細胞がスポンジを埋め尽くし瘢痕様組織を形成し軸索再生を阻害することがわかり断念した。

　そこで，細胞接着作用のない生体内分解吸収性材料であるアルギン酸に着目した。これをスポンジ状に加工し，ラットの坐骨神経のギャップに埋植し神経を架橋することにより，神経の再生が得られた。この結果をもとに，ネコの坐骨神経の50mmのギャップをアルギン酸スポンジで架橋し再生を調べた。組織学的，電気生理学的な観察の結果，術後3カ月には多数の再生軸索がギャップより遠位部に観察され，正常神経とほぼ同じ潜時のスパイクが得られた。この結果よりヒトでも末梢神経の短距離の再生に使用可能であると判断された[3)4)]。

　本材料はすでに臨床で指神経の欠損，腓腹神経の欠損の修復に用いられ，神経の回復が得られている。本材料は従来の人工神経と異なりチューブ構造ではなく，神経断端との縫合の必要のない材料である。したがって，縫合の困難な勃起神経末梢部や顔面神経中枢部での再生に効力を発揮すると予想できる。現在，泌尿器科で勃起神経の再生に臨床応用する準備が進められている。著者らは人工神経にチューブ状構造は必須の条件ではないことを初めて証明した。

　アルギン酸以外にもキトサンを人工神経用に加工して末梢神経再生に用い神経の再生を確認したが，甲殻類にアレルギーのあるヒトが一定の割合で存在することから，現時点では臨床応用が困難であると考えている。

bFGFを徐放させる機能を持つアルギン酸

　bFGF（basic fibroblast growth factor）はヘパリン結合性の栄養因子であり，神経再生や血管新生を促進することが知られている。そこで，末梢神経の再生能力を増強する目的で，アルギン酸にヘパリンを介してbFGFを結合させた材料を用いた。本材料は生体内で約1カ月にわたってbFGFを徐放し続けることがわかっている。ラットの坐骨神経に10mmのギャップを作成し，本材料で架橋した。コントロール群はbFGFを結合させていないヘパリンアルギン酸で架橋した。術後2カ月，4カ月の組織所見ではbFGF結合群の方が再生軸索の数や直径でより正常神経に近い状態まで再生した（図1）。

骨髄間質細胞より分化誘導させたシュワン細胞の移植（アルギン酸スポンジを担体として）

　末梢神経の軸索再生はシュワン細胞の存在により促進される。骨髄間質細胞を培養し，β-mercaptoethanol, retinoic acidを添加，さらにfolskolin, hereglinβ-1, bFGFおよびplatlet-derived growth factor AAを加えてシュワン細胞

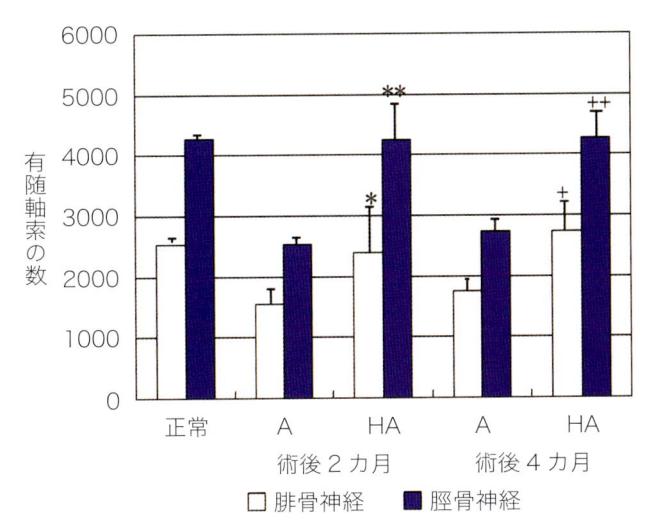

図1 術後2カ月と4カ月の有随軸索の数
Aはアルギン酸にbFGFを混合させた群
HAはヘパリンアルギン酸にbFGFを結合させた群
（＊，＊＊，＋，＋＋はp＜0.05を示す）
(Ohta M, et al : Novel heparin/alginate gel conbined with basic fibroblast growth factor promotes nerve regeneration in rat sciatic nerve. J Biomed Mater Res 71 : 661-668, 2004より引用，一部改変)

に分化させた。このシュワン細胞をアルギン酸スポンジを担体としてラット坐骨神経のギャップに移植した。移植したシュワン細胞は生着し再生軸策を包むミエリンを形成していた。

損傷した神経の支配する筋肉は時間とともに廃用性萎縮が進行していく。少しでも早く軸策再生の得られる方法の開発が待ち望まれる。

中枢神経である脊髄の再生

生体内で約2カ月で分解吸収されるように調整したアルギン酸スポンジを脊髄のギャップに用いた。組織学的，電気生理学的検討とHRP（horseradish peroxidase）による軸策輸送を検討した（図2）。Th$_{9\sim10}$でラット脊髄に約2mmのギャップを作製し，アルギン酸スポンジを埋植した。免疫組織染色の結果，アルギン酸スポンジの中へアストロサイトの突起の伸長と軸索の伸長が観察された。また，軸策の伸長を抑制するタイプⅣコラーゲン，ヒアルロン酸の沈着も少なかった（図3）。また，伸長した軸策がシナプスを形成することも細胞内電位を測定する電気生理学的評価により明らかになった[5]。

一方，骨髄間質細胞を脊髄損傷の急性期に脳脊髄液中に投与することで症状が改善することがラットを用いた研究で明らかになり，現在臨床試験がわが国で実施されている[6,7]。この臨床試験が突破口となり脊髄損傷の治療が進むことを期待したい。

骨の再生

現在わが国で使用されている生体活性セラミックスは大部分がハイドロキシアパタイト製である。骨の再生治療にはこのハイドロキシアパタイトのブロックが用いられることが多い。使用されているハイドロキシアパタイトの多くはほぼ100％の結晶化率で，生体内分解速度はきわめて遅い。長期間異物として残ることから若年者に対する使用には注意が必要である。形成外科の領域では顎裂閉鎖に自己の海綿骨を移植しているが，これに変わるものとして使用するには歯列矯正の障害にならない材料，すなわち完全に自己の骨に置換される材料が期待される。人工骨が早く吸収され，その吸収にあわせて新生骨が再生する材料の開発が必要である。生体内の環境でBMP-2（bone morphogenetic protein）より安定で製造が容易な骨形成ペプチドと，生体内で分解吸収の早い人工骨とを併用することでこの目的に近づけるのではないかと期待されている。また，顔面の輪郭改善の目的で下顎などの骨組織の増量を求められることも多い。この場合には注射針を通過する材料の開発が必要となる。

BMP-2由来ペプチド（骨形成ペプチド）

BMP-2には骨誘導能[8,9]があり，Knuckle domeinとWrest domeinが細胞表面にある2種類のレセプターと結合することが知られている。Knuckle domeinのアミノ酸配列を元に作成された骨形成ペプチド（KIPKASSVPTELSAISTLYL）はマウス線維芽細胞株（C3H10T1/2）の細胞膜表面にあるBMPレセプターと結合する[10〜13]。この骨形成ペプチドを固定化したアルギン酸ゲルをラットの下腿部筋肉内に埋植すると骨組織が誘導された[14]。

生体吸収性セラミックス多孔体

α-TCP（tricalcium phosphate）はハイドロキシアパタイトやβ-TCPよりも高い溶解性を示し，生体内でより短期で分解吸収される[15]。

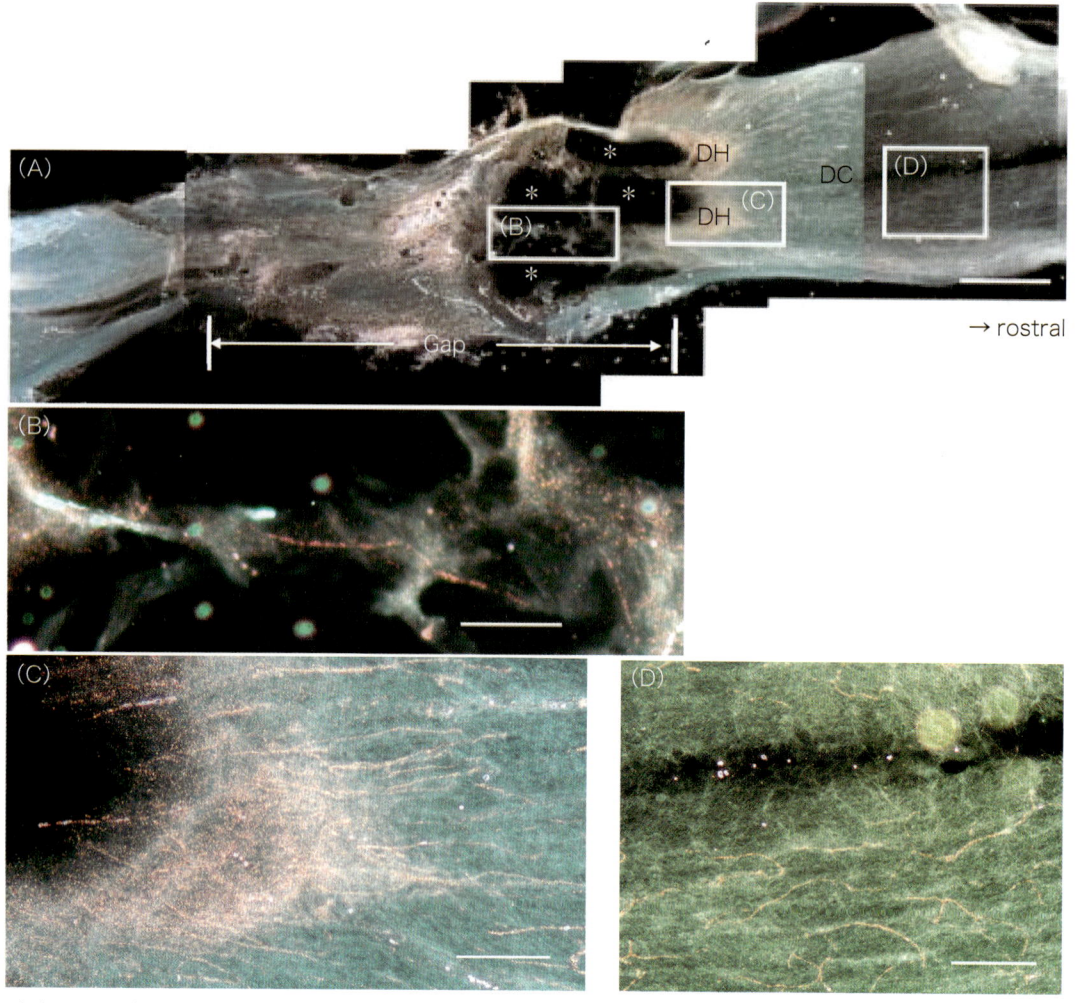

(A)：アルギン酸埋植部付近の所見。アルギン酸は完全に分解吸収されていた。空洞を認めた。
(B)：空洞壁に再生軸索が観察された。
(C)：再生軸索は白質にも灰白質にも存在した。
(D)：ギャップから離れた部分にまで再生軸索は伸長していた。

図2 術後21週の脊髄の長軸方向の水平断

B-HRP（B subunit-conjugated horseradish peroxidase）を用いたラベリング。坐骨神経よりB-HRPを注入しギャップ付近の軸索を調べた。
(Suzuki Y, et al : Electrophysiological and HRP-tracing studies of nerve regeneration through alginate-filled gap in adult rat spinal cord. Neuroscience Letters 318 : 121-124, 2002 より引用, 一部改変)

しかし, α-TCPの多孔体だけでは早く分解吸収されすぎ, 骨の再生が十分に進行しないうちに吸収されてしまう。そこでこれに骨形成ペプチドを混合させて早い骨再生が起こるようにした材料がある。これをラビットの橈骨の20mmの欠損に用いると, α-TCP多孔体が分解吸収されるに伴い新生骨が形成されギャップが修復された。また, カニクイサルの下顎骨の20mmの骨欠損に用いた研究でも16週でα-TCPは吸収され新生骨が再生した（図4）。

さらに, 美容外科で顔面骨増量材料として用いることを目的に, α-TCP多孔体を注射針を通過できる細粒に加工しアルギン酸ゲルと混合したものを骨形成ペプチドの担体として用いた。ラットの頭蓋骨直上へ注射針を用いて注入したところ, 3週間で頭蓋骨の厚さが増量した。本材料は埋植直後には加重に耐えられないが, 注射により簡便に注入でき自家骨に完全に置き換わる点で形成外科や美容外科の領域では使用しやすい材料であると考える（図5）。

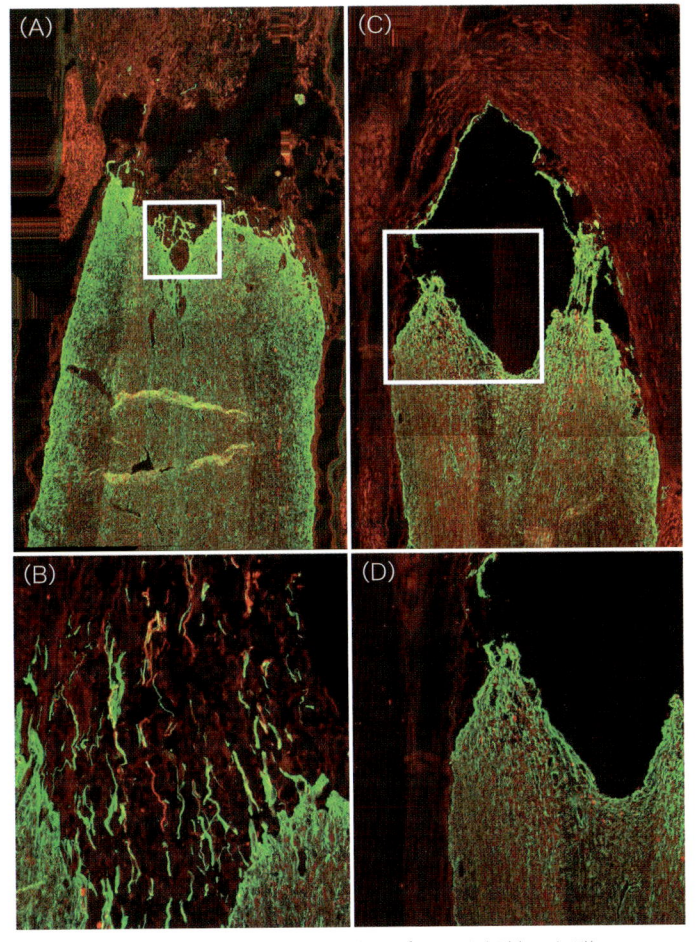

(A) 脊髄のギャップへアルギン酸スポンジを埋植した群
(B) (A)のフレーム部分の拡大像。多数の神経軸索（赤），アストロサイトの突起（緑）がギャップへ伸長している。
(C) ギャップをそのまま放置した群
(D) (C)のフレーム部分の拡大像。ギャップに神経軸索，アストロサイトの突起は観察されない。

図3 術後2週の免疫組織染色所見，脊髄を長軸方向にスライスした標本

(Kataoka K, et al : Alginate enhanced elongation of early regenerating axons in spinal cord of young rats. Tissue Eng 10 : 493-504, 2004 より引用，一部改変)

まとめ

この10年間で再生医療に関する研究は著しく進歩した。マトリックス，成長因子の研究に幹細胞，ES細胞の研究を組み合わせて進められているのが現状である。臨床応用を考えた場合，倫理的な問題や安全性の問題が生じる。綿密に計画されたプロトコールを作成し，患者団体や一般市民にもマスコミを通して情報を公開して一歩一歩進めていくことが重要と考える。

図4 カニクイザルの下顎骨の2cmの骨欠損のα-TCP，BMP由来ペプチド混合体による骨再生

骨欠損部に新生骨による骨の再生が認められた。

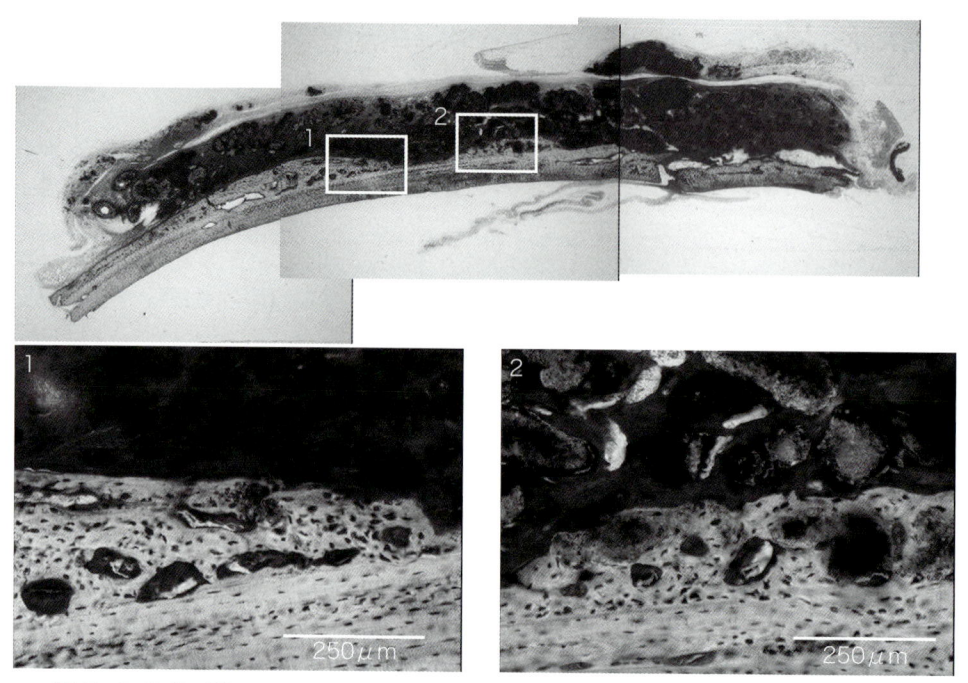

図5 アルギン酸，α-TCP，BMP由来ペプチド混合体を注入し，3週間後の組織像

ウィスター系ラットの頭蓋骨表面に注射針を用いて注入した。頭蓋骨が厚くなっている部分がある。

文　献

1) Suzuki Y, Nishimura Y, Tanihara M, et al : Evaluation of a novel alginate gel dressing ; Cytotoxicity to fibroblasts in vitro and foreign body reaction in pig skin in vivo. J Biomed Mater Res 39 : 317-322, 1998
2) Suzuki Y, Tanihara M, Nishimura Y, et al : In vivo evaluation of a novel alginate dressing. J Biomed Mater Res (Applied Biomaterial) 48 : 522-527, 1999
3) Hashimoto T, Suzuki Y, Kitada M, et al : Peripheral nerve regeneration through alginate gel-analysis of early outgrowth and late increase in diameter of regenerating axons. Exp Brain Res 146 : 356-368, 2002
4) Suzuki Y, Kitaura M, Wu S, et al : Electrophysiological and HRP-tracing studies of nerve regeneration through alginate-filled gap in adult rat spinal cord. Neuroscience Letters 318 : 121-124, 2002
5) Kataoka K, Suzuki Y, Kitada M, et al : Alginate enhanced elongation of early regenerating axons in spinal cord of young rats. Tissue Eng 10 : 493-504, 2004
6) Wu S, Suzuki Y, Tanihara M, et al : Sciatic nerve regeneration through alginate with tubulation or non-tubulation repair in cat. J Neurotrauma 18 : 329-338, 2001
7) Ohta M, Suzuki Y, Chou H, et al : Novel heparin/alginate gel conbined with basic fibroblast growth factor promotes nerve regeneration in rat sciatic nerve. J Biomed Mater Res 71 : 661-668, 2004
8) Urist MR, DeLange RJ, Finerman GA : Bone formation by autoinduction. Science 150 : 893-899, 1965
9) Wozney JM, Rosen V, Celeste AJ, et al : Novel regulators of bone formation ; Molecular clones and activities. Science 242 : 1528-1534, 1988
10) Saito A, Suzuki Y, Ogata S, et al : Activation of osteo-progenitor cells by a novel synthetic peptide derived from the bone morphogenetic protein-2 knuckle epitope. Biochimica et Biophysica Acta (BBA) - Proteins & Proteomics. 1651 : 60-67, 2003
11) Saito A, Suzuki Y, Ogata S, et al : Prolonged ectopic calcification induced by BMP-2-derived synthetic peptide. J Biomed Mater Res 70 : 115-121, 2004
12) Saito A, Suzuki Y, Ogata S, et al : Accelerated bone repair with the use of a synthetic BMP-2-derived peptide and bone-marrow stromal cells. J Biomed Mater Res 72A : 77-82, 2005
13) Saito A, Suzuki Y, Kitamura M, et al : Repair of 20mm long rabbit radial bone defects using BMP-derived peptide combined with an α-tricalcim phosphate scaffold. J Biomed Mater Res 77A : 700-706, 2006
14) Suzuki Y, Tanihara M, Suzuki K, et al : Alginate hydrogel linked with synthetic oligopeptide derived from BMP-2 allows ectopic osteoinduction in vivo. J Biomed Mater Res 50 : 405-409, 2000
15) Ohtsuki C, Kushitani H, Kokubo T, et al : Apatite formation on the surface of Ceravital-type glass-ceramic in the body. J Biomed Mater Res 25 : 1363-1370, 1991

II

先天異常

7 頭蓋骨縫合早期癒合症

8 頭蓋顔面裂

9 Hemifacial microsomia

10 唇顎口蓋裂

PLASTIC AND RECONSTRUCTIVE SURGERY
ADVANCE SERIES
頭蓋顎顔面外科：最近の進歩

7　頭蓋骨縫合早期癒合症
1）病因，分類および治療方針

先天異常

小室　裕造

Summary

　頭蓋骨縫合早期癒合症の病因に関しては，以前よりVirchowに代表される頭蓋骨縫合に原因があるとする説と，Mossによる頭蓋底に原因があるとする説がある。どちらも仮説であるが，頭蓋骨縫合自体に異常があることは明白である。Crouzon症候群，Apert症候群に代表される症候群性の頭蓋骨縫合早期癒合では，FGFRの遺伝子異常が明らかにされてきた。また，早期癒合した縫合におけるTGFβに代表されるサイトカインの発現についても研究が進んでおり，今後細胞レベルでの原因究明が進むものと考えられる。

　分類に関しては単純な頭蓋骨縫合早期癒合症のみの非症候群性のものと，顔面の低形成を伴う症候群性のものに分けられる。前者には舟状頭，斜頭，三角頭，短頭，尖頭などがあり，後者にはCrouzon症候群，Apert症候群，Pfeiffer症候群，クローバー葉頭蓋などがある。診断において注意すべき疾患として三角頭（正常児でも metpic ridge を認めることがある），後頭部斜頭症（ラムダ縫合早期癒合症と外力による変形である deformational plagiocephaly の鑑別）があげられる。

　治療は手術であるが，古くから行われてきた strip craniectomy のように単に早期癒合した縫合を切除するのみでは安定した結果が得られないことが明らかになり，頭蓋全体の形態を修正する術式に発展してきた。その一方で最近，骨延長術を用いた頭蓋形成術や，低侵襲手術としての内視鏡下の strip craniectomy とヘルメット装着による矯正術などが開発されている。

はじめに

　頭蓋骨縫合早期癒合症（craniosynostosis）とは，頭蓋骨縫合が先天性に骨性癒合した病態であり，狭頭症（craniostenosis）と表現されることもある。早期癒合を来たす縫合線により，それぞれ特徴ある頭蓋形態を呈する。頭蓋骨縫合早期癒合症の病因はいまだ不明であるが，徐々に細胞レベルでの病態発生の研究が進みつつある。本章では頭蓋骨縫合早期癒合症の病因，分類および治療方針について概略を記す。

病因

病因論の歴史的背景（表1）

Virchowの仮説以前

　頭蓋骨縫合早期癒合症に関し，最初に医学的価値のある報告を行ったのはSömmerring（1800）[1]である。彼は，頭蓋骨縫合が頭蓋の発達に重要であること，頭蓋骨縫合の早期癒合により頭蓋変形を来たすことを明らかにした。その後，1830年Otto[2]は頭蓋骨縫合の早期癒合および，これに対する代償的な頭蓋の拡大により特異な頭蓋変形が生じることを

表1　頭蓋骨縫合早期癒合症の病因論

Otto	(1930)	premature sutural fusion
Virchow	(1851)	Virchow's law
Moss	(1959)	skull base anomalies
Delashaw	(1989)	four rules for compensatory calvarial growth

報告した．さらに1851年Virchow[3]はこの学説を発展させ，早期癒合が生じるとその縫合と垂直方向に代償性の拡大が生じるといういわゆるVirchowの法則を報告している．これらの説はいずれも，頭蓋骨縫合早期癒合の原因は縫合自体にあるというものである．

Mossの説

Virchowの説からほぼ100年後にMoss[4]は頭蓋骨縫合早期癒合症の本態は頭蓋底の異常にあり，頭蓋底の変形により頭蓋底に付着した硬膜に張力が伝わり，これが頭蓋骨縫合の早期癒合をもたらすとする説を唱えた．頭蓋骨縫合早期癒合症では頭蓋骨縫合および頭蓋底の両者に異常が認められるので，どちらの説が正しいかという論争に結論を出すのは困難である．ただしMoss[5]は頭蓋底異常原因説の根拠のひとつとして，頭蓋骨縫合早期癒合症の手術において縫合が開存しているものがあるとする報告の存在をあげているが，近年deformational plagiocephaly（頭蓋骨縫合早期癒合症を伴わない斜頭症）に代表されるように外圧により頭蓋形態は大きく変形することが明らかになり，これらの報告例は頭蓋骨縫合早期癒合症ではなかった可能性が高い[6]．また頭蓋骨縫合を早期癒合させた動物モデルで頭蓋骨縫合早期癒合症と同様の頭蓋底の変形を生じるとする研究報告[7]などもあり，必ずしもMossの説の裏付けは確立したものではない．

Delashawの仮説

Delashawら[8]は，Virchowの法則では複雑な頭蓋骨縫合早期癒合症の頭蓋形態を説明できないとし，早期癒合した縫合とその頭蓋形態に関して次の新しい仮説を立てている（図1）．

(1) 早期癒合した縫合に接する骨は一つの骨片として働き，その骨片の成長能は低下している．
(2) 早期癒合した骨片を取り囲む縫合線（perimeter suture）では，その外周の骨の縫合縁で過剰の骨生成が生じる．
(3) 早期癒合した縫合に隣接する縫合部での骨成長は，他の縫合線での成長に比し代償的に強い．
(4) 早期癒合した縫合に連続する縫合線（左片側冠状縫合早期癒合症では右の冠状縫合にあたる）では，その両端の骨縁で対称性に強い骨成長が見られる．

この法則を当てはめることで複雑な頭蓋骨縫合早期癒合症の頭蓋形態が説明可能であると報告している．

頭蓋骨縫合の形成および癒合に関して

Albrightら[9]は早期癒合した縫合の組織学的検討から，頭蓋骨縫合の早期癒合はある1カ所から生じこれが成長とともに縫合線に沿って拡がることを報告している．早期癒合の生じる時期は症例ごとに異なり，出生前から認められる場合もあるし，出生後に発生する例もある．また侵される縫合も，単一，複数，あるいはすべての縫合の可能性がある．一般に癒合時期が早い症例の方が，頭蓋の変形も強くなる傾向がある．

Oppermanら[10]は，硬膜が頭蓋骨縫合の開存には重要な役割を果たすと報告している．さらに頭蓋骨縫合の形成および癒合の過程でtransforming growth factor（TGF）β_1およびβ_2が発現するのに対し，TGFβ_3は頭蓋骨縫合の開存の維持に関与するとの報告をしている[11]．その一方でRothら[12]は，TGFβ_3は癒合しつつある頭蓋骨縫合で強い発現を示すとの異なった見解を出している．これらサイトカインの研究は今後も進むものと考えられる．

頭蓋骨縫合早期癒合症の遺伝子

近年，頭蓋骨縫合早期癒合症の病因として遺伝子レベルでの原因検索が行われるようになった（表2）．その端緒となったのは，1993年に常染色体優性遺伝を示す頭蓋骨縫合早期癒合症の一家系（Boston-type craniosynostosis）において同定されたMSX2遺伝子の異常である[13]．以後Crouzon症候群，Apert症候群，Pfeiffer症候群などで

(a) 左の前頭骨と頭頂骨が一片の骨として働く。

(b) 癒合した左前頭骨・頭頂骨の成長能は低く，それを取り囲む周囲の骨では骨生成が亢進している。

(c) 早期癒合した左冠状縫合に隣接する縫合（右冠状縫合，前頭縫合，矢状縫合，左鱗状縫合）では，そこから離れた縫合（左右ラムダ縫合，右鱗状縫合）に比べ代償性の過成長が見られる。

(d) 早期癒合した左冠状縫合に連続する右の冠状縫合では，その両端の右前頭骨と右頭頂骨の骨縁で対称性に強い骨成長が見られる。

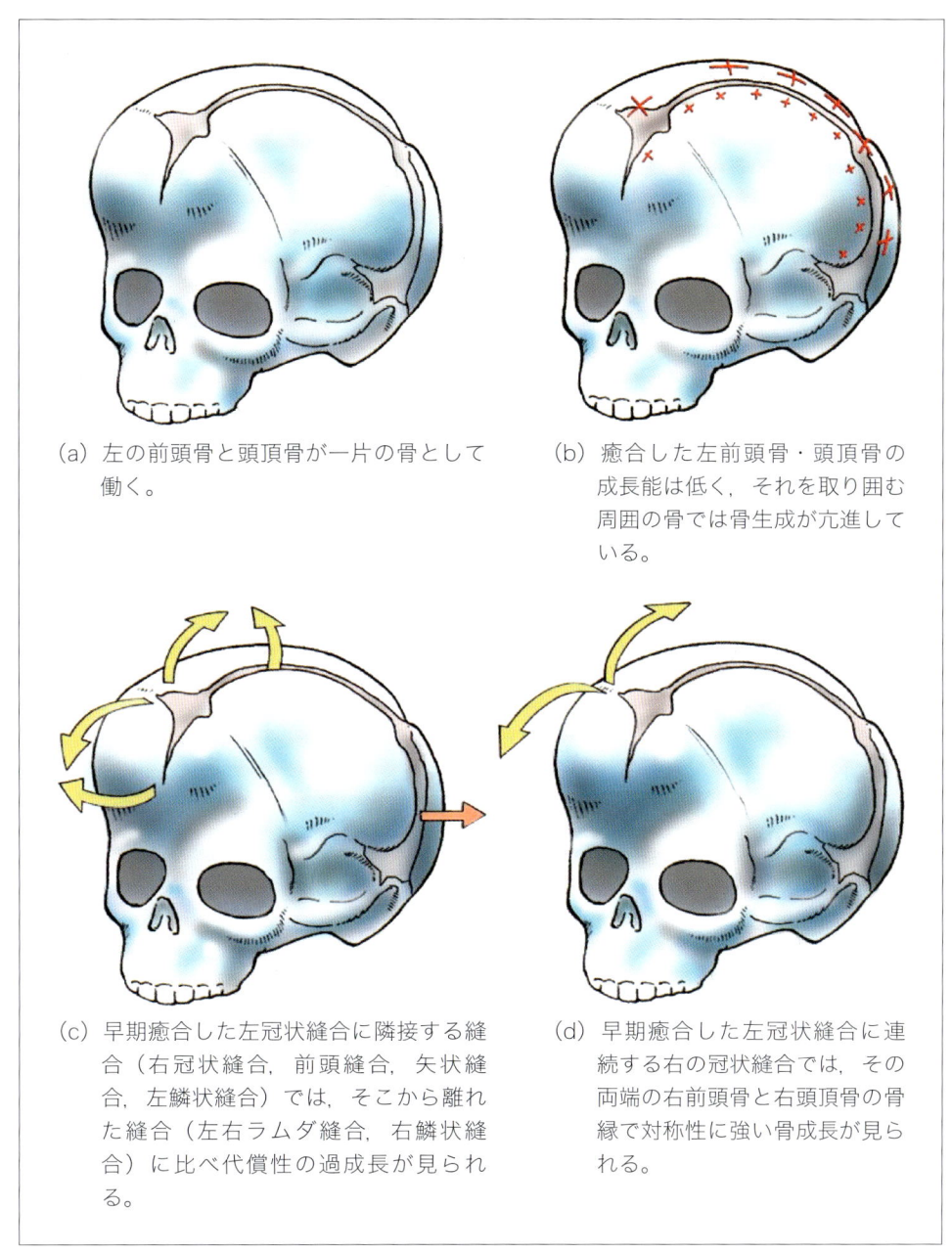

図1　Delashawの頭蓋骨縫合早期癒合症における頭蓋変形の仮説
（左冠状縫合早期癒合症での説明）
(Delashaw JB, et al : Rules for cranial vault growth. J Neurosurg 70 : 159-165, 1989 より引用改変)

fibroblast growth factor receptor（FGFR）の遺伝子の異常が相次いで同定され，細胞レベルからの病態の解明が進んできた[14)〜16)]。特にCrouzon症候群，Apert症候群ではFGFR2遺伝子の異常を示すとされる。

遺伝子診断の進歩により頭蓋骨縫合早期癒合症の診断も容易になると思われたが，依然として不明な点も多い。例えば，同じ遺伝子変異をもった2人の患者でも臨床的には1人はCrouzon病と診断され，もう1人はPfeiffer症候群と診断されることもある。また同一の遺伝子変異をもった家系内でも違った表現形（phenotype）を示すなど，遺伝子の実際の表現形が必ずしも一致しないこともある[6)]。また非症候群性の頭蓋骨縫合早期癒合症の遺伝子異常は明らかになっていない。

表2 頭蓋骨縫合早期癒合症の遺伝子異常

FGFR1	Pfeiffer syndrome
FGFR2	Apert syndrome
	Pfeiffer syndrome
	Crouzon syndrome
	Jackson-Weiss syndrome
	Beare-Stevenson cutis gyrata syndrome
	Nonclassifiable and variable craniosynostosis
FGFR3	Thanatophoric dysplasia, type I
	Thanatophoric dysplasia, type II
	Crousonodermoskeletal syndrome
	FGFR3-associated coronal synostosis syndrome (Muenke craniosynostosis)
TWIST	Saethre-Chotzen syndrome
MSX2	Boston-type craniosynostosis

(Cohen MM Jr, et al：Cranioaynoatosis：Diagnosis, Evaluation, and Management（2nd ed），New York, Oxford University Press, 2000 より引用）

分 類

非症候群性頭蓋骨縫合早期癒合症

古くより頭蓋形態による分類と癒合した縫合での分類法がある。頭蓋前後径の短縮を認めるものには，短頭症（brachycephaly），尖頭（oxycephaly acrocephaly），塔状頭（turricephaly）などがあげられる。短頭症は一般に両側の冠状縫合あるいはラムダ縫合の早期癒合により生じる。尖頭および塔状頭は，文字通り上方に伸展した頭蓋形態を指すが，厳密な定義は困難である。報告者により，全縫合の癒合症や，冠状縫合とその他の何らかの縫合の早期癒合が合併した症例に用いられる。

頭蓋前後径の伸長を示すものには，長頭症（scaphocepaly, dolichocephaly）がある。一般に矢状縫合の早期癒合によるものはscaphocephalyと呼ばれ，早期癒合がない長頭はdolichocephalyと呼ばれる。矢状縫合の部分的な早期癒合により馬具の鞍状に変形したものはclinocephalyと表現されることもある。

頭蓋が三角形の形態を示す三角頭蓋（trigonocephaly）は，前頭縫合の早期癒合により生じる。

左右非対称のゆがんだ頭蓋形態を呈するものに斜頭症（plagiocephaly）がある。片側の冠状縫合または片側のラムダ縫合の早期癒合により生じる。なお頭蓋骨縫合早期癒合症を伴わないが同様の変形を呈するものにdeformational plagiocephalyがある。これは子宮内や，産道を通過する際の頭蓋の圧迫や，寝癖など外力による頭蓋骨の変形である。

症候群性頭蓋骨縫合早期癒合症

症候群性の頭蓋骨縫合早期癒合症は，頭蓋骨縫合早期癒合症に顔面，手足などの先天異常を合併したものをさす。Acrocephalosyndactylyと称される症候群はacrocephaly（尖頭）に四肢の合指（趾）症を合併したものであり，Apert症候群，Pfeiffer症候群，Saethre-Chotzen症候群などがある。またacrocephalopolysyndactylyとしてCarpenter症候群があげられる。手足の先天異常を伴わないものには，Crouzon病がある。

一方，治療を行う外科医の立場からは，頭蓋と顔面の低形成が合併するものという意味合いから，craniofacial dysostosesあるいはcraniofacial dysostosis syndromesという表現が用いられる。Apert症候群，Pfeiffer症候群，Crouzon症候群（この分類の場合，Crouzon病ではなくCrouzon症候群と呼ばれる）などが，これらに相当する。

● Crouzon 症候群

1912 年に報告され，多くは散発性だが常染色体優性遺伝を示す。Crouzon 症候群に見られる頭蓋骨縫合早期癒合は多彩であり，基本的には両側冠状縫合早期癒合を生じるが，矢状縫合や人字縫合に及ぶことも多い。顔面では上顎の低形成，浅い眼窩，これによる眼球突出が特徴的である。知能は正常範囲であることが多い。

● Apert 症候群

1906 年に報告された。両側冠状縫合早期癒合を認める一方で，前頭縫合から大泉門，矢状縫合前方にかけて広く骨欠損を認めるのが特徴的である。顔面では Cronzon 症候群のような高度な眼球突出は見ないが，短い顔面長，著明な open bite，眼窩離開を伴っていることが多い。四肢の合指（趾）症を認める。多くの症例で精神発達遅滞を示す。

● Pfeiffer 症候群

1964 年に報告された，常染色体優性遺伝を示す疾患である。頭蓋骨縫合早期癒合症に幅広母指・母趾を呈し，時に皮膚性合指症を合併する。頭蓋骨縫合早期癒合は両側の冠状縫合に見られることが多く，前頭蓋の短い短頭症を呈する。顔面では眼窩離開，眼球突出，斜視，瞼裂の外下方への傾斜（slant palpebral fissure）を認める。上顎の低形成があり Class Ⅲ 咬合を呈する。

● Saethre-Chotzen 症候群

1931 年に報告された。常染色体優性遺伝を示し，冠状縫合早期癒合を示すが非対称の斜頭を呈することが多い。頭蓋骨縫合早期癒合症に前額の生え際の低位，眼瞼下垂，皮膚性合指を認める。

● Carpenter 症候群

1901 年に報告された，常染色体劣性遺伝を示す疾患である。頭蓋縫合早期癒合症に多合趾症，短指症，斜指症などを合併する。頭蓋骨縫合早期癒合は矢状縫合，ラムダ縫合で見られる。患者はしばしば短躯で肥満を呈し精神発達遅滞を認める。

● クローバー葉頭蓋（Kleeblattschädel）

臨床的な外観から名づけられた疾患群である。複数の縫合の早期癒合によって生じる。しばしば症候群性の頭蓋骨縫合早期癒合症（多くは Pfeiffer 症候群）に伴ってみられる。多くは散発性に発生する。典型例では鱗状縫合の早期癒合により側頭骨部分が突出することでクローバー葉状の頭蓋形態を示す。脳実質の異常，水頭症を合併し予後不良例が多い。

治療方針

頭蓋骨縫合早期癒合症の手術の目的は主に 2 つある。1 つは頭蓋形態の正常化であり，もう 1 つは頭蓋の狭窄を解除することにより頭蓋内圧を下げ脳の発達の障害とならないようにすることである。症候群性の頭蓋骨縫合早期癒合症ではこれらに加え，眼球突出，気道狭窄，顔貌・咬合の異常などが問題となる。

治療に当たっては非症候群性の頭蓋骨縫合早期癒合症と症候群性の頭蓋骨縫合早期癒合症を分けて考えた方がよい。非症候群性では適切な時期に適切な手術を行えば一度の手術で治療は完了することが多い。これに対し症候群性の場合，頭蓋底の発育障害が強く水頭症を合併している例も多く，また中顔面の低形成に対する手術も必要となるため治療は難しく種々の手術が必要になることが多い。

手術時期

脳は生後 1 歳までに急速に発達し，また単一の頭蓋縫合の癒合でも経過とともに代償的な変化を生じ変形が頭蓋全体や顔面に及ぶなどの理由から，できるだけ 1 歳以下での手術が望ましい。頭蓋内圧亢進症状がある場合は早期手術（生後 3〜5 カ月）を行う。しかしながら患者は必ずしも 1 歳以下で受診するとは限らない。1 歳以上で手術する場合は，早期癒合している縫合にこだわらず頭蓋全体の形態を改善することに主眼を置いたほうがよい。

頭蓋骨縫合早期癒合症のタイプと治療方針

● 矢状縫合早期癒合症（舟状頭）

矢状縫合早期癒合症は頭蓋骨縫合早期癒合症の中で最も頻度が高い。癒合が矢状縫合の前方のみ，後方のみ，あるいは全体に及んでいるかによって頭蓋の形状は異なるが，典型例では両側頭骨間が狭小化し，代償的に頭蓋の前後径が伸張し前頭骨と後頭骨が膨隆する。古くから早期癒合した矢状縫合の切除を行う strip craniectomy，さらにこれを拡大した extended strip craniectomy などが行われてきた。しかしこれらの方法では，術後の頭蓋形態は脳実質の拡大にゆだねられるため，生後 6 カ月以内であれ

ばよい結果を得られることもあるが，それ以降の年齢では不十分であることが多く安定した成績は得られない。良好な頭蓋形態を得るためには狭小化している両側頭骨を拡大するだけでなく，伸張された頭蓋前後径を短縮し，膨隆した前頭骨および後頭骨のリモデリングを行うことが必要である。Janeら[17]の報告したπprocedureおよびこれに準じた方法で，積極的に頭蓋の前後径の短縮を図ることにより，よい結果が得られる。

●前頭縫合早期癒合症（三角頭蓋）

前頭縫合は頭蓋縫合の中で最も早く癒合する縫合である。生後2〜3カ月で癒合が始まり9カ月ではほぼ終了し，他の縫合と異なり成人になると消失する。このため前頭縫合早期癒合症の診断は，困難なことがある。

前頭縫合早期癒合では三角頭蓋を呈するが，変形は前頭骨だけでなく頭蓋骨全体が三角形を示す。また眼窩狭小症（hypotelorism）を呈する例も多い。前頭縫合に一致して隆起（metpic ridge）が認められるが，正常児でも一時的に認められることがあり，この存在のみで診断を下すことは誤診につながる。認知障害や行動異常を呈する例もまれではなく，術前に精神発達の評価が必要である。手術では変形した前頭骨を切り出し，後退している眼窩上縁外側は頭蓋底を骨切りして前方に移動させる。ここに変形した前頭骨を扁平に矯正し固定する。眼窩狭小症の矯正が必要になる例は少ない。

●片側冠状縫合早期癒合症（斜頭症）

患側の前頭骨頭頂骨の扁平化が見られ眼窩上縁が後退する。これに対し患側の側頭骨の鱗状部，健側の前頭骨，頭頂骨は代償的な変化により突出する。また変形は顔面にも及び，外鼻および下顎が健側に傾斜する。変形は両側に及ぶため，その矯正には両側前頭開頭が必要になることが多い。前頭骨をはずし，蝶形骨の小翼から大翼の張り出し（sphenoid ridge）を上眼窩裂に向けて切除することで前頭葉の絞扼を解除する。眼窩上縁で頭蓋底を骨切りし後退している眼窩外側を前方に移動させる。変形を矯正した前頭骨をここに固定する[18]。また垂直方向の眼球位置異常（vertical orbital dystopia）を呈することがあり，程度が強い症例では眼窩の移動術が必要である。

●両側冠状縫合早期癒合症（短頭および尖頭）

冠状縫合は頭蓋底の前頭蝶形縫合（frontosphenoidal suture）に連続しcoronal ringを形成している。左右のcoronal ringは正中の蝶形篩骨軟骨結合で連結される。冠状縫合早期癒合症では両側の冠状縫合のみならず，前頭蝶形縫合（frontosphenoidal suture）の早期癒合を呈するため前頭蓋底の短縮を認める[6]。そのため両側冠状縫合早期癒合では短頭のみならず上方に伸張した塔状頭（turricephalic skull）を呈することがある。特にApert症候群，Crouzon症候群，Pfeiffer症候群などの症候群性の頭蓋骨縫合早期癒合症においてこの傾向が強い。また症候群性のものでは蝶形篩骨軟骨結合（sphenoethmoidal synchondrosis）の成長が強く抑制されるため，中顔面の低形成を呈する。

ほとんどの症例で短縮した頭蓋の前後径を拡大するために前頭蓋の拡大（fronto-orbital advancement）を行う。前頭開頭を行った後，前頭骨バー（frontal bar）を作成し前進させた位置に固定する。このバーの上に修正した前頭骨を固定する。著しい短頭の症例では後頭蓋の拡大を考慮し，またChiari奇形や小脳扁桃ヘルニア（chronic tonsillar herniation）を合併する症例では大後頭孔の拡大（foramen magnum decompression）も行う。塔状頭の傾向が強い症例では頭蓋高の短縮を考慮する必要がある。

●ラムダ縫合早期癒合症

複数の縫合が癒合する頭蓋骨縫合早期癒合症（multiple suture synostosis）ではしばしば見られるが，単独のラムダ縫合早期癒合症は極めてまれである。手術は腹臥位にて両側後頭骨開頭を行った後，後頭蓋の拡大を行う。小脳扁桃ヘルニア（chronic tonsillar herniation）の合併が認められる場合は大後頭孔の拡大（foramen magnum decompression）を行う。

なお本症の診断にあたっては頭蓋骨縫合早期癒合を伴わないdeformational plagiocephalyとの鑑別が重要である。Deformational plagiocephalyの頭蓋変形は，ほとんどの症例で自然改善が得られる。頸の伸展・回旋運動，睡眠時の体位（扁平側を上にする），枕の工夫などの保存的療法が推奨されているが，効果は不明である。変形が強い症例ではヘルメット装着による矯正が行われることもある。生後1年以上みて頭蓋変形が強く改善傾向がない症例では，手術も考慮される。

●症候群性頭蓋縫合早期癒合症

　まずは頭蓋内圧亢進の改善のため fronto-orbital advancement が行われる。手術時期は通常 1 歳以下であるが，頭蓋内圧亢進症状が強い場合はより早期の手術が望ましい。Fronto-orbital advancement により外貌上もある程度の改善が得られるので，顔面の手術に関しては待機する。一方で早期の monoblock advancement を推奨する意見もある。Monoblock advancement は頭蓋および顔面の両者の前進を同時に行うことができるため，呼吸状態が改善し，顔貌も劇的な改善が得られる。ただし乳児期に行うには非常に侵襲が大きい手術であり，感染の危険が高くその適応には慎重さが求められる。顔面の低形成に対しては通常 Le Fort Ⅲ型骨切り術が行われる[19]。

　顔面の手術を行う時期については議論の分かれるところである。顔貌が児に与える精神的な影響を考慮して 5〜6 歳の就学期前に行うとする意見もあれば，上顎の成長がある程度完了した 10〜12 歳以降に行うのがよいとする意見もある。低年齢で Le Fort Ⅲ型骨切りを行うと，将来的に再手術（Le Fort Ⅱ型あるいは Le Fort Ⅲ型骨切り，最低でも Le Fort Ⅰ型骨切り）が必要になる可能性が高い。

　Apert 症候群では，Crouzon 症候群に比べると手術によってよい結果を出すのが難しい。眼窩離開が強い例では facial bipartition を Le Fort Ⅲ型骨切り術または monoblock osteotomy を施行する際に同時に行う。

新しい治療法

骨延長器を用いた頭蓋形成術

　近年，延長器を用いた骨延長術（distraction osteogenesis）が頭蓋骨縫合早期癒合症においても用いられるようになってきた。特に症候群性の頭蓋骨縫合早期癒合症において有用性が高く，Le Fort Ⅲ型骨切り術による中顔面の延長[20,21]のみならず，fronto-orbital advancement による頭蓋拡大[22] などにおいても用いられている。また骨延長法により従来危険とされた monoblock advancement も比較的安全に行うことができるとする報告[23] も見られる。わが国では非症候群性の頭蓋骨縫合早期癒合症にも積極的な取り組みが見られる[24,25] が，いまだ世界的なコンセンサスは得られていない。

内視鏡下 strip craniectomy ＋ヘルメット矯正

　術後の成績が安定しなかった strip craniectomy であるが，最近の低侵襲手術の流れをうけ内視鏡下に strip craniectomy を行い，術後にヘルメットを着用することで頭蓋形態を矯正する治療法[26] が開発され，特に米国で広がりつつある。当初は舟状頭蓋や短頭など左右対称のものに行われていたが，最近では斜頭症などにも適応が広がっている。しかし斜頭症などでは不十分な結果に終わることも多いようである。欠点としては頭蓋底に手を加えられない，数カ月から 1 年にわたり長期にヘルメットの装着の必要がある，適応は生後 6 カ月程度以内の骨が柔らかい時期に限られる，ヘルメットが高価であることなどである。長期成績がまだ出ていないようでありその評価を下すにはまだ時間を要するものと思われる。

文 献

1) Sömmerring ST : Vom Baue des menschlichen Körpers. Voss, Leipzig, Germany, 1800
2) Otto AW : Lehrbuch der pathologischen Anatomie. Berlin: Rücker, 1830
3) Virchow R : Über den Cretinismus, namentlich in Franken, und über pathologische Schädelformen. Verh Phys Med Gesellsch Wurzburg 2 : 230-270, 1951
4) Moss ML : The pathogenesis of premature cranial synostosis in man. Acta Anat 37 : 351-370, 1959
5) Moss ML : Functional anatomy of cranial synostosis. Childs Brain 1 : 22-33, 1975
6) Cohen MM Jr, MacLean RE : Cranioaynoatosis : Diagnosis, Evaluation, and Management (2nd ed). New York, Oxford University Press, 2000
7) Persing JA, Babler WJ, Jane JA, et al : Experimental unilateral coronal synosotsis in rabbits. Plast Reconstr Surg 77 : 369-376, 1986
8) Delashaw JB, Persing JA, Broaddus WC, et al : Rules for cranial vault growth. J Neurosurg 70 : 159-165, 1989
9) Albright AL, Byrd RP : Suture pathology in craniosynsotosis. J Neurosurg 54 : 384-387, 1981
10) Opperman LA, Sweeney TM, Redman J, et al : Tissue interaction with underlying dura mater inhibit osseous obliteration of developing cranial sutures. Dev Dynamic 198 : 312-322, 1993
11) Opperman LA, Nolen AA, Ogle RC : TGF1-β_1, TGF-β_2, and TGF-β_3 exhibit distinct patterns of expression during cranial suture formation and obliteration in vivo and in vitro. J Bone Miner Res 12 : 301-310, 1997
12) Roth DA, Longaker MT, McCarthy JG, et al : Studies in cranial suture biology ; Part I Increased immunoactivity for TGF isoforms (β_1, β_2, β_3) during rat cranial suture fusion. J Bone Miner Res 12 : 311-321, 1997
13) Jabs EW, Müller U, Li X, et al : A mutation in the homeodomain of the human MSX2 gene in a family affected with autosomal dominant craniosynostosis. Cell 75 : 443-450, 1993
14) Muenke M, Schell T, Hehr A, et al : A common mutation in the fibroblast growth factor receptor 1 gene in Pfeiffer syndrome. Nat Genet 8 : 269-273, 1994
15) Reardon W, Winter RM, Rutland P, et al : Mutation in the fibroblast growth factor receptor 2 gene cause Crouzon syndrome. Nat Genet 8 : 98-103, 1994
16) Wilkie AO, Slaney SF, Oldridge M, et al : Apert syndrome results from localized mutations of FGFR2 and is allelic with Crouzon syndrome. Nat Genet 9 : 165-172, 1995
17) Jane JA, Edgerton MT, Futrell JW, et al : Immediate correction of sagittal synsotosis. J Neurosurg 49 : 705-710, 1978
18) Marchac D, Renier D : Craniofacial Surgery for Craniosynostosis. Boston : Little, Brown & Co, 1982
19) Tessier P : The definitive plastic surgical treatment of the severe facial deformities of craniofacial dysostosis. Crouzon's and Apert's disease. Plast Reconstr Surg 48 : 419-442, 1971
20) Cohen SR, Rutrick RE, Burstein FD : Distraction osteogenesis of the human craniofacial skeleton ; Initial experience with new distraction system. J Craniofac Surg 6 : 368-374, 1995
21) Akizuki T, Komuro Y, Ohmori K : Distraction osteogenesis for craniosynostosis. Neurosurg Focus 15 : 3 : el. 2000
22) Hirabayashi S, Sugawara Y, Sakurai A, et al : Frontoorbital advancement by gradual distraction ; Technical note. J Neurosurg 89 : 1058-1061, 1998
23) Bradley JP, Gabbay JS, Taub PJ, et al : Monoblock advancement by distraction osteogenesis decreases morbidity and relapse. Plast Reconstr Surg 118 : 1585-1597, 2006
24) Sugawara Y, Hirabayashi S, Sakurai A, et al : Gradual cranial vault expansion for the treatment of craniofacial synostosis ; A preliminary report. Ann Plast Surg 40 : 554-565, 1998
25) Komuro Y, Yanai A, Hayashi A, et al : Cranial reshaping employing distraction and contraction in the treatment of sagittal synostosis. Br J Plast Surg 58 : 196-201, 2005
26) Jimenez DF, Barone CM : Endoscopic craniectomy for early surgical correction of sagittal synostosis. J Neurosurg 88 : 77-81, 1998

先天異常

7 頭蓋骨縫合早期癒合症
2）発達障害と頭蓋形成術

宮脇 剛司

Summary

頭蓋骨縫合早期癒合症例に対する手術は，脳発育障害と頭蓋内圧亢進の予防を目的に行われ，治療効果が報告されてきたが，近年では小児科や精神科の分野からも，手術と精神発達に関する検討が行われるようになった。その結果，手術だけでなく，脳実質異常の有無，脳血流，家庭環境，社会経済的状況，本人の顔貌に対する受容などさまざまな因子が精神発達に影響することが解明されてきた。さらに頭蓋形成術がどの程度，脳の機能予後に貢献するのか，客観的に検討されてきたが，いまだ明確な答えは出ていない。

現在までに報告されている脳血流評価や各種発達評価法，頭蓋内圧と精神発達の関連，疾患別の発達評価などを述べる。

はじめに

頭蓋骨縫合早期癒合症では，頭蓋腔の正常な拡大ができないために頭蓋内圧（ICP：Intra-Cranial Pressure）の亢進や脳実質の発育抑制を生じ，精神発達に支障を来たすと考えられている。これに対し，ICP亢進や脳発育障害の予防を目的に頭蓋形成術が行われてきた。しかし近年，頭蓋腔の拡大障害だけでなく，脳実質や脳血流の異常，家庭環境，本人の顔貌に対する受容などさまざまな因子が精神発達に影響していることが解明され，頭蓋形成術がどの程度，脳の機能予後に貢献するのか，いまだ明確な結論は出ていない。外科，小児科，精神科，コミュニケーション科学などの側面から[1]～[8]，現在までに報告されている頭蓋縫合早期癒合症における発達障害について述べる。

概 念

頭蓋骨縫合早期癒合症は，他の合併先天異常や染色体異常を有する症候群性のものと，それらを合併しない非症候群性のものの2つに大別される。非症候群性の症例では単一あるいは複数の頭蓋骨縫合の早期癒合により頭蓋腔の拡大が抑制される結果，ICPが亢進し（表1），脳実質の成長発育に支障を来たすと考えられている[9]。しかし，一方ではICPの正常例と亢進例の発達指数（DQ値）に有意差はなかったとする報告もあり[10]，ICPの亢進が必ずしも脳発達を障害するわけではないようである。実際，変形の軽度な三角頭蓋でも発達障害を伴う場合があり，非症候群性の症例に見られる発達障害は脳実質障害に起因するとの意見もある[11]。なお，症候群性のものの場合も，非症候群性症例に見られる頭蓋腔の物理的な拡大障害だけでなく，合併する脳実質の障害からも発達障害を来たすとされている。

精神発達に対する頭蓋形成術の治療効果

治療効果についても議論が多い。形成外科，脳神経外科領域からの報告では，精神発達の観点から頭蓋形成術は有効であるとされてきた[12,13]。しかし，小児科医のKapp-Simon[3]や精神科医のSpeltzら[5]は非症候群性の頭蓋骨縫合早期癒合症例の知能評価を検討したところ，頭蓋形成術施行例と非施行例の

間で知能評価に有意差はなかったとし，外科医の報告に疑問を呈している．このように，頭蓋形成術がどの程度脳の機能予後に貢献するのか，さまざまな方面から検討されてきたが，いまだに明確な結論は出ていない．

これらを解明するうえで精神発達評価は不可欠であるが，精神発達評価は報告によって評価法が異なること，各評価法から得られた結果を単純に比較できないこと（**表2**），そのために発達遅滞の頻度が0～70%と報告によって異なること[1)～8)14)～31)]，さらには症例数が少ないことなどの問題[6)7)17)18)24)25)29)31)]も残されている．

発達評価法

精神発達の評価法は，知能検査と発達検査の2つに分けられる．前者は操作能力，認知的な情報処理能力に焦点を絞った検査であり，後者は子供の心身発達の状態や程度を測定・診断するための検査で個人の発達の遅・早を判断する．各評価方法ごとに対象年齢や検査項目が異なるため，異なる評価方法から得られた結果を単純に比較することはできない（**表2**）．

知能検査

"知能の知的発達速度は児童期を通じて一定である"という前提に，一般知能の測定を目的としてビネーによって完成された．その基本的な考え方を継承しつつ改訂された検査法を総称してビネー式検査と呼ぶ．

田中ビネー式検査は，対象年齢が2歳～成人で，評価領域は「思考」「言語」「記憶」「数量」「知覚」である[32)]．成人用知能検査にはWAIS（Wechsler Adult Intelligence scale）が用いられる．

6～16歳を対象としては，WAISから改訂されたWISC-III（Wechsler Intelligence Scale for Children-Revised）を利用できる[33)]．

WISC-III知能検査は，言語性と動作性の評価と全知能指数より構成される．言語性検査は学習・習得された知識や，知識を応用する思考力を評価し，動作性検査は視覚的認知能力，巧緻動作能力，遂行機能を含めた情報処理能力を評価する．さらにこの結果から知能指数（〔精神年齢÷生活年齢〕×100＝IQ：Intellectual Quotient）が算出される．IQは1SDが15で，IQの平均は100±15であり，-2SD以下を軽度MR，-3SD以下を中程度MR，-4SD以下を重度MR，-5SD以下を最重度MRとしている[33)]．

幼児用には3歳10ヵ月～7歳1ヵ月を対象としたWPPSI（Wechsler Pre-school and Primary Scale of intelligence）が利用できる．

発達検査

発達指数（DQ：Developmental Quotient）が用いられる．これはあらかじめ設定された標準的な心身発達段階との比較により発達年齢と発達指数（DQ=〔発達年齢÷生活年齢〕×100）を算出するもので，発達障害の可能性のある児のスクリーニングに役立つ．

近年の頭蓋骨縫合早期癒合症と発達を検討した欧米からの報告では，発達評価には精神発達（MDI：Mental Development Index）と，運動発達（PDI：Psychomotor Development Index）の2つの発達側面を評価するBaylay Scales of Infant Development（BSID）を用いるものが多い[1)～3)5)22)34)]．

これに対し，わが国では通常，遠城寺式・乳幼児分析的発達検査[35)]（対象年齢：0～6歳）や新版K式発達検査[33)]（対象年齢：0～14歳）などの発達全般を評価できる検査が用いられている．遠城寺式検査は日常生活のなかでの運動・社会性・言語の3領域の発達を評価する[35)]．新版K式発達検査[33)]は認知，言語，運動の3側面の評価と，これらの総合値で評価を行う．姿勢・運動の評価は3歳半までと限られるが，対象年齢が広く日常の生活レベルでの子供の適応と簡単な課題を含む検査であり，簡易な検査ではあるが信頼性も妥当性も高い．

表1 頭蓋骨縫合早期癒合症の頭蓋内圧計測結果

		頭蓋内圧 正常（＜10 mmHg）	境界（10-15mmHg）	亢進（＞15mmHg）
非症候性	舟状頭蓋	8	7	3
	斜頭蓋	20	13	2
	短頭蓋	3	2	5
	三角頭蓋	1	5	3
	多縫合早期癒合	1	3	7
症候性	Crouzon症候群	0	7	13
	Apert症候群	1	7	5
	Pfeiffer症候群	1	1	3
	Saethre-Chotzen症候群	2	6	6
	Clover leaf症候群	0	0	1

(Thompson DNP, et al : Subdural intracrainal pressure monitoring in craniosynostosis ; Its role in surgical management. Child's Nerv Syst 11 : 269-275, 1995 より引用)

表2 代表的な知能・発達評価法

	検査名	適応年齢	評価領域
知能検査（IQを評価）	田中ビネー式検査	2歳〜成人	思考，言語，記憶，数量，知覚
	WPPS-I (Wechsler Preschool and Primary Scale of intelligence)	3歳10カ月〜7歳1カ月	言語性，動作性の評価と全知能指数
	WISC-III (Wechsler Intelligence Scale for Children-Revised)	6〜16歳	言語性，動作性の評価と全知能指数
発達検査（DQを評価）	遠城寺式・乳幼児分析的発達検査	0〜6歳	運動，社会性，言語
	新版K式発達検査	0〜14歳	認知，言語，運動領域と，これらの総合値

表3 発達障害

疾患	疾患に関連した発達障害
前頭縫合早期癒合症	行動障害，言語障害，学校生活が困難，注意力の欠如，多動，自閉症（傾向），動揺性，衝動性，ADD，ADHD
環状縫合早期癒合症	精神発達遅滞，動揺性，衝動性，ADD，ADHD
矢状縫合早期癒合症	学習障害，読書学習障害，書字学習障害
Apert症候群	精神発達遅滞
Crouzon症候群	精神発達は良好
Pfeiffer症候群	精神発達遅滞（Type2, 3）

発達障害

発達障害には，精神遅滞，広範性発達障害，注意欠陥/多動性障害，コミュニケーション障害，学習障害，運動能力障害などの障害が含まれる。それぞれが単独で，あるいは合併して障害を発現する[36]（表3）。

精神遅滞（Mental Retardation）

18歳未満に発症し，知能検査でIQ70以下を示す。多くはことばの遅れで気づかれるが，乳児期～2歳の時期に精神遅滞の診断を確定するのは困難なため，「精神運動発達遅滞」という暫定的な診断名が使用される[36]。幼児期以降は集団的不適応や対人関係上の問題など，行動面の問題が主訴となることが多い。

また，精神遅滞では精神医学的問題の出現は健常児の3～4倍とされる。多動，自傷行為・常同行為などは知的障害を有する児に多く見られる[37]。

広範性発達障害（PDD：Pervasive Developmental Disorders）

自閉症，アスペルガー症，Rett障害などが含まれる[36]。自閉症は通常3歳までに対人交流障害，コミュニケーション障害，常同的行動の3つの特徴が出現して気づかれ，精神遅滞（約50％），てんかん（約20％）を伴う。また，自閉症には多動，注意障害，衝動性など注意欠陥多動性障害を特徴づける症状もしばしば見られる。

自閉症児の多くは2歳半～3歳以降に徐々に対人交流が可能となり言語も使用するようになるが，最終的な達成度は個人差が大きい[36]。

注意欠陥/多動性障害（ADHD：Attention Deficit with Hyperactivity Disorder）

不注意，多動，衝動性という3つの行動上の特徴を有し，注意と衝動の制御がうまくできない状態[36]で，通常7歳以前に発症する。ADHDの1/3が自然に改善するとされるが，米国の研究では50～65％が成人後もADHDの症状を持つことが報告されている[38][39]。

コミュニケーション障害（Language Disorder）

言語の適切な理解と表現が困難な病態で音声機能障害と言語機能障害があり[36]，これらの発達が知能に比べて低いときに診断される。音声機能障害としては口蓋裂や吃音などがある。言語機能障害には特異的言語遅滞のほか学習障害との重なり，知的障害，聴力の障害，情緒的な問題，自閉症などと関連する場合がある[40]。

学習障害（LD：Learning Disabilities, Learning Disorder）

基本的には全般的な知的発達に遅れはないが，「書く」「読む」「計算する」「推論する」能力のうち特定のものの習得と使用に著しい困難を示す状態を指すものである。原因として中枢神経に何らかの機能障害があると推定されており，視覚障害，聴覚障害，知的障害，情緒障害などの障害や環境的な要因が直接の原因となるものではない[41][42]。米国の公立の学校では一般生徒の2～10％に見られるとされている[39]。

運動能力障害

発達性強調運動障害（DCD：Developmental Coordination Disorder）と呼ばれ，心身疾患によらず，手足の麻痺などなく協調運動能力がその人の他の能力（知能）に比べて低く，生活や学業上の困難をもたらす場合に診断され，ADHDなどにしばしば合併するとされている[36]。

その他

このほかに頭蓋骨縫合早期癒合症に見られるとされる障害として，破壊的行動障害（Disruptive Behavioral Disorder）があり，これは2つの持続的な破壊的症状群である反抗挑戦性障害（Oppositional Defiant Disorder）と，行為障害

(Conduct Disorder）に分類される。前者は権威的な存在に拒絶的，敵対的で自分の間違いに責任を取ることができず他人に責任転嫁するような行動様式であり，大人と口論になり他人にいらだちやすく怒りと恨みの感情を抱いてしまう。

行為障害は自分自身や他人に対して身体的危害を与えるような深刻な攻撃的行動を繰り返し，さまざまな規則違反を繰り返す。いずれも両親や社会経済的状況などの環境因子が影響しているとされている[43]。

頭蓋骨縫合早期癒合症との関連

近年，頭蓋骨縫合早期癒合症と学習障害や行動異常との関連が報告されてきた。Scheuerle[8]は頭蓋骨縫合早期癒合症の非手術例26例（斜頭蓋12例，三角頭蓋14例）の学童の行動異常を検討した結果，全例に学習障害を認め，聞き取り理解，記憶などの障害があり，16例に嚥下咀嚼機能に異常のない発語障害を認めたとしている。このうち斜頭蓋，三角頭蓋の各5例に動揺性や衝動性が確認され，8例が注意欠陥障害（ADD：Attention Deficit Disorder）やADHDに対する処方を受けていたとしている。しかし，これら症例は教師や家族から学習障害が疑われて紹介されている点で，症例の抽出にバイアスがかかっており，ADDやADHDの発生頻度は参考値とすべきであろう。

Kapp-Simon[1]の報告を総合すると，非症候群性の頭蓋骨縫合早期癒合症84例の検討では精神遅滞は6.5％と正常群よりやや高く，47％に学習障害（特に言語領域）を認めたとしている。Sidotiら[17]は前頭縫合早期癒合症において，学習障害や行動異常，ADHD，言語発達障害，精神遅滞が見られ，少なくとも1/3の症例に認知障害，行動障害を認めたとしている。これらの報告は症例数が少ないことや症例の抽出方法などに限界もあるが，頭蓋骨縫合早期癒合症に言語障害や学習障害などの発達障害を合併する可能性があることは疑いない。発生頻度などの詳細に関しては今後の継続した検討が必要である。

発達障害との関連が疑われる因子

頭蓋内圧亢進

頭蓋骨縫合早期癒合症では，少なくとも1/3以上の症例にICPの上昇が見られ，単一縫合罹患例よりも多数縫合罹患例や症候群性の疾患でよりICP亢進が強いとされる[11]（**表1**）。実際の測定は硬膜外あるいは硬膜下に直接センサーを挿入して測定するが，侵襲が大きいために一般にはICP亢進所見は頭蓋の単純X線写真やCTでの指圧痕，脳室の狭窄などの画像所見や，うっ血乳頭，頭痛，発達の遅れなどの臨床所見など，間接所見から総合的に診断される。

ICP亢進の持続は脳の発達障害を来たすとの意見があり，非症候群性短頭蓋に関してArnaudら[21]はICP亢進例は非亢進例より有意に知的水準が低く，またICP亢進の期間が長いほど精神発達の予後が不良であったと報告している。一方，同じくArnaud[10]は396例の舟状頭蓋についても，ICP計測を201例，DQ評価（3歳以下）を209例，IQ評価（3歳以上）を215例で行い検討している。ICP計測結果は亢進例が13％で，過去の報告の7％より高頻度で，1歳以前と以降の比較では，1歳前で低く，1歳以降に高値を示す傾向があった。DQは1歳前が高値を示したが，ICPの正常例と亢進例の間でDQに有意差はなかった。ICPは手術例（平均10.3mmg）と非手術例（平均10.3mmg）で有意差はなく，IQは手術例（平均105）と非手術例（平均106）でやはり有意差はなかったとしている。Gewalli[25]は平均6.9カ月時に手術を行った矢状縫合早期癒合症例の中で，術前にICPを計測できた6例のICP値は平均16.1mmHgで，3例がnon-REM睡眠中に15mmHg以上を記録したとしているが，ICPと発達評価の関連には言及していない。現時点では，非症候群性の頭蓋骨縫合早期癒合症において，ICPの上昇は臨床症状や兆候に現れないことがあるのか，また，発達にどれほど有害でどの程度影響しているのか，発達障害の危険性は手術で回避し得るのか，いまだ解決されていない。

症候群性疾患では，Apert症候群のICP上昇は7～8％の症例に見られ，Crouzon症候群やPfeiffer症候群などの他の症候性頭蓋骨縫合早期癒合症より

頻度が低いとされている[11)26)44)]。Crouzon症候群はApert症候群よりICP亢進の頻度は高いが[11)27)]，精神遅滞の頻度はApert症候群より明らかに低い。このことから，ICP亢進の持続は必ずしも脳の発達に影響しないとも考えられる。しかし，Apert症候群は脳実質異常の合併率が高く，単純に結論づけることはできない。さらにICP亢進の原因として脳ヘルニア[45)]，頭蓋内静脈還流の障害[46)]，水頭症[47)]，上気道閉塞[11)]なども報告されており，頭蓋内圧と発達との関係は，疾患や症例の特異性をふまえた検討が必要と考える。

脳血流異常

Single Photon Emission Computed Tomography（以下，SPECT）の導入によって脳血流量の定性的定量的な解析が可能となり，頭蓋骨縫合早期癒合症の機能的側面が評価されるようになった。SPECTはアイソトープとして99mTc-ECD[48)]や99mTc-HMPO[49)]を使用し，頭蓋形成術前後の脳血流が比較評価できる。定性法による評価では脳血流の変化した部位が表示されるので部位診断や病態説明に有用である。しかし，検査結果は画像上に色表示されるため，読影者の主観が反映されること，再現性が低いこと，3次元的な評価範囲の決定が困難であること，などの問題もある。定量法は脳の各部位のrCBF値を計測するため定性法より客観的な評価が可能である。しかし，rCBF値の正常値がないこと，小児では沈静のために薬物を必要とすること，薬物による脳血流への影響などの問題もある。

櫻井ら[48)]は，MRIで脳実質に異常のない乳幼児・小児の年齢ごとのrCBF値を正常値の近似参考値として利用し，実測値との比により評価を行う判定法を報告した。この方法により頭蓋骨縫合早期癒合症の頭蓋形成術前後を測定した結果，術前は前頭葉，基底核でrCBF値が高く，術後は基底核を除く各部位の値が参考値のパターンに近似する傾向が見られたとしている。また，Davidら[50)]は7名の単一頭蓋骨縫合早期癒合症の脳血流の術前後の比較で，術前に全例で脳血流低下が確認され，術後に血流の改善を認めたとしている。術前の脳血流低下部位は，早期癒合した頭蓋骨縫合側に認める場合と，対側に見られる場合があったとしている。ほかに，形態の異なる各個人の脳機能情報をTalaorach and Tournouxの標準脳に合うように変形させ画像統計解析を行うSPM99（Statistical parametric mapping）法，3D-SSP（Three dimensional stereotactic surface projection）法，sZIS（easy Z-score imaging system）法などの報告もあるが，統計学的有意性の評価に留まっており，脳血流の絶対的変化量を表すものではない[51)]。

手術に伴う骨量変化はアーチファクトを生じるため頭蓋形成術前後の脳血流の測定値に影響するとも言われている。しかし，乳幼児・小児のrCBF値の正常値が今後報告されることでSPECTの有用性はさらに高まるものと考えられる。なお，現在までに脳血流と精神発達の関係に触れた報告はない。

FGFR（Fibroblast Growth Factor Receptor）*3*

頭蓋骨縫合早期癒合症は近年の遺伝子研究から疾患ごとに遺伝子異常の責任部位が解明されてきた。その中で，*FGFR 3*は精神発達との相関についても検討が行われており[15)52)]，Arnaud[21)]，Renierら[53)]らは環状縫合早期癒合症の*FGFR 3*異常例では異常のない症例と比較し発達遅滞の傾向が見られたが，統計学的な有意差はなかったと報告している。

環境因子

Bottelo[14)]は非症候群性三角頭蓋症例の発達を検討した結果，経済的に安定している家庭環境の症例では発達遅滞の頻度は有意に低かったとしている。また，Boltshauserら[6)]は矢状縫合早期癒合症の非手術例30例の検討から，全例が変形した頭蓋形態を受容し，しかも正常IQを示していたと報告した。Yacubian-Fernandes[31)]はApert症候群18例について，Graciano法により家族の人数，学歴，習慣，居住地域，職業と年収から家庭環境を算出し，患児の発達評価値との関連を検討したところ，家族環境と両親の学歴は患児のDQと相関があったとしている。この結果より患児の置かれた社会経済的状況も精神発達に影響する因子のひとつであると指摘している。このように，近年の報告から家族環境や社会経済的状況，両親の学歴，さらには本人の顔貌に対する受容などが発達に影響を与えることがわかってきた。

病態別にみた発達障害（表3）

前頭縫合早期癒合症（三角頭蓋）

非症候群性三角頭蓋は他の非症候群性頭蓋骨縫合早期癒合症に比べて精神発達障害の頻度が高いとしている[15]。Colleman[16]は，非症候群性の三角頭蓋では発達障害の発現は少なく，障害を認めたとしても脳実質に起因するもので頭蓋骨縫合早期癒合自体とは因果関係がないと報告した。Bottero[14]は本症237例中，術後1年以上の経過観察をし得た最終評価時年齢3歳以上の手術例76例について検討している。発達の最終評価（評価時平均年齢：6歳6カ月）では，症例の68.4％は正常発達を遂げていた。26.3％は社会機能は十分であるが行動障害，言語障害が見られたり，学校生活が困難であったり，あるいはIQ70～90に該当していた。なお，全体の5.3％がIQ70未満であった。四肢，泌尿生殖器，耳介異常，顎顔面領域の異常など頭蓋以外の先天異常を合併した症候群性三角頭蓋の18例では57％に精神発達障害が見られ，非症候群性症例の26％に比べて有意に高かったとしている。また，経済的に安定した家族環境の症例では発達遅滞の頻度が有意に低かったとしている。Sidotiら[17]は脳疾患のない22例を検討し，8例に注意力の欠如や多動など，軽度から中等度の学習障害か行動障害あるいは言語発達障害が見られたとしている。また，Warschauskyら[18]は未手術例の本疾患22例を検討し，言語発達評価では43％の症例が正常の−1SD以下を記録したが，精神発達評価は正常範囲内であったとしている。さらに頭蓋変形の軽度～中等度と高度の症例の精神発達の比較では有意差はなく，また，認知機能発達と出生前の危険因子に相関がなかったとしている。現時点までに，精神発達に対する手術療法の効果について十分な症例数に基づき統計学的有意差を示した報告はない。

軽度三角頭蓋に対する手術療法については現在，大きな議論を呼んでいる。下地ら[19]，島袋ら[20]は言語発達の遅れ，多動傾向，自閉傾向，運動発達遅滞などが見られた軽度～中等度の三角頭蓋50例に頭蓋形成術を行った。この報告の中で，両親・保育所や学校の先生・術者の観察で，全例に症状の改善が見られた。また，SPECTで術前に前頭葉の血流低下の見られた31症例中30例（97％）に脳血流の改善を認めたとしている。さらに「Achenbachのこどもの行動評価」を用いた術前後の行動評価でも，「引きこもり尺度」，「注意集中尺度」，「発達尺度」で術後に改善が見られたとしている。

しかし，伊地知ら[4]は下地らの報告に対して，観察者のバイアスがかかっており，報告の客観性，研究デザインなどに問題があると指摘している。集団への参加や療育活動によって自閉傾向に改善が見られることはしばしば経験される。手術に伴う入院などの環境変化がバイアスとして介在するため，今後は，これらバイアスを除いた第三者による術前後の評価が必要である。器質的疾患と捉えられてきた自閉症（傾向），多動（傾向）などが頭蓋形成術によって改善（治療）できるのか，さらなる検討を必要とする。

冠状縫合早期癒合症（短頭蓋，斜頭蓋）

非症候群性短頭蓋に関して，Arnaudら[21]は両側環状縫合早期癒合症99例の検討結果から，ICP亢進例では非亢進例より知能指数が有意に低く，またICP亢進の期間が長い症例ほど精神発達の予後は不良であったと報告している。また，手術前後の知能検査の結果，1歳以降に手術を行った症例と1歳未満の手術例では術後の知能指数に有意差が見られ，1歳以下での手術が望ましいとしている。この中で48例のFGFR3 P250R異常も調べ，異常例で知能指数が低く，術後の頭蓋形態の不良例が多い傾向が見られたとしている。

一方，斜頭蓋に関しては，Panchalら[22]が冠状縫合の早期癒合のない斜頭蓋の精神発達に関して検討し，33％の症例で中等度～高度の発達障害を認めたとしている。これに対してPersing[23]は未熟児やもともと発育不全のある新生児は自力で頭位変換ができず，その結果として頭蓋縫合の早期癒合なく斜頭蓋変形を来たすもので，生まれながらに生命力が弱く，結果として発達評価値が低くなると反論している。

矢状縫合早期癒合症（舟状頭蓋）

1960年代の報告では合併異常のない矢状縫合早期癒合症は精神発達障害を伴わないとされた[7]が，

その後，異常な頭蓋形態による心理的影響や学習障害などが報告されるようになった[5)〜7)24)25)]。Barritt[24]は矢状縫合早期癒合症の非手術例20例の自然経過を検討した。乳児期に舟状頭蓋と診断された15例は，全例が言語発達，神経学的所見，学習能力に異常はなかった。一方，発達障害のために他医から紹介された舟状頭蓋5例のうち4例に高度の発達障害を認めた。さらに学習障害の原因検索の結果，舟状頭蓋を指摘された症例が2例あったとしている。精神科医のSpeltz[5]は，非症候群性の矢状縫合早期癒合症手術例19例と正常な発達経過を示す健常児19例について，生後4, 12, 24カ月時の精神発達を比較し，両者の間に統計学的な有意差はなかったと報告した。さらに手術（手術時年齢：平均4.7カ月）前後の発達評価では，手術時期が遅いほど発達評価が低い傾向であったが，有意差はなかったとしている。Gewalli[25]は平均6.9カ月時に手術を行った矢状縫合早期癒合症26例を検討し，DQ評価は術前104.5，術後101.4（評価時月齢：平均16.4カ月）であり有意差はなかったとしているが，長期経過については検討されていない。

小児科医Boltshauser[6]は30名の矢状縫合早期癒合症の非手術例を平均9.25歳で評価し，全例が正常範囲内のIQを示し，通常の学生生活を送り，頭蓋の変形を受容していたとし，手術適応については十分に検討すべきであると報告している。小児科医Magge[7]はstrip craniectomy（手術時日齢：平均117日）を受けた16例（6〜16歳，平均10.3歳）を検討し，IQは110.6と正常範囲内であったが，言語性IQ（113.8）と動作性IQ（105.4）には有意差があり，その背景に視運動障害を示唆している。さらに読書学習障害，書字学習障害が50%の症例に見られたが，手術時期との相関はなかったとしている。

現在米国では，ほぼすべての矢状縫合早期癒合症例が生後6カ月前後に手術を受けていることから，手術例と非手術例の学童期以降の比較評価は困難となっている。

症候群性頭蓋骨縫合早期癒合症に対する手術による脳発達への期待

Apert症候群などの症候群性の疾患では，中枢神経系のさまざまな異常を合併することが知られており，早期の頭蓋骨strip craniectomyによっても神経系の発達に影響しないなど，手術による脳発達への期待が薄いとする意見がある[30]。Patton[28]はApert症候群29例（8〜35歳，平均19.3歳）を検討し，IQ＞70が14例（48％），70≧IQ＞50が9例（31％），50≧IQ＞35が4例（14％），34≧IQは2例（7％）であったとし，生後早期の頭蓋骨strip craniectomyは知能の改善に寄与しなかったとしている。Lefebvreら[29]はApert症候群25症例を検討し，IQは52〜89（平均73.6）で動作IQは言語IQより低かったとしている。また，Renier[12]はIQ＞70が31.6％，69＞IQ＞50が39.5％，49＞IQ＞35が18.4％，34＞IQ＞21が7.9％，20＞IQ＞10が2.6％だったとし，発達遅滞の要因として，1）1歳以降の手術，2）透明中隔欠損の合併，3）家族環境などをあげている。Cohenら[30]の136症例の中では3例が大学に入学し，1例は大学院を卒業している。Yacubian-Fernandes[31]は本疾患18例（1年2カ月〜26歳8カ月）を検討し，発達評価はIQ（DQ）が45〜108で18例中4例（22％）が70以下であったとしている。10例（55.6％）に脳梁異常，透明中隔低形成（欠損），海馬低形成，大脳皮質形成障害などの脳実質異常を認めたが，これらの異常と発達評価との間に相関はなかったとしている。

Crouzon症候群はしばしば進行性の水頭症，ICP亢進，小脳ヘルニアなどを来たし，その頻度はApert症候群と比較し明らかに高い。しかしながら，社会適応もよく精神発達は比較的良好とされている[27]。

Pfeiffer症候群は3つのTypeに分類されておりType 1は通常，正常な発達を示すが，Type 2, 3は上気道閉塞などにより生命予後は不良で神経発達障害の危険性も高いとされる[44]。

まとめ

　頭蓋骨縫合早期癒合症における発達障害に影響すると考えられる頭蓋内圧亢進，脳血流評価，FGFRに関して述べるとともに，現在までに分析された疾患別の発達障害とその概略について報告した。

　手術治療の是非，複雑な発達障害の分類，各発達評価法の間で評価結果を比較できないこと，特異性の相違，少ない症例数や標本抽出に伴うバイアスの介在など，いまだに議論が多く確固たる結論には達していない。しかし，精神発達を専門とする小児科医や精神科医の分析によって，家族の受け入れ，家庭の経済的環境や，患者自身の顔貌の受容度なども精神発達に影響することがわかってきた。今後，外科医だけでなく小児科や精神科，あるいは遺伝子解析の側面からも病態の解明が期待される。

文　献

1) Kapp-Simon K, Figueroa A, Jocer CA, et al : Longitudinal assessment of mental development in infants with nonsyndromic craniosynostosis with and without cranial release and reconstruction. Plast Reconstr Surg 92 : 831-839, 1993
2) Kapp-Simon K : Mental development in infants with nonsyndromic craniosynostosis with and without cranial release and reconstruction. Plast Reconstr Surg 94 : 408-410, 1994
3) Kapp-Simon K : Mental development and learning disorders in children with single suture synostosis. Cleft Palate Craniofac J 35 : 197-203, 1998

4) 伊地知信二, 伊地知奈緒美：軽度三角頭蓋（Trigonocephaly, Metopic synostosis）に対する手術適応と治療効果；My Opinion Ⅲ 研究デザインを含む今後の課題. 小児の脳神経 27：401-403, 2002
5) Speltz ML, Endriga MC, Mouradian WE：Presurgical and postsurgical mental and psychomotor development of infants with sagittal synostosis. Cleft Palate Craiofac J 34：374-379, 1997
6) Boltshauser E, Luding S, Dietrich F, et al：Sagittal craniosynostosis；Cognitive development, behaviour, and quality of life in unoperated children. Neuropediatr 34：293-300, 2003
7) Magge SN, Westerveld M, Pruzansky T, et al：Long-term neuropsychological effects of sagittal craniosynostosis on child development. J Craniofac Surg 13：99-104, 2002
8) Scheuerle J, Guilford AM, Habal MB：A report of behavioral data on three groups of patients with craniofacial disorders. J Craniofac Surg 15：200-208, 2004
9) Thompson DNP, Harkness W, Jones B, et al：Subdural intracrainal pressure monitoring in craniosynostosis；Its role in surgical management. Child's Nerv Syst 11：269-275, 1995
10) Arnaud E, Renier D, Marchac D：Prognosis for mental function in scaphocephaly. J Neurosurg 83：476-479, 1995
11) Cohen MM Jr, MacLean RE：Chapter 14, Neurological aspects of craniosynostosis. Craniosynostosis Diagnosis, Evaluation, and Management (2nd ed), pp177-183, Oxford University Press, New York, Oxford, 2000
12) Renier D, Arnaud E, Cinalli G, et al：Prognosis for mental function in Apert's syndrome. J Neurosurg 85：66-72, 1996
13) Rener D：Intracranial pressure in craniosynostosis；Pre and postoperative recordings correlation with functional results. Scientific foundations and surgical treatment of craniosynostosis. pp263-269, Williams and Wilkins, Baltimore, 1989
14) Bottero L, Lajeunie E, Arnaud E, et al：Functional outcome after surgery for trigonocephaly. Plast Reconstr Surg 102：952-958, 1998
15) Mouradian W：Controversies in the diagnosis and management of craniosynostosis；A panel discussion. Cleft Palate Craiofac J 35：190-193, 1998
16) Collman H, Sörensen N, Krauß J：Consensus；Trigonocephaly. Child's Nerv Syst 12：664-668, 1996
17) Sidoti Jr. EJ, Marsh JL, Marty-Grames L, et al：Long-term studies of metopic synostosis；Frequency of cognitive impairment and behavioral disturbances. Plast Reconstr Surg 97：276-281, 1996
18) Warschausky S, Angobaldo J, Kewman D, et al：A Early development of infants with untreated metopic craniosynostosis. Plast Reconstr Surg 115：1518-1523, 2005
19) 下地武義, 山田実貴人, 原　秀：臨床症状を伴う三角頭蓋；Nonsyndromic type を中心に. 小児の脳神経 25：43-48, 2000
20) 島袋智志, 下地武義, 洲鎌盛一：三角頭蓋を伴う発達障害；isolated type に対する頭蓋形成術の臨床的意義. 脳と発達 33：487-493, 2001
21) Arnaud E, Meneses P, Lajeunie E, et al：Postoperative mental and morphological outcome for nonsyndromic brachycephaly. Plast Reconstr Surg 110：6-12, 2002
22) Panchal J, Amirshebani H, Gurwitch R, et al：Neurodevelopment in children with single-suture craniosynostosis and plagiocephaly without synostosis. Plast Reconstr Surg 108：1492-1498, 2001
23) Persing JA：Discussion；Neurodevelopment in children with single-suture craniosynostosis and plagiocephaly without synostosis. Plast Reconstr Surg 108：1499-1500, 2001
24) Barritt J, Brooksbank M, Simpson D：Scaphocephaly；Aesthetic and psychosocial considerations. Develop Med Child Neurol 23：183-191, 1981
25) Gewalli F, Guimaraes-Ferreira JPS, Sahlin P, et al：Mental development after modified π procedure；Dynamic cranioplasty for sagittal synostosis. Ann Plast Surg 46：415-420, 2001
26) Cohen MMJr, MacLean RE：Chapter 24, Apert syndrome. Craniosynostosis Diagnosis, Evaluation, and Management (2nd ed), pp316-353, Oxford University Press, New York, Oxford, 2000

27) Cohen MMJr, MacLean RE : Chapter 26, Crouzon syndrome. Craniosynostosis Diagnosis, Evaluation, and Management (2nd ed), pp362-365, Oxford University Press, New York, Oxford, 2000
28) Patton MA, Goodship J, Hayward R, et al : Intellectual development in Apert's syndrome ; A long term follow up of 29 patients. J Med Genet 25 : 164-167, 1988
29) Lefebvre A, Travis F, Arndt EM, et al : A psychiatric profile before and after reconstructive surgery in children with Apert's syndrome. Br J Plast Reconstr Surg 39 : 510-513, 1986
30) Cohen MMJr, Kreigorg S, Odont D : An update pediatric perspective on the Apert syndrome. Am J Dis Child 147 : 989 993, 1993
31) Yacubian-Fernandes A, Palhares A, Giglio A, et al : Apert syndrome. Factors involved in the cognitive development. Arq Neuropsiquiatr 63 : 963-968, 2005
32) 田中教育研究所：田中ビネー知能検査法．田研出版，東京，1991
33) 石崎優子：発達検査，性格検査，心理検査の適応と結果の評価．小児内科 36：856-860, 2004
34) Cohen SR, Cho DC, Nichols SL, et al : American society of maxillofacial surgeons outcome study ; Preoperative and postoperative neurodevelopmental findings in single-suture craniosynostosis. Plast Reconstr Surg 114 : 841-847, 2004
35) 遠城寺宗徳：遠城寺式・乳幼児分析的発達検査法．慶応義塾大学出版会，1981
36) 鴨下重彦，二瓶健次，宮尾益知ほか：ベッドサイドの小児神経の診かた（第2版），南山堂，東京，2003
37) 塩川宏郷：精神遅滞（知的障害）．小児内科 36：901-903, 2004
38) 安原昭博：注意欠陥／多動性障害．小児内科 36：920-924, 2004
39) American Psychiatric Association : Diagnostic and statistical manual of mental disorders (4th ed). pp46-53, American Psychiatric Publishing Inc., Washington DC, 1994
40) Sadock BJ, Sadock VA : 41. コミュニケーション（言語）障害．カプラン臨床精神医学テキスト DSM-Ⅳ-TR 診断基準の臨床への展開，pp1283-1296，メディカル・サイエンス・インターナショナル，東京，2004
41) Sadock BJ, Sadock VA : 39. 学習障害．カプラン臨床精神医学テキスト DSM-Ⅳ-TR 診断基準の臨床への展開，pp1268-1278，メディカル・サイエンス・インターナショナル，東京，2004
42) 筵 倫子．学習障害．小児内科 36：904-908, 2004
43) Sadock BJ, Sadock VA : 44. 破壊的行動異常．カプラン臨床精神医学テキスト DSM-Ⅳ-TR 診断基準の臨床への展開，pp1321-1329，メディカル・サイエンス・インターナショナル，東京，2004
44) Cohen MMJr, MacLean RE : Chapter 25. Pfeiffer syndrome. Craniosynostosis Diagnosis, Evaluation, and Management (2nd ed), pp354-360, Oxford University Press, New York, Oxford, 2000
45) Francis PM, Beals S, Rekate H, et al : Chronic tonsillar herniation and Crouzon's syndrome. Pediatr Neurosurg 18 : 202-206, 1992
46) Saint-Rose C, LaCombe J, Marchac D, et al : Intracranial venous hypertension ; Cause or consequence of hydrocephalus in infants? J Neurosurg 60 : 727-736, 1984
47) Collmann H, Sörensen N, Krauß J, et al : Hydrocephalus in craniosynostosis. Child's Nerv Syst 4 : 279-285, 1988
48) 櫻井 淳，平林慎一，菅原康志ほか：脳血流量の診断；頭蓋縫合癒合例のSPECT法による定性法（画像診断）と定量法の評価．形成外科 49：5-15, 2006
49) Sen A, Dougal P, Padhy AK, et al : Technetium-99m-HMPAO APECT cerebral blood flow study in children with craniosynostosis. J Nucl Med 36 : 394-398, 1995
50) David LR, Wilson JA, Watson NE, et al : Cerebral perfusion defects secondary to simple craniosynostosis. J Craniofac Surg 7 : 177-185, 1996
51) 松田博史：SPECTにおける画像統計解析．画像診断 23：1296-1309, 2003
52) 赤井卓也，山本譲二，飯塚秀明ほか：頭蓋縫合早期癒合症と発達遅滞；FGFR遺伝子異常の検討．小児脳神経 29：224-228, 2004
53) Renier D, El Ghouzzi V, Bonaventure J, et al : Fibroblast growth factor 3 mutation in nonsyndromic coronal craniosynostosis ; Clinical spectrum, prevalence, and surgicla outcome. J Neurosurg 92 : 631-636, 2000

II 先天異常

7 頭蓋骨縫合早期癒合症
3）短頭，尖頭，斜頭症の手術

今井 啓介

Summary

　短頭，尖頭と斜頭症に対する手術について手技を中心に述べる。術式は，骨切りの後，一度頭蓋骨を外し，良好な形態に細工し，必要な前方移動した位置にしっかりと固定を行う従来法と，骨切りをした後，延長器を装着して少しずつ拡大していく骨延長法の2法がある。それぞれ利点欠点を持っている。現在，その選択は術者や患者家族に委ねられることが多い。
　尖頭，短頭は主に両側冠状縫合（一部矢状縫合を含むことが多い）の早期癒合により生じ，手術では前後方向の拡大と同時に側頭部における左右の長さと頭蓋高のバランス（比）の調整が必要となる。よって，症例によっては fronto-orbital advancement and/or reshaping だけでは十分な結果が得られず，全頭蓋形成を必要とする。斜頭症（frontal plagiocephaly）は主に片側の冠状縫合の早期癒合により生じ，片側の前頭部だけの変形でなく，眼窩部分や後頭部にも影響を及ぼす。手術は fronto-orbital advancement and/or reshaping を基本に行われる。後頭部の変形は，人字縫合に異常がなければ自然に改善される。人字縫合に早期癒合が存在すれば，後頭部に手術治療を行うほうがよい。眼窩部分については，術後自然に改善していくことが多いとされている。

はじめに

　頭蓋縫合早期癒合症の手術は，split craniectomy から始まり，骨延長術（cranial distraction）に続く流れがある。現在，わが国において短頭，尖頭，斜頭症の手術は fronto-orbital advancement を基本とした頭蓋形成術が行われることが多い。頭蓋形成術は，従来法と呼ばれる一期的に拡大・再建を行い，ワイヤーや糸で固定してしまう方法と骨延長術を用いる方法に分かれる。骨延長術を用いる方法は日本や韓国で積極的に行われているが，欧米諸国においては消極的で，特に non-syndromic craniosynostosis ではほとんど適応されていない。
　本稿においては短頭，尖頭，斜頭症の手術に対して従来法と骨延長法について手術方法と適応を述べる。ただし，全頭蓋形成については他稿で述べられるので本稿では主に fronto-orbital advancement を中心に述べる。

概　念

　手術は，基本的に頭蓋内容積の拡大と形態の改善を目的とする。脳の容積は3歳までに成人のほぼ9割に達すると言われている。われわれは，計測により前頭蓋および前額部の形態は，2歳でほぼ成人の標準値に達する（2歳と20歳で有意差を認めない）という結果を得た。これをもとに前方移動や supra-orbital bar の reshaping を2歳の前額部形態にあわせて行い，この基準面を元に頭蓋冠を組み立てるようにしている。後頭蓋に関しては，人字縫合に異状を認めなければ，成長とともに改善されることが多く，手術侵襲は加えない。一方，高度の尖頭変形

を来たすような人字縫合や後方の矢状縫合に早期癒合を認める場合には全頭蓋形成を考えた手術を行わなければならない。

術前の評価

全身状態の評価，合併奇形の有無の検索，閉塞性無呼吸障害を含む呼吸器系の評価，身体および精神発育の評価を行うことは当然のことだが，本稿では手術を行ううえでの術前評価を述べる。

単純 X 線検査

乳幼児においては頭蓋正面・側面（頸椎を含めて）を最低限撮影する。頭蓋底の状態，特に蝶形骨大翼の位置を把握しなければならない。頭蓋の骨切りの時大翼の状態を把握しておかなければ硬膜の思わぬ損傷を来たすことになる。指圧痕，後頭蓋窩の変形や圧迫の程度および頸椎の癒合の有無の確認を行う。このことは術中の操作や体位において思わぬ副損傷の予防となる。指圧痕が著明な場合，硬膜の癒着や静脈圧上昇による出血量の増加について予測が可能となる。

単純 CT 検査

CT は，スライス幅が小さいほど，その再現性の精度は上がる。可能であれば1～3mm スライスの撮影を推奨する。3次元構成を行うことにより立体的に形態が把握できる。

CT 検査により頭蓋の変形の程度，頭蓋内容積や各部位の長さを基準値と比較し，脳室や後頭蓋窩の評価などを行う。これらの結果をもとに拡大量，骨切り線の決定を行う。

3次元実体模型

CT より作成される患者の頭蓋実物大の模型のことである（図7-④参照）。作成材料としてはポリウレタン，光硬化樹脂，石膏などがある。わが国では高度先進医療として認可されており，術前シミュレーションや患者へのインフォームドコンセントを行ううえで有用である。術前に実際に模型を切ったり

して模擬手術を行ったり，骨延長術においては延長方向の決定や術後の形態評価を行ったりする。術前に頭蓋底を含む頭蓋内側の形状を立体的に把握しておくことは硬膜損傷などの副損傷を回避するうえで極めて有用と言える。

MRI

MRI において硬膜下もしくは硬膜外の状態や関係を把握する。また，同時に MRI アンギオグラフィーの画像を作成し，静脈洞の走行や状態を把握する。特に前頭部で矢状静脈洞が発達していた場合，大量出血のリスクがあるために術前評価は重要である。MRI アンギオグラフィーは血管造影の手技を行わずに血管系が同定できるため非侵襲検査として有用である。

手 技

手技に関しては，当施設における一般的な方法を説明する。尖頭，短頭，斜頭症における前方移動量や reshaping の基準は，すべてわれわれが CT より求めた鞍背を基準とした平面[1]を利用する（図1）。この基準面に合うように前方移動や再建を行う。

手術前の準備

基本的に骨延長術と従来法で準備の方法が変わることはない。瞬時の大量出血などの急激な循環動態の変動を来たすことは少ないが，患者が乳幼児で予備能が小さいため十分なセッティングが必要である。

輸血ライン，動脈ライン，中心静脈ラインの確保を行い，血圧は麻酔科と十分相談のうえ低めにコントロールしてもらう。術中にベッドを回転させたりするため，しっかりとした体の固定を行っておく（図2）。仰臥位で行う際，後頭部に褥瘡を形成することもあるので十分保護しながら固定する。

頭蓋骨骨延長術

骨延長術における骨切りは，当施設においてはほぼ一定しており，尖頭，短頭症では側頭部の膨隆し

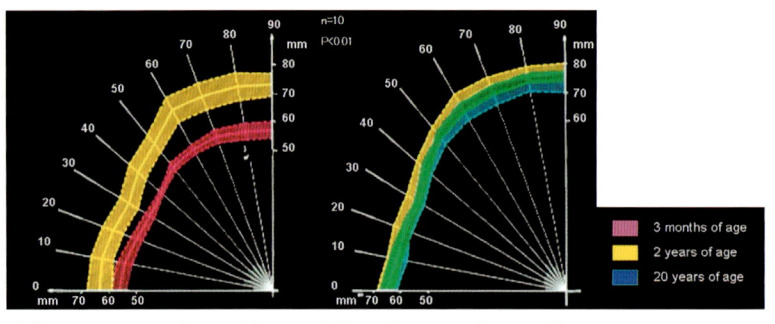

(a) 3カ月と2歳の比較：　(b) 2歳と20歳の比較：
　　有意差（＋）　　　　　　有意差（−）

図1　正常頭蓋の前額部の形態
2歳と20歳で有意差を認めない。

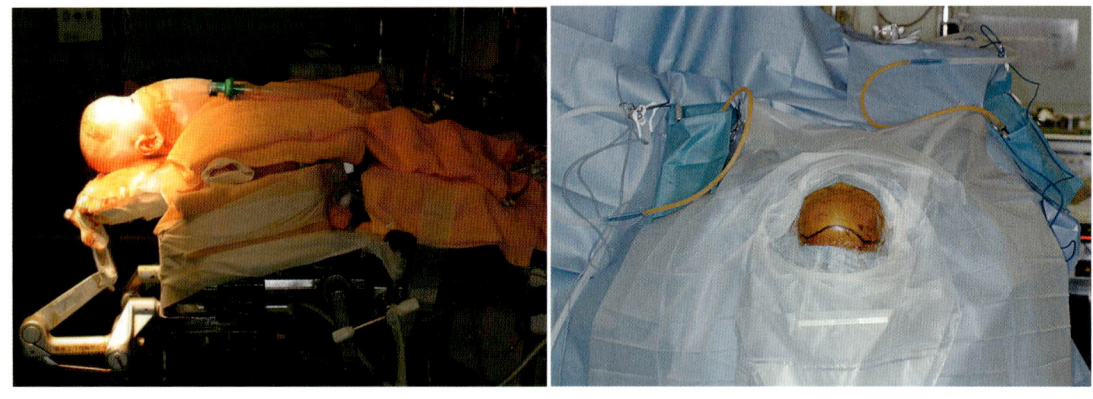

(a) 体のしっかりとした固定と後頭部の保護。　(b) 術前のセッティング

図2　術前の準備と手術体位

た骨は切除し，オプションとして前頭骨を一部切除したり，割（追加骨切り線）を入れたりする（図3）。斜頭症もほぼ同様に骨切りを行うが，4カ所の骨延長器の延長量はそれぞれ異なる（図4）。

①頭皮切開は，基本的に単純な冠状切開を行うようにしている（図5-①）。ジグザグ切開などを用いた場合，骨延長器が皮弁の先端に一致すると部分壊死を生じることがある。頭皮は帽状腱膜下で挙上し，骨膜は骨から剥離しない（図5-②）。ただし，眼窩上数cmからは骨膜のみ剥離しておき，前頭蓋底部で硬膜損傷が生じた場合の有茎修復材料として確保しておく（図5-③④）。側頭筋は側頭筋線より剥離し，反転しておく。

②骨切りを行う部分のみ骨膜剥離を行う（図5-⑤）。バーホールは骨延長に影響を与えない場所で最小限に留める。骨切り部分直下の硬膜の剥離は行わず，研磨ドリルで骨削除を行うように骨切りをする（図5-⑥）。これらの操作により骨や骨膜への硬膜からの血行が保持されやすくなる。眼窩の骨切りの際，頭蓋冠の部分をすべて切ってあると安定性がなくなるため頭頂部は一部切らずに残しておく。

③眼窩部分の骨切りは，サジタールバーとノミを用いて行う。この際，眼球や脳の保護をしっかりと行うことが重要である（図5-⑦～⑪）。眼窩の骨切りが終了した時点で頭蓋冠の骨切りを完成させる（図5-⑫）。

④骨延長器に問題がないか（ゆるみ，たわみやネジ山など）をチェックする（図5-⑬）。同時に延長器の力で前頭骨がたわまないようにするため大きな骨欠損には側頭部（temporal buldingの部分）の切除した骨を移植する（図5-⑭）。術前シミュレーションに合わせて骨延長器を装着し，延長方向に問題がないか確認する（図5-⑮）。次に延長用シャフトを外し，側頭筋弁を元にもどす（図5-⑯）。

⑤頭皮を完全に閉創した後，プレート装着部の皮膚に切開を追加し，シャフトを再装着する（図5-⑰）。ドレーンの挿入は原則行わない。

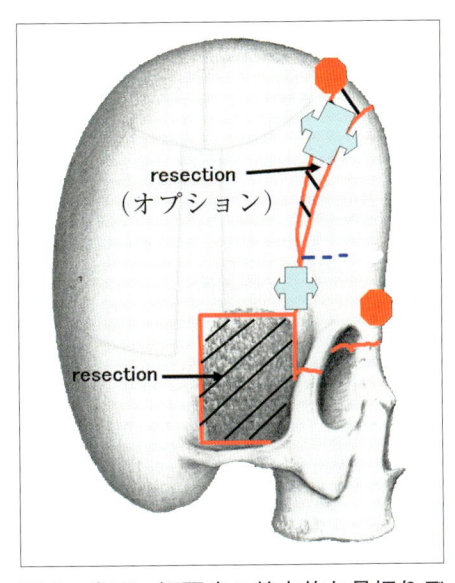

図3 尖頭・短頭症の基本的な骨切りデザイン
点線と頭頂部の骨切除はオプション。

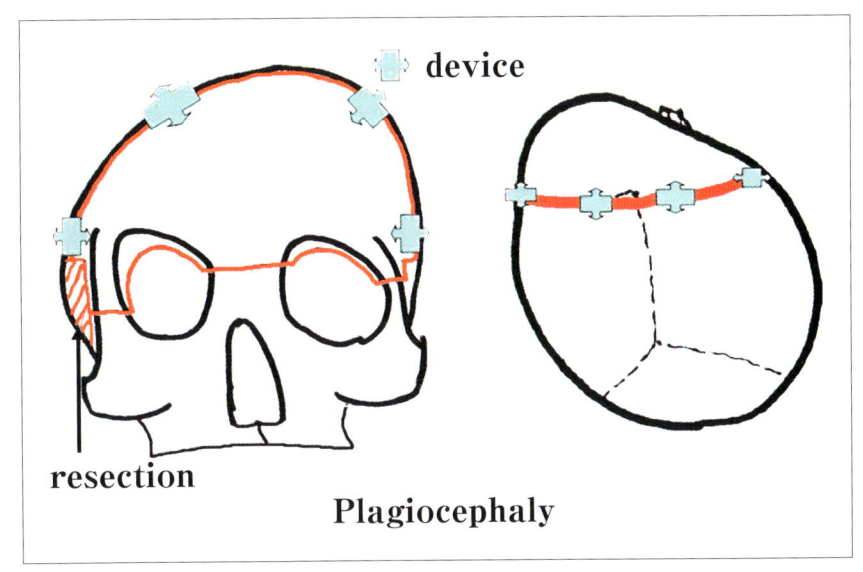

図4 斜頭症の基本的な骨切りデザイン

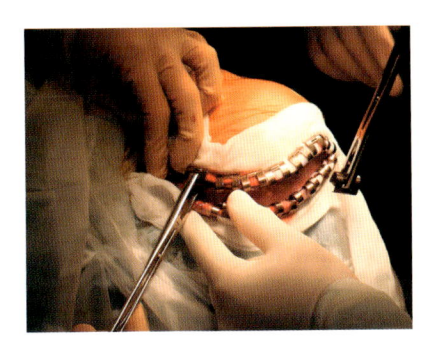

①ガレア直下まで直線で切開する
②骨膜を残して剥離する 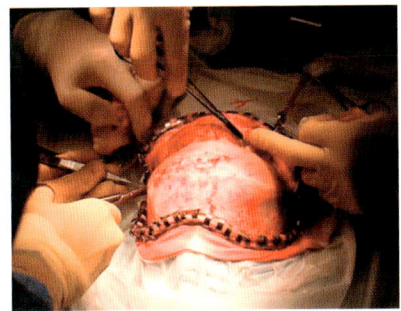
③眼窩上数 cm で骨膜弁をデザイン 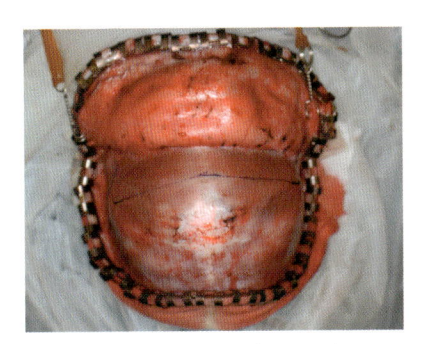
④骨膜弁として剥離挙上する 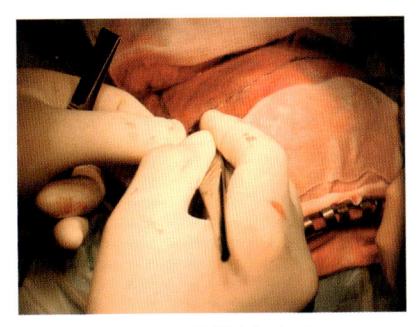
⑤骨切りをする部分のみ骨膜を剥離する 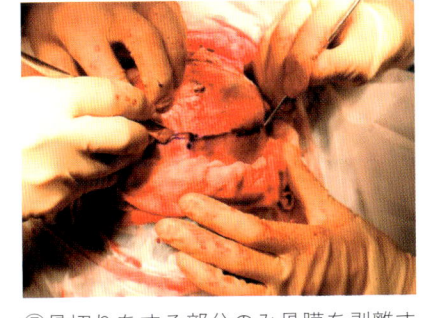
⑥マイダスレックス® B2 バーで削りながら骨切り（B5 でも可） 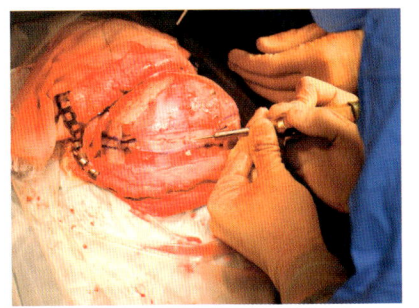

図5 骨延長法における骨切り術の実際

7．頭蓋骨縫合早期癒合症　81

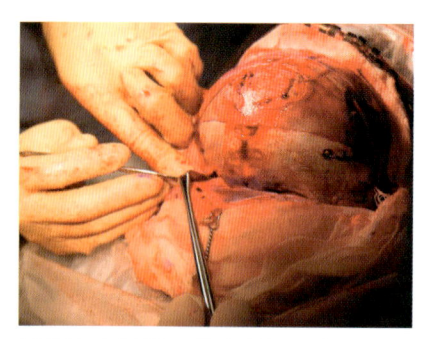

⑦眼窩内骨膜，眼窩外側は十分に剥離，眼球に負荷をかけない

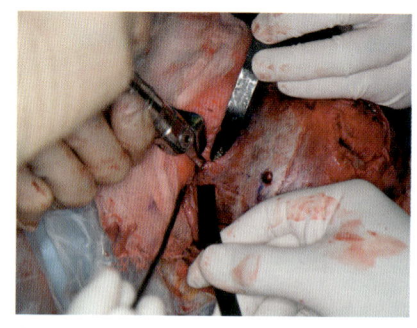

⑧眼球，脳を保護してサジタールソーで眼窩骨切り

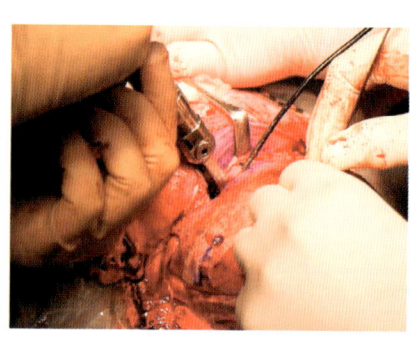

⑨鼻根部の骨切り

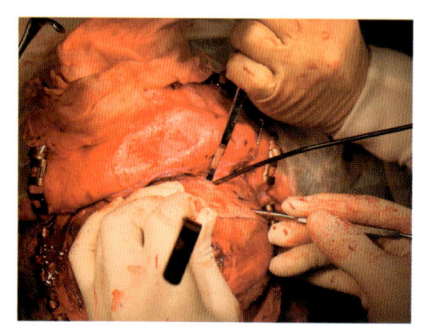

⑩眼窩上壁のノミでの骨切り

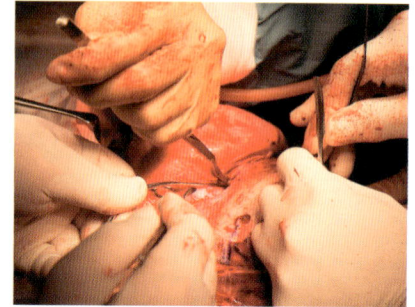

⑪眼窩内側のノミでの骨切り

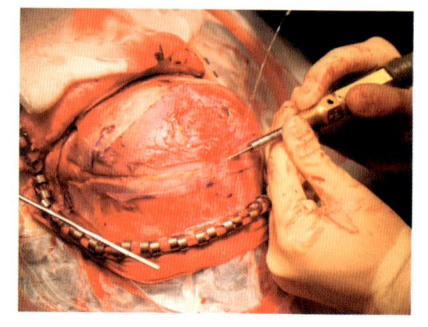

⑫最後に頭頂部を切離

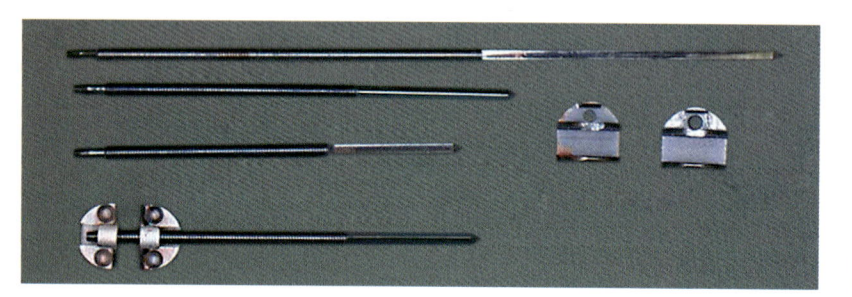

⑬骨延長器，使用前に確認する

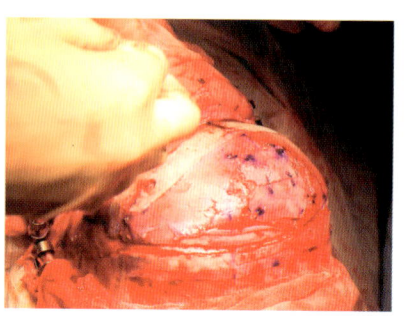

⑭正中部の骨欠損へ側頭部から骨移植，ナイロン糸で固定する

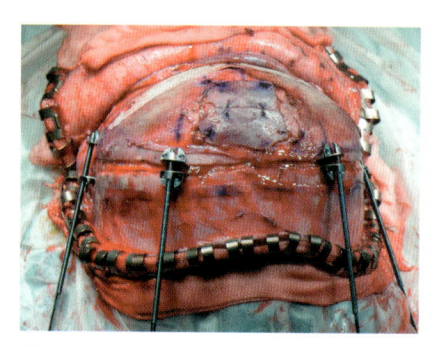

⑮延長器を装着し，延長方向を確認する

⑯軸を一度外し，骨膜弁を戻す

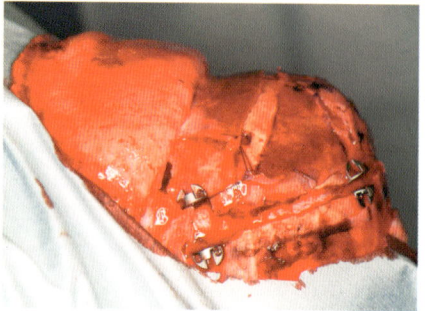

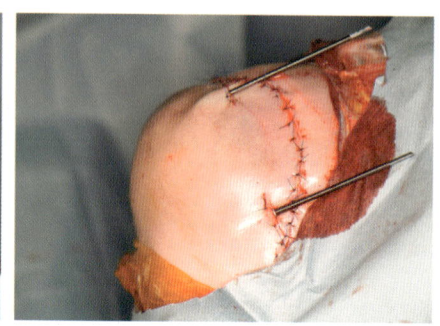

⑰閉創後小切開を追加して，軸を装着する

図5（つづき）

Ⅱ．先天異常

従来法

①頭皮切開は，基本的にジグザグ切開を使用して行う（図6）。頭皮は帽状腱膜下で挙上し，骨膜は骨から剥離しない。ただし，眼窩上数cmからは骨膜のみ剥離しておき，前頭蓋底部で硬膜損傷が生じた場合の有茎修復材料として確保しておく。矢状縫合部より骨膜を観音開きに剥離挙上し，側頭筋を含めて反転しておく（図7-①）。

②術前シミュレーションしたとおりにデザインし（図7-②），supra-orbital barにかからないようにバーホールの位置を決める（図7-③）。

③前頭骨をはずし，supra-orbital barを骨切りし，標準形態にあわせてreshapingと前方移動を行う（図7-④〜⑦）。固定は年齢にもよるが，チタンプレートやスクリューの使用はできる限り避け，ワイヤーなどを用いてきたが，現在では近年認可された頭蓋用の吸収性プレートの使用を推奨する。

④眼窩骨膜の約2/3の周に切開を加え，眼窩脂肪を脱出させる（図7-⑧）。側頭筋の後方で切開を加え，前方移動した眼窩外側部まで被覆する（図7-⑨⑩）。

⑤骨欠損部を反転した骨膜が覆うようにもどし，頭皮を縫合する。硬膜外ドレーンは留置する。

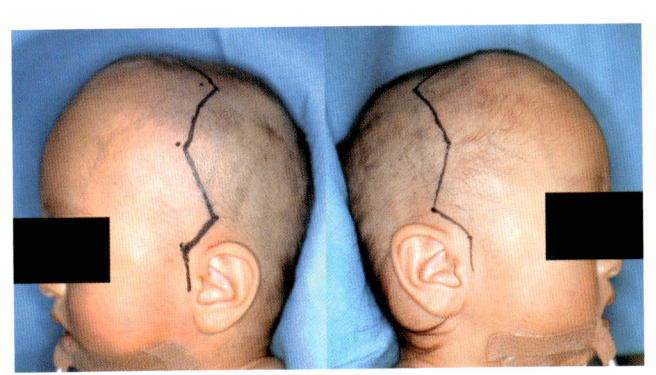

図6 従来法のデザイン
ジグザグに切開線をデザインする

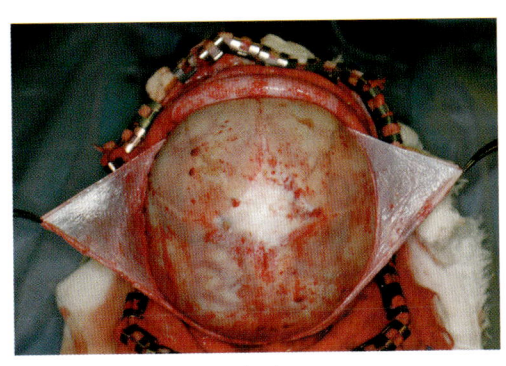

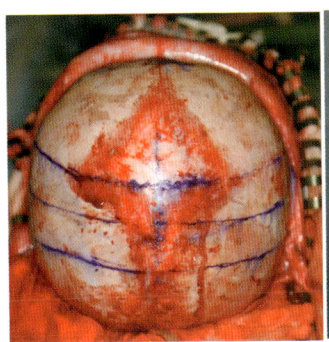

①正中から骨膜弁を反転する 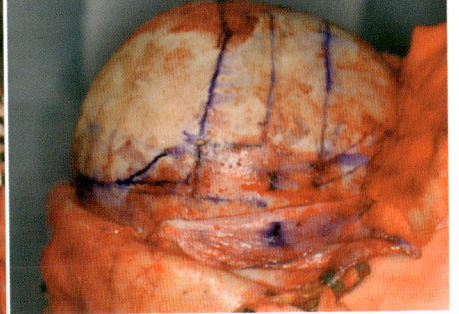　②術前シミュレーションどおりにデザインする。バーホールの設定に注意する

図7 従来法の実際

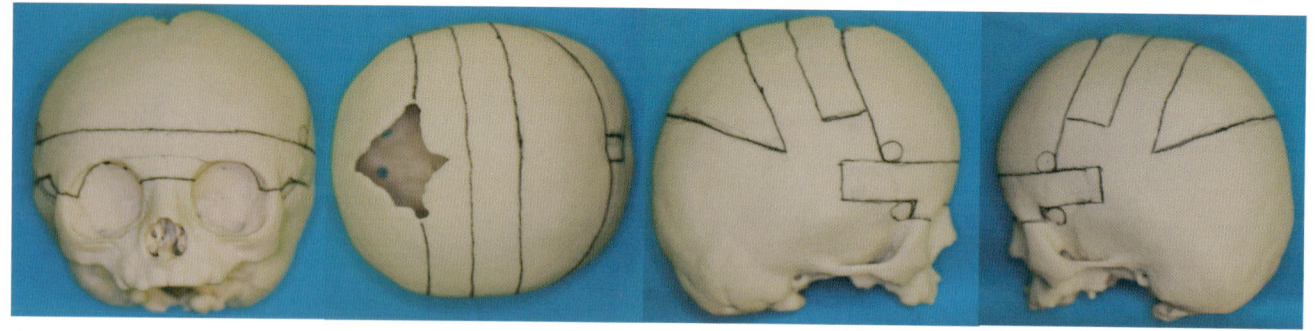

③3次元実体モデルによる術前デザイン

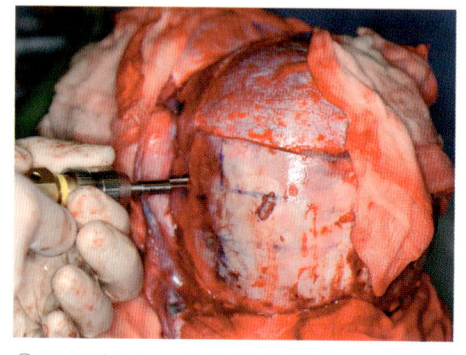

④マイダスレックス® B5バーで側頭部の骨切り

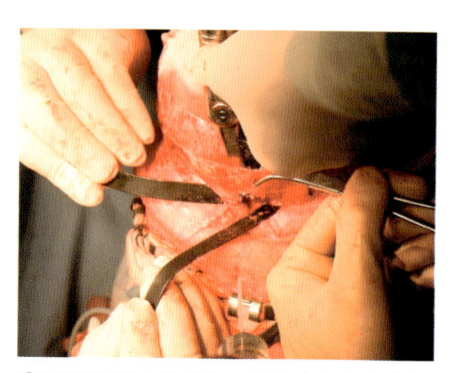

⑤眼窩外側の骨切り，頭蓋内より立体構造をイメージして切る

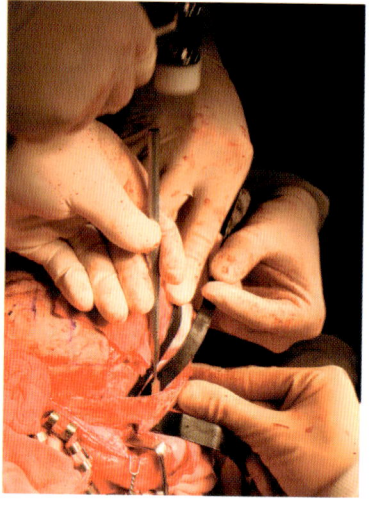

⑥最後の切離はノミで行ってもよい

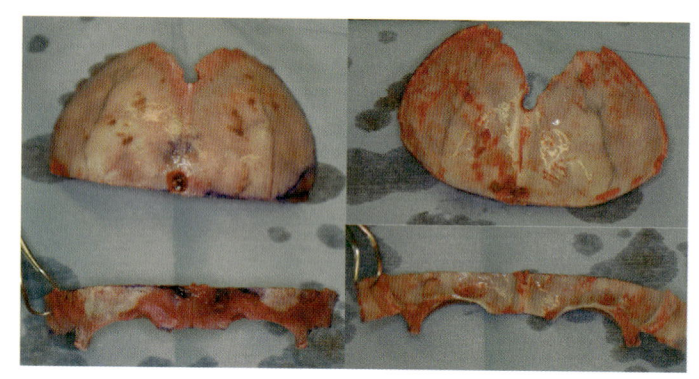

⑦ Supra-orbital bar と frontal bone flap

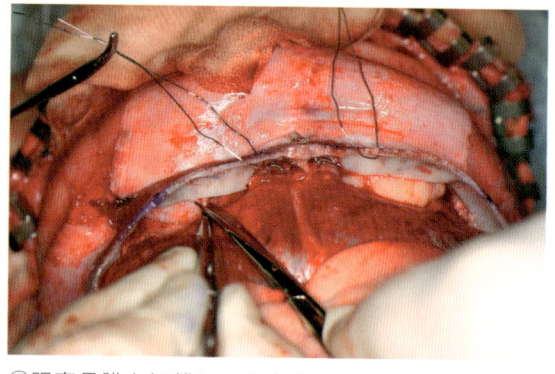

⑧眼窩骨膜を切離し，眼窩脂肪を出す（骨延長でも眼窩側から行う）．右側は切開後の状態。

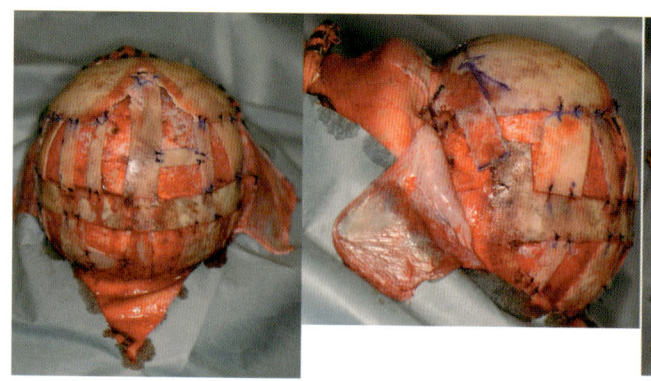

⑨主にワイヤーを用いて固定する

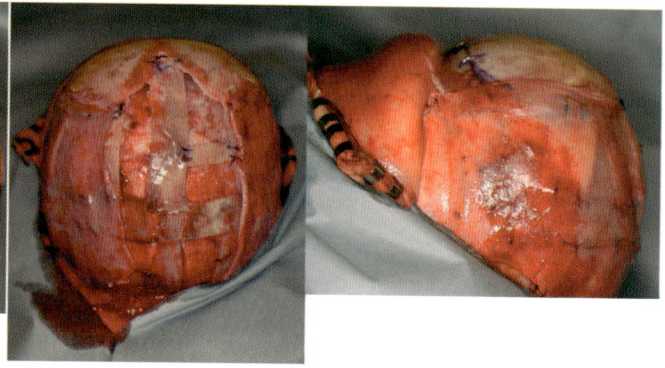

⑩骨欠損部をカバーするように骨膜弁を戻す．側頭下窩は側頭筋を前方移動させ，被覆する

図7 （つづき）

術後管理

　基本的な全身管理はいずれの術式も同じである。退院後の画像検査などもCTと単純X線検査を年1回行うことを原則としている。しかしながら，術直後の局所管理については骨延長術と従来法で若干異なる。

頭蓋骨延長術

　術後ICUにて全身管理を行い，問題なければ翌日から一般病棟での管理とする。経口摂取は翌日より開始する。頭部はシャフトが出ているため，大量の綿花で被覆し，体動により延長器がずれたりしないように保護する。骨延長は，ある程度創が落ち着く7日目より開始する。1日延長量は0.5～1.0mm位から開始するが，硬膜などの損傷があった場合，初回延長量は少なくした方がよい。予定延長量が終了した時点で頭皮から突出したシャフトは離断し，洗髪を許可する。頭部単純X線写真を月1回撮影し，骨形成の状態を観察し，抜釘時期を決定する。ヘルメットなどの術後保護は原則行わない。

従来法

　術後ICUにて全身管理を行い，問題なければ翌日から一般病棟での管理とする。眼部は眼軟膏を塗布し，綿花で軽度圧迫しておく。これは眼瞼腫脹の程度を軽減させる。硬膜外ドレーンは翌日抜去し，挿入部は逆行性感染予防のため縫合処置する。CTおよび単純X線写真で経過観察を行い，硬膜外の死腔がほぼ消失するか，抜糸が終了し，炎症反応がほぼ消失した時点で退院とする。

症　例

症例1　手術時年齢1歳，男児，斜頭症（図8）

　右冠状縫合を中心に早期癒合を認めた。Fronto-orbital advancementに準じた骨切り術を行い，骨延長器4器を側頭部と頭頂部に装着した。術前300mlの自己血貯血を行い，同種血輸血は行っていない。術後1週より左側頭部は0.5mm/日，右側頭部は1.0mm/日，左頭頂部は1.0mm/日，右頭頂部は1.5mm/日で延長した。左側頭部で10mm，右側頭部で22mm，左頭頂部で20mm，右頭頂部で30mm延長した。補綴期間は延長終了後5ヵ月であった。術後7年後戻りは認めない。

症例2　手術時年齢1歳，男児，Crouzon病（図9）

　両側冠状と矢状縫合の一部に早期癒合を認め，3ヵ月時従来法の手術を受けたが，後戻りした。Fronto-orbital advancementに準じた骨切り術を行い，骨延長器4器を側頭部と頭頂部に装着した。術後1週より側頭部は1.0mm/日，頭頂部は1.5mm/日で延長した。側頭部で21mm，頭頂部で27.5mm延長した。補綴期間は延長終了後7ヵ月であった。術後8年後戻りは認めない。

症例3　手術時年齢1歳，女児，斜頭症（図10）

　Fronto-orbital advancement and reshapingを施行し，ワイヤーを用いて強固な固定を行った。術後4年，両側側頭部に軽度陥凹変形を認めたが全体に良好な形態が保たれている。術後17年，頭蓋顔面非対称性は改善されているが，骨吸収および軟部組織量の不足に起因すると考えられる両側側頭部の陥凹変形がより高度になった。

(a) 術前。骨延長術を施行した。

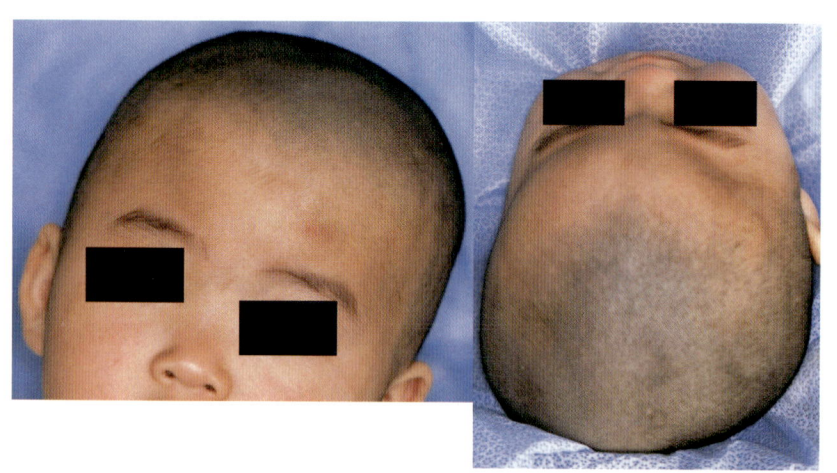

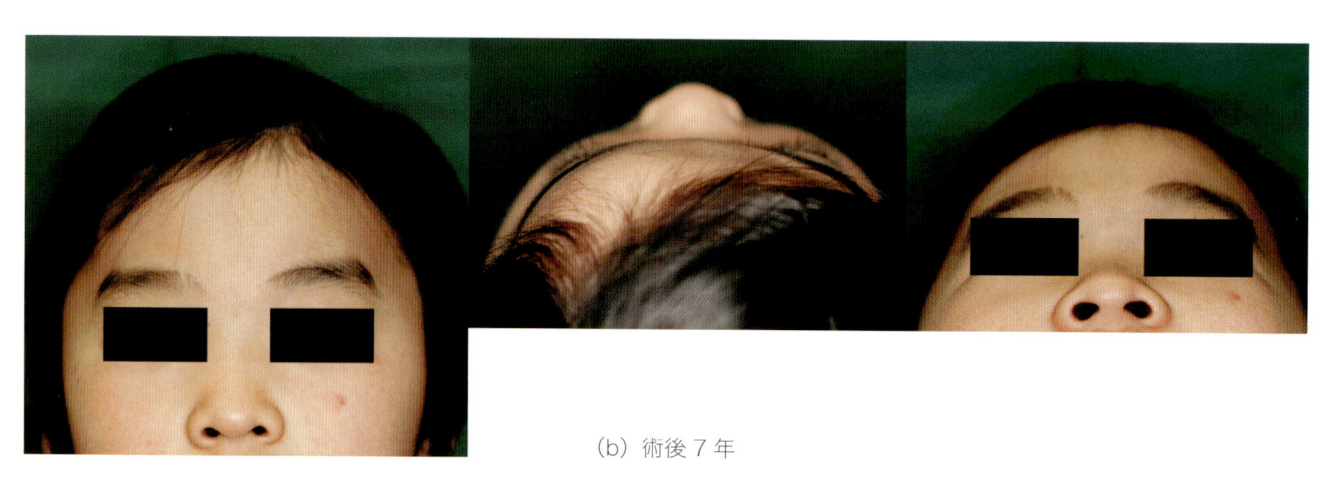

(b) 術後7年

図8 症例1：1歳，男児，斜頭症

考　察

手術適応

　手術の適応は，小児脳神経外科と相談のもとに決定される。その基準としては，計測による頭蓋の大きさ，頭蓋の形態，うっ血乳頭や骨欠損部（大泉門部など）での膨隆などの症状で確認される頭蓋内圧亢進，眼球突出などがあげられる。特に短頭，尖頭症は症候群性の症例に多く認められ，手術適応となる例が多い。これらの症状が軽度なものについては経過観察とし，手術は積極的に行わない。また，運動および精神発育が術前後において変化が認められたとする報告[2]があり，これらの評価も重要であろう。

　短頭，尖頭症と斜頭症に対する頭蓋形成術は現在，骨延長術と従来法に分けられる。その適応については意見の分かれるところである。当施設においては，それぞれの利点・欠点を説明し，最終的には患者家族に選択させている。ただし，脳室シャントが存在する症例ではその位置や手術時期によって従来法の絶対適応としている。

骨延長法

短頭，尖頭症

　骨延長の効果は延長器を中心に前方方向だけでなく，後方にも加わる。このため，前頭部だけでなく，後頭部の拡大も認める。このことは全頭蓋に骨延長の効果が及んでいることを示唆するものであり，われわれの鞍背を基準とした計測結果でも前後方向の拡大が示された[3]。do Amaralらも前後方向の拡大により頭蓋が扇のように開くことを報告して

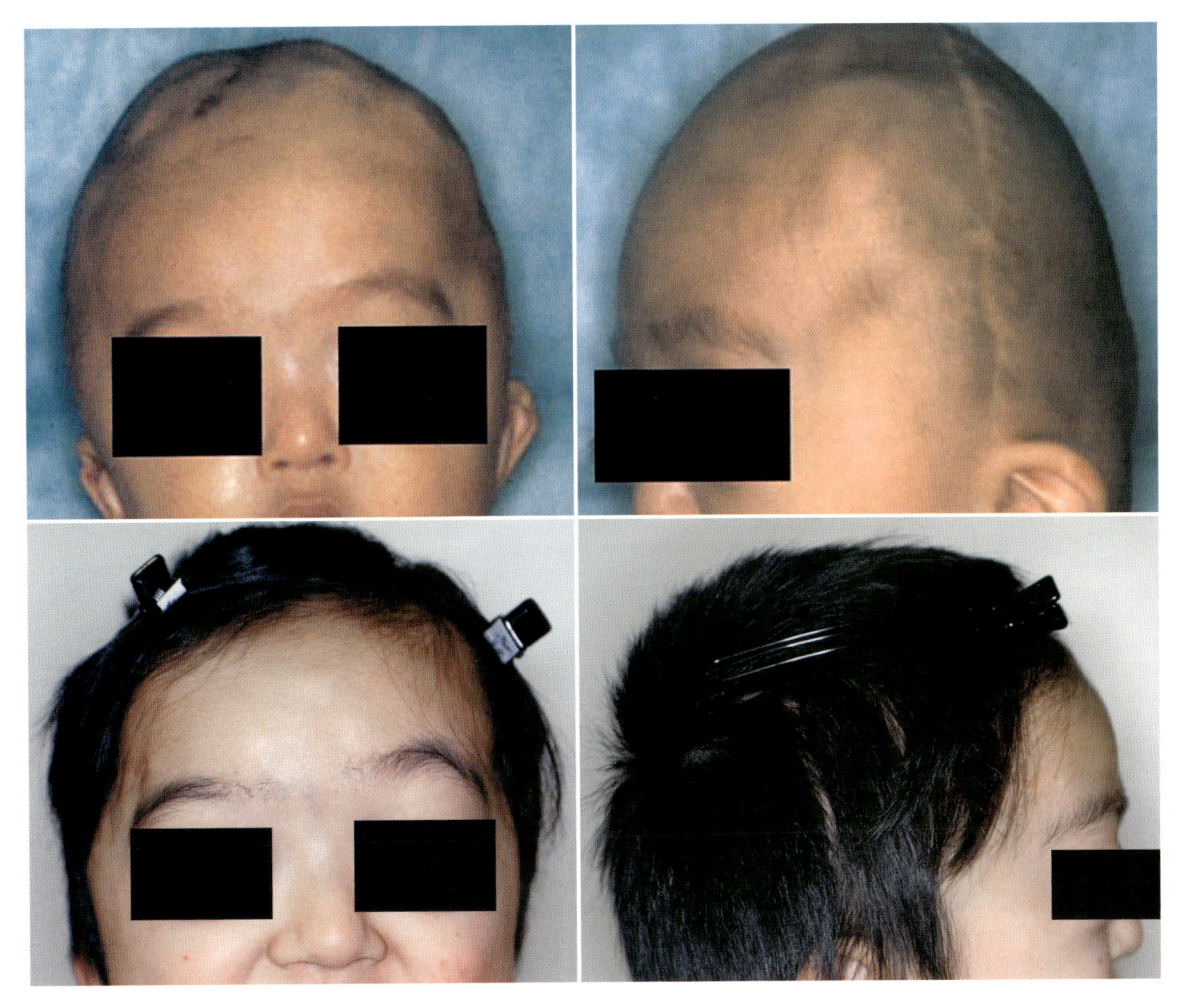

(a) 術前。骨延長術を施行した。
(b) 術後8年。後戻りを認めない。

図9 症例2：1歳，男児，短頭症，Crouzon病

いる[4]。

斜頭症

2歳未満にはよい適応であると考えるが，2歳以上の場合は積極的な適応はないと考えている。これは，2歳以上の板間層を持つ固い骨では，十分な頭蓋骨のしなりの効果が得られないと考えられるためである[4]。

一般的な骨延長術の利点と欠点

利点としては，必要十分量の拡大を行なえる可能性が高いこと，骨への血流が維持されるため骨吸収の可能性が低いことや手術時間の短縮，出血量の減少などの手術侵襲の低さがあげられる[5,6]。

欠点としては手術が2回になること，入院期間が長くなること，期待する形態結果が得られるまでに時間がかかることがあげられる[7]。

従来法

短頭，尖頭症

Fronto-orbital advancement and/or reshapingが行われる[8]。Marchac[13]が報告したtongue-in-groove techniqueは有用なひとつの方法である。手術の基準としては，正常頭蓋をもとに前方移動量や形態が決められる。また，後方の変形や矢状縫合の癒合を伴った場合，全頭蓋形成の適応となる[9]。

斜頭症

患側のみadvancement and reshapingを行う方法と両側に行う方法がある[9]。われわれは，原則として両側に行うことが多い。なぜなら，大半の症例では健側にも変形の影響が及んでいると考えるからである[10,11]。一方，後頭部後頭蓋窩に関しては，人字縫合に問題がなければ手術操作を加えずとも術後

7．頭蓋骨縫合早期癒合症

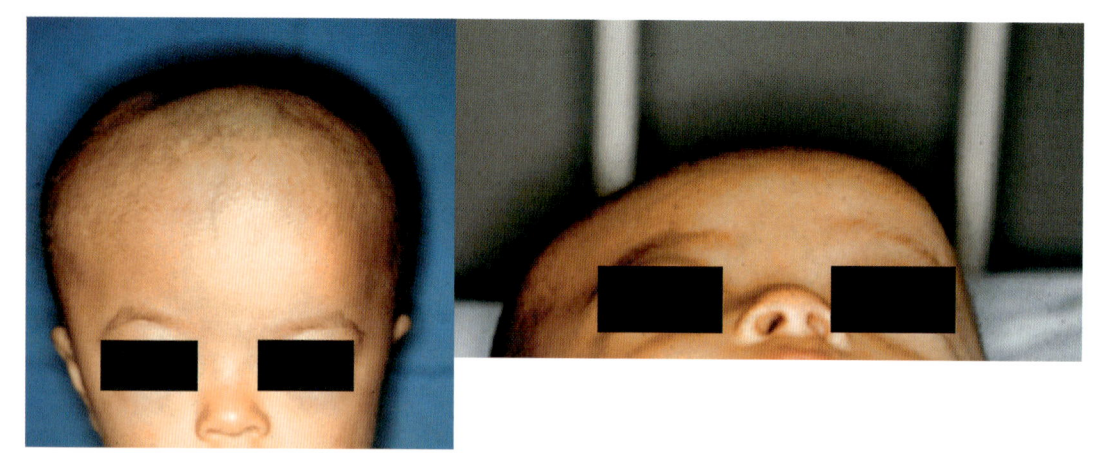

(a) 術前。従来法を施行した。

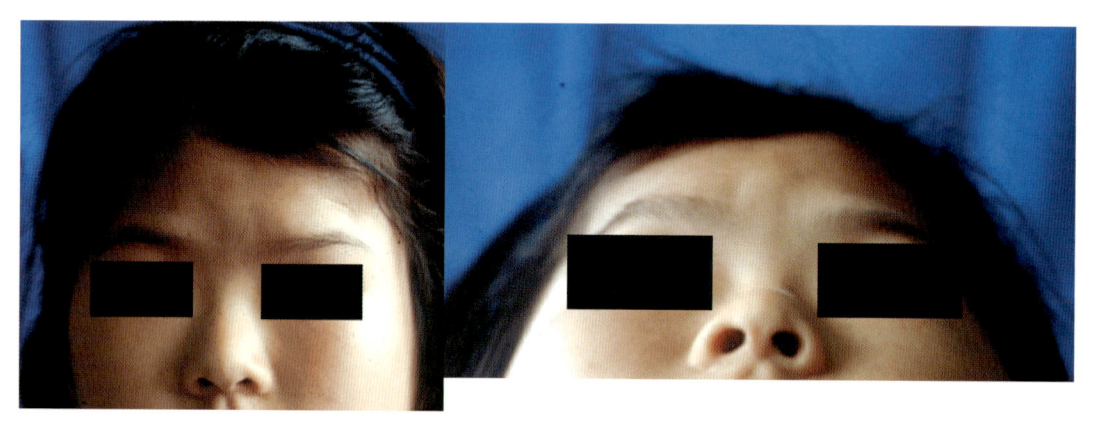

(b) 術後4年。側頭部に軽度陥凹を認めた。

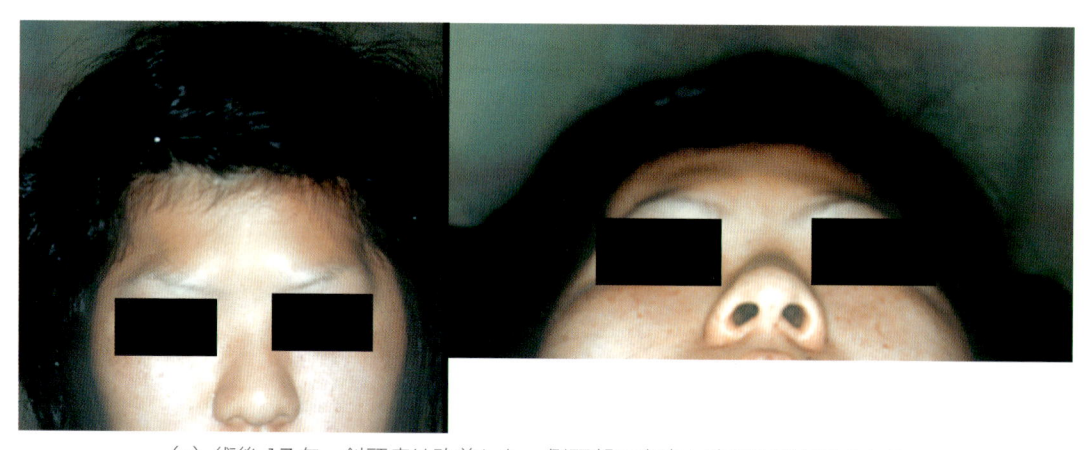

(c) 術後17年。斜頭症は改善した。側頭部に高度な陥凹変形が見られる。

図10 症例3：1歳，女児，斜頭症

経過とともに改善される[12]。

従来法における利点・欠点

骨延長術の逆になる。血行のない頭蓋骨で再建されるため将来的に骨吸収が生じる可能性が高いこと，症候性例の短頭，尖頭症では必要十分量の拡大が困難であることが，最も大きな欠点であろう。

文 献

1) Imai K, Tajima S : The growth patterns of normal skull by using CT scans and their clinical applications for preoperative planning and postoperative follow up in craniofacial surgery. Eur J Plast Surg 14 : 80-84, 1991
2) Cohen SR, Cho DC, Nichols SL, et al : American society of maxillofacial surgeons outcome study ; Preoperative and postoperative neurodevelopmental findings in single-suture craniosynostosis. Plast Reconstr Surg 114 : 841-847, 2004
3) 今井啓介, 山田朗, 坂本博昭ほか：頭蓋骨延長術における中期経過での評価とその適応. 形成外科 49：269-280, 2006
4) Amaral CM, Domizio G, Tiziani V, et al : Gradual bone distraction in craniosynostosis. Preliminary results in seven cases. Scand J Plast Reconstr Surg Hand Surg 31 : 25-37, 1997
5) Rocco C, Tamburrini G, Pietrini D : Blood sparing in craniosynostosis surgery. Semin Pediatr Neurol 11 : 278-287, 2004
6) Imai K, Komune H, Toda C, et al : Cranial remodeling to treat craniosynostosis by gradual distraction using a new device. J Neurosurg 96 : 654-659, 2002
7) 今井啓介, 小宗弘幸, 戸田千綾ほか：頭蓋骨骨延長法—われわれの行っている手術方法について. 日形会誌 22：547-553, 2002
8) Posnick JC : Craniofacial and maxillofacial surgery in children and young adults. WB Saunders Co., Philadelphia, 2000
9) Salyer KE, Bardach J : Atlas of craniofacial & cleft surgery. Lippincott-Raven, New York, 1999
10) Yamada A, Imai K, Nomachi T, et al : Cranial distraction for plagiocephaly ; Quantitative morphologic analyses of cranium using three-dimensional computed tomography and a life-size model. J Craniofac Surg 16 : 688-693, 2005
11) 藤本卓也, 今井啓介, 山田朗ほか：斜頭症骨延長術症例における形態変化の検討. 形成外科 46：677-684, 2003
12) 今井啓介, 田嶋定夫, 前島精治ほか：斜頭症における術前術後の後頭部および後頭蓋窩の形態的変化. 日形会誌 13：583-588, 1993
13) Marchac D, Renier D, Broumand S : Timing of treatment for craniosynostosis and faciocraniosynostosis ; A 20-year experience. Br J Plast Surg 47 : 211-222, 1994

7 頭蓋骨縫合早期癒合症
4）舟状頭の手術

久徳 茂雄

Summary

　舟状頭は矢状縫合の早期癒合に伴う頭蓋冠の形態異常症であり，通常頭蓋骨長幅示数（horizontal cephalic index）75以下のものを指す。変形は頭蓋冠に限局し，頭蓋高および横径が短縮し，前頭部，後頭部が突出して前後径が延長する。機能的障害を呈することは稀であるが，程度の強いものでは加齢とともに頭頂部が鞍状に陥凹し，後頭部の異常突出を来たすものなど多彩な形態変化を見るため形態改善が主たる手術目的となる。

　舟状頭の手術は，横径拡大の不要な短頭，斜頭，三角頭の頭蓋拡大などと異なり，横径の拡大はもちろん，その形態異常の程度に応じて骨切り線を変える必要があり，多数の手術法の報告がある。一般に縫合切除術と頭蓋冠形成術に大別されるが，他の単純型の早期癒合症と同様，頭蓋骨の可塑性や脳容積の問題から年齢に応じた術式の選択が行われるべきである。すなわち生後数カ月以内であれば，責任癒合縫合の開放により頭蓋冠全体に及ぶ変形は徐々に自然矯正されていくようであるが，症例によっては変形の再発や残存が見られることもある。そこで，ある程度の変形の進行例や高年齢診断例などでは，頭蓋冠全体の形態改善のために頭蓋冠形成術を行う。

　さらに国内では1990年代の終わり頃から頭蓋縫合早期癒合症に対しても骨延長術の適応が行われるようになり，上記の2法の中間的な術式として一般的になっている。ただし，舟状頭では変形が加齢に伴い全頭蓋冠に及び，癒合縫合部の骨切りと延長のみでは十分な結果が得られないため，適応をより限定すべきである。

　本邦では頭蓋縫合早期癒合症の診断時期が欧米より遅く，特に舟状頭は1歳時検診以降に診断されることが多い。早期診断により拡大縫合切除を早期に行い，成長による全頭蓋のリモデリングを期待することが最も望ましい。

はじめに

　舟状頭（scaphocephaly, dolicocephaly）は矢状縫合の早期癒合に起因する頭蓋形態異常を指し，単純型の頭蓋縫合早期癒合症中最も発症頻度が高く，1,000～5,000出生に1例現れるとされる[1〜3]。変形は頭蓋冠のみで，横径が短縮し，前頭部・後頭部が突出して前後径が延長する。一般に機能的障害を呈することは稀であるが，一部の症例では頭蓋内圧亢進を来たすものもあるとされる[4,5]。程度の強いものでは，加齢とともに頭頂部が鞍状に陥凹し，後頭部の異常突出を来たすものなど多彩な形態変化をみる[6,7]。したがって舟状頭では形態改善が主たる手術目的となる。本稿では，代表的症例を提示し，頭蓋骨の可塑性や脳容積の問題から年齢に応じた術式の選択とその実際について述べる。

術前の評価

診断

矢状縫合の癒合に起因する頭蓋前後長の延長（Virchowの法則）が存在し、通常頭蓋骨長幅示数（horizontal cephalic index: CI）75以下のものを舟状頭と診断する[8)～10)]。頭部単純X線写真では矢状縫合の消失と前後に延長した特徴的な頭蓋冠をみる。一般に指圧痕は著明でないことが多い（図1）。CTにより水頭症の合併や部位別の骨厚の状態などを知り、3DCTでは骨切り線の設定など、術前の頭蓋形態を把握する。頭蓋内圧やSPECTによる脳血流の術前評価は一般には行っていない。

舟状頭の頭蓋形態異常

単に前後径の延長のみではない。細分類としてCohenやRoddiらのもの、すなわち、前額部の異常突出（frontal bossing）を呈するsphenocephaly、前後径延長を指すleptocephaly、冠状縫合後方の陥凹変形を来たす鞍状頭clinocephaly、後頭部の異常突出（occipital bullet）を呈するbathmocephalyの4型や中嶋らの前頭部突出型と鞍状頭に2分する分類などがあるが、前・中・後と分けると、前額部の形態異常としては前方突出と四角く側方へ拡大するもの、頭頂部では冠状縫合後方で鞍状に陥凹を呈するもの、後方では後頭部の尖状突出とその下垂などがそれぞれ進行した変形としてあげられる[6)7)9)]。特に後頭部の突出の著明な例では睡眠時の頭位の制限から頭蓋骨長幅示数の減少を来たし、変形は加速する傾向がある（図2）。舟状頭の多彩な形態異常に対する外科的治療に直結する客観的評価法はなく、著者らは頭蓋骨長幅示数70以下の症例を手術適応としている[11)]。

手技

手術法は多数の報告があるが、縫合切除術と頭蓋冠形成術に大別され、その選択は頭蓋骨の可塑性や脳容積の問題から年齢に応じて行われるべきである。すなわち、生後数カ月以内であれば、責任癒合縫合部分の開放により頭蓋冠全体に及ぶ変形は徐々に自然矯正されていくようであり（症例によっては変形の再発や残存がみられることもあるとされる）、ある程度の変形進行例や高年齢診断例などでは、頭蓋冠全体の形態改善のために頭蓋冠形成術を行う[9)12)～14)]。

縫合切除術

Sagittal/parasagittal linear craniectomy, sagittal suturectomy, π procedureなどの縫合部あるいはそれと平行する頭蓋冠の開放術で、切除骨の範囲やそのデザインは種々の報告がある[15)～17)]（図3）。骨切除量は前後長に比例して増加させるべきで、3カ月以下では矢状洞が未発達であり、正中部すなわち癒合縫合自体の切除を行うことができる。以降はこの部の操作は出血を来たすので行わない。比較的年長者や変形の進行したものにはπ procedureなどでより効果的な横径の拡大を図

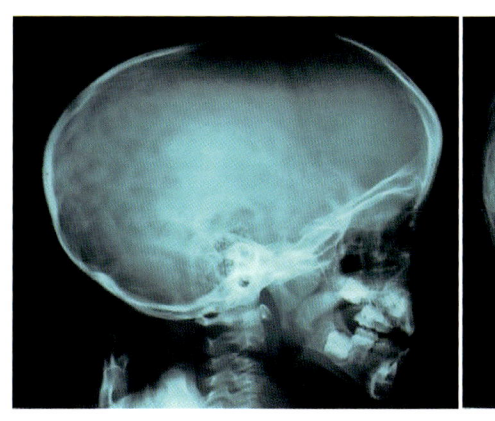

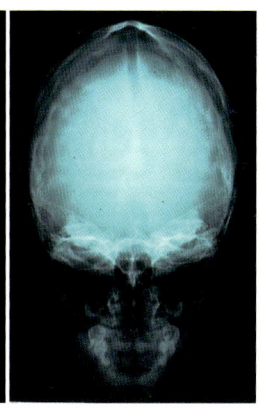

図1 舟状頭の単純X線写真
2歳、男児（CI＝61.7）。横径の短縮と著明な前後径の延長、指圧痕が見られる。

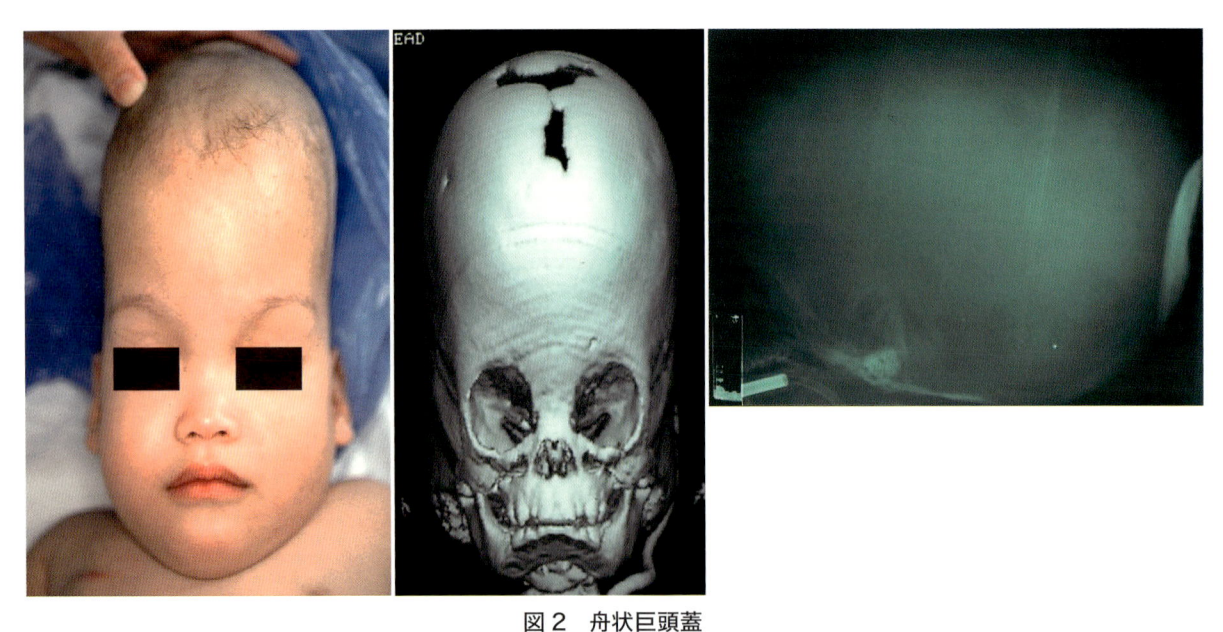

図2 舟状巨頭蓋
7カ月，女児（CI = 46.4）。未治療の水頭症で sleeping position により超長頭を呈す。

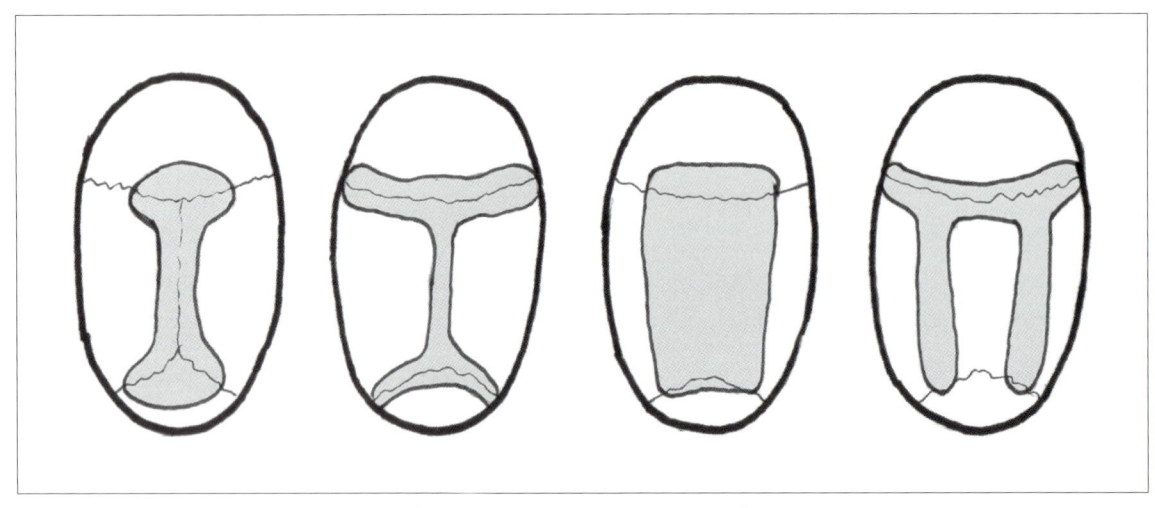

図3 縫合切除術（craniectomy, suturectomy）と π-procedure

る。「π」の横棒は前後長の大きいものには短縮を期待して大きく開放する[16]。頭皮切開は骨切りとは直行するが，vertex 付近での冠状切開とし，頭皮の展開は帽状腱膜下で行い，骨切り線の周囲のみ骨膜を剥離する。

頭蓋冠形成術

　全頭蓋冠の形態を組み換える total calvarial remodeling であり，鞍状変形，砂時計様変形や後頭部の尖状突出など頭蓋冠全体に及んだ変形進行例で適応となる（図4）。骨可塑性のやや低下した高年齢児の異常に突出した前額や後頭部などは，主たる変形である横径の拡大とともに，後頭結節を含む全頭蓋冠に及ぶ骨切りによる一期的な形成術を要する。この手術は骨切りが全頭蓋冠に及ぶため，腹臥位や sea lion position にて行い，ほとんどの場合で輸血の準備を要する[10]。代表的な手術法として bamboo-ware 法，barrel-stave 法などが知られるが，骨切り線の実際は，多彩な変形に応じて可変的に行われる[9)15)16]。

頭蓋縫合早期癒合症に対する骨延長術

　この2術式に加えて，国内では1990年代の終わり頃から頭蓋縫合早期癒合症に対しても骨延長術が行われるようになり，前2法の中間的な術式として一般化しており，むしろ craniosynostosis の頭蓋拡

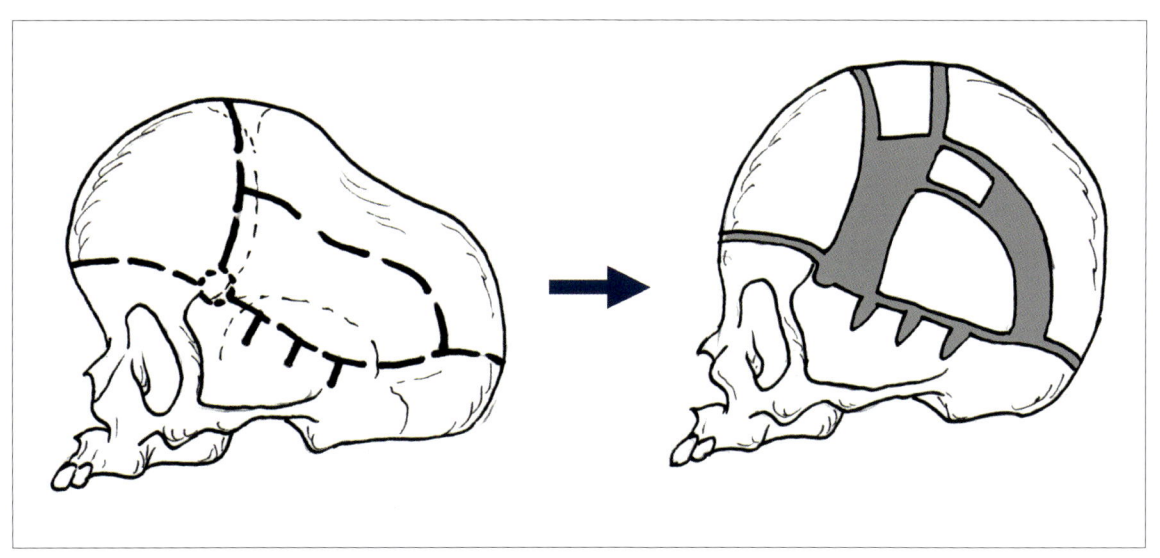

図4　全頭蓋冠形成術（Total calvarial remodeling）

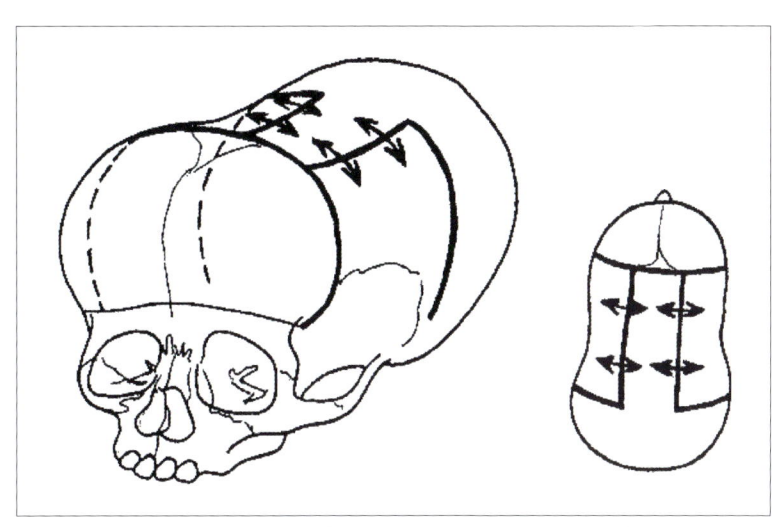

図5　骨延長法（Distraction osteogenesis）

大手術の第1選択になっている[18)～20)]（図5）。ただし，舟状頭では変形が加齢に伴い全頭蓋冠に及び，癒合縫合部の骨切りと延長のみでは十分な結果が得られないため，他の単純型癒合症よりも適応をより限定すべきである。

　骨切りは原則的にsagittal barを残して左右対称に下方を茎として約1cm幅で「コ」の字型に行い，骨弁の長さに応じて延長器を2つあるいは4つ固定する[3)19)]。強固な固定のために，骨切り縁の硬膜が剥がれない程度に3～5mmのinitial gapをとっておく。延長器は皮膚切開部に設置すると手技の煩雑さが少ない[20)]。延長部分の骨が厚いものでは冠状縫合後方で「コ」の字を繋ぐ骨切りと前頭縫合上部の骨切りを追加して，横径拡大を行いやすくしている[19)]。

舟状頭に対する手術法の選択

　頭蓋内圧亢進を来たすことが少ない舟状頭では，早期に診断が下されれば，①侵襲の少ない縫合切除術を行い，少し年齢が上がれば，次に②低侵襲の術式で他動的に横径拡大を行うことができる骨延長法を選択し，最後に③年長児で形態異常が高度で全頭蓋冠に至るようなものには亜あるいは全頭蓋骨冠形成術を行うのが合理的と考える[3)9)11)]。

術後管理

　いずれの術式も脳神経外科と周術期共同管理を行う。

- 手術中に設置した硬膜外ドレーンは排液量をチェックして2～3日で抜去する。
- 縫合切除術では骨欠損保護のためのガーゼ固定を約1週間は行い，頭蓋冠形成術においては，術後早期のcollapseが生じないよう2週間以上，保護帽の装着やsleeping positionに留意した頭部固定枕を使用する。
- 術後の頭部は長く仰臥位を保つ。
- CT検査は術後出血の確認のため翌日と，以降は硬膜外腔の経過チェックのために定期的に行う。
- 骨延長器設置例では，2～3日後に延長器のシャフトをまわしてみて弛んでいるようなら0.5mm/日程度で延長を開始，遅くとも1週間以内で延長を始め，2週間くらいで目的の延長量に達する。延長終了時は骨切り部分での段差が目立つものもあるが，同法適応例においては徐々になだらかになっていく。
- 延長器は延長終了後6～8週の保定期間の後，画像上十分な骨架橋の形成を確認して抜去術を行う[3)18)19)]。抜去後のミニプレートなどでの固定は不要である。
- 保定期間中は外来管理で洗髪可とする。シャフトの頭皮埋入や肉芽増生を見ることがあるが，局所洗浄でまず問題ない[20)]。

症　例

著者らが1992～2006年の過去15年間に外科的治療を行った舟状頭蓋は13例で，その内訳は男性：女性＝11：2で，初診時年齢は3カ月～6歳8カ月（平均32.1カ月），手術時年齢は4カ月～7歳1カ月（平均35.9カ月）であった。

術式は前述のように生後数カ月の年少者には拡大縫合切除を行い，それ以降の年齢では全頭蓋冠形成術，あるいは2000年以降からは骨延長法を選択している。以下に自験例を紹介する。

症例1　手術時年齢4カ月，男児，術前頭示数67.3（図6）

矢状縫合周囲の拡大縫合切除（幅45mm）を行った。術後，徐々に頭蓋冠全体のプロポーションは自然なリモデリングにより改善し，約3年で切除部分の骨形成をみた。頭示数77.5に改善し，以後も良好な頭蓋形態を保っている。

症例2　初回手術時年齢9カ月，男児，術前頭示数65.1（図7）

矢状縫合周囲の拡大縫合切除（幅30mm）を行ったが，術後7カ月で急速な骨癒合を来たし，頭蓋変形が残存した（頭示数68.5）。そこで，1歳3カ月に再度，全頭蓋冠拡大術を行った。術後経過は4年6カ月になるが，形態は良好に保たれている。術後頭示数74.4。

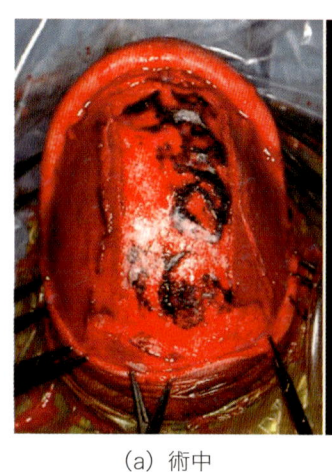

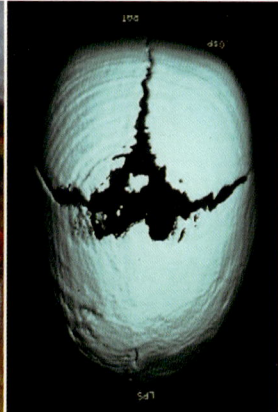

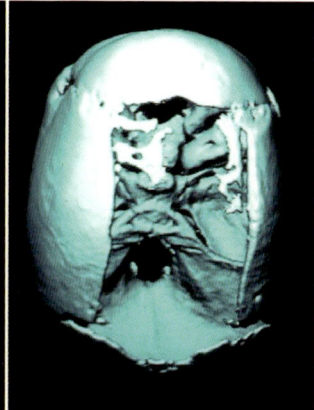

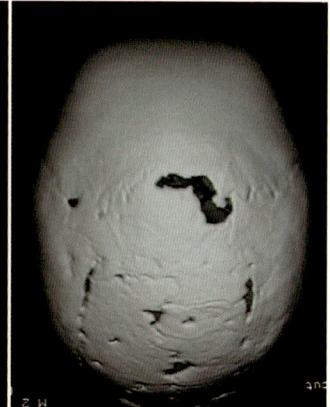

(a) 術中　　(b) 術前3DCT　　(c) 術後4カ月　　(d) 術後3年

図6　症例1：4カ月，男児，舟状頭（CI＝67.3）
拡大縫合切除（矢状縫合部幅4cmの骨切除）を行った。術前後の3DCTを示す。

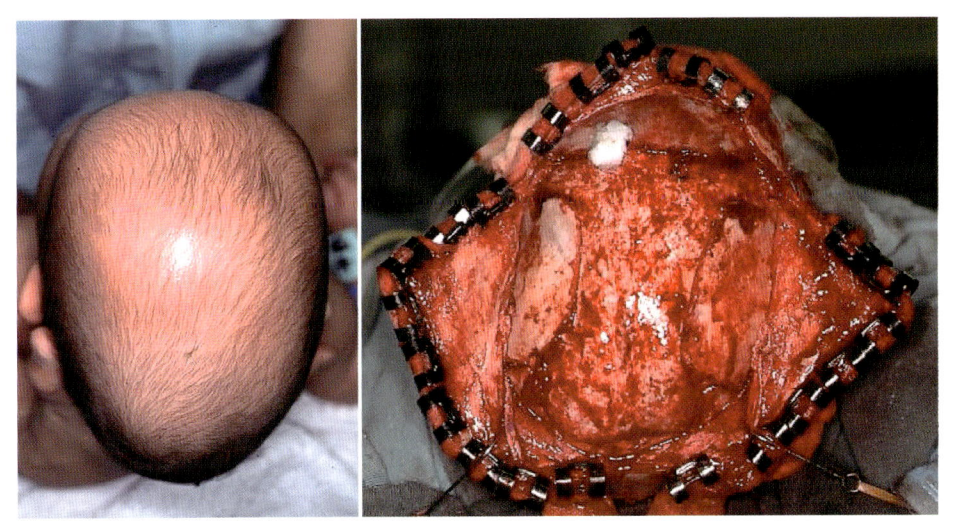

(a) 拡大縫合切除を行った。

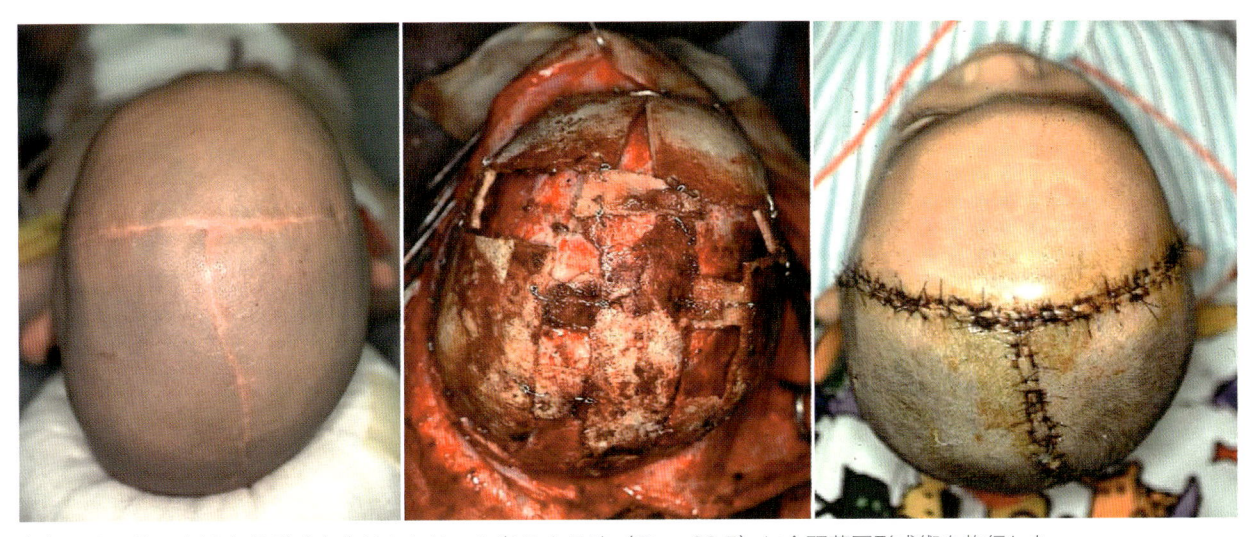

(b) 7カ月後に急速な骨形成を生じたため，1歳3カ月時（CI = 68.5）に全頭蓋冠形成術を施行した。

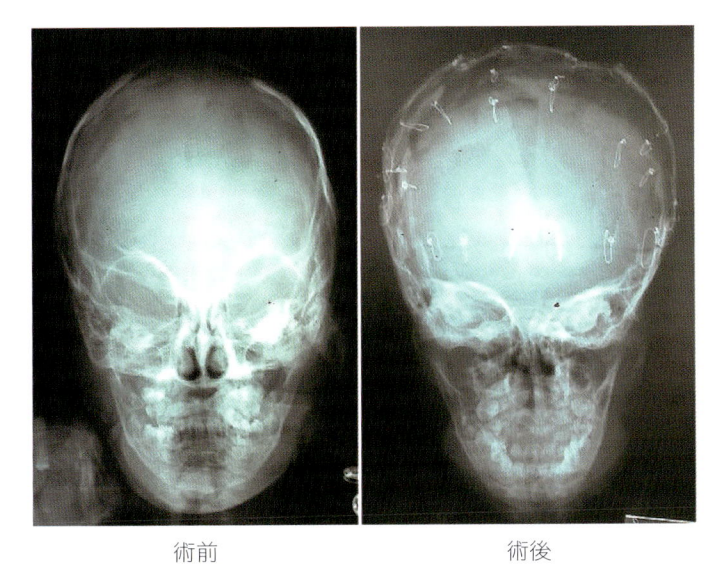

術前　　　　　　　術後
(c) 2回目の術前および術後単純X線写真。

図7　症例2：9カ月，男児，舟状頭（CI = 65.1）

7. 頭蓋骨縫合早期癒合症

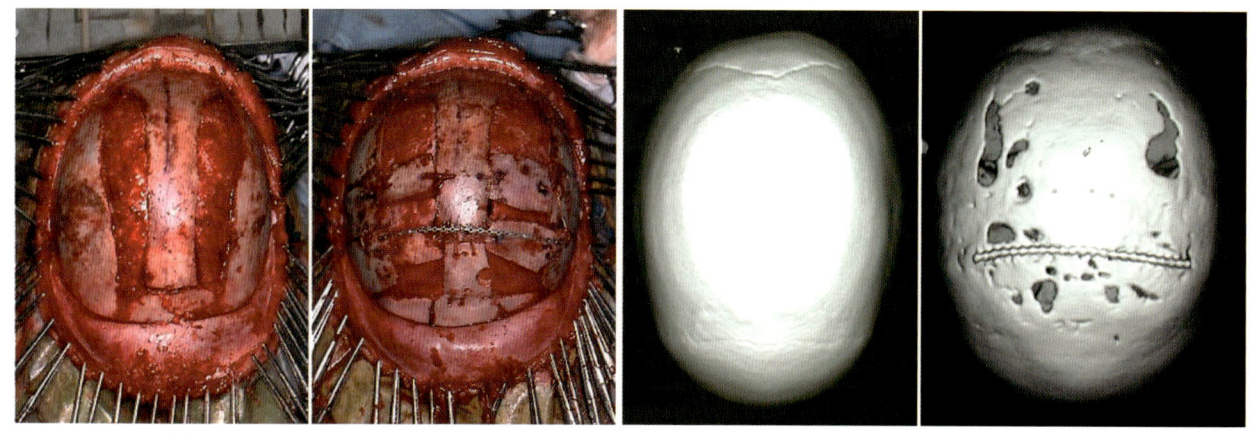

(a) 全頭蓋冠形成術を行った。　　　　　　　　　　術前　　　　　術後 6 カ月
(b) 術前と術後 6 カ月の 3DCT を示す。

図 8　症例 3：3 歳，女児，舟状頭（CI ＝ 69.5）

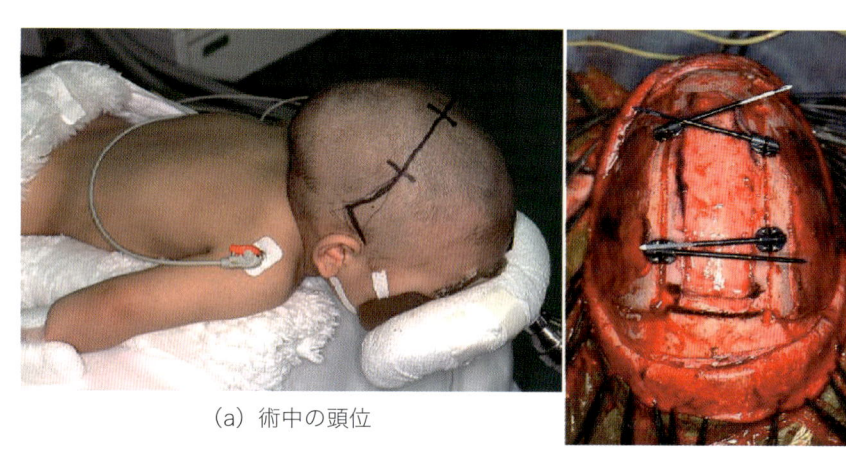

(a) 術中の頭位

(b) 術中

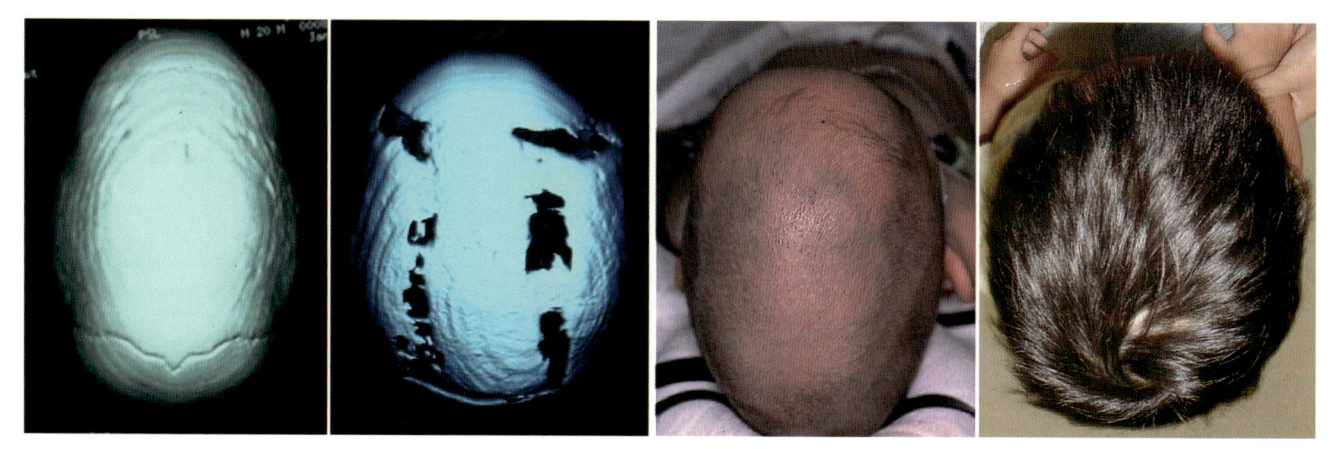

(c) 術前および術後 6 カ月の 3DCT　　　　　(d) 術前およびプレート除去後 1 年の臨床像

図 9　症例 4：1 歳 9 カ月，男児，舟状頭（CI ＝ 62.7）
骨延長術による横径拡大を行った。

96　Ⅱ．先天異常

(a) 術中

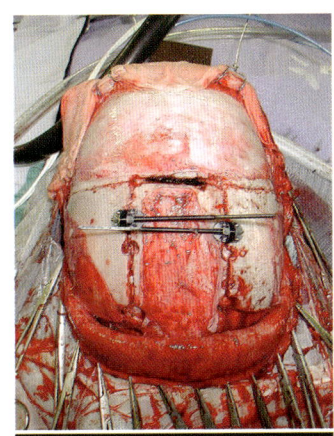

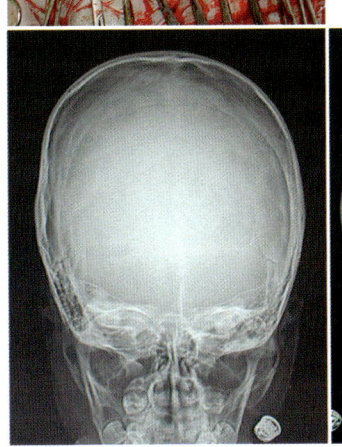

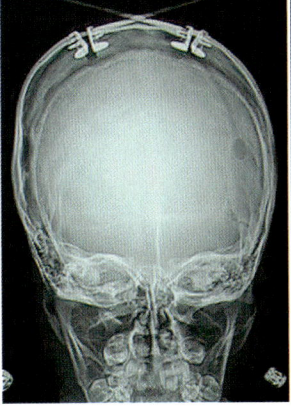

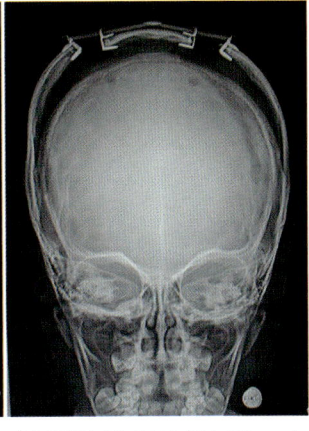

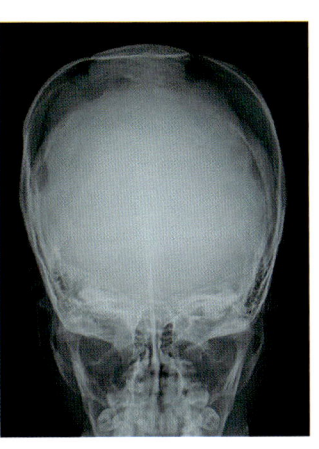

(b) 術前　　(c) 骨延長開始時　　(d) 延長21日目（34.25mm）　　(e) 2年後

図10　症例5：3歳，男児，舟状頭（CI = 68.0）
骨延長術による横径拡大を行った。横径拡大の単純X線写真正面像を示す。

症例3　手術時年齢3歳，女児，術前頭示数69.5（図8）

頭蓋冠形成術を行い，頭示数75.4に改善した。

症例4　手術時年齢1歳9カ月，男児，術前頭示数62.7（図9）

両側「コ」の字骨切りによる横径拡大を4つの延長器を用いて行った。術後2年6カ月を経過するが，横径の拡大はもちろん，頭蓋冠全体に及んだ変形は徐々に改善されている。

症例5　手術時年齢3歳，男児，術前頭示数68.0（図10）

骨延長法による頭蓋冠拡大を行った。2つの延長器で横径拡大を21日かかって34.25mm行った。頭囲は術前後で48.0cmから51.5cmに拡大し，術後頭示数74.2となった。

考察

手術適応と手術時期・術式の選択

舟状頭は単純型早期癒合症の中で最も頻度が高いものである。三角頭などと異なり頭蓋形状以外の臨床症状のないものが多く，われわれは頭示数70以下例に手術を行ってきた[11]。これまでの経験から，生後6カ月前後までの低年齢時手術ではVirchowの法則（1851）に基づいた古典的な拡大縫合切除も有効であり，またそれ以上の年長例は，骨延長術の適応と考える[3)9)10]。同法は硬膜剥離が不要なことから硬膜外死腔・感染の軽減が得られ，無輸血手術であること，成長頭蓋冠に埋入するマイクロプレート固定を回避できることなどもあって，国内では好結果の報告が多い。しかし，変形の程度によっては骨切り線が複雑となり，加齢による骨可塑性の低下から延長後の頭蓋形態が計画通りに改善されない場合も生じた[18)〜20]。そこで，3歳以上で頭蓋冠の厚

い変形の強い例，いわゆる 'late' scaphocephaly などでは，全頭蓋冠形成術を一期的に行う方が，より早く良好な結果が得られると考える。

手術成績

舟状頭蓋の手術術式の変遷を国内・海外に分けてみると国内では1980年代に入って頭蓋顔面外科の時代となり，欧米に習って拡大縫合切除，そして診断年齢によるものか，早く全頭蓋冠形成術が行われるようになったが，最近では骨延長術の報告が続いている。一方，欧米では骨延長術は特殊例を除いて適応がないとされ，ほとんど行われていない。最近では，一期的全頭蓋冠形成術の報告が増えているようである。

過去20年間の手術手技と結果に関する報告を比較すると，欧米では手術例（手術時年齢は生後1週～8歳）の94％が6カ月未満で行われているのに対し，日本では67％が1歳以上で手術（手術時年齢は5カ月～7歳）を受けている。手術術式の割合も，欧米では縫合切除が57％，全頭蓋冠形成術が43％であるのに対し，わが国では縫合切除54％，骨延長23％，全頭蓋冠形成術23％と異なっている。再手術率については記載のあるもので海外3～10％，日本15～16％となっている。

本邦での骨延長例では良好な結果の報告がほとんどで，施行年齢も幅がある。国内での不良結果のほとんどは高年齢児に対する縫合切除例である[21]。Kaiserら，Marshら，Panchulらはlinear craniectomy, extensive suturectomy, total calvarial remodeling などの術式の比較を行い，低年齢（13カ月未満）では差が見られないこと，3歳以上では拡大手術で成績が良いことを結論している[22)～25)]。しかし，白人と日本人との成績の差異は人種間のincidence, 出血量，relapseや瘢痕形成などの問題も加味すべきと考える。われわれの手術結果を術式別に示すが，これらの報告に矛盾しない結果となっている[21)]（図11）。

本邦では頭蓋縫合早期癒合症の診断時期が欧米より遅く，特に舟状頭は1歳時検診以降に診断されることが多い[2)9)]。年齢が高くなるほど，手術手技がよりextensiveになることは多くの術者の指摘するところであり，早期診断により，拡大縫合切除が早期に行われ，成長による全頭蓋のリモデリングを期待することが最も望ましいと考える[1)4)8)21)25)]。また海外では内視鏡支援下の縫合切除や骨延長の報告もされており，今後の成果が期待される[10)]。

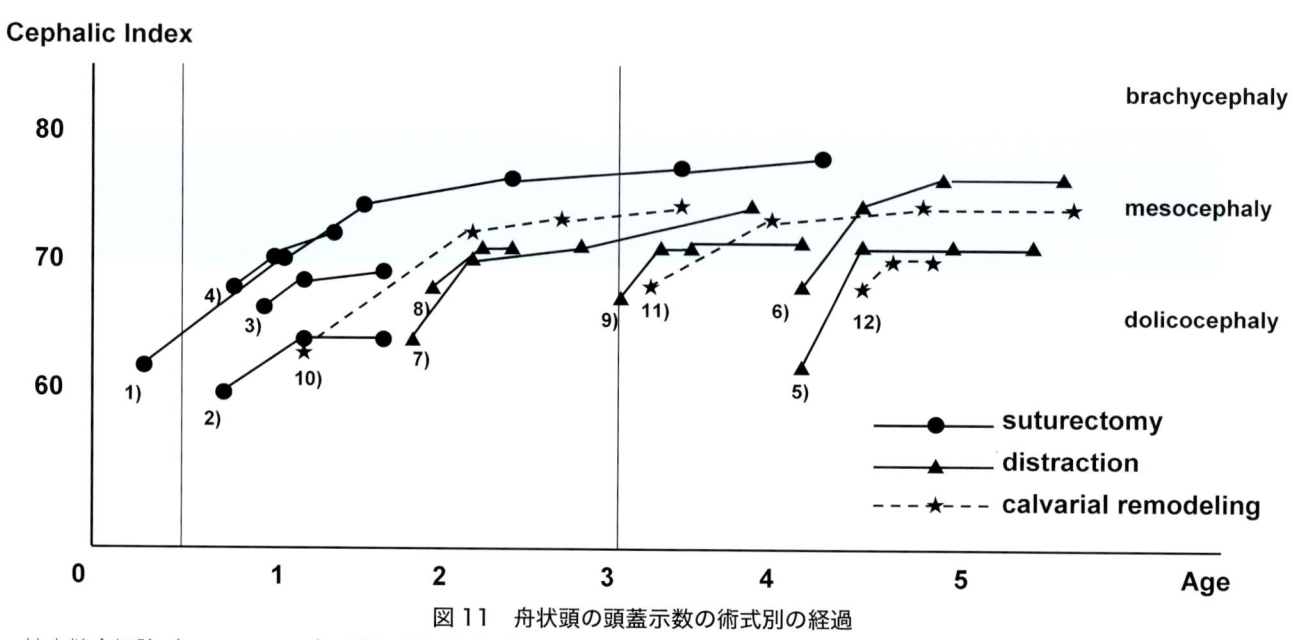

図11 舟状頭の頭蓋示数の術式別の経過

拡大縫合切除（suturectomy）4例，骨延長法（distraction）5例，全頭蓋冠形成術（calvarial remodeling）3例の術前および術後の頭蓋示数の経過を示す。
(Kyutoku S, et al : Comparison between distraction and conventional procedure for the treatment of craniosynostosis ; Outcomes and opinions. Craniofacial Surgery II, edited by David DJ, pp287-290, Medimond, Italy, 2005 より引用改変)

文　献

1）Shillito JJ, MatsonDD : A review of 519 surgical patients. Pediatrics 41 : 829-853, 1968
2）森　惟明, 坂本貴志, 中井邦博：我が国における craniofacial surgery の現況：アンケート結果より. 小児の脳神経 16 : 1-4, 1991
3）去川俊二, 菅原康志, 櫻井　淳ほか：当科における舟状頭蓋に対する頭蓋形成術. 形成外科 47 : 1367-1373, 2004
4）McCarthy JG, Glasberg SB, Cutting CB, et al : Twenty-year experience with early surgery for craiosynostosis : 1. Isolated craniofacial synostosis-results and unsolved problems. Plast Reconstr Surg 96 : 272-283, 1995
5）Thompson DNP, Harkness W, Jones B, et al : Subdural intracranial pressure monitoring incraniosynostosis ; Its role in surgical management. Childs Nerv Syst 11 : 269-275, 1995
6）Cohen MM : Epidemiology of craniosynostosis. Craniosynostosis Diagnosis, evaluation, and management（2nd ed）, edited by Cohen MM, et al, pp112-118, Oxford University Press, New York, 2000
7）Roddi R, Vaandrager JM, Gilbert PM, et al : Reshaping of the skull in the early surgical correction of scaphocephaly. J Craniomaxillofac Surg 21 : 226-233, 1993
8）Marchac D, Renier D : Scaphocphaly. Craniofacial surgery for craniosynostosis, edited by Marchac D, et al, pp87-92, Little Brown, Boston, 1982
9）中島英雄：Craniosynostosis の手術. 手術 41 : 1049-1063, 1987
10）稲垣隆介, 久徳茂雄, 瀬野敏孝ほか：頭蓋縫合早期癒合症の基本的概念と治療. 脳神経外科ジャーナル 15 : 105-113, 2006
11）久徳茂雄, 黒岡定浩, 南方竜也ほか：舟状頭蓋の手術法・時期の選択について. 日頭蓋顎顔外会誌 19 : 12-13, 2003
12）Hugins RJ, Burstein FD, Boydston WR, et al : Total calvarial reconstruction for sagittal synostosis in older infants and children. J Neurosurg 78 : 199-204, 1993
13）Sutton LN, Bartlett SP, Duhaime AC, et al : Total cranial vault reconstruction for the older child with scaphocephaly. Pediatr Neurosurg 19 : 63-72, 1993
14）McCarthy JG, Bradley JP, Stelnicki EJ, et al : Hung span method of scaphocephaly reconstruction in patients with elevated intracranial pressure. Plast Reconstr Surg 109 : 2009-2018, 2002
15）Epstein N, Epstein F, Newman G : Total vertex craniectomy for the treatment scaphocephaly. Child Brain 9 : 309-316, 1982
16）Jane JA, Egerton MT, Futrell JM, et al : Immediate correction of sagittal synostosis. J Neurosurg 49 : 705-710, 1978
17）森　惟明, 坂本貴志：舟状頭蓋に対する手術. 形成外科 32 : 335-342, 1989
18）Sugawara Y, Hirabayashi S, Sakurai A, et al : Gradual cranial vaut expansion for the treatment of craniofacial synostosis ; A preliminary report. Ann Plast Surg 40 : 554-565, 1998
19）Imai K, Komune H, Toda C, et al : Cranial remodeling to treat craniosynostosis by gradual distraction using a new device. J neurosurg 96 : 654-659, 2002
20）久徳茂雄, 富野祐里, 稲垣隆介ほか：頭蓋冠拡大術における延長器の minor complications とその改良. 小児の脳神経 29 : 423-427, 2004
21）Kyutoku S, Inagaki T, Yamanouchi Y, et al : Comparison between distraction and conventional procedure for the treatment of craniosynostosis ; Outcomes and opinions. Craniofacial Surgery 11, edited by David DJ, pp287-290, Medimond, Italy, 2005
22）Kaiser G : Sagittal synostosis-its clinical significance and the result of three different methods of craniectomy. Childs Nerv Syst 4 : 223-230, 1991
23）Marsh JL, Jenny A, Galic M, et al : Surgical management of sagittal synostosis. Neurosurg Clin N Am 2 : 629-640, 1991
24）Panchal J, Marsh JL, Park TS, et al : Sagittal craniosynostosis outcome assessment for two methods and timing of intervention. Plast Reconstr Surg 103 : 1574-1584, 1999
25）Alvarez Garijo JA, Cavadas PC, Vila MM, et al : Sagittal synostosis ; Results of surgical treatment in 210 patients. Childs Nerv Syst 17 : 64-69, 2001

7 頭蓋骨縫合早期癒合症
5）MCDO system®による骨延長法

先天異常

菅原 康志

Summary

Distraction osteogenesis を利用した頭蓋骨延長法は，従来法に比較して多くの利点を有する。しかし，形態の改善の点ではいまだ十分な結果を得られるとは言いがたい。これらの問題を解決すべく 2003 年に外固定型の骨延長装置である MCDO system® を開発し，臨床応用してきた。MCDO 法は従来の頭蓋骨延長法の利点に加え，あらゆるタイプの頭蓋変形に対しても良好な頭蓋形態を獲得できるというメリットがある。また多方向に延長するため硬膜への負担が少なく効率的で，実際の延長期間も短縮される。さらに各骨片の移動距離が短いため仮骨形成が早く起こり，保定期間も短縮される。輸血量については，従来の骨延長法とほとんど差はなく侵襲は同程度と考えられる。その一方で，フレームの固定性の脆弱さやピンの脱落といった問題点もあり，今後さらに改良の必要がある。

はじめに

これまで頭蓋縫合早期癒合症の術式は，その発生病因論の推移とともに suturectomy, pi-squeezing plasty, frontoorbital advancement, total reconstructive cranial reshaping と変遷して来ており，近年では骨延長を応用した方法も行われるようになっている[1)2)]。いずれの術式にも利点・欠点があり，手術時年齢や変形に応じて術式が選択されることが多いが，現在もできるだけ低侵襲で十分な頭蓋の拡大ができ，良好な形態を得られる新しい術式が試みられている[3)4)]。

ここでは骨延長法のひとつである，Multi-directional Cranial Distraction Ostegenesis：MCDO 法[5)] について述べる。

概　念

MCDO 法を行うためには，専用の装置である MCDO system®（ケイセイ医科工業社製）を用いる。このシステムは，アクリル樹脂製のフレームとそれを頭蓋に固定するアンカーピン，骨切りした小骨片に打ち込むスクリューピンであるハープーン，フレームに固定してワイヤーを巻き上げる延長器（0.5mm/1 回転）からなる。フレームのサイズは大小 2 種で，重量は約 170g であるため，生後 6 カ月から 12 歳前後の症例に使用できる（図 1）。すべてのパーツはディスポーザブルだが，ハープーン，アンカーピンは 1 本 49,400 円の償還価格が設定されており（2007 年 3 月現在）コストの請求ができる。フレームおよび延長器はそれらの付属品として，そのつど新しいものがメーカーより貸し出される。

術前の評価

術前には単線 X 線写真，CT，3DCT の撮影を行う。必要であれば MRI も行う。CT では，癒合した縫合の確認と頭蓋形態の評価，および脳実質の圧迫の程度を把握しておく。また側頭部の骨の厚さを

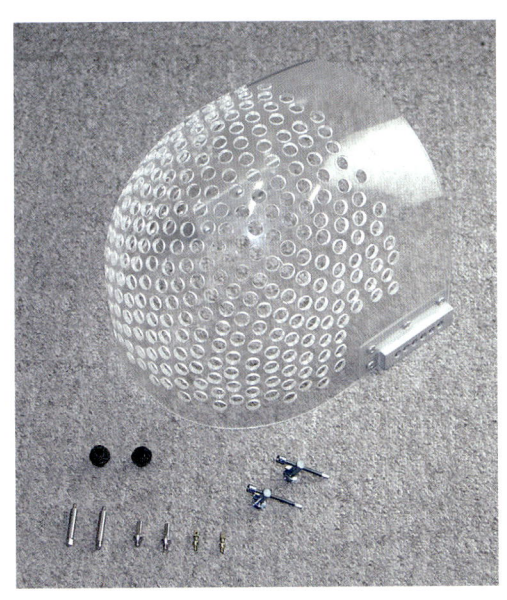

図1　MCDO system®
アンカーピン，ハープーン，延長器，フレームよりなる。フレーム以外はすべてチタン製である。フレームは樹脂製で大小2種類あり，重量は170gと軽い。

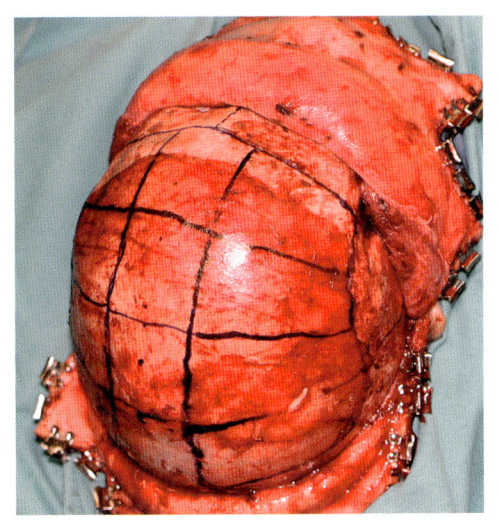

図2　基本的な骨切りパターン
Sagittal bar を 4cm 四方のブロックで残し，他は変形に応じて分割するデザインとなる。前頭骨は変形により4〜6分割する。

確認してアンカーピンを刺入する適当な位置を決めておく。

手 技

①手術は全身麻酔下に仰臥位で行う。ジグザグのデザインで両側冠状切開を置き，帽状腱膜下に剥離を進める。側頭筋は頭皮弁側に付け翻転させる。眼窩を展開する場合は，眼窩上縁から2cmのところから骨膜下に剥離し眼窩上神経を保護する。

②骨切りを行う部分の剥離展開がすんだら，まず頭蓋の変形に応じて，頭蓋骨を3〜5cm四方のタイル状に分割するようなデザインをおく（図2）。基本的には，前頭骨を4〜6分割し，前頭骨以外の部分では矢状静脈洞を含む sagittal bar を 4cm 四方のブロックで残し，他は変形に応じて分割したデザインとする。Frontal bossing などの修正には，骨片をさらに分割し1cm四方のブロックにする。

　ついで専用のテンプレートを用い，側頭部にフレーム固定用のアンカーピンを刺入する（図3）。この際，刺入点はできるだけ骨の厚い部分で，ピンが垂直に立つような点，またフレームができるだけ深くかぶる位置になる点を選択する。通常は左右3本のピンを立てる。3本で十分な固定性が得られないときは，さらにもう1本のアンカーピンを追加する。

③デザインに沿ってスチールバー，ダイヤモンドバー，ケリソン，あるいはソノペット®（骨切り用超音波メス）を用いて骨切りする。いずれの方法の場合でも，出血の軽減と骨弁への良好な血行維持のために，骨切りの操作中はできるだけ硬膜から骨弁が剥離されないように注意する。しかし，sphenoid ridge の張り出しのために supraorbital bar の切り出しが困難な場合は，いったん側頭窩にデザインした骨片を切って外し，このスペースから sphenoid ridge を削り取ってアプローチした方が安全で早い。骨片をいったん硬膜から剥離しても骨延長や骨形成に問題はない[6]。

④骨切りが終了したら，骨片に延長用のハープーンを立てる（図4）。延長中に骨片の傾きが生じにくいようにできるだけ骨片の中心もしくは重心に近いところを選択する。多少ずれても皮弁により周辺部の抑えが効くので，問題はない。

⑤その後，頭皮にstab incisionを置き各ハープーンの頭を出しながら頭皮弁を戻し，閉創する。フレームを除去するまで抜糸できないので，吸収糸を用いる。ハープーンにワイヤーを通し，透明のフレームを装着後，フックを使い骨片の延長方向に相当するフレームの穴からワイヤーを出す。ワイヤーの通った穴には樹脂製のリングを装着す

7．頭蓋骨縫合早期癒合症　101

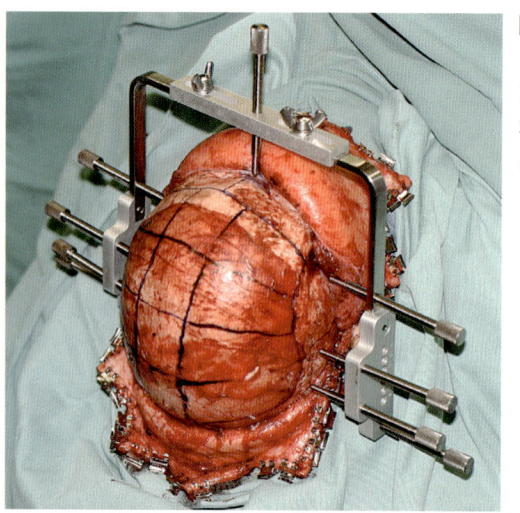

図3 テンプレートによるアンカーピンの刺入
骨切り前に専用のテンプレートを用い，アンカーピンを立てる．フレームが深くかぶるような位置で，しかもピンができるだけ垂直に立つようにする．

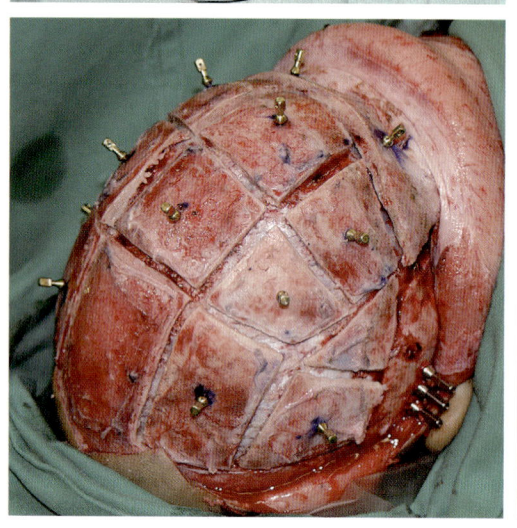

図4 骨切りとハープーンの固定
骨切りが終了し，すべてのピンを固定したところ．この後，ハープーンの頭が出るようにstab incisionを置き，創を閉鎖する．

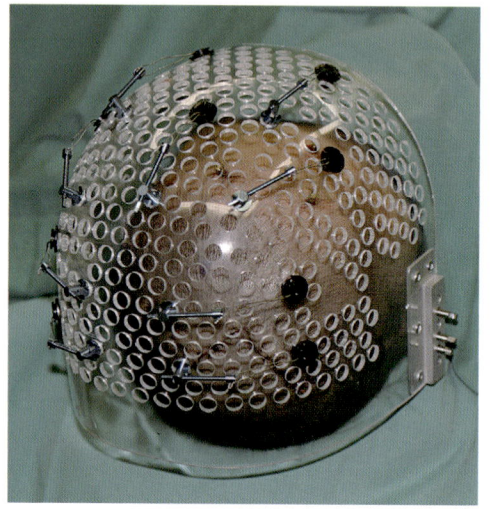

図5 フレームの装着
フレームを装着し延長器にワイヤーを結び付ける．

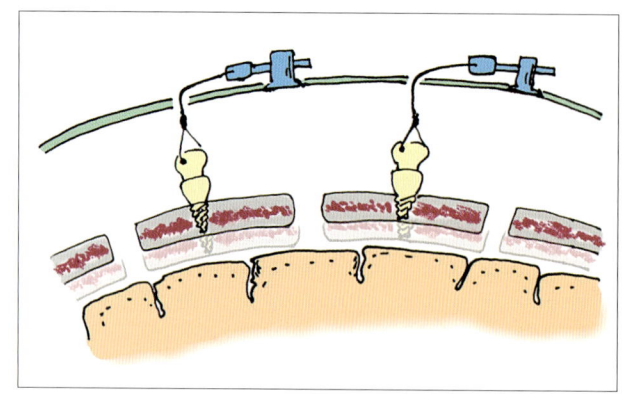

図6 延長の原理
延長器を回すことで骨片がワイヤーでつり上げられ，頭蓋は拡大する．ハープーンは骨片の中心近くに刺入した方がよいが，頭皮の緊張によりある程度の傾きは調整されるので，おおよそで構わない．
(菅原康志ほか：Multi-directional Cranial Distraction Ostegenesis (MCDO) システムによる頭蓋縫合早期癒合症の治療；Preliminary report. 形成外科 48：1017-1025, 2005 より引用)

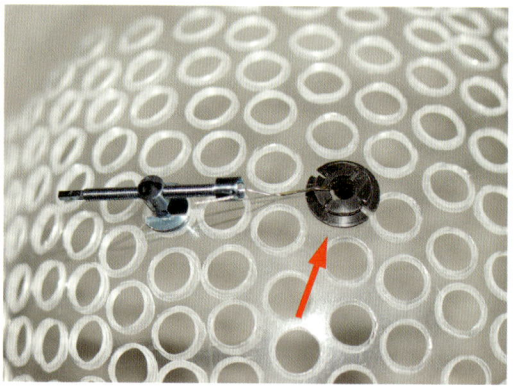

図7 延長器と樹脂リング
延長終了後は延長器を除去し，ワイヤーを樹脂リング（矢印）の溝に巻き付けて固定しておくと管理しやすい．

る。延長器を少し離れた穴に固定し，その先端にワイヤーを結びつける。ワイヤーに軽く緊張がかかる程度に延長器のスクリューを調整し，手術を終了する（図5）。

延長プログラム

手術後5日目より延長を開始する。このときにはすでに高い頭蓋内圧によって2～5mm程度骨片が移動していることが多いので，初日はワイヤーの緩みがなくなるまで延長器のスクリューを回す。翌日から1mm/日の速度で頭蓋拡張を開始する（図6）。途中，単純X線やCT所見により頭蓋形態を確認し，適宜延長させる部位を選択しその量を調整する。なお，フレームの形状は頭囲53cmの12歳児の頭蓋とほぼ同等のサイズとしているので，フレームと頭蓋の距離（隙間）を見て合わせていくのもよい。なお術後5日目以降からは洗髪を行い，できるだけ創部を清潔に保つ。

延長が終了したら延長器を除去し，ワイヤーが通っている穴にあらかじめ装着してある樹脂リングにワイヤーを巻き付けて固定する（図7）。こうすることでフレーム外に突出するものがなくなり管理が容易となる。2～4週の保定期間の後，全身麻酔下にすべての装置を除去する。スクリューピンの抜去だけなのでマスク換気による麻酔下で行うことが可能で，5分ほどで終了する。

症　例

2003年4月～2006年7月に，頭蓋縫合早期癒合症に対しMCDO system®を用いた治療を16例に行った。

年齢は，9カ月～6歳（平均39カ月）で，内訳はApert症候群3例，Crouzon症候群3例，Saethre-Chotzen syndrome 1例，Pfeiffer症候群1例，Bicoronal synostosis 2例，Unicoronal synostosis 2例，Metopic synostosis 1例，Sagittal synostosis 3例である。Apert症候群の3例はいずれも初回手術後に再変形を来たした再手術症例である。経過観察は5～44カ月（平均28.9カ月）である。

症例1　10カ月，女児，Bicoronal synostosis（図8）

検診にて頭蓋変形を指摘され，受診した。3DCTで両側冠状縫合早期癒合を認めたため10カ月時にMCDO法による頭蓋形成術を施行した。術後5日より拡大を開始し10日間行った。14日間の保定の後，装置をすべて除去した。術後2年8カ月の現在，頭蓋の形態は良好であり，神経学的異常所見も見られていない。

症例2　3歳，男児，Saethre-Chotzen syndrome（図9）

小児科にて頭蓋変形を指摘され，受診した。3DCTで両側冠状縫合早期癒合を認めたため3歳時にMCDO法による頭蓋形成術を施行した。術後5日より拡大を開始し13日間行った。27日間の保定の後，装置をすべて除去した。術後4年の現在，頭蓋の形態は良好であり，神経学的異常所見も見られていない。

考　察

これまでの骨延長法の問題点とMCDO法開発の背景

われわれは1996年よりこれまでに，24例の頭蓋縫合早期癒合症に対し"内固定型の装置"を用いた骨延長法を行ってきた。当初は，従来法の欠点の多くを解決した画期的な方法と思われたが，問題点も少なくないことがわかってきた[7)8)]。

これまでの骨延長法では，比較的大きな骨片を移動させるため，頭蓋冠の微妙な弯曲を再建することは困難で，形態的には不満足な結果となる場合もあった[9)]。この問題に対し，いくつか術式の改良が報告されている。骨片を2つあるいはそれ以上に細分したうえで，延長器を骨片同士に固定して延長する方法[2)]や，延長させる骨片の周囲に細かい骨切りを追加することでスムースな頭蓋が形成されることを期待する方法などである。ただ骨片を多くすれば，骨片同士の移動に伴う延長方向のベクトル変化が生

(a, b) 術前

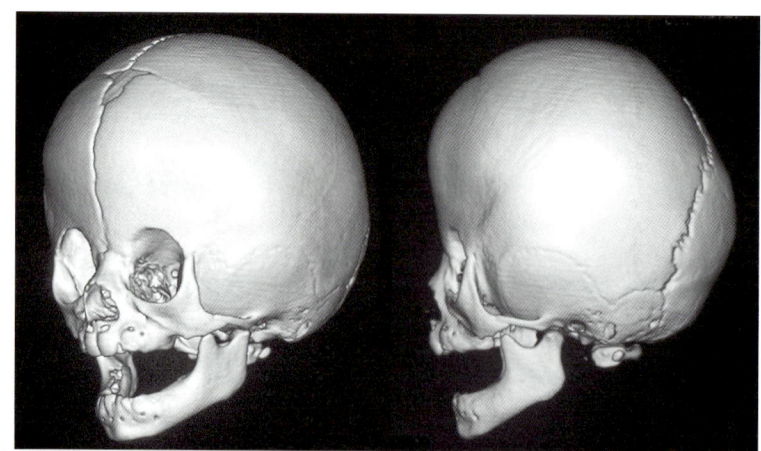

(c, d) 保定が終了し延長器を除去した 10 日後

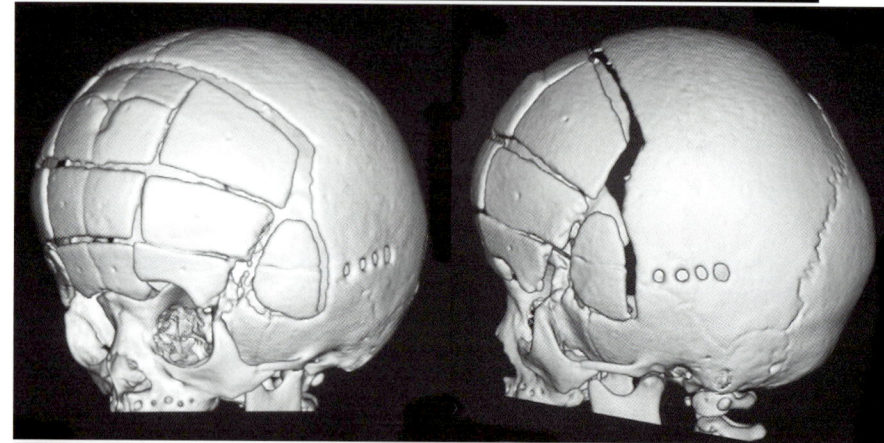

(e, f) 術後 1 年 6 カ月。良好な形態が得られている。

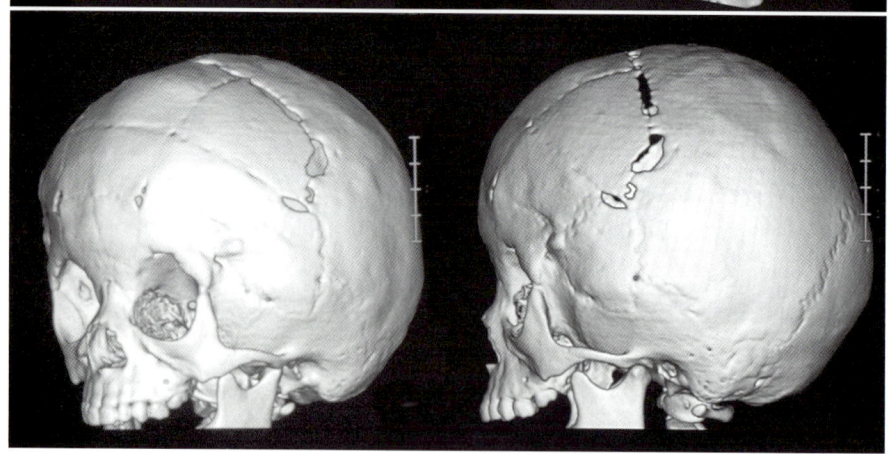

図 8　症例 1：10 カ月，女児，Bicoronal synostosis
骨延長は 10 日間，保定は 14 日間行った。3DCT 像を示す。

じ，延長器の脱落や骨片の破損，あるいは予想外の移動を生じるおそれがある。また延長器の脱落や局所感染など，マイナーではあるが合併症も少なからず報告されている[7)8)]。

しかしながら骨延長法は，低侵襲でしかも十分な頭蓋冠の拡大が可能であり，術後の骨欠損も少ないというきわめて優れた治療方法である。そこで従来の骨延長法の利点を生かしつつ，できるだけよい頭蓋形態を獲得するという目的で MCDO system® を開発した[5)]。

MCDO system® の有用性と問題点

形態について

頭蓋縫合早期癒合症の頭蓋変形はきわめて多彩である。Sagittal synostosis だけをとっても，frontal bossing, golf tee deformity, occipital knob deformity, saddle shape deformity など多くの変形パターンをとり，また個々の症例によっても微妙な差が見られる。こうした複合変形に対して多くの手

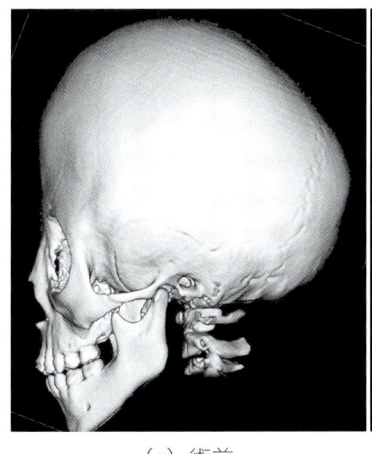

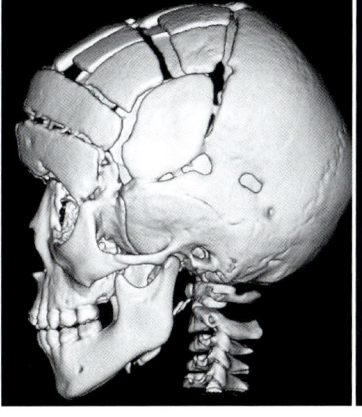

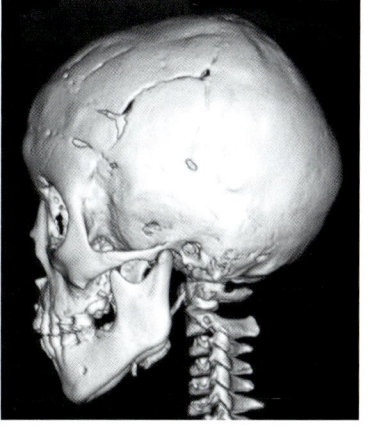

(a) 術前　　　　　　　　(b) 保定が終了し延長器を除去　　(c) 術後2年4カ月
　　　　　　　　　　　　　　　した翌日

図9　症例2：3歳，男児，Saethre-Chotzen症候群
骨延長は13日間，保定は27日間行った。3DCT像を示す。

術法が報告されており，また実際の手術ではそれぞれの症例に応じて細かな変更がなされることが多い。ただこのことは，形態改善の点で手術結果が不安定になりやすい要因になる。たとえば，plagiocephalyの手術では前頭骨を2分割し左右を回転させ入れ換える方法がよく行われるが，実際にはすでに切り出してしまった骨片をなめらかにフィットさせることは容易でなく，はじめのデザインを含めかなりの経験を要する。つまり頭蓋縫合早期癒合症のように症例数の限られた疾患の場合，術式の技術の向上（learning curve）は緩やかにならざるを得ず，結果的に"頭蓋冠拡大"は達成されても，安定して良好な頭蓋形態を得るまでには時間がかかることが指摘されている[10]。これに対し実体モデルによる術前のシミュレーションサージャリーは有用であるが，コスト，時間などの負担は増加する。

MCDO法では，手技上の問題点を減らすため頭蓋を小さいブロック状に切り出す方法をとった。つまり形を変化させる際の自由度は，1つあたりの骨片のサイズに依存し，骨片が小さくなればなるほど自由にしかもなめらかな形態に変化させられる。Syndromic craniosynostosisのように複雑な変形を来たす症例に対しても，ブロック状のデザインを置くだけで良好な頭蓋形態を獲得できる。シンプルな術式は，技術習得のための時間を短縮し，また術者による手術結果のばらつきを減らすことができ，症例の少ない施設においても安定した結果を得ることが可能となる。

このようにMCDO法は，従来の頭蓋骨延長法の利点に加え，あらゆるタイプの頭蓋変形に対しても，比較的容易に良好な頭蓋形態を獲得できるというメリットがある。またピンを打ち込んだそれぞれの小骨片を牽引するため，骨欠損のある再手術症例にも適応することが可能であった。

侵襲について

MCDO法では，骨切り部分が従来の方法に比べ増加しているため，手術侵襲の増大が懸念される。一般に手術侵襲は，手術時間，出血量，輸血量，ICU在室時間などが指標になる。このうち手術時間は手順の慣れや術者，症例によるばらつきが多く侵襲の程度を反映しにくい。出血量は，布へのしみ込みなどで正確な値は得にくく，ICU在室時間も医学的な必要性のみに依存しないことも多い。それに対して輸血量は侵襲の程度を比較的正確にとらえたものと考えられる。

輸血は16例中13例に行ったが，体重あたりの輸血量は0〜79ml/kg（平均23.3ml/kg）であり，今井らの報告による骨延長法のデータ（29.6ml/kg）[2]に比べても，侵襲はむしろ少ないと判断される。骨切り部分はこれまでの骨延長法に比べ決して少なくないが，硬膜の剥離がほとんどないことや，超音波メスの導入によって出血が軽減されたものと思われる。

拡大について

頭蓋縫合早期癒合症の変形は，3次元に生じているため骨延長も本来は3次元，多方向に行うべきである。従来の骨延長法によるfrontoorbital advancementでは狭い前頭骨をそのままにせざ

を得なかったが，MCDO法では前方への移動だけでなく側方への拡大も同時に行うことができる。したがって単に容積の増大による減圧だけでなく，正常な脳に近い形態に頭蓋が形成され，機能予後に効果的な影響を与える可能性が示唆される[11]。さらに同じ容積の拡大を行おうとすれば，多方向に拡大した方が1つの骨片の移動距離が短くなり，結果的に延長期間が短縮されることもMCDO法の特徴である。MCDO system®の装着から除去まで，つまり1回目と2回目の手術の間の期間は29～61日（平均35.5日）であった。

保定期間については2～4週間と内固定型装置を用いた骨延長法に比べて短く，延長部位が完全に骨化する前に装置を除去している。これは，1）従来法における後戻りは術後2週間以内で最も生じやすい[12]，2）従来法でも術後3週までにはくも膜下腔が拡張し一定の頭蓋内圧が骨片にかかる[13]，3）骨延長法では脳実質の拡大が従来法に比べて早期に得られる[6]，などの報告から，骨延長と保定期間を合わせて4週間程度でも問題は少ないと考えているためである。実際の骨化までの期間は正確には不明だが，装置の除去後6～9カ月前後で撮影した3DCT画像上では，全例で延長部位の良好な骨化が得られていた。ただ延長器を除去した際には，眼窩上縁の骨片を除き，それぞれの骨片間の骨化が不完全で"ぐにゅぐにゅ"と動き，触診上で骨の固定が得られたのは術後2～3カ月であった。正確な後戻りについての評価は困難だが，3DCT上での計測で各骨片の凸凹した乱れがなめらかに矯正されることは認めるものの，大きな後戻り（頭蓋冠の縮小）は見られていない。

また一般に骨延長法では骨切り部分の硬膜が骨片の移動に伴い伸展されるが，骨片を小さくした本法では伸展される硬膜部位が分散し，1カ所の硬膜にかかる負荷は軽減されることから，過伸展による硬膜損傷は生じにくくなると思われる。

合併症について

MCDO system®を用いた術中，および周術期において，頭蓋内血腫，髄液漏，髄膜炎などの重大な合併症はなかったが，延長・保定期間中にいくつかの問題が生じた。

延長器のアンカーピン刺入部では，皮膚の発赤や微量の浸出液を認める程度の局所炎症が，11症例17部位（1症例あたり左右それぞれを1部位とした）に生じたが，再手術や延長中断となった症例はなく，いずれも洗髪による清浄化を継続し，保定期間終了後にアンカーピンを抜去することで軽快した。アンカーピンのトラブルは8例目までは全例に生じたが，9例目以降の症例ではアンカーピンとフレームの接合部とフレームの材質を改良したため，緩みは大幅に減少した。

延長もしくは保定期間中のハープーンの脱落が，全体の5症例17カ所に生じた。このうちフレームを装着したまま"逆立ち"や転倒を繰り返し，最終的に8カ所が脱落した精神発達遅延を伴う1例を除き，他の脱落した症例は薄い骨に固定したものと，延長の後半で強い延長力がかかったもので，4症例9カ所であった。ハープーンの脱落した骨片の延長は行えなくなったが，形態に大きな影響はなかった。しかし，今後も至適延長速度やハープーン形状を検討する必要がある。

文　献

1) Sugawara Y, Hirabayashi S, Sakurai A, et al : Gradual cranial vault expansion for the treatment of craniofacial synostosis ; A preliminary report. Ann Plast Surg 40 : 554-565, 1998
2) 今井啓介, 小宗弘幸, 戸田千綾ほか：頭蓋骨延長法；われわれの行っている手術方法について. 日形会誌 22 : 547-553, 2002
3) Barone CM, Jimenez DF : Endoscopic approach to coronal craniosynostosis. Clin Plast Surg 31 : 415-422, 2004
4) Lauritzen C, Sugawara Y, Kocabalkan O, et al : Spring mediated dynamic craniofacial reshaping ; Case report. Scand J Plast Reconstr Surg Hand Surg 32 : 331-338, 1998
5) 菅原康志, 辻　直子, 須永　中ほか：Multi-directional Cranial Distraction Ostegenesis（MCDO）システムによる頭蓋縫合早期癒合症の治療；Preliminary report. 形成外科 48 : 1017-1025, 2005
6) Fukuta K, Saito K, Potparic Z : A comparison of single-stage versus gradual fronto-parietal advancement in terms of extradural dead space and bone deposition. Br J Plast Surg 51 : 169-175, 1998
7) Yonehara Y, Hirabayashi S, Sugawara Y, et al : Complications associated with gradual cranial vault distraction osteogenesis for the treatment of craniofacial synostosis. J Craniofac Surg 14 : 526-528, 2003
8) 久徳茂雄, 富野祐里, 稲垣隆介：頭蓋骨縫合早期癒合症の治療；頭蓋冠拡大術における延長器の minor complications とその改良. 小児の脳神経 29 : 423-427, 2004
9) 去川俊二, 菅原康志, 櫻井　淳ほか：当科における舟状頭蓋に対する頭蓋形成術. 形成外科 47 : 1367-1373, 2004
10) Burvin R, Meara J, Deutsch C, et al : Anthoropometric analysis of homeotopic versus hetrotopic positioning of frontal elements in correction of unilateral coronal synostosis. VIIIth International Congress of International Society of Craniofacial Surgery. 237-239, 1999
11) 下地武義, 山田実貴人, 原　秀：臨床症状を伴う三角頭蓋；Nonsyndromic type を中心に. 小児の脳神経 25 : 43-48, 2000
12) Lo LJ, Marsh JL, Yoon J, et al : Stability of fronto-orbital advancement in nonsyndromic bilateral coronal synostosis ; A quantitative three-dimensional computed tomographic study. Plast Reconstr Surg 98 : 393-405, 1996
13) Moore MH, Hanieh A : Cerebrospinal fluid spaces before and after infant fronto-orbital advancement in unilateral coronal craniosynostosis. J Craniofac Surg 7 : 102-105, 1996

7 頭蓋骨縫合早期癒合症
6）顎変形症の治療 (Le Fort II, III advancement)

鳥飼 勝行，今井 智浩

Summary

Le Fort II, III advancement は Crouzon 病や Apert 症候群などを代表とする中顔面の骨格性低形成に対して行われることの多い基本的な手術手技である。頬骨，上顎骨の変形はさまざまであり，その変形に応じていくつかの骨切り術の組み合わせや骨切り線の工夫などが行われる。眼球突出を伴う短鼻変形や上顎の低形成の修正には Le Fort III を，眼球突出を伴わない場合は Le Fort II が選択される。手術に際しては術前の評価や分析に基づいた手術計画が重要である。これらの骨切り術は咬合の変化を伴うので術前より歯科矯正医との密なる連携が不可欠で，術前矯正の開始前の治療計画の段階から形成外科医が積極的に関与することが望ましい。手術手技，術後管理も要点をおさえればさほど難しいものではなく，一見複雑に見える骨切り術も各部位の基本的な骨切り術の組み合わせである。近年，初回頭蓋形成術（頭蓋骨の骨延長も含む）の進歩や上顎骨延長法 (Le Fort I, II, III)，下顎の骨切り術や骨延長術の進歩により，従来の単一の骨切り術では十分に改善されない複雑な変形に対しても安全に良好な結果を得ることが可能となった。

はじめに

Le Fort II, III advancement の対象となる顎変形症の疾患としては，Crouzon 病，Apert 症候群などの syndromic craniosynostosis や Binder 症候群，口唇口蓋裂術後上顎変形などがある。これらの疾患では上顎の変形はさまざまであり，また同じ疾患でも症例により変形の部位，程度が異なる。したがって骨切り術も症例ごとにいくつかの骨切り術の組み合わせや移動方向，移動量などを決定する。

概念

Le Fort II型骨切り術

顔面中1/3の中心部に相当する鼻骨上顎骨複合体を一塊として移動する骨切り術である。眼球突出を伴わない短鼻変形と上顎劣成長を同時に修正できる。Le Fort 型骨切り術の中では適応症例が少ないとされてきたが，近年は増加傾向にある。その要因は，Crouzon 病，Apert 症候群などの症例で初回手術の前頭眼窩前進術の成績がよく，眼球突出が見られない症例が増加していること，Le Fort I や Le Fort III との併用手術が増えてきていることなどである。

Le Fort III型骨切り術

頬骨を含めた顔面骨のほぼ全体を頭蓋骨から切り離し移動するものである。この手術手技の確立により，Crouzon 病や Apert 症候群などの従来修正の困難な眼球突出を伴う短鼻変形や上顎の低形成は一期的に著明な改善が得られるようになった。

術前の評価

術前の評価は術式の決定，術前準備に際して重要である。
　①全身状態の評価
　②顎変形症の評価
　　　Le FortⅡ，Ⅲ型骨切り術では顎骨の移動を伴うため，術前の咬合分析は特に重要である。
　・頭部単純X線写真（Waters撮影を含む），頭部X線規格写真，パノラマX線写真
　・頭部3DCT
　・立体模型の作成とシミュレーション
　・人類学的計測
　・歯槽模型

治療計画

①まず患者の主訴および願望を再確認し，それらを十分満足すべく治療計画を立てる。
②頭蓋顎顔面領域の変形を頭部X線規格撮影（セファログラム）における角度・距離計測や3DCT画像での距離計測，眼球突出度・顔貌の人類学的実計測などをもとにして，標準値と比較評価し，その変形の所在と程度を分析する。
③小児期のように成長の終了していない症例においては，頭蓋顔面骨の成長予測を行い最終治療を含め治療計画を立てる。
④Le FortⅡおよびLe FortⅢ型骨切り術は咬合の変化を伴うため，歯科矯正医との連携のもとに術前術後の矯正治療を含め事前に治療方針を決定する。
⑤Le FortⅡおよびLe FortⅢ型骨切り術の適応やその特徴をよく把握したうえで，下顎骨切り術やLe FortⅠ型骨切り術などの併用を含めた治療計画を立てる。

手　技

Le FortⅡ型骨切り術とLe FortⅢ型骨切り術には共通する部分があり，実際にはLe FortⅢ型骨切り術を行うことが多いと思われるので，まずLeFortⅢ型骨切り術について述べる。

Le FortⅢ型骨切り術

従来法（一期法）と骨延長法とでは手術手技も若干異なる。

一期法では骨切り後十分な可動性を得て骨切り部に骨移植を行い強固な固定を要する。移植骨は頭蓋骨や肋骨，腸骨などがあるが，腸骨が一般的である。骨固定は一般にはミニプレートによる強固な固定が原則であり固定部位も顔面骨の支柱（buttress）に行う必要がある。移植骨の固定には一定の視野とworking spaceが必要なため比較的大きな剥離を要する。一方，外固定型延長器を用いる場合の骨切り部は自由度が大きく，骨切り操作も直視下でなくてよいため，剥離も比較的少なくてすむ。

アプローチ

頭部冠状切開からのアプローチですべての骨切りが可能である。

骨切り線

鼻根部から眼窩内側さらに鼻涙管の後方を通り眼窩下壁を（下眼窩神経が眼窩下孔に入るところより後方の）眼窩下溝の部位で下眼窩裂に至り側頭窩に出る。頬骨弓離断または頬骨体部矢状分割を行ったのち，上顎洞後壁を斜めに通り翼突上顎結合に至る。鼻中隔は鼻根部から後鼻棘に向けて高位で骨切りし，鼻腔外壁も鼻涙管の後方から後鼻棘に向けて骨切りする。

手順

①頭部冠状切開と骨切り部の展開

多くの患者では乳幼児期の頭蓋形成術により冠状切開による瘢痕が存在するので，その瘢痕に沿う切開とする。冠状切開による前頭皮弁の挙上に際しては，硬膜の穿孔や脳脊髄液の漏出の可能性があるので，剥離は注意を要する。あらかじめ，CT画像などにより骨欠損部などを確認しておくことが重要である。側頭部では剥離は深側頭筋膜の深さで進め，眼窩外側縁と頬骨を露出する。内側に相当する鼻側では鼻骨の下縁まで剥離を行う。眼窩内では内眥靭帯の付着部を剥離しないように注意し，骨膜下の剥離は鼻涙管の外側に沿うように行う。外側では剥離を下眼窩裂まで行う。

②眼窩外側の骨切り

　頬骨体部より前頭突起にかけて矢状分割する方法（矢状分割型）（図1，2）と頬骨体部と弓部の間で切る方法（弓部離断型）（図1，3）とがある。矢状分割型の外側の骨切りはまず側頭筋を外側に展開したうえで，レシプロケーティングソーを用いて頬骨体部の下縁より頬骨前頭突起を2分割しながらおおよそ頬骨前頭縫合部レベルまで行う。さらに頬骨体部の骨切りを下眼窩裂まで行う。弓部離断型では頬骨弓部の前縁で行う。

③上顎洞後壁および翼突上顎結合の骨切り（図4）

　上顎洞後壁の骨切りはノミを側頭部から挿入し下眼窩裂より翼突上顎連合部に向かって行い，さらに翼突上顎連合部の骨切りも行う。

④鼻根部から眼窩内側壁および眼窩下壁の骨切り

　鼻根部の骨切りはレシプロケーティングソーまたはサージタルソーなどを用いて，前頭鼻骨縫合部の直下で行う。眼窩内側壁および眼窩下壁の骨切りは鼻涙管の後方で薄刀ノミにて下眼窩神経溝の後方内側で下眼窩裂に向かって行う。

⑤鼻中隔の骨切り

　上記の骨切りにより上顎は鼻根部と頬骨部の骨切り部に下方への牽引力を加えることにより，わずかではあるが可動性が得られるので鼻骨骨切り部より鼻中隔ノミを挿入し鼻根部から後鼻棘に向かい，鼻中隔の骨切りを進めていく。

⑥鼻腔外壁の骨切り

　鼻腔外壁の骨切りはノミを用いて鼻涙管の後方から翼突上顎連合部に向かい行うが，翼突上顎連合部近くには大口蓋血管が走行しているので，下鼻甲介骨までとする。

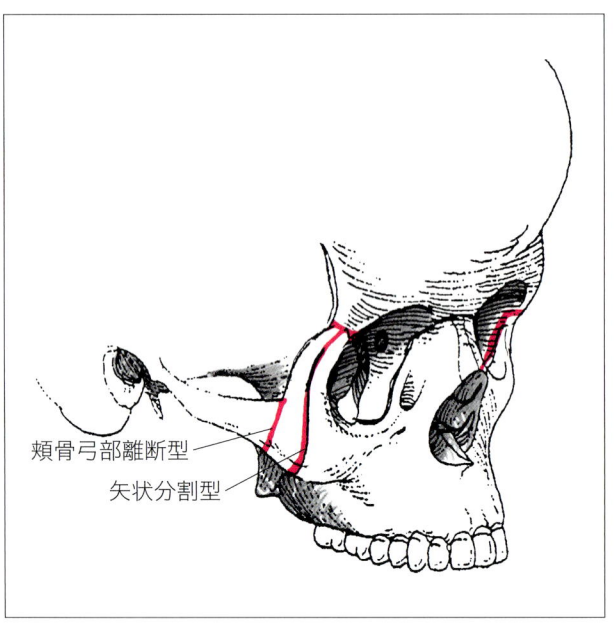

図1　Le Fort Ⅲ型骨切り術における頬骨部骨切り線

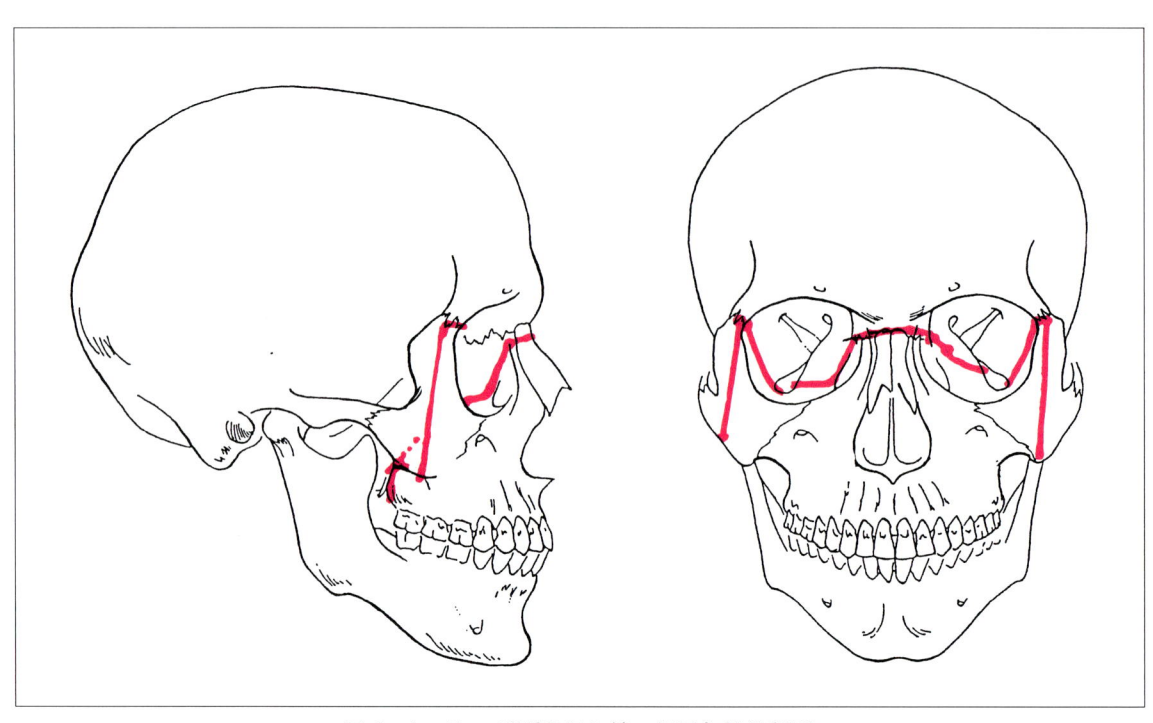

図2　Le Fort Ⅲ型骨切り線，頬骨矢状分割型

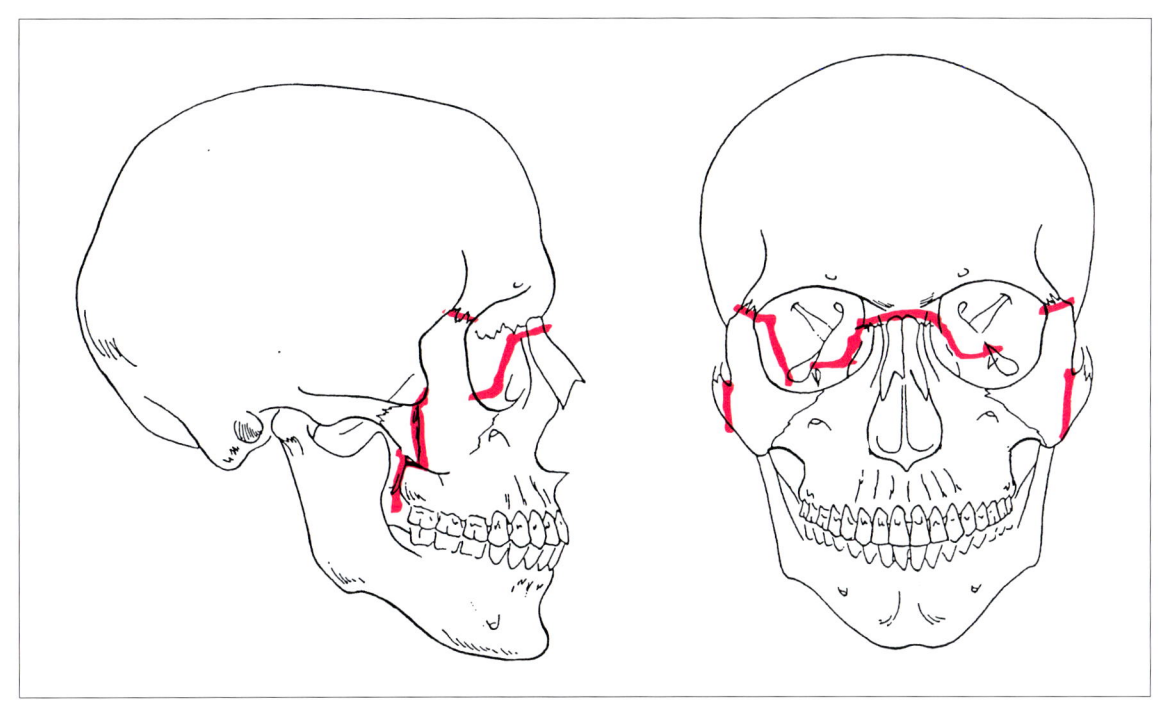

図3　Le Fort Ⅲ型骨切り線，頬骨弓離断型

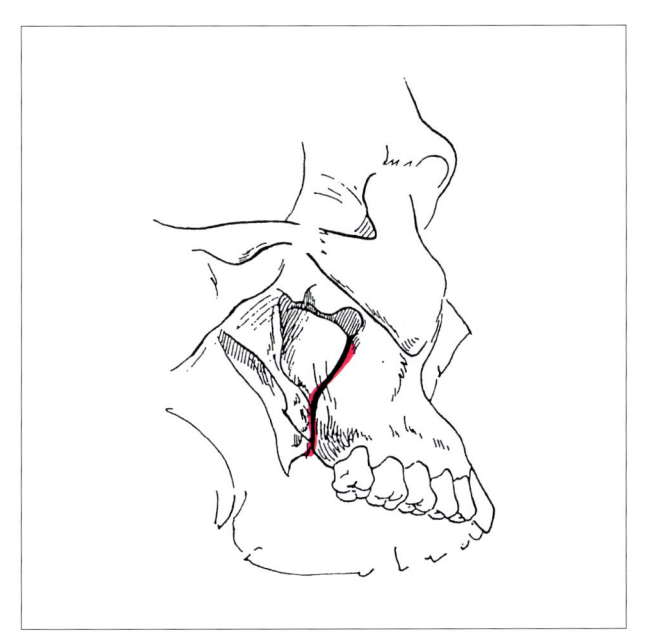

図4　Le Fort Ⅲ型骨切り術の上顎洞後壁の骨切り線

Le Fort Ⅱ型骨切り術（図5）

標準的アプローチ
頭部冠状切開と口腔前庭切開である。
頭部冠状切開より前頭皮弁を骨膜上で剥離展開し眼窩上縁および鼻根部より骨膜下に入る。

骨切り線
鼻骨前頭縫合部の下から眼窩内側さらに鼻涙管の後方を回り，眼窩下壁に達する。鼻涙管の外側と眼窩下神経管の間で眼窩下縁に至る。

口腔前庭切開より上顎骨前面の剥離を行う。上方は眼窩下縁まで，内側は梨状孔縁まで，側後面は翼突上顎結合まで骨膜下に剥離して骨切りを行う。

手順
①鼻根部および眼窩内側の骨切り
　この部の骨切りはLe Fort Ⅲ型とほぼ同様である。
②眼窩下壁（床）の骨切り
　主にノミを用い鼻涙管の後方より前方に向かい眼窩縁の骨切りを行う。
③上顎骨前面より側面，後面の骨切り
　口腔内アプローチにより行う。骨切りは鼻根部からのアプローチによってなされた前項の眼窩下縁の骨切り部よりサージタルソーを用い，眼窩下神経孔と梨状孔縁の間で上顎骨前面を垂直方向に進める。そこよりレシプロケーティングソーを用いLe Fort Ⅰ型骨切り術のように頬骨体部下で上顎骨の側面を後方に向かい翼突上顎結合部まで行う。
④翼突上顎結合部の骨切り
　通常のLe Fort Ⅰ型骨切り術のように行う。方向に注意し，翼突上顎結合部下縁より約1cmの幅で離断を行い，そこより上方の骨切りは避ける。
⑤鼻中隔の骨切りと鼻腔外壁の骨切りはLe Fort Ⅲ型で行うものと同様である。

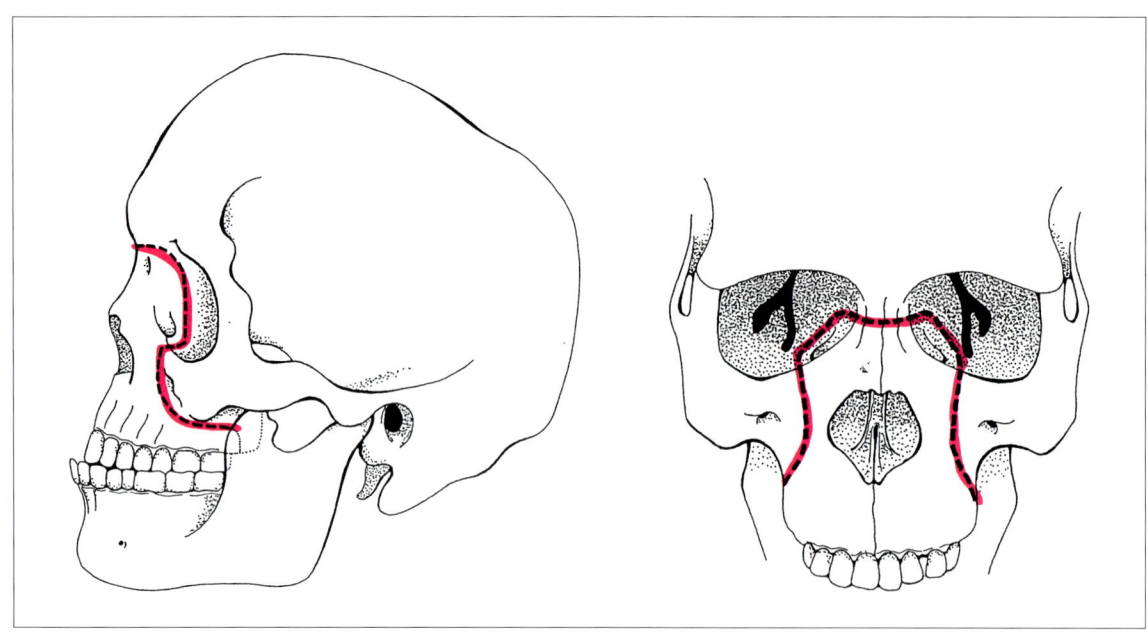

図5　Le Fort Ⅱ型骨切り術

術後管理

骨切り術直後で最も重要な問題は気道の確保である。気管切開を加えずに手術を行った患者の場合は，覚醒後に悪心嘔吐が続くことがあり，ラバーバンドによる顎間固定は翌日以降に行う。また長時間手術や出血が多いときなど喉頭周囲の腫脹が強く疑われる場合は，術後無理に抜管をせず，腫脹がひいて気道が確保されるまで鎮静下に人工呼吸器管理することが望まれる。気管切開を行った場合は気道が確保されているため，覚醒は可能であり，術後の顎間固定は問題なく，1週間以内に気管カニューレを抜去する。

術直後の体位
Semi-Fowler位を基本とするが，術後全身状態が安定すれば，頭部顔面の腫脹改善のためにも離床を進めていく。

術直後のドレッシング
腫脹軽減のためにBarton包帯固定で軽く圧迫を行うが，腫脹がピークを過ぎれば不要である。

食事
口腔内の安静と清潔のために数日〜1週間は経鼻胃管で栄養投与を行い，その後流動食から開始し，water pickによる口腔内洗浄を指導する。

顎間固定
延長期間や保定期間中は行うことを基本とする。顎間固定期間中は咬合状態を毎日必ずチェックすることが原則であり，ラバーバンドによる固定の場合はかける位置や強さ，方向を確かめる。

骨延長量
術前の計画に従い1mm/日を基本とするが，定期的にセファログラムを撮影し延長量や方向などを確かめることが重要である。

症　例

症例1　12歳，男児，Crouzon病（図6）

生後4カ月時にVPシャント術，7カ月時と6歳時に頭蓋形成術が行われている。当科の術前評価において眼球突出，短鼻変形，上顎劣成長を認めた。頭部冠状切開アプローチよりLe Fort Ⅲ型骨切り術を施行し，術後5日より内固定型骨延長器を用いて延長開始，計25.5mmの延長を行った。延長終了後，約5カ月の保定期間を経て延長器を抜去した。合併症は特になく，術後7カ月で中顔面の後戻りはなく良好な形態が保たれている。

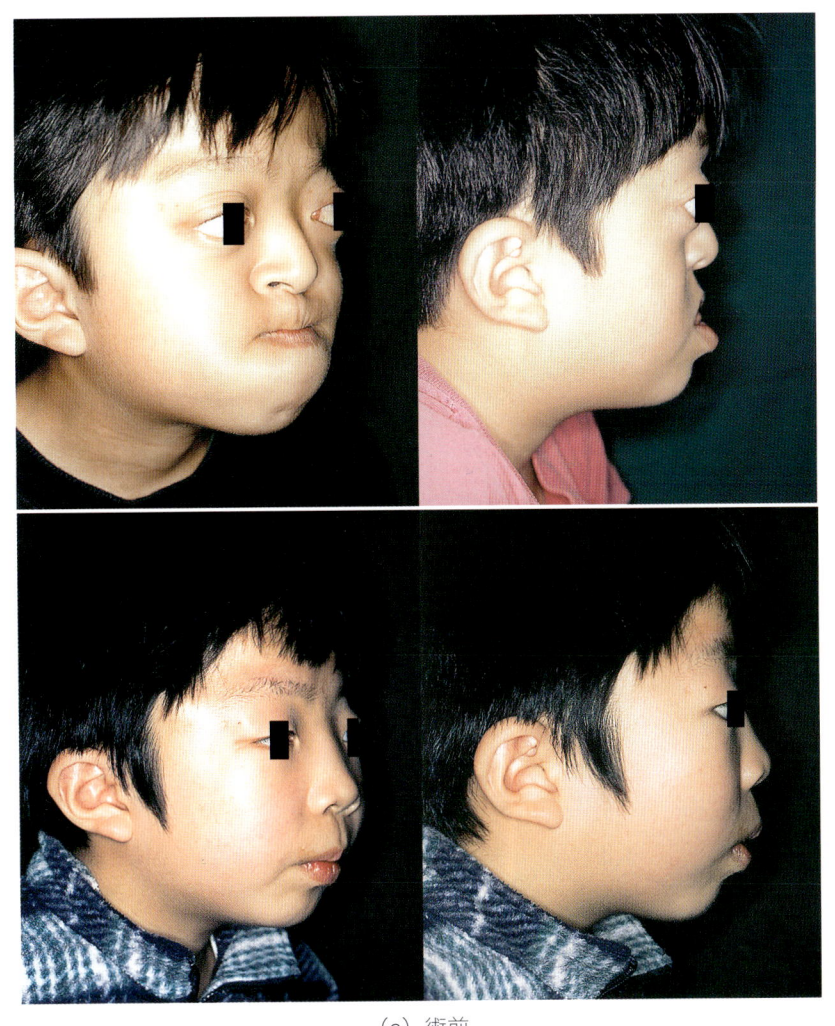

(a) 術前
(c) 術後6カ月

(b) 術中。頭部冠状切開によりLe Fort Ⅲ型骨切り術を施行した。内固定型延長器を装着した。

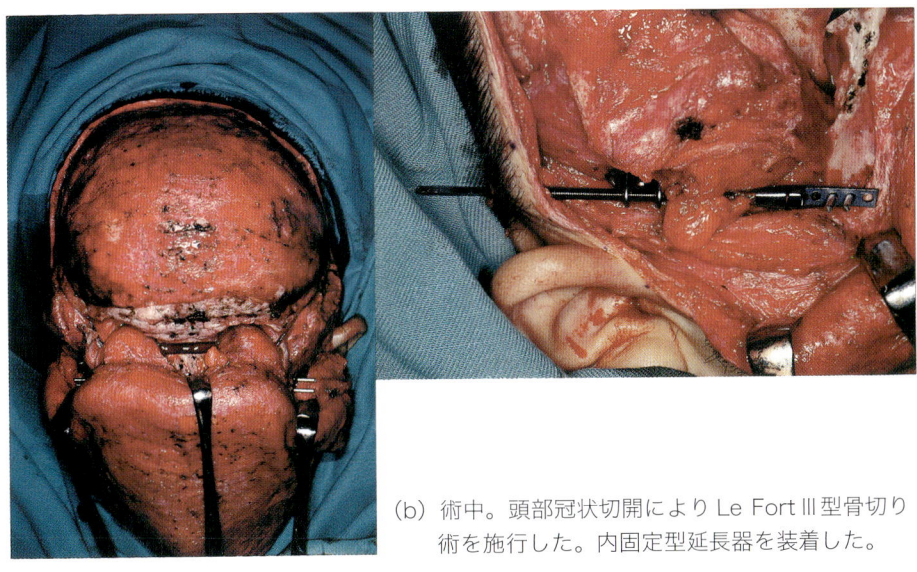

図6 症例1：12歳，男児，Crouzon病

7. 頭蓋骨縫合早期癒合症 | 113

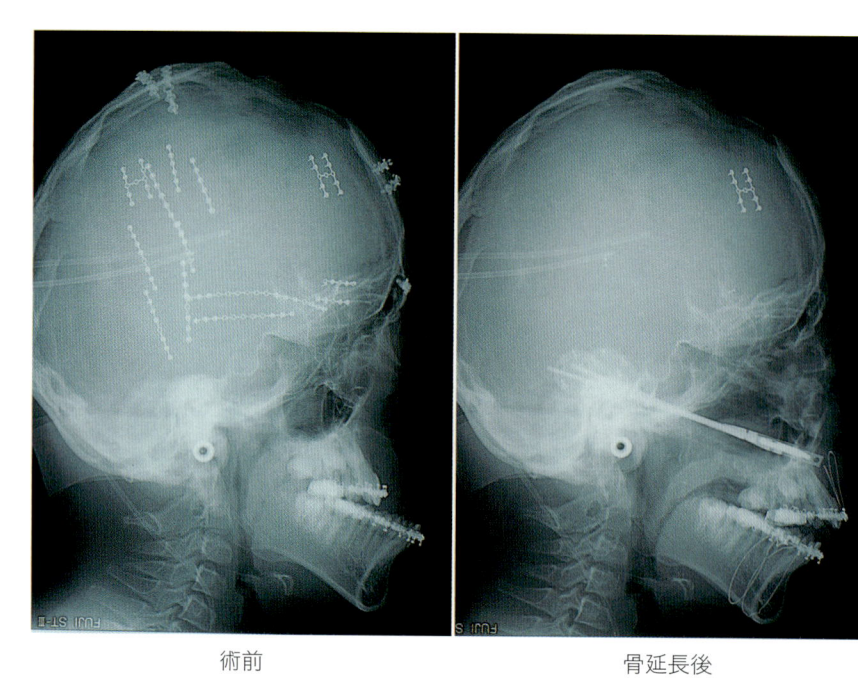

術前　　　　　　　　　　　　　骨延長後

(d) セファログラム

図6　（つづき）

症例2　12歳，男児，鎖骨頭蓋骨異骨症（図7）

　生下時より，鎖骨欠損，頭蓋骨縫合骨化遅延，指末節骨骨化異常を認めた．発育に伴い，歯牙萌出遅延，上顎劣成長が認められ，10歳より歯科矯正治療を開始したが，中顔面低形成とともに外科的矯正の適応とされ当科紹介となった．術前評価において上顎低形成と短鼻変形を認めたが，眼球突出はなく，Le FortⅡ＋Ⅰ型骨切り術を施行し，ハロー型骨延長器（RED system）を用いて下方3mm，前方8mmの延長を行った．保定期間を8週間とし延長器を抜去した．合併症なく経過し，術後1年6カ月で後戻りなく良好な形態となっている．

考　察

適応

　Le FortⅡ，Ⅲ型骨切り術の適応は眼球突出を伴うかどうかで決まる．

Le FortⅢ型骨切り術の適応

　典型的なCrouzon病で見られる顔貌上の特徴として眼球突出，短鼻変形，中1/3顔面の低形成，Angleの分類によるclassⅢ変形の改善を目的とする場合．

Le FortⅡ型骨切り術の適応

　眼球突出のない中顔面1/3の低形成，短鼻変形，Angleの分類によるclassⅢ変形の改善を目的とする場合．

合併症と対策

出血

　Le FortⅡ，Ⅲ型骨切り術では多量出血が予測されるため，輸血の準備が必要である．通常は自己血輸血が望ましく術前に貯血しておくことが多い．出血対策は特に重要で低血圧麻酔を依頼し，骨切り時には90mmHg前後に下げてもらう．Head up positionの体位や鼻腔内へのエピネフリン入りガーゼによるパッキング，骨切り部周辺の軟部組織へのエピネフリン入り局所麻酔剤の局注などを行う．

感染

　感染対策としては術中からの抗生物質点滴と，多量の生理食塩水による術野の頻回の洗浄が有効である．

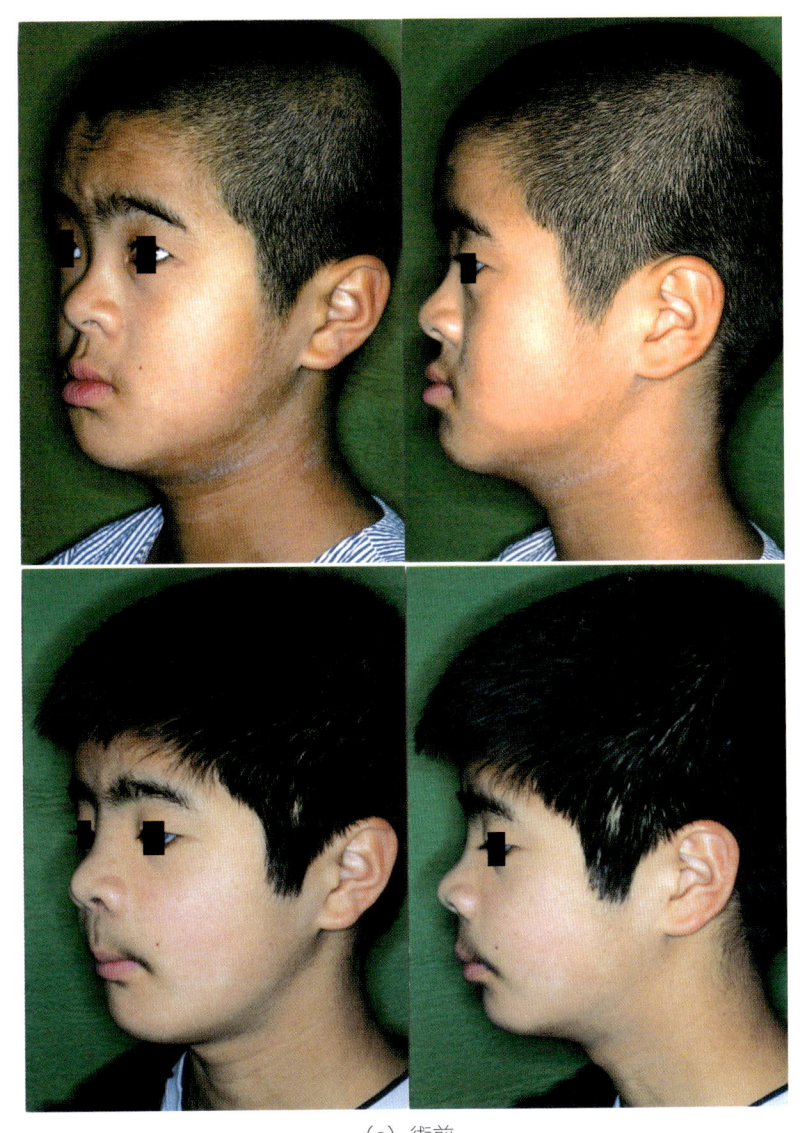

(a) 術前
(c) 術後1年6カ月

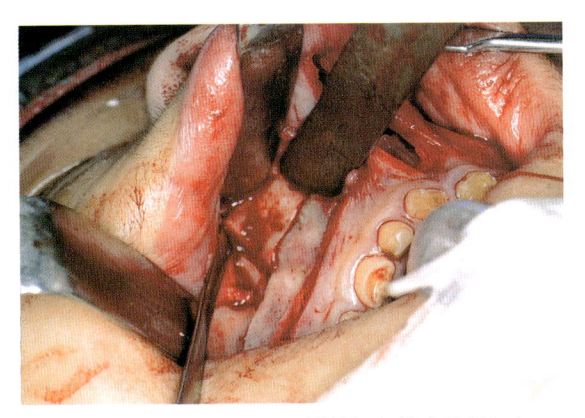

(b) 術中。Le Fort Ⅱ＋Ⅰ型骨切り術を施行した。

図7 症例2：12歳，男児，鎖骨頭蓋骨異骨症

7．頭蓋骨縫合早期癒合症　115

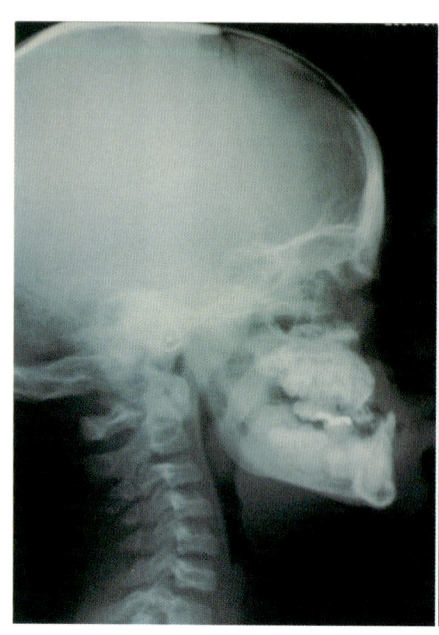

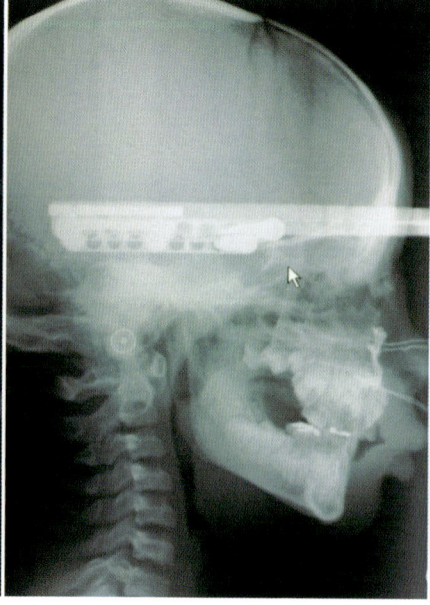

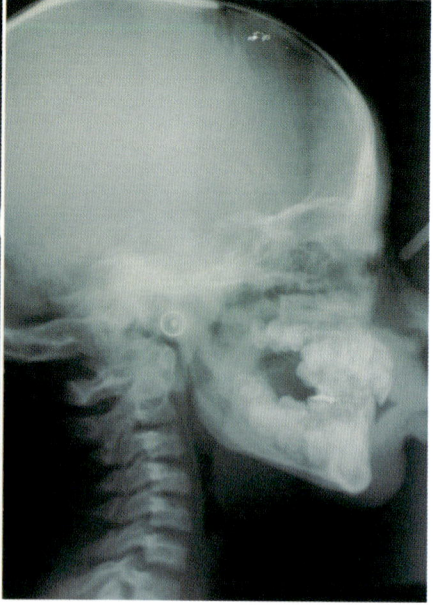

術前　　　　　　　　　　骨延長後　　　　　　　　　抜釘後

(d) セファログラム

図7（つづき）

頭蓋内穿孔

頭部冠状切開による前頭皮弁の挙上に際し，頭蓋骨欠損部における頭蓋内穿孔に注意する必要がある．また，一般的にCrouzon病，Apert症候群では中頭蓋窩の前方への膨隆が認められるため，頬骨部外側骨切りに際して頭蓋内穿孔が起こる可能性があり，前方限界に注意を払わなければならない．あらかじめCT画像などで確認しておく必要がある．

顔面神経麻痺

側頭部での剥離の際に顔面神経の側頭枝が損傷される可能性がある．おおよその顔面神経側頭枝の走行や解剖学的な位置などを念頭に置き，側頭筋膜下で剥離する必要がある．

文　献

1) Toth BA, Kim JW, Chin M, et al : Original articles, distraction osteogenesis and its application to the midface and bony orbit in craniosynostosis syndromes. J Craniofacial Surg 9 : 100-113, 1998
2) Bartlett SP, Losee JE, Baker SB : Reconstruction ; Craniofacial syndromes. Pediatr Surg. Plastic Surgery vol 4（2nd ed），pp 495-519, WB Saunders Co, Philadelphia, 2005
3) McCarthy JG, Hollier LH Jr : Reconstructive craniosynostosis. Pediatr Surg. Plastic Surgery vol 4（2nd ed），pp 465-493, WB Saunders Co, Philadelphia, 2005

頭蓋骨縫合早期癒合症
7）前頭中顔面前進術（monobloc advancement）

秋月 種高

Summary

　Crouzon病やApert症候群などの頭蓋骨縫合早期癒合症候群（syndromic craniosynostosis）では頭蓋骨だけではなく顔面骨とりわけ中顔面の劣成長を来たす。その病態は軽度のものから高度のものまで種々存在するが，頭蓋縫合早期癒合による頭蓋内圧亢進症状だけではなく，中顔面劣成長による上気道狭窄症状や反対咬合などが著明に認められる症例も少なくない。このような症例に対しては，頭蓋骨の前方拡大だけではなく，中顔面の前方移動も早期に必要となることが多い。30年ほど前に，前頭骨と中顔面骨を一期的に骨切りして前進させるmonobloc advancement（Le Fort IV型骨切り術）が報告されているが，本法では頭蓋腔と鼻腔とが交通するために，術後頭蓋内感染症などの合併症が多いことが問題であった。1990年代後半からは骨延長法を応用した前頭中顔面同時前進術が行われるようになり，骨移植が不要，軟部組織も延長可能，死腔が少ないため術後頭蓋内感染症などの合併症が少ないことから，この方法の数多くの利点が強調されている。

　著者らは1997年より内固定型骨延長器を用いた前頭中顔面同時前進術（Le Fort IV型骨延長術）を行い，安定した良好な成績を収めている。本法は従来のLe Fort IV型骨切り術とは異なり，眼窩上半分と前頭骨を一塊として骨切りし，硬膜から剥がすことなく血流を保ったまま水平前方へ骨延長する。中顔面はLe Fort III型骨切り術に準じて骨切りされ，斜め前下方へ延長される。鼻根部は骨切りしないで，頭蓋腔と鼻腔との交通を防止する工夫をしている。眼窩前頭骨複合体と中顔面骨は異なるベクトルをもって骨延長される。本法では，術後合併症も少なく，骨切り部への骨移植は不要で骨形成も良好であり，延長された骨の後戻りも少ない。

はじめに

　いわゆる頭蓋縫合早期癒合症候群（syndromic craniosynostosis）では，頭蓋骨だけでなく顔面骨とりわけ中顔面の劣成長を来たす。これらの症候群ではその病態は軽度のものから高度のものまで種々存在するが，頭蓋縫合早期癒合による頭蓋内圧亢進症状だけではなく，中顔面劣成長による上気道狭窄症状や反対咬合などが著明に認められる症例も少なくない。このような症例に対しては，頭蓋骨の前方拡大だけではなく，中顔面の前方移動も必要となる。

　本稿では，syndromic craniosynostosis治療における最近の進歩として，骨延長法による前頭中顔面前進術（monobloc advancement）について述べる。

概　念

　頭蓋縫合早期癒合症のうち，冠状縫合早期癒合による前頭蓋底の狭小化だけではなく，いわゆる中顔面の劣成長を来たすsyndromic craniosynostosisで

は，程度の差こそあれ，頭蓋内圧亢進症状とともに上気道の狭窄症状を来たす。

このような症例に対しては，一期的あるいは二期的に前頭骨と中顔面骨の両方を骨切りして前進させなければならない。従来は，頭蓋内圧亢進の治療を最優先させ，乳児期あるいは幼少期にまず眼窩上縁を含む前頭骨を前進（front-orbital advancement）させていた。しかし，上気道狭窄による呼吸障害がしばしば致死性となったり，成長発育障害を来たす恐れがある[1]ことから，前頭骨と中顔面骨の両方を同時に前進させる術式（monobloc advancement）が報告された[2]。ただ，本術式は，骨移植が必要，皮膚軟部組織の伸展性のために前進量に制限がある，鼻腔と頭蓋腔が交通するため頭蓋内感染症合併が多い，などの問題点が多かった[3]。

1990年代後半になると頭蓋顎顔面骨の骨延長術の進歩により，前頭骨と中顔面骨の両方を同時に骨延長する術式が考案され[4)~7)]，従来のmonobloc advancement法の多くの欠点が克服され，現在ではmonobloc advancementは骨延長法により行われることが多くなった。著者ら[6)7)]は本法をLe Fort IV型骨延長術と呼称し，内固定型骨延長器を用いた骨延長を行っている（図1）。

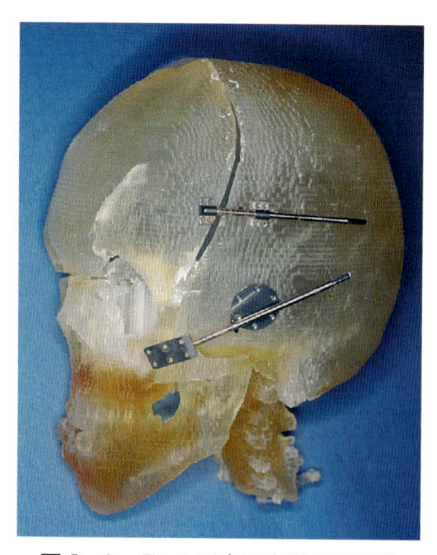

図1　Le Fort IV内固定型骨延長術
左右合計4組の内固定型骨延長器を用いて，眼窩上縁＋前頭骨複合体は水平前方に，中顔面骨は前方やや下方へ延長される。

術前の評価と手術時期

頭蓋縫合早期癒合の評価

頭蓋縫合の早期癒合は，触診，単純X線撮影，CT所見，3次元CT所見などにより評価する。触診では縫合線に一致した骨性隆起を触れる。単純X線撮影，CT所見などでは縫合線の閉鎖や骨性隆起を認めることがあるが，部位によって一定しない場合もある。

頭蓋内圧亢進の評価は，頭部X線規格写真（セファログラム），CT所見，視神経乳頭所見，頭蓋内圧測定，髄液圧測定などで行う。頭部X線規格写真やCT所見では頭蓋骨の菲薄化，指圧痕の存在などを認めれば頭蓋内圧亢進を疑う。頭蓋内圧測定は入院による長時間測定が必要であり，小児では全身麻酔が必要となるなど手技的な困難さを伴う。また，頭蓋内圧の亢進と病態とは必ずしも相関しないという報告[8]もあり，いまだに議論の多い評価法である。

上気道狭窄の評価

上気道狭窄は，セファログラム，CT，ポリソムノグラム，鼻咽腔ファイバースコープ検査などを用いて評価する。側貌セファログラムやCTでは，舌根部で上気道の狭窄程度を評価することができる[9)10)]。ポリソムノグラムで睡眠時無呼吸が存在すれば中顔面前進術の適応があると考えてよい。

手術時期

頭蓋縫合早期癒合症候群に対する前頭前進術や中顔面前進術には数多くの手術法が存在するが，その手術時期に関する統一した見解はまだ得られていない。特に頭蓋縫合早期癒合症候群は，高度な形態異常が頭蓋のみならず顎顔面にまで広範に及ぶため，手術法や時期に関しては極めて多種多様な状況にある。著者らは，上気道の狭窄症状を伴う症例では睡眠時無呼吸により血中酸素分圧が低下し，脳や全身の成長発育に悪影響を及ぼすと考え，できる限り早期に前頭前進術と同時に中顔面前進術，すなわち

monobloc advancement を行うべきであると考えている。頭蓋縫合早期癒合症候群では，ポリソムノグラムで明らかな睡眠時無呼吸が存在しなくても，いびき程度で身体発育に悪影響をもたらす可能性があるとの報告[11]もあるので，monobloc advancement を躊躇してはならないと考える。

手術手技と術後管理

Le Fort Ⅳ型骨延長術の概念

　従来法のmonobloc advancement は眼窩上縁を含めた中顔面骨を一塊として骨切りして前進させる術式であるが，著者らが行っている Le Fort Ⅳ型骨延長術は，厳密に言えば monobloc ではなく，中顔面骨と，眼窩の上半分と前頭骨を一塊とした部分の2つの部分に骨切りし，それぞれやや異なる方向へ骨延長を行うものである。眼窩上半分と前頭骨を一塊とした部分は水平前方へ延長され，中顔面骨は前方かつやや下方へ延長される。これは，それぞれの部分の正常発育方向を考慮したものである。

　骨延長器は著者らが開発した内固定型のものを用いている。Le Fort Ⅳ型骨延長術では，中顔面骨用と頭蓋骨用，左右でそれぞれ2組ずつ，合計4組の内固定型骨延長器を用いる（図1）。

骨延長器

中顔面延長用内固定型骨延長器（図2，上）

　チタン合金製で非常に軽く，単純な3つのパーツで構成されている（ケイセイ医科工業社製）。円形プレートには延長軸用の雌ネジがあり，側頭骨に5～6個のマイクロスクリューで固定される。コの字プレートは頬骨弓基部に装着され，延長力を中顔面骨に介達する。延長軸は外径3mm で長さは100～120mm，雄ネジが切ってあり1回転で0.5mm 延長される。延長軸の前端はテーパーしており，軸受けとなるコの字プレートとの間に角度的な余裕があり，延長器に無理な力がかからないようになっている。後端は20～30mm 程度頭皮から露出され，術後この部分を回転する。延長軸は外来において無麻酔で，逆回転により容易に抜去できる。症例によっては延長軸の抜去のみで，その他のパーツに関しては，頬骨弓基部も側頭部も皮下組織が厚い部位であるため放置しておいても目立たず，除去手術が不要となる。

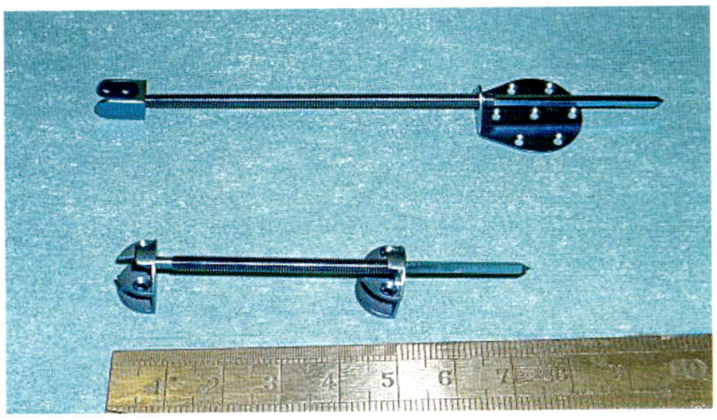

頭蓋骨延長用内固定型骨延長器（図2，下）

　チタン合金製で非常に軽く，単純な3つのパーツで構成されている（ケイセイ医科工業製）。これはもともと下顎骨延長用に開発されたもので，各種の頭蓋顎顔面骨延長に応用可能な汎用の内固定型骨延長器である。延長軸の長さは50～70mm で，1回転で 0.5mm 延長される。最近は，今井らが改良した頭蓋骨専用の内固定型骨延長器を使用している。頭蓋骨用の内固定型骨延長器は，頭皮の皮下組織が薄いため，骨延長完了後は抜去手術が必要となる。

骨切り術

　手術は頭皮冠状切開および両側下眼瞼睫毛下切開から行う。なお，原則として剃毛はせず，頭皮は手洗い用ポビドンヨード消毒液で洗髪消毒する。

①頭皮冠状切開および両側下眼瞼睫毛下切開から，中顔面と前頭部を広範に骨膜下剥離を行う。広範な骨膜下剥離が終了したら，頭蓋冠の骨切りを行う。

②まず，頭蓋骨にバーホールを穿つが，バーホールは骨切り線をデザイン（図3）したのち，眉間部に1カ所，眉毛外側部左右に1カ所ずつ，側頭部に1カ所ずつ，頭頂部に2カ所の合計7カ所穿孔する。眉間部正中のバーホールは若干大きく穿孔する。

③次にクラニオトームを用いて各バーホール間を骨切りする。眼窩上縁の部分は前頭蓋底を骨切りす

図2　内固定型骨延長器
上は中顔面骨用，下は今井らが改良した頭蓋骨専用の内固定型骨延長器。

る。この際，硬膜を損傷しないように細心の注意を払い，必要ならば内視鏡などを用いて十分な視野の下に骨切りする。

④鼻根部は，骨切りをせずに残して篩板を温存し（図3-a, b, 図4），頭蓋腔と鼻腔との交通を生じさせないようにする。

⑤この部分は硬膜を損傷しないように細めのノミなどを用いて少しずつ骨切りしてゆく。このようにして眼窩の上半分と前頭骨を一塊として完全骨切りし，十分な授動を行う。ただし，硬膜剥離は骨切り線部分のみとし，授動した骨片を硬膜から剥がさずに，骨片への血流を保ったままとする。

⑥頭蓋骨の骨切り，授動が終了したら，中顔面の骨切りを行う。中顔面はLe Fort Ⅲ型骨切り術に準じた骨切りを行う。ただし，上述したように鼻根部は，幅5mm程度骨切りしないでそのまま残す。すなわち，鼻根部を幅5mm程度残して，その上方と下方で骨切りされることになる（図4-a）。

⑦中顔面骨も完全骨切りを行い，十分に授動する。

⑧骨切り終了後，内固定型骨延長器を装着する。前頭骨には原則として左右1組ずつ装着し，延長方向は水平前方とする。中顔面骨の延長方向は前方やや下方とし，左右1組ずつ装着する。この際，左右の延長器の延長方向が同一となるように注意する（図4-b）。

⑨中顔面用延長器の円形の側頭部プレートはマイクロスクリューで側頭骨に固定し，死腔が生じないようにその上を側頭筋で被覆しておく。

⑩頭蓋骨のバーホールは，それを穿つ時にできる骨

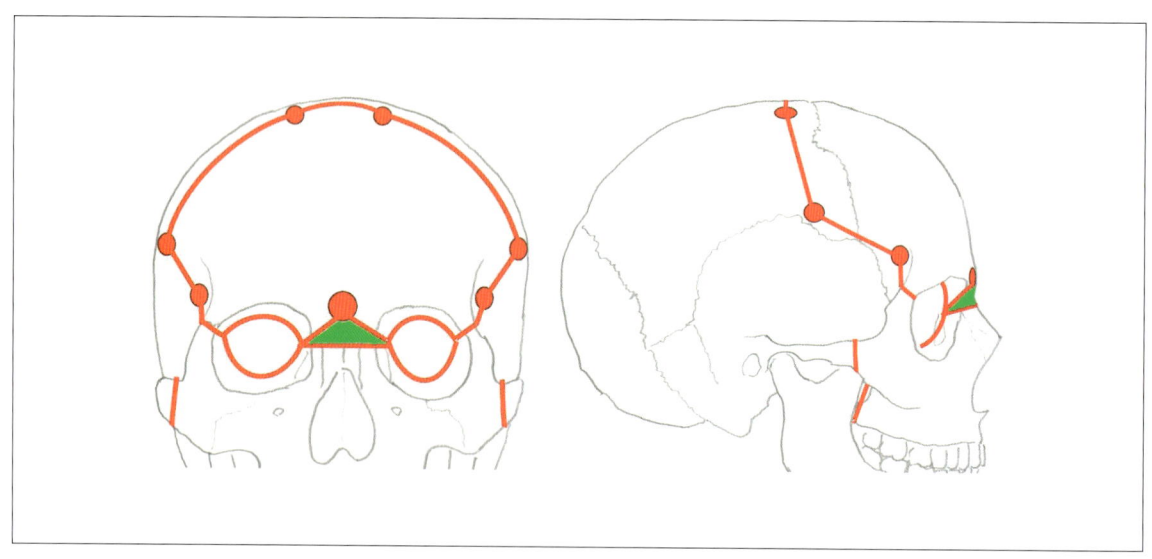

図3 Le Fort Ⅳ型骨延長術の骨切り
赤丸はバーホール，赤線は骨切り線を示す。頭蓋腔と鼻腔との交通を防ぐために，鼻根部から篩板（緑色の部分）は骨切りしない。

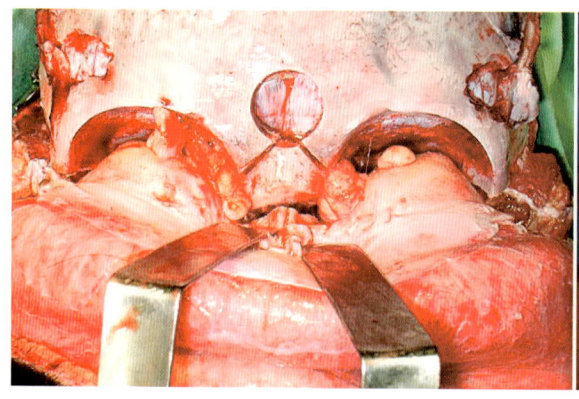

(a) 骨切りが終了したところ
　鼻根部は骨切り，授動しないでそのままにしておく。

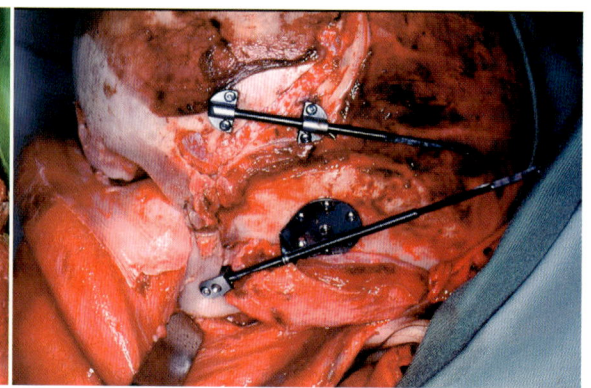

(b) 内固定型骨延長器を装着したところ

図4 術中所見

屑をフィブリン糊で固めたものを移植して閉鎖しておく。

骨延長

術後7日より骨延長を開始する。その速度は，前頭骨が0.5mm/日，中顔面が1mm/日とする。通常の骨延長量は，前頭骨が10〜15mm，中顔面が15〜25mm程度である。

週に1回程度，セファログラムやCT撮影などで骨延長をチェックする。われわれが用いている内固定型骨延長器は単一方向型延長器であるため，延長中に中顔面部が回転する可能性がある。しかしこれは欠点ではなく，上下顎の良好な咬合位を獲得するためには，中顔面部がある程度回転した方がむしろ好ましいと考えている。そのために延長器の軸受けには角度の自由度を持たせている。実際の骨延長に際しては，矯正歯科医との連携のもとに上下顎歯牙にマルチブランケットを装着し，延長軸回転や食事中以外は顎間固定ゴムを用いて上下顎を軽度牽引し良好な咬合位へと誘導してゆく。骨延長が終了したなら，頭皮から露出している残余の延長軸をできるだけ基部で切断する。延長終了後の骨硬化待機期間は通常3カ月以上とする。

骨硬化待機期間終了ののち，前頭骨用の内固定型骨延長器の抜去を延長器直上の頭皮切開から行う。この際，骨延長部のプレート固定などは原則不要である。中顔面用の骨延長器は前頭骨用延長器の抜去手術時に同時に全抜去するか，もしくはプレートの突出などのない症例では延長軸のみの抜去でも構わない。

全延長期間を通じて，洗髪などを毎日行い延長軸刺入部の清潔保持に努める。歯牙にマルチブラケット装着が可能な症例では，矯正歯科医との連携のもと，顎間固定ゴムなどを用いて延長期間中の咬合管理を行う。通学や運動などのADLに特別な制限は不要である。食事も通常食で構わない。むしろ開口や咬合を十分にさせた方が骨硬化が進むという印象がある。

症 例

症例1　7歳，女児，Crouzon病

過去に手術は受けていない。軽度眼球突出，反対咬合，睡眠時のいびきが認められた。3DCT所見で中顔面の劣成長と前頭蓋底の短縮を認めた（図5-a，図6-a）。

Le Fort IV型骨延長術用の骨切りを行い，眼窩上縁を含めた前頭骨は水平前方へ，中顔面は前方やや下方へのベクトルで内固定型骨延長器を装着した。骨延長は，前頭骨は0.5mm/日，中顔面骨は1mm/日の速度で術後7日より開始した。前頭骨は9mm，中顔面骨は16mmの延長を行った。3カ月間の後固定期間ののち，全身麻酔下に骨延長器をすべて抜去した。

骨延長の全期間を通じて，疼痛，出血，感染，神経障害などの合併症はいっさい認めなかった。Le Fort IV型骨延長術により顔貌と上気道狭窄症状は改善した（図6-b）。

術後1年の3DCT所見で，眼窩外側縁や頭蓋骨に良好な骨新生を認めた。前頭蓋底は著明に前方拡大された（図6-b）。

側貌セファログラムでは，S-N（Sella-Nasion）間距離が，術前の58mmから前頭骨の水平前方への骨延長により68mmへ延長された。Nasion-ANS（前鼻棘）間距離は，41mmから52mmへ延長された（図7）。

症例2　3歳，女児，Crouzon病

過去に手術は受けていない。眼球突出，反対咬合，軽度の睡眠時無呼吸が認められた（図8-a，図9-a）。Le Fort IV型骨延長術を行い，前頭骨は水平前方へ8mm，中顔面は前方やや下方へ12mmの骨延長を行った。

術後，顔貌は著明に改善し（図8-b, c），3DCTでも前頭中顔面は十分に前進されており，骨延長部の骨形成も良好であった（図9-b, c）。側貌セファログラムでは，S-N間距離が57mmから65mm，

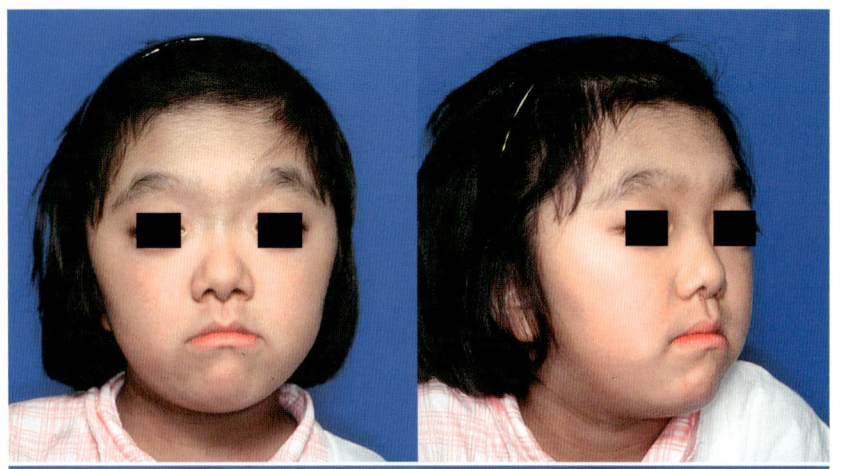

(a) 術前

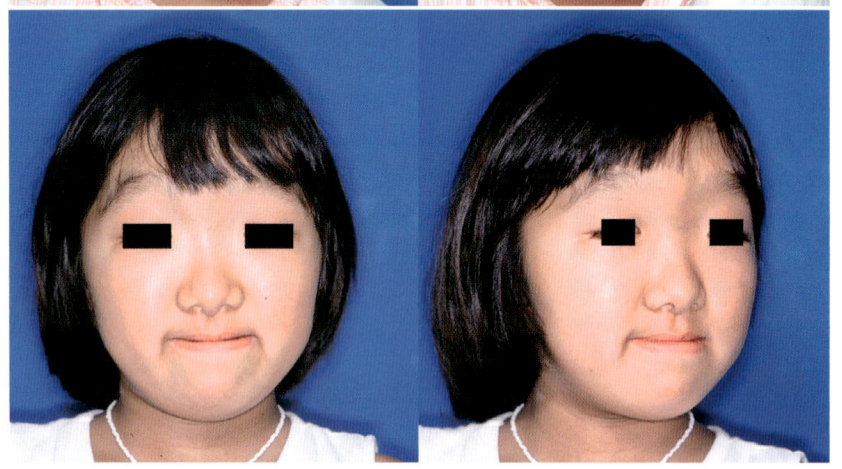

(b) Le Fort Ⅳ型骨延長術後2年

図5 症例1：7歳，女児，Crouzon病

(a) 術前。前頭蓋底の劣成長を認める。
(b) 術後1年の3DCT
　　前頭中顔面は延長されており，眼窩外側部，鼻根部，頭蓋骨などの骨延長部の骨形成も良好に認められる。前頭蓋底が著明に拡大されている。

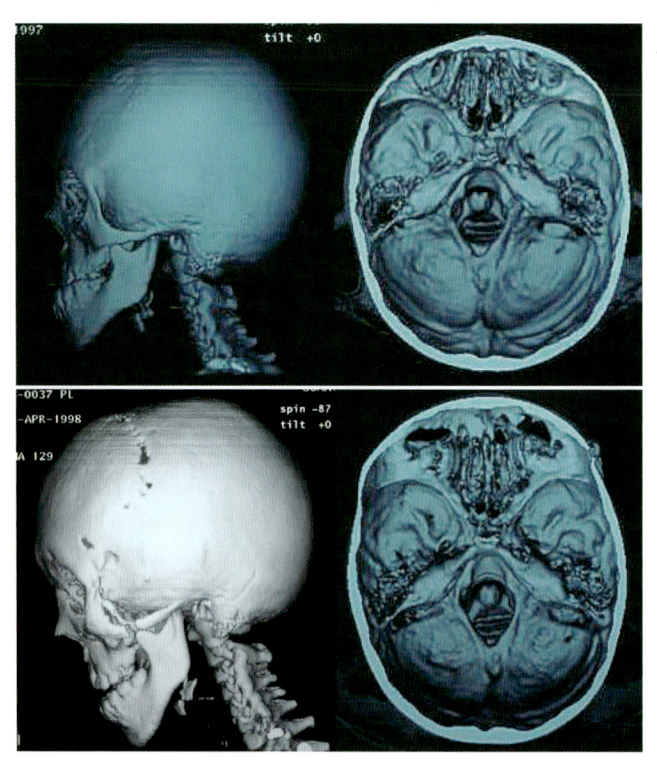

図6 症例1の3DCT所見，頭蓋底

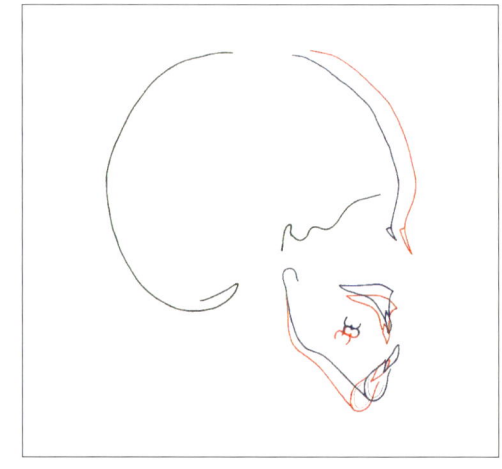

図7 症例1の術前・術後1年の側貌セファログラムの重ね合わせ
　　S-N間距離が術前の58mmから68mmへ延長され，N-ANS（前鼻棘）間距離は41mmから52mmへ延長された。

122　Ⅱ．先天異常

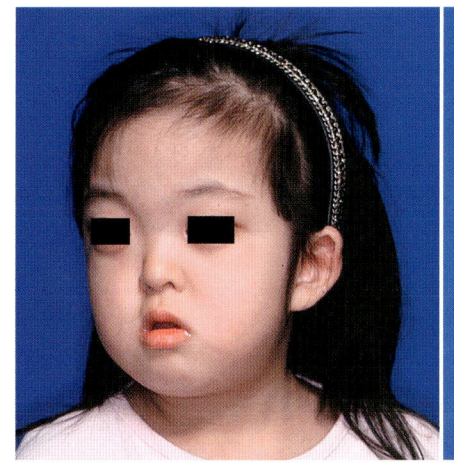

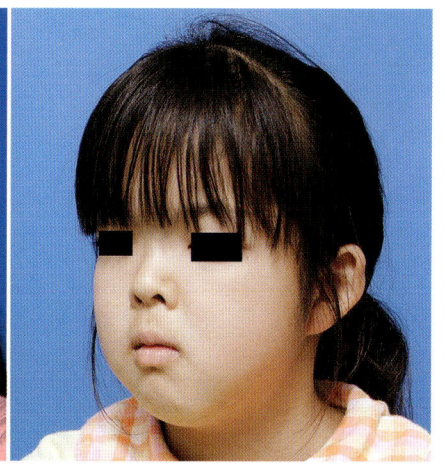

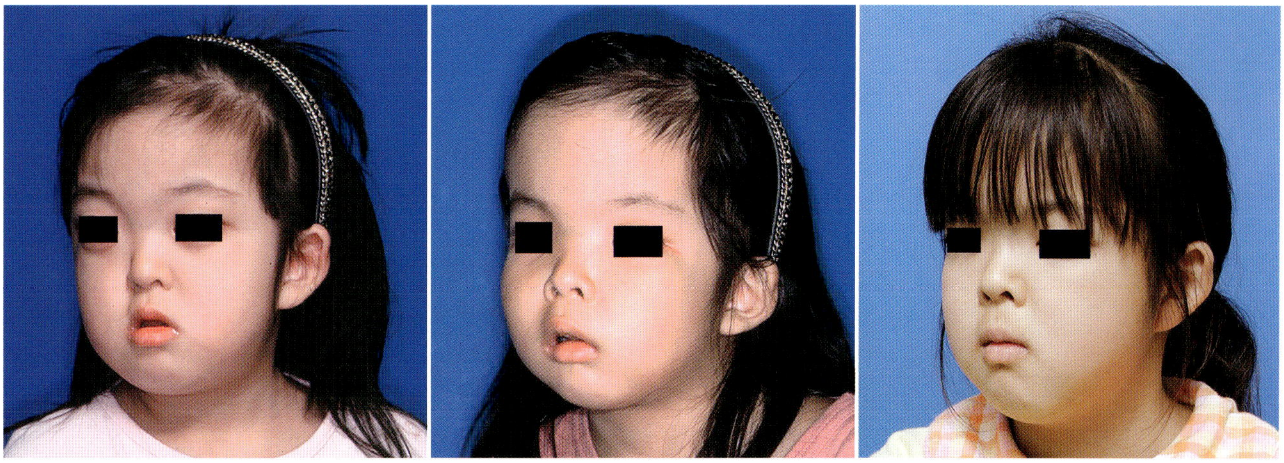

(a) 術前　　　　　　　　　(b) 術後6カ月　　　　　　　(c) 術後4年

図8　症例2：3歳，女児，クルーゾン病

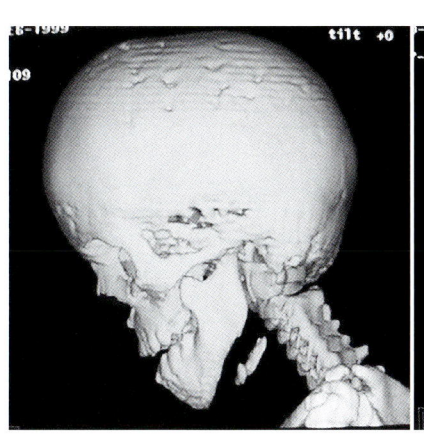

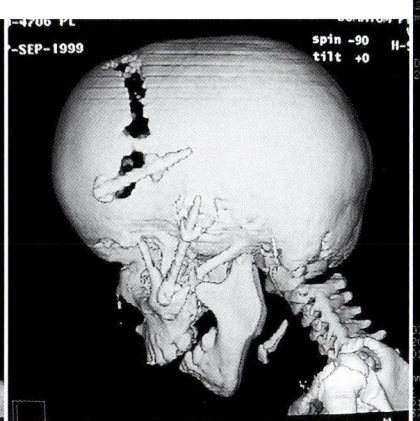

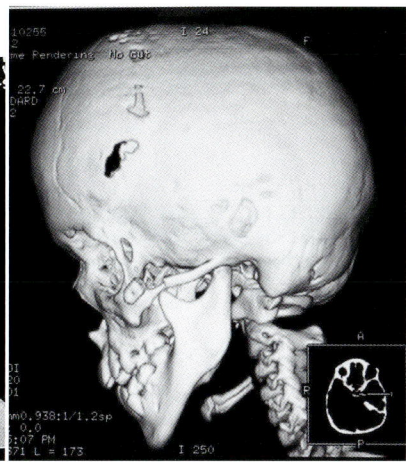

(a) 術前　　　　　　　(b) 術後3カ月，骨延長器抜去直前。　(c) 術後4年。鼻根部，頭蓋骨に良
　　　　　　　　　　　一部，骨化しているところが認め　　　好な骨形成を認める。
　　　　　　　　　　　られる。2組の内固定型骨延長器
　　　　　　　　　　　が見える。

図9　症例2の3DCT所見

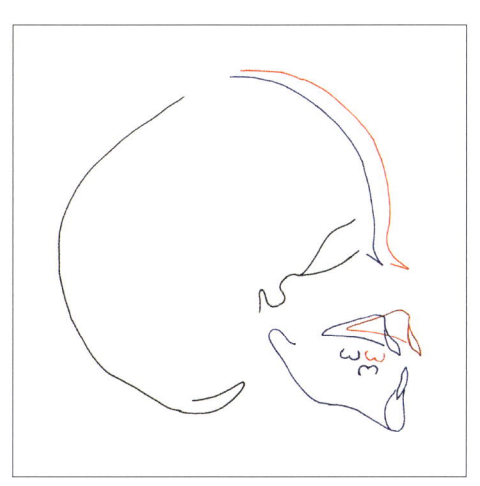

図10　症例2の術前・術後1年の側貌セ
　　　ファログラムの重ね合わせ
　S-N間距離が術前の57mmから65mm
へ延長され，N-ANS（前鼻棘）間距離は
37mmから42mmへ延長された。

7. 頭蓋骨縫合早期癒合症 | 123

Nasion-ANS 間距離は，37mm から 42mm へ延長された（図10）。

考察

頭蓋顎顔面外科の進歩により，頭蓋縫合早期癒合症（craniosynostosis）に対しては数多くの手術法が開発されてきたが，その手術時期や手術法についての統一した見解はまだ得られていない。特にわが国においては，syndromic craniosynostosis は症例数も少なく，高度な形態異常が頭蓋のみならず顎顔面にまで広範に及ぶことが多いため，手術法や時期に関しては極めて多種多様な状況にある。

手術時期，手術法の選択に対する著者らの考え方

著者らの経験では，当科で手術治療および経過観察し得た症例は全例，何らかの二次的骨切り手術を必要とした。すなわち，syndromic craniosynostosis は1回の骨切り手術だけで満足な結果が得られることはない[12]と思われる。

著者らは，syndromic craniosynostosis に対する治療には，顔面の上，中，下の 1/3 ずつに対応させて3つの段階が必要であると考えている。すなわち，まず幼少期に前頭前進術を行う。この際，上気道の狭窄症状を少しでも伴う症例には，可及的早期に，脳や全身の成長発育を考慮して同時に中顔面前進術も行うべきであると考えている。

従来法の monobloc advancement は，軟部組織や骨膜に瘢痕組織が生じていない初回手術例や，前頭骨，中顔面骨の前進量が 10mm 以下の症例には，組織の伸展性も保たれ，骨前進後に生じる死腔も少なく感染の危険性も少ないため考慮してよいと考える。しかし，再手術例や中等度以上の劣成長を呈する syndromic craniosynostosis では，前頭，中顔面ともに過矯正気味に十分に前進させるべきであり，従来法のいわゆる monobloc advancement では，皮膚軟部組織のために前進量に制限があるだけでなく，骨切り部に骨移植を行っても骨吸収などにより術後の後戻りが比較的大きいのではないかと思われる。また，このような症例では，従来法の monobloc advancement は，鼻腔と頭蓋腔が交通するために，術後の頭蓋内感染症がしばしば大きな問題となる[3]。

これに対して，骨延長を応用した Le Fort Ⅳ型骨延長術は，従来の monobloc advancement 法の欠点をほぼすべて解決するものと考えられる。さらに著者らは，前頭骨と中顔面骨を monobloc として同一の方向へ延長するのではなく，それらおのおのの正常な成長発育方向を考慮し，two-block として複数の骨延長器を装着して異なる方向へ延長する術式を採用している。この理由として，syndromic craniosynostosis の顔面骨は前後方向だけではなく上下方向にも短縮している[12]が，従来の monobloc 法では顔面骨を水平方向へ前進させることはできても，上下方向へ延長することは不可能であるからである。

内固定型骨延長器の利点

骨延長法には内固定型と外固定型と2種類がある。Le Fort Ⅳ型骨延長術に関して言えば，RED（rigid external distraction）システムに代表される外固定型骨延長器は，装着が容易である，延長ベクトルのコントロールがしやすい，延長器抜去手術が不要である，という利点を有している[13]が，一方で，装置が非常に大きく目立つ，顔面皮膚に瘢痕が生じる，延長後固定期間が短く後戻りが大きくなりやすい，という欠点がある。著者らは，主に内固定型骨延長器を使用しているが，機械的トラブルも少なく，小さく目立たないため患者の ADL 上もほとんど問題はない。中顔面骨の延長ベクトルのコントロールは，矯正歯科医との連携の下，顎間固定ゴムなどで十分に行うことができると考えている。

合併症など

術後の後戻りは，骨延長法は従来法と比較して少ないと思われる[14]。従来法では，骨切り後一期的に前進させ，生じた骨欠損部に骨移植を行う。また，前頭骨は硬膜から遊離されるので血流が絶たれる。一期的に前進させると当然のことながら皮膚軟部組織の抵抗による緊張のため，前進した骨片に対して後戻りの力が加わる。前頭骨や移植骨に血流がないことは，骨吸収，感染や瘢痕拘縮の原因となり，ひいては前進した骨片の後戻りにつながる。これに対して，骨延長法ではこれら従来法の欠点がほぼすべ

て解決され，骨切り部に良好な骨形成が得られやすいため，術後の後戻りが少ないことが考えられる。著者らが提示した症例でも，骨切り延長部には良好な骨形成が得られていた。

　骨延長された前額部や中顔面の後戻りは比較的少なく，この点でも従来法より優れていると考える。しかし，思春期までに中顔面骨延長を行った症例では，やはりその後の中顔面の発育は正常よりは劣るため変形の再発を来たす症例が多い。したがって12〜13歳より以前に中顔面骨延長を行う症例では，過剰延長が必要であると考える。過剰延長の目安は症例の年齢や重症度により異なるが，5〜10mm程度の前歯部over jetが必要であると思われる。

　以上，従来法と比較して骨延長法によるmonobloc advancementは，早期に中顔面も前進させることを考慮しなければならない頭蓋縫合早期癒合症候群（syndromic craniosynostosis）に対して，比較的安全に安定した結果を得ることができる術式であると思われる。

文献

1) Lo LJ, Chen YR : Airway obstruction in severe syndromic craniosynostosis. Ann Plast Surg 43 : 258-264, 1999
2) Ortiz-Monasterio F, Fuente del Campo A, Carrillo A : Advancement of the orbits and the midface in one piece, combined with frontal repositioning, for the correction of Crouzon's deformities. Plast Reconstr Surg 61 : 507-515, 1978
3) Bradley JP, Gabbay JS, Taub PJ, et al : Monobloc advancement by distraction osteogenesis decreases morbidity and relapse. Plast Reconstr Surg 118 : 1585-1597, 2006
4) Amaral CMR, Domizio GD, Tiziani V, et al : Gradual bone distraction in craniosynostosis. Preliminary results in seven cases. Scand J Plast Reconstr Hand Surg 31 : 25-37, 1997
5) Talisman R, Hemmy DC, Denny AD : Frontofacial osteotomies, advancement, and remodeling by distraction ; An extended application of the technique. J Craniofac Surg 8 : 308-317, 1997
6) Akizuki T, Ohmori K, Kurakata M, et al : Midface and cranium distraction using internal devices. in Diner PA, Vazquez MP (eds) : 2nd International Congress on Cranial and Facial Bone Distraction Processes. pp 239-246, Monduzzi Editore, Bologna, 1999
7) Akizuki T, Komuro Y, Ohmori K : Distraction osteogenesis for craniosynostosis. Nuerosurg Focus 9 : 1-7, el. 2000
8) Tamburrini G, Caldarelli M, Massimi L, et al : Intracranial pressure monitoring in children with single suture and complex craniosynostosis ; A review. Childs Nerv Syst 21 : 913-921, 2005
9) Gonsalez S, Hayward R, Jones B, et al : Upper airway obstruction and raised intracranial pressure in children with craniosynostosis. Eur Respir J 10 : 367-375, 1997
10) Pijpers M, Poels PJ, Vaandrager JM, et al : Undiagnosed obstructive sleep apnea syndrome in children with syndromal craniofacial synostosis. J Craniofac Surg 15 : 670-674, 2004
11) Mathijssen I, Arnaud E, Marchac D, et al : Respiratory outcome of midface advancement with distraction ; A comparison between Le Fort III and frontofacial monobloc. J Craniofac Surg 17 : 642-644, 2006
12) Cutting C, Grayson B, McCarthy JG, et al : A virtual reality system for bone fragment positioning in multisegment craniofacial surgical procedures. Plast Reconstr Surg 102 : 2436-2443, 1998
13) Polley JW, Figueroa AA : Management of severe maxillary deficiency in childhood and adolescence through distraction osteogenesis with an external, adjustable, rigid distraction device. J Craniofac Surg 8 : 181-185, 1997
14) Komuro Y, Akizuki T, Kurakata M, et al : IIistological examination of regenerated bone through craniofacial bone distraction in clinical studies. J Craniofac Surg 10 : 308-311, 1999

8 頭蓋顔面裂
1）病因，分類および治療方針

先天異常

小山 明彦

Summary

頭蓋顔面裂はあらゆる顔面形態異常の中で最も変形が複雑，多彩であり，治療に難渋する先天異常である。発生の原因についてはいまだ明確ではないものの，疫学的あるいは遺伝学的な多くの知見が得られて来ている。極めて散発的で症例が少ないことから，用語や分類は混乱しているが，その中において，Tessier の提唱した分類は，自身の臨床経験から得られた所見をもとに，裂の位置に従い軟部組織と硬組織とを関連づけ，番号を対応させ整理されていることから，現在最も利用されている。近年，この分類の整合性を裏づける遺伝学的，発生学的な知見も得られて来ている。

顎顔面裂の治療の原則としては，まず呼吸障害などの生命に関わる場合や眼球の保護が必要な場合など，緊急性があれば，すぐに対処しなければならない。裂の修復は，全身状態や生命予後にもよるが，軟部組織に対しては社会心理的配慮からも生後3カ月頃から開始するのが原則である。緻密な計画に基づくZ形成などにより，生理的組織構築に努めなければならない。また硬性再建も，顔面を構成する各パーツの形態，位置を規定する重要な治療工程である。侵襲が大きいため，ある程度成長を待ってから行うことが原則である。

はじめに

唇裂を除く顔面裂はまれな疾患であり，その表現形は多彩である。それゆえ，用語の違いや，多くの分類法が存在し，混乱を招いて来た。その中で近年最も使われているものが Tessier の分類である。臨床経験に基づき軟部組織と硬組織の裂を関連づけ番号をつけたことで，理解しやすく，多くの外科医に受け入れられた。

ここでは，頭蓋顔面裂の発生のメカニズムと，これまでの主な分類法，そして Tessier の分類に従い，各裂型の説明と治療方針について述べる。

病因

現在まで，Treacher Collins syndrome はすでに責任遺伝子が同定されており，また全前脳症にもいくつかの遺伝子異常が報告されている[1]。しかし頭蓋顔面裂は多彩であり，またまれな疾患であることから，その原因を特定することは難しい。

メカニズムとしては，顔面突起 facial process の癒合がうまくいかないときに，その部位に一致して顔面の裂が発生することが考えられる。たとえば内側鼻突起と外側鼻突起の癒合に障害があれば唇裂，あるいはそれを含む顔面裂，上顎突起と下顎突起の癒合不全は巨口症（顔面横裂），上顎突起と外側突起の癒合不全は顔面斜裂をもたらす。この各突起の融合線において外胚葉性の溝への中胚葉性組織の侵入に障害があり，裂が生じるとする理論が唱えられ

ている[2]。

　顔面の発生は，神経堤細胞が広範囲に遊走し，多様の分化を遂げ，顔面の骨，軟骨，結合組織等を形成することに始まる。すなわち，顔面のほとんどは神経堤細胞の産物である。したがって，この神経堤細胞の遊走の異常がさまざまな顔面の形成不全，顔面裂の原因となるという理論は容易に理解できる。神経堤細胞を遊走前に除去することによって顔面裂を発生させ得ることは実験的に証明されている[3]。

　また，近年，神経分節理論が唱えられている。これは発生における細胞の位置情報を司る Hox 遺伝子の解明によるもので，第一鰓弓内へ遊走する神経堤細胞がどの部位の組織を形成するかは Hox 遺伝子がその運命を決めており，その異常によってその支配領域に形態異常（裂）が起こるというものである[4]。顔面における Hox 遺伝子の"zone"と，Tessier の示した裂の位置づけは極めて近似していることも興味深い。

分　類

　頭蓋顔面裂は，複雑な発生学的要因と解剖学的要因が関わるため，その病態は単純ではなく，多種多様な表現を呈する。発生頻度が低いことも相まって混乱が多く，これまで多くの分類法が提唱されているが，すべての病態を病因や発生学に基づき，包括的に，明確な定義をもって分類することは困難である。

AACPR

　Harkins ら[5]が提唱し，American Association of Cleft Palate Rehabilitation Classification（AACPR）が承認した分類法である（表1）。顔面裂を以下の大きな4つのグループに分類している。すなわち，1）下顎部の裂，2）鼻部〜眼窩部の裂，3）口〜眼窩部の裂，4）口〜耳介の裂である。しかし，この分類法にはいくつかの問題が見られる。Treacher Collins syndrome が含まれていないこと，イラストと記述内容に不一致が見られ混乱を招くこと，正中裂が含まれていないこと，また，骨組織に対する考慮がなされていないこと，などである。

Karfik Classification

　Karfik[6]は，胎生学および形態学に基づき，顔面裂を5つのグループに類別する詳細な分類法を提唱した（表2）。この分類はあまり系統的ではなく，臨床的利用価値に乏しいためか，あまり用いられていない。

表1　American Association of Cleft Palate Rehabilitation Classification（AACPR）

1）mandibular process clefts（下顎部の裂）
2）naso-ocular clefts（鼻部〜眼窩部の裂）
3）oro-ocular clefts（口〜眼窩部の裂）
　　　Type 1：oro-medial canthus clefts
　　　Type 2：oro-lateral canthus clefts
4）oro-aural clefts（口〜耳介の裂）

表2　Karfik の分類

Group A：rhinocephlic disorders
　　　A1：Axial malformations（正中裂）
　　　A2：Pala-axial malformations（唇裂）
Group B：branchiogenic disorders
　　　B1：lateral otocephlic malformations
　　　B2：Medial axial（下口唇裂）-midline mandibular clefts
Group C：ophthalmo-orbital disorders（無眼球症，眼瞼下垂）
Group D：craniocephalic disorders（Apert 症候群，Crouzon 症候群）
Group E：atypical facial disorders（顔面斜裂，片側顔面萎縮症）

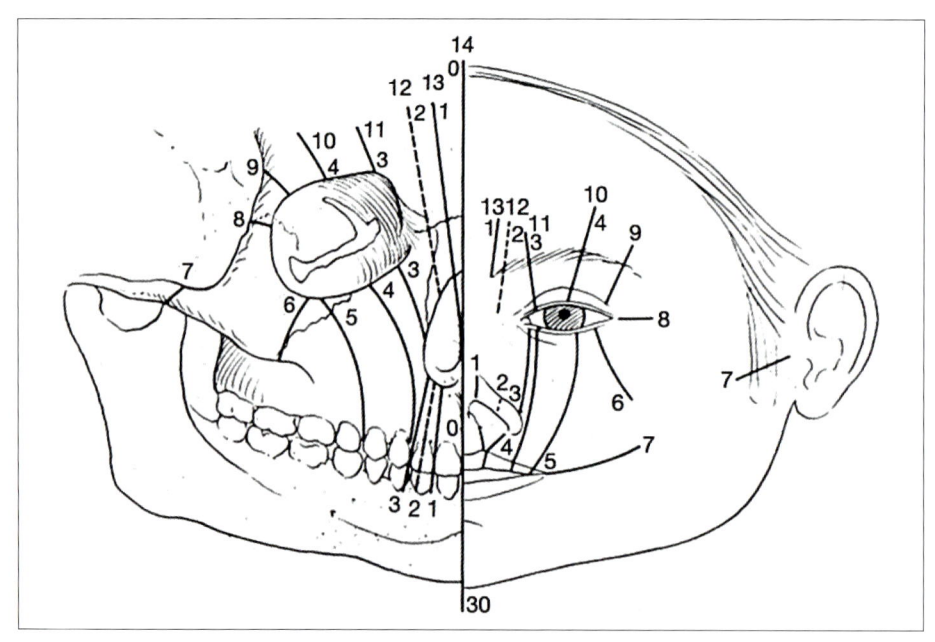

図1 Tessierの頭蓋顔面裂の分類
左側が骨組織の裂型，右側が軟部組織の裂型を示す。

Tessier Classification

1973年に発表されたTessierの分類[7]は近年よく用いられている（図1）。これは病因論的，発生学的な考えを切り離し，Tessier自身の手術経験に基づいて行った純粋に臨床的な分類であり，解剖学的異常と治療方針とを関連付けた利用価値の高い分類とされる。

眼窩を軸として上下半球に分け，上を頭蓋の裂（northbound），下を顔面の裂（southbound）とし，裂の位置に従いNo.0～No.14と番号を付けた。裂はしばしばそれらの組み合わせとして見られることがあり（No.0とNo.14，No.1とNo.13，No.2とNo.12，No.3とNo.11，No.4とNo.10），このことから，通常の唇裂と思われる症例についても，頭蓋の骨，軟部組織について注意深く観察する必要があることがわかる。

各裂型について

Tessierの分類は，軟部組織と硬組織の裂の関係を理解しやすく，また治療にも関連づけられている点で優れている。

No. 0 cleft

No.0は顔面の正中裂であり，ここには正中部の形成不全により狭小化を認めるものと，正中部の組織余剰により左右骨格間の拡大を伴うものとが含まれ，これらは別の疾患としてとらえるべきである。いずれも裂はしばしば頭蓋すなわちNo.14へと及ぶ。

正中部形成不全：顔面正中部の低形成により，鼻柱，人中，中間顎の形成不全，hypotelorismを呈し，"偽の"正中裂と呼称されることもある（図2）。重症になると猿頭症，篩頭症，単眼症となり，脳の異常が高度となるため（全前脳症），これらは致死的である。DeMayerは全前脳症をⅠ～Ⅴ型に分類し[8]，脳の異常と外観上の変形の程度が相関することを示した。軽症例では長期生存が可能であり，下垂体機能に異常を認める例もある。

正中部組織余剰：正中部の組織余剰または重複によって左右に開大した裂であり，"真の"正中裂と呼ばれる

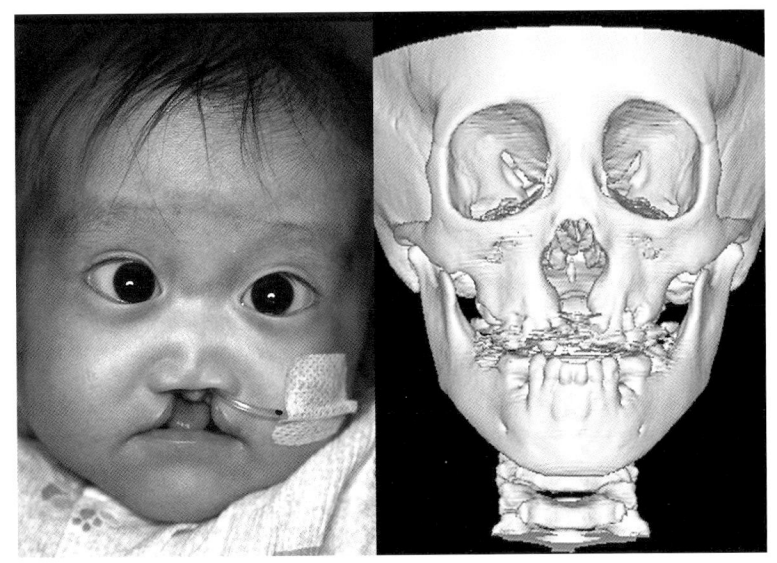

図2 No.0（正中部形成不全）の症例

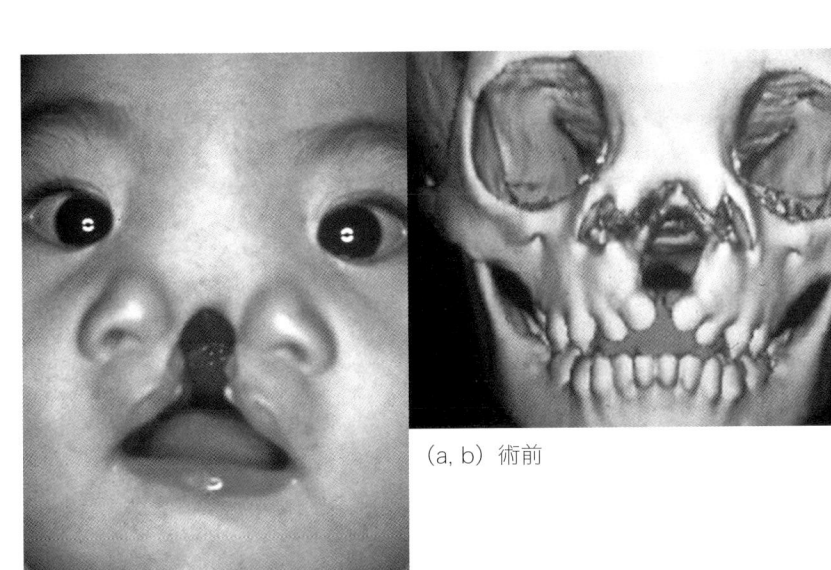

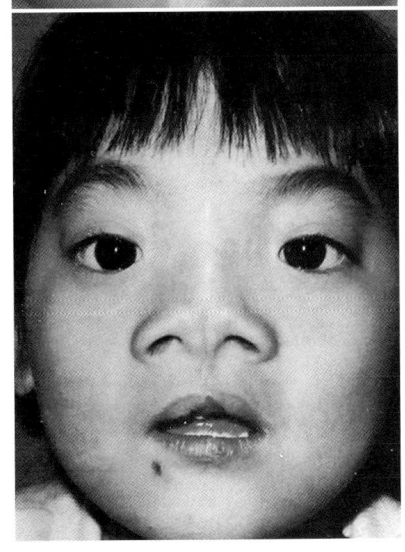

(a, b) 術前

(e) 術後3年

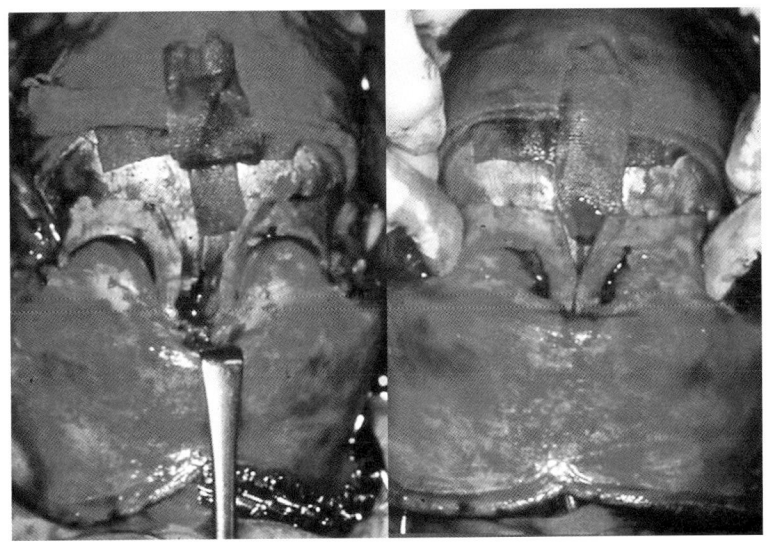

(c, d) 術中所見。正中部の骨を切除し，左右の眼窩，上顎骨を一塊に正中に引き寄せた。

図3 No.0（正中部組織余剰）の症例

8．頭蓋顔面裂　129

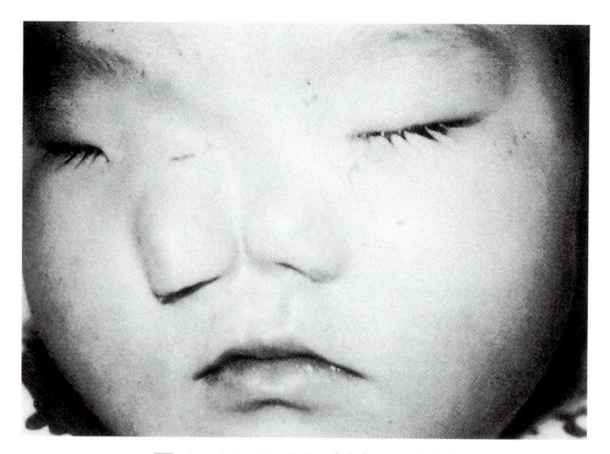

図4 No.1, 13（右）の症例
（大浦武彦ほか：頭蓋顔面裂の分類，頭蓋顎顔面外科最近の進歩（初版），田嶋定夫編，pp.150-161，克誠堂出版，東京，1994より引用）

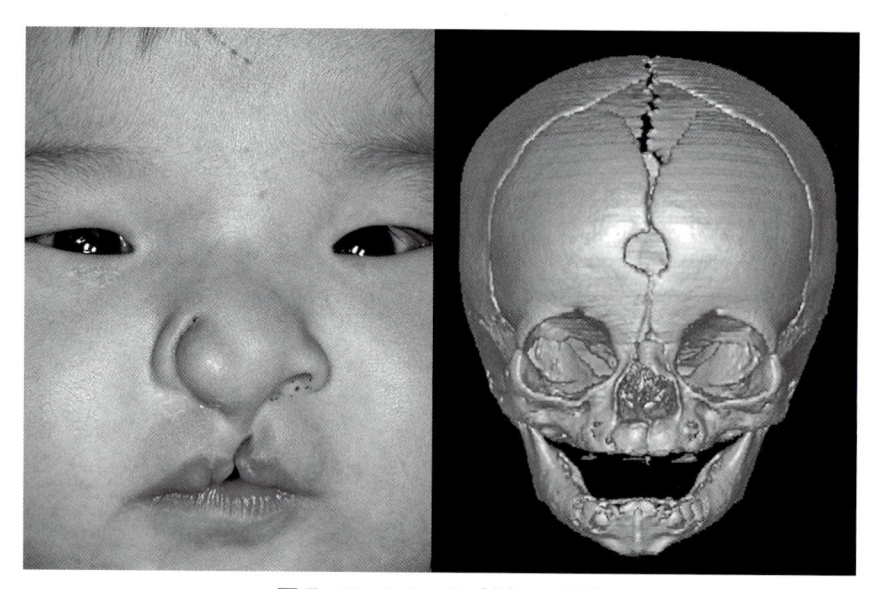

図5 No.0, No.2（右）の症例
正中唇裂（No. 0）と右の痕跡唇裂および鼻翼の裂（No. 2）を認める。

ことがある（**図3**）。正中唇裂，人中および鼻柱の拡大，鼻背の溝を呈する。

骨格は中切歯間で解離し，通常前鼻棘も左右に重複する。さらに上方に裂が及べば，鼻骨，篩頭および蝶形骨洞も拡大し，hypertelorismを呈する。

No. 1 cleft

No.1は，通常の唇裂と同じようにcupid's bowの頂点から人中稜を通る。そして外鼻のsoft triangleに至り，切痕を呈する。また，No.13として頭蓋に及ぶものもある（**図4**）。骨では中切歯と側切歯間を通り，梨状口に達する。

No. 2 cleft

非常にまれな裂型であり，Tessierの最初の報告は3例のみであった。口唇裂は通常の位置にあり，鼻翼はその中1/3を通る明らかな裂を呈し（**図5**），No.1の切痕やNo.3の鼻翼欠損とは様相を異にする。また，眼部の変形はないが，頭蓋に及べばNo.12として眉毛内側部の変形を伴う。

No. 3 cleft

No.1, 2とは対照的に，No.3は顔面裂の中において比較的多く，よく知られている。唇裂は通常の唇

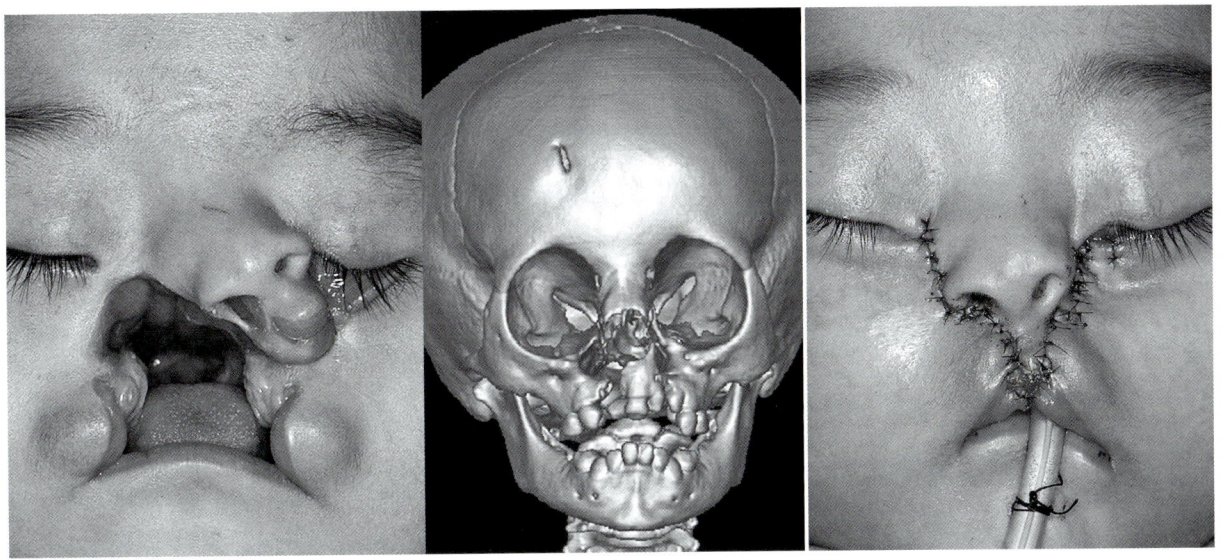

(a, b) 術前　　　　　　　　　　　　　　　（c）変異した中間顎を術前に矯正し，軟部組織の修復を行った。

図6　No.3（両側）およびNo.11（右）の症例

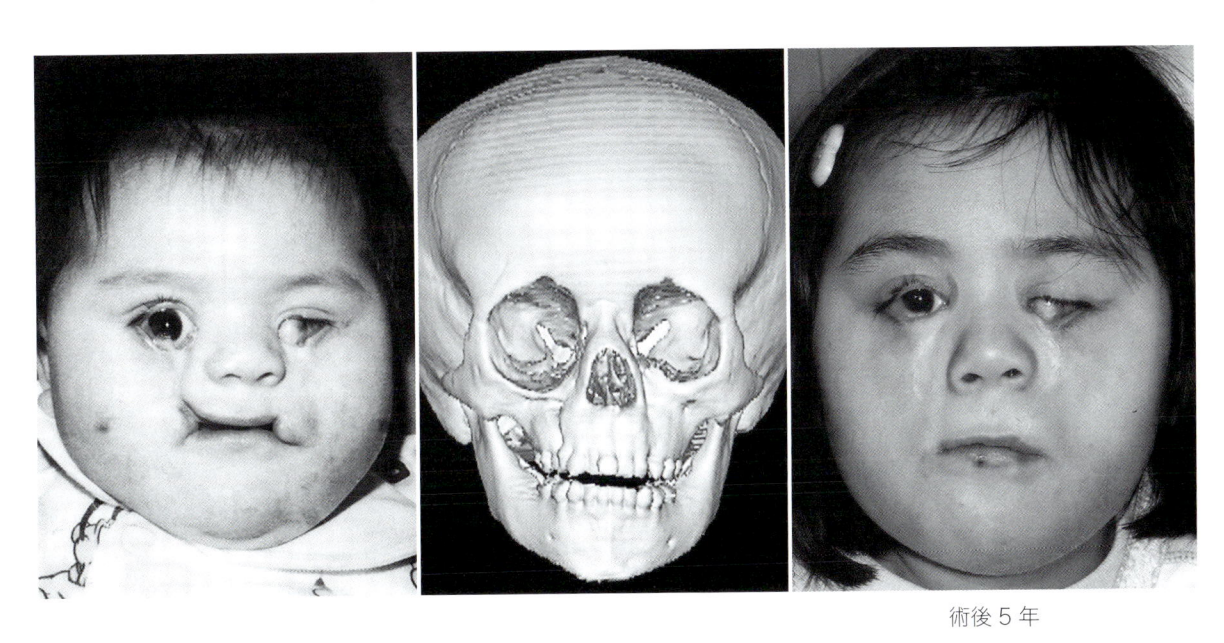

術後5年

図7　No.4（両側）の症例

裂の位置に同じく人中稜から鼻孔底に至り，鼻翼基部から下眼部縁に至る裂は組織欠損を伴う。その結果，短鼻と頭側に引きつった鼻翼の変形を来たすとともに，内眼角は下方へ変位し，眼部の欠損，涙管系の異常を呈す。裂が頭蓋に延長するとNo.11となる（図6）。

骨組織の裂は側切歯と犬歯の間に始まり梨状口側辺を通って涙嚢溝へと至り，通常上顎骨前頭突起に欠損を認める。この裂の発生には性差および左右差はなく，約1/3が両側性か，あるいは反対側にNo.4かNo.5を合併することが特徴的である。

No. 4 cleft

この裂では中顔面に変形を来たし，頬裂症と呼ばれる。唇裂はcupid's bowや人中の外側と口角の間にあり，鼻翼側方を通り，下眼瞼の涙点あるいはその外側に達する。鼻翼形態は正常をとどめているが上方に変位している（図7）。頭蓋にはNo.10となって上眼瞼内側1/3から眉毛へ延びる。無眼球症などの眼球の異常を来たす場合がある。

硬組織の裂はNo.3同様，側切歯と犬歯から始まるが，上顎洞前壁から眼窩下縁に至る。上顎洞と鼻腔の隔壁は温存される。

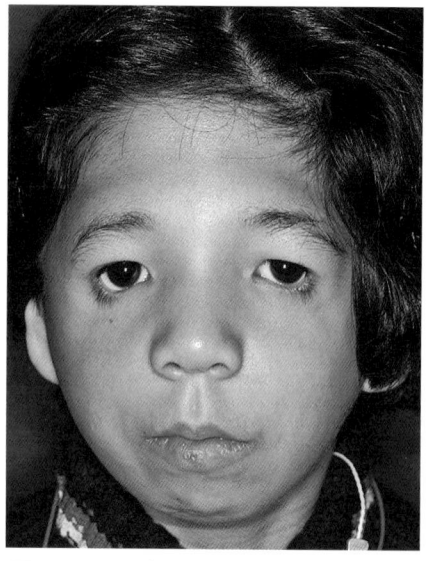

図8 No.6（両側）の症例（Treacher Collins syndrome）

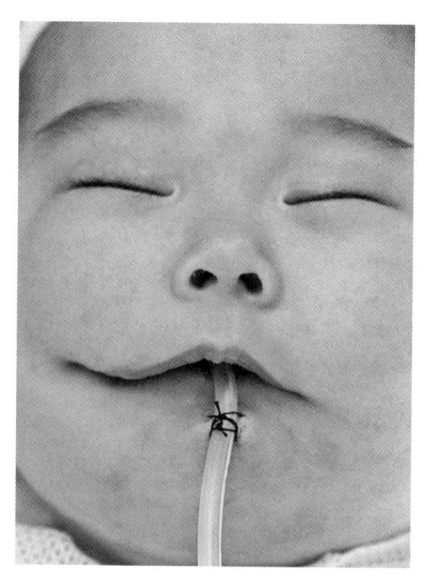

図9 No.7（右）の症例

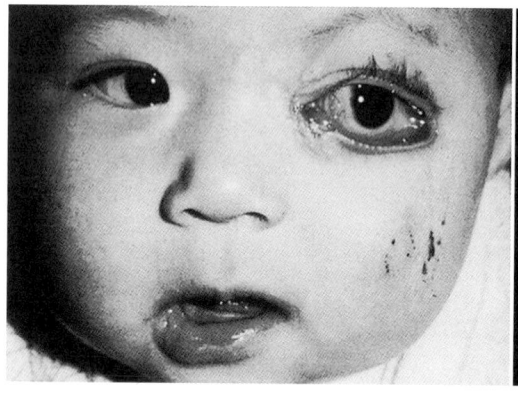

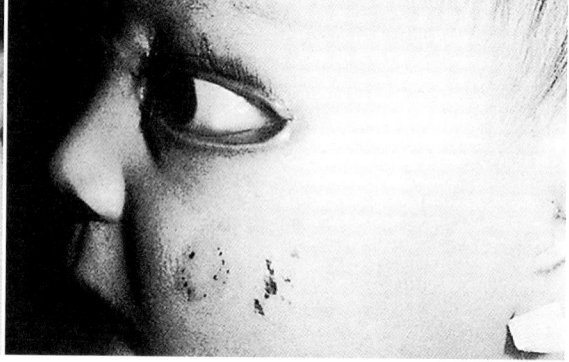

図10 No.8の症例

（大浦武彦ほか：頭蓋顔面裂の分類，頭蓋顎顔面外科最近の進歩（初版），田嶋定夫編，pp.150-161，克誠堂出版，東京，1994より引用）

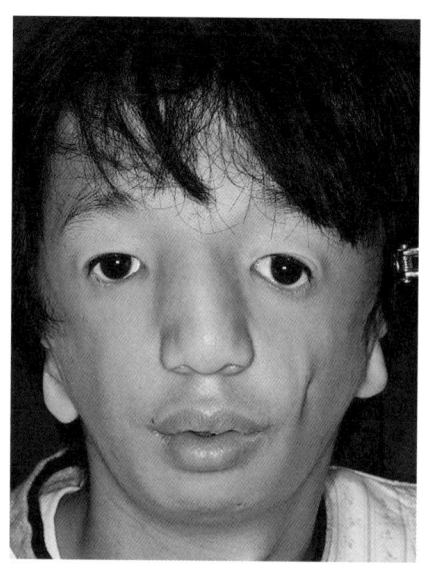

図11 No.6,7,8の症例（Treacher Collins syndrome）

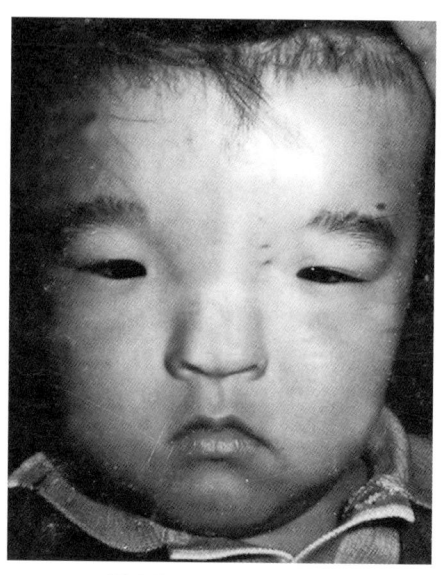

図12 No.14の症例

No. 5 cleft

斜顔面裂の中で最もまれな裂型である。1/4は片側性，1/4は両側性，残り1/2は他の顔面裂と合併して現れる。裂は口角に始まり，軟部組織の欠損を伴いながら頬部を上行し，下眼瞼の外側に終わる。時に小眼球症を呈する。短鼻で鼻翼の上方変位を示す。頭蓋へ進展するとNo.9となる。

No. 6 cleft

Treacher Collins syndromeの不全型がこれに当たる。軟部組織の裂は萎縮様であり，下眼瞼外側より外側に向かい，外眼角は下方へ変位し，時に外反する（図8）。

骨組織の変形はこの裂を特徴づけるものであり，頬骨上顎縫合に沿って起こり，上顎骨，頬骨の低形成を見る。顎裂はないが，咬合面の傾斜を生じる。

No. 7 cleft

この裂には多くの名称が使われている。Hemifacial microsomia and microtia, otomandibular dysostosis, auriculobranchiogenic dysplasia, hemignathia and microtia syndrome, first and second branchial arch syndorme，などであり，oroaural cleft（AACPR），Group B1（Karfik）に分類される。Goldenhar syndromeはこれに眼球と椎体の異常を伴ったものである。

軟部組織の裂は口角から耳介に向かい，軽度の巨口症から外耳に達するものまで程度はさまざまである（図9）。耳下腺の欠損や三叉神経，顔面神経の障害も伴うことがある。

Tessierは，この裂の骨変形は側頭頬骨縫合を中心に起こるものとしている。上顎骨と下顎枝は低形成で，咬合面が傾斜する。頬骨は低形成で変位し，重症例では眼球が下方変位する。

No. 8 cleft

No.8は単独で見られることはほとんどなく，通常他の裂に合併して見られる。裂は外眼角に始まり側頭部に延び，外眼角部の眼部に欠損があり，そこにdermatoceleがあることが多い。

骨の変形は頬骨前頭縫合を中心に存在し，Goldenhar syndromeではここにnotchが観察される。Treacher Collins syndromeでは頬骨の低形成あるいは欠損が大きな特徴であり，重症例では眼窩縁外側や蝶形骨大翼が欠損する。

No.6, 7, 8 合併裂

さまざまな裂の合併例がある中で，No.6, 7, 8の合併はTreacher Collins syndromeの完全型として最も馴染みが深い。Treacher Collins syndromeは疾患遺伝子TCOF1の異常によって起こり，瞼裂斜下，下眼瞼のノッチ状欠損，下眼瞼睫毛欠損，頬骨低形成，頬骨弓欠損など，特徴的な外貌を呈し，No.6, 7, 8の組み合わせととらえることができる（図11, 12）。

Treacher Collins syndromeと類似の顔貌を呈し，上肢の軸前部低形成を伴うものがNager syndromeである。

No. 9 cleft

No.9は眼窩上縁，外側1/3の裂で，No.5の頭蓋への延長として見られる，極めてまれな顔面裂である。通常，顔面神経側頭枝の麻痺を伴う。

No. 10 cleft

No.10は眼窩上縁，上眼瞼の中1/3を中心として起こる裂で，No.4の頭蓋への延長と関連する。上眼瞼中1/3の欠損から眉毛中1/3を通り頭髪まで至る。

骨は眼窩上縁から前頭骨に裂があり，ここにしばしばencephaloceleを伴う。また裂隙が高度となると，hypertelorismが見られる。

No. 11 cleft

No.11はNo.3の頭蓋への延長として見られる（図5）。裂は上眼瞼内側1/3を通り，ときに眉毛，頭髪に達する。骨組織では篩骨の外側を通る場合と，篩骨迷路を通る場合があり，後者ではhypertelorismとなる。

No. 12 cleft

No.2の頭蓋への延長として見られ，通常hypertelorismを認める。眼部の裂は認めず，眉毛の内側端に形成不全を見る。骨の裂は上顎骨前頭突起か，これと鼻骨の間を通る。篩骨迷路を通りhypertelorismを呈する。

No. 13 cleft

No.13は，No.1の頭蓋への延長として認められる。眉毛，眼瞼は正常で，裂はその内側を通る。眉毛内側が下方転移し，骨は篩板，篩骨，嗅溝が拡大し，その結果，hypertelorism，前頭部傍正中のencephaloceleを生じる。

No. 14 cleft

正中線における裂であり，No.0の頭蓋への延長である。したがってNo.0同様，この裂は正中部の形成不全，組織不足を呈するものと，正中部の組織

余剰，左右骨格間の拡大を伴うものの，異なる2つの群が存在する。

正中部形成不全：頭蓋は小さく，hypotelorismを呈する（図2）。前脳の異常は通常顔面形態の異常の程度に相関する。高度になれば猿頭症，篩頭症，単眼症となり，脳は分葉不全（全前脳症）となって，生命予後が極めて悪くなる。

正中部組織余剰：Hypertelorismを呈するこのグループは，正中線上の組織塊によって頭蓋が二分し外側に変位したものである（図11）。Encephaloceleが前額部正中の欠損部に脱出する。前頭洞の含気はなく，蝶形骨洞は拡大し含気がある。Crista galliと篩骨垂直板は二分化，拡大し，尾側に変位している。Crista galliが巨大化していれば，手術時に嗅神経を温存することは難しくなる。

治療方針

治療の原則

顎顔面裂は多彩であるため，治療方針を厳格に標準化できるものではないが，以下の原則は方針を立てるうえで重要と思われる。

- 呼吸障害などの生命に関わる場合や視力障害などの重大な機能障害が危惧される場合は，何らかの早急な措置を行わなければならない。そのような問題がない場合は，生後3カ月頃から変形に対する治療を開始する。
- 幼少児に対する外科治療は，硬組織の修正なしで可能であるならば，軟部組織に限る。早期の骨移植が頭蓋骨の成長を抑制する可能性については議論の残るところであり，また，onlayの骨移植片は吸収される可能性があり，最終的にどのような結果となるのかを正確に予想することはできないからである。
- 軟部組織の修復にあたっては，裂に介在する瘢痕は可能な限り切除し，後の拘縮を最小限にするためにも各層を注意深く縫合する。また，組織に延長が必要な場合はmultiple Z形成術を用い，緊張の解除に努める。切開線は可能な限りesthetic unitに沿うよう心がける。
- 患児が成長すると，軟部組織とともに骨格の修正が必要となる。硬性再建は顔面を構成する重要なパーツの位置・形態の規定に関わるため重要であり，骨格の適切な再建がなされていなければ軟部組織修正の長期結果もまた不満足なものとなる。治療にあたっては，骨格の状態を正確に把握することが大切である。
- 骨格修正の適切な時期については議論のあるところである。早期の治療は，頭蓋顎顔面の成長を障害するという意見がある一方で，患児の社会心理面の観点から有利と言える。整容的重症度，機能的重症度を十分考慮し，患者側との相互理解のうえで決定すべきである。

No. 0 cleft

正中唇裂の修正には，vermilion borderの一致を図ることはもちろん，異常走行する筋肉の修正にも注意を払わなければならない。中切歯間の解離がある場合，そこに介在する上唇小帯の切除とZ形成を行い，また矯正歯科的治療が必要となる。その場合，Le Fort I型骨切りによる外科的補助によって矯正を容易にしうる。

重度のhypotelorismを呈する症例は，脳の異常のため生命予後が悪いこともあり，手術適応は難しい。しかしhypertelorismの症例は，通常脳の発達は正常であり，眼窩，上顎骨の骨切りによる正中移動術の適応となる（図2）。このとき鼻の修正も同時に行い，cantilever（片持ち）型の頭蓋骨移植にて鼻尖部を作ることもよいであろう。

No. 1 cleft

唇裂に対しては，通常の唇裂形成術を適応する。鼻の余剰皮膚は切除し，鼻軟骨は引き寄せるか，欠損している場合は耳介軟骨の移植を行う。

No. 2 cleft

唇裂は標準的な唇裂形成術を用いる。鼻の変形はできるだけ皮切を最小限度にとどめ，局所の組織移

行で修正し，必要があれば軟骨移植を行う。

No. 3 cleft

No.3 は修正が最も難しい裂のひとつである。鼻翼から内眼角にかけての組織欠損は，Z形成術の適応となる。Tessier は，緊張を緩和するために上顎骨および頬骨弓に及ぶ広い範囲の皮下剝離が必要であると強調している。この裂は両側性が少なくなく，中間顎が大きく変位していることもあり，この場合，術前の顎矯正を行う（図5）。

No. 4 cleft

裂が cupid's bow の外側にあるため，aesthetic unit を考慮して正中唇の人中稜より外側を切除し，側方唇を引き寄せることで新たに人中稜を形成する。頬部は，裂の正中側から頭側を基部とした局所皮弁を下眼瞼に移行し，縦方向の緊張の緩和を図るとともに，頬部の縫合線が aesthetic unit にできるだけ沿うようにする[9]。

No. 6 cleft

No.6 の修正は Treacher Collins syndrome の治療と同様である。特に完全型は顔面骨のほぼ全域に及ぶ特異な変形であり，根本的な修復は極めて困難で，治療は対症的にならざるを得ない。

下眼瞼の再建は，欠損が大きい場合は早期に行う。頬部の低形成に対しては，頭蓋骨の遊離骨移植などにより組織の増量が図られる。

No. 7 cleft

計測により口角の位置を決定，披裂縁を切除し，口輪筋を修復する。皮膚の拘縮を防ぐため口角近くで Z 形成を施行する。

No. 8 cleft

Z 形成などで軟部組織の修正を行う[10]。手術は早期に行う。

No. 9～14 cleft

頭蓋の裂に対する外科的治療は，前額の形状と眼球の位置の修正を目的とし，開頭によりアプローチする。何らかの硬性再建材料が必要となることが多く，人工材料の使用にあたっては，その適応について慎重に検討すべきである。

考　察

頭蓋顔面裂は非常にまれな疾患であることに加え，原因，症状が多種多様であることから，系統的分類と治療法の標準化は，いまだ確立に至っていない。

したがって，頭蓋顔面裂の治療にあたっては，個々の症例の症状に応じて，機能，形態，心理，成長に十分に考慮し，計画を立てる必要がある。

文 献

1) Ming JE, Kaupas ME, Roessler E, et al : Mutations of PATCHED in holoprosencephaly. Am J Hum Genet 63 : A27, 1998
2) Pohlman EH : Die embryonale Metamorphose der Physiognomie und der Mundhöhle des Katzenkopfes. Morphol Jahrbuch Leipzig 41 : 617-680, 1910
3) Johnston MC : Fetal malformations in chick embroys resulting from removal of neural crest. J Dent Res Suppl 43 : 822, 1964
4) Carstens MH : Functional matrix repair ; A common strategy for unilateral and bilateral clefts. J Craniofac Surg 11 : 437-469, 2000
5) Harkins CS, Berlin A, Harding RL, et al : A classification of cleft lip and cleft palate. Plast Reconstr Surg 29 : 31-39, 1962
6) Karfic V : Proposed classification of rare congenital cleft malformations in the face. Acta Chir Plast 9 : 163-168, 1966
7) Tessier P : Anatomical classification of facial, craniofacial and latero-facial clefts. J Maxillofac Surg 4 : 69-92, 1972
8) DeMyer W, Zeman W, Palmer CA : The face predicts the brain ; Diagnostic significance of median facial anomalies for holoprosencephaly (Arrhinencephaly). Pediatrics 34 : 256-263, 1964
9) Longaker MT, Lipshutz GS, Kawamoto HKJr : Reconstruction of Tessier no.4 clefts revisited. Plast Reconstr Surg 99 : 1501-1507, 1997
10) Fuente del Campo A, Nahas R, Vasquez Ambriz V : A procedure for the reconstruction of the lateral palpebral canthus. Ophthal Plast Reconstr Surg 10 : 6-10, 1994

II-8 頭蓋顔面裂
2）眼窩の異常とその治療

先天異常

上田 晃一

Summary

頭蓋顔面裂における眼窩の異常は位置異常，骨欠損，低形成に大別される。その症状は眼球や眼瞼の位置，形態の異常となって現れ，顔貌にもたらす影響は大きい。

位置異常に対する治療法は眼窩の全周もしくは眼窩の一部を骨切りし，移動を行う。眼窩の骨欠損や低形成に対しては頭蓋骨外板もしくは腸骨移植，肋軟骨移植が行われる。

頭蓋顔面裂は骨組織，軟部組織ともに不足しているために，眼窩周囲に硬組織を on-lay graft する際に，移植部を被覆する軟部組織に注意を払う必要がある。移植した骨や軟骨の吸収を防ぐには，血流がよい組織で覆い，緊張による圧迫を加えてはならない。

はじめに

頭蓋顔面裂はさまざまな眼窩の異常をもたらし，また眼瞼を始めとする軟部組織に対しても変形をもたらす。その症状は眼球の形態（無眼球症，小眼球症）や位置の異常，眼瞼の異常となって現れ，顔貌に対する影響は非常に大きい。

硬組織および軟部組織の両者に絶対的な組織不足が存在するために，治療は難しく，満足できる結果を得ることは少ない。治療のポイントはいかにその組織不足を補うかという点にある。

概　念

頭蓋顔面裂の発生頻度

発生頻度は非常に低く，出生10万あたり1.4〜4.9人，唇裂や口蓋裂1,000人に対して9.5〜34人と報告されている[1]。頭蓋顔面裂における眼窩の変形は，具体的には位置異常，眼窩の骨欠損，眼窩の低形成に大別することができる。骨組織または軟部組織もしくは両者に絶対的な組織不足が存在するために，眼窩の骨に対する治療に際して，眼窩を取り巻く軟部組織について常に考慮しなければならない。

治療方針

Tessier の No.0 から No.3 の顔面裂は眼窩隔離症を来たし，No.4 を始めとするある種の顔面裂は眼窩の垂直方向の位置異常を来たすことがある。そのような症例に対しては眼窩の骨切りと移動を要する。ときには眼窩の拡大術が行われることもある。また眼窩の骨欠損もしくは低形成に対して，頭蓋骨外板などの骨移植もしくは肋軟骨移植が行われる。

HAP-TCP 複合体などの人工骨は成長抑制の可能性があるため，小児の顔面骨には適さない。

眼窩周囲の軟部組織は薄く，さらに組織不足が存在するため，骨移植にあたって余裕がない場合が多い。移植骨や肋軟骨を覆う軟部組織は特に重要で，血流がよく，移植物に対して緊張による圧迫を与えてはならない。さもなければ移植物の露出や早期吸収を来たしてしまう。

したがって顔面裂の眼窩に対する治療を成功に導

く鍵のひとつは同時に軟部組織をいかに扱うかにかかっている。そのような眼窩周囲の軟部組織の欠損に対する解決法のひとつはティッシュエキスパンダーである[2]。

術前の評価

一般的に Tessier の typing[3] が病態の理解に役立つ（図1）。眼窩の裂と軟部組織の裂とは必ずしも一致しないときがあるので注意が必要である。

1. 詳細な病歴の聴取

発生頻度が少ないため，初回から一貫して治療する例は少なく，他院での加療歴を有する場合が多いので，過去の手術歴などの病歴の聴取は重要である。

2. 顔面軟部組織の詳細な視診や触診，測定

軟部組織は時にはっきりとした裂や陥没として現

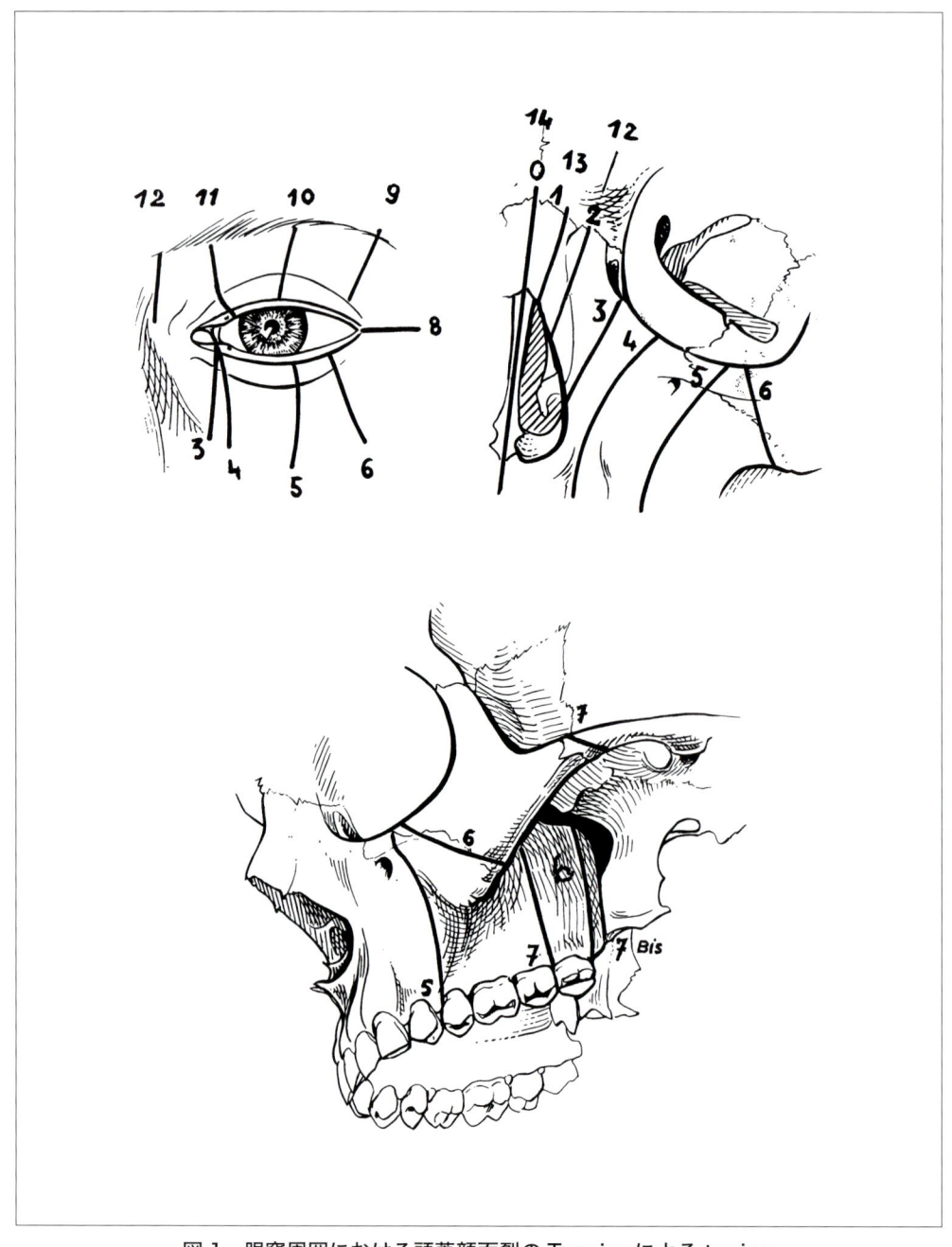

図1　眼窩周囲における頭蓋顔面裂の Tessier による typing
(Tessier P : Anatomical classification of facial, cranio-facial and latero-facial clefts. J Maxillo fac Surg 4 : 69-92, 1976 より引用)

れず，垂直方向の距離の短縮として現れる。無眼球症や小眼球症の存在，義眼の装着，眼球の位置異常，内眼角間距離（ICD），瞳孔間距離（IPD），外眼間距離（OCD）を計測する（**図2**）。眼窩隔離症はいずれの計測値も正常より大きい。

3. 涙道通水テストや涙道造影

ある種の頭蓋顔面裂では涙小管や涙嚢の閉塞を来たす。流涙の有無を問診して，必要に応じて通水テストや涙道造影を行う。

4. X線検査

頭部単純X線撮影，ウォータースやフュージャー撮影，頭部規格撮影による眼窩間距離（IOD），単純CT撮影によるorbital angle，orbital wall angleは，各種変形の定量化に役立つ（**図3**）。成長による変化を経過観察し，計測する場合は頭部規格撮影が役立つ。

5. MRI撮影

軟部組織の詳細な情報が把握できる。

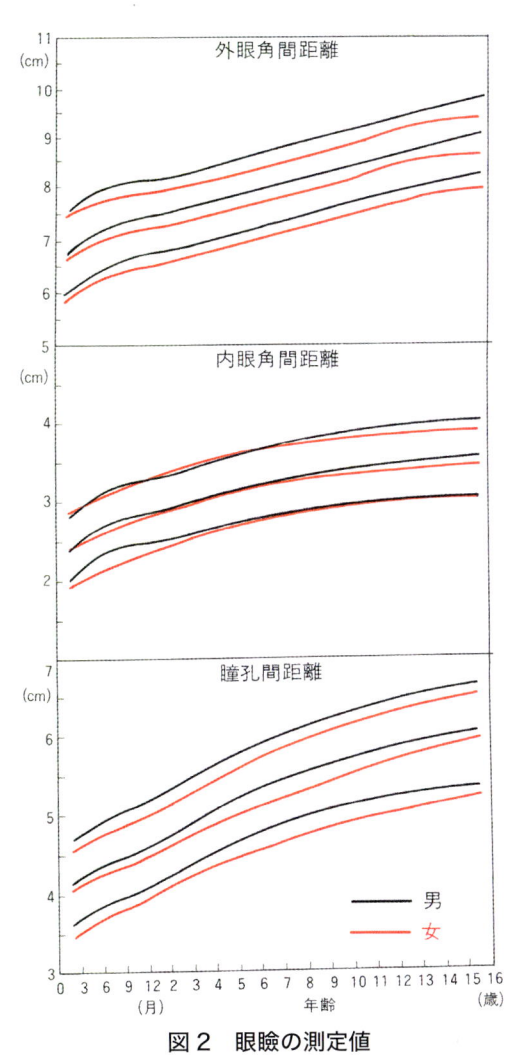

図2 眼瞼の測定値
（梶井 正ほか：先天奇形症候群アトラス 44, pp404-406, 南江堂, 東京, 1990より引用）

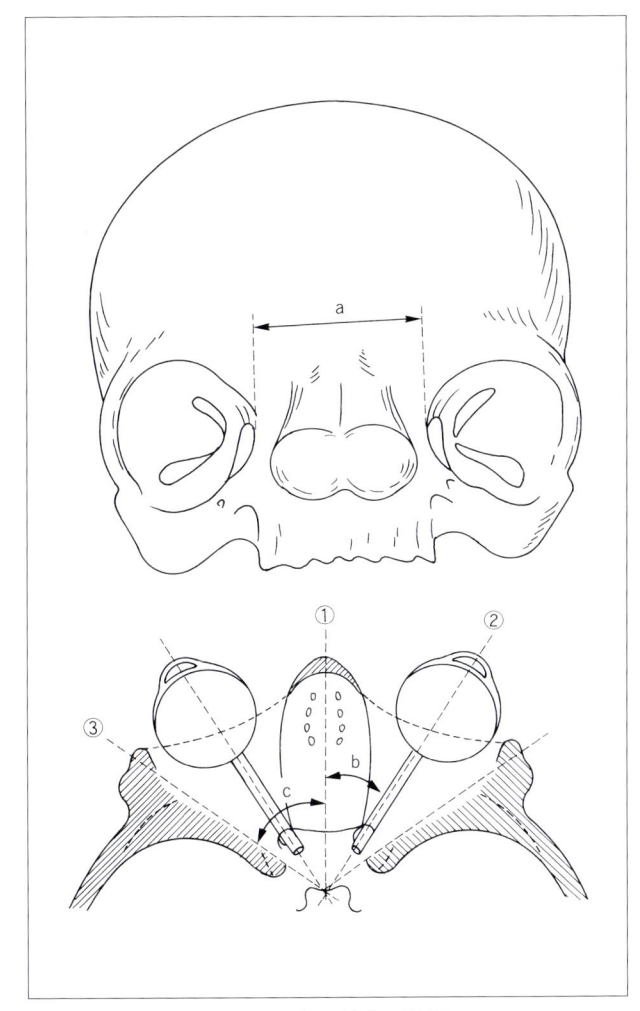

図3 眼窩隔離症の診断
(a) 眼窩間距離。X線写真（頭部規格撮影）上で眼窩内壁間距離を測る。正常 30mm
(b) Orbital angle。水平断のX線断層またはCT写真上で正中矢状線①と眼窩軸②のなす角度を測る。正常 25°
(c) 正中矢状線と眼窩外壁③とのなす角を基準にすることもある。正常 45°

（西篠正城：眼窩隔離症，その他の眼窩の異常，形成外科アドバンスシリーズ頭蓋顎顔面外科（初版），田嶋定夫編，p188，克誠堂出版，東京，1994より引用）

6. 3DCT

顔面骨や眼窩の立体的な形態の把握や顔面裂のタイプ別の診断，骨欠損の把握に非常に役立つ（図4）。

7. 3次元実体モデル

眼窩の骨切りに対する術前のシミュレーション手術に用いる。また、消毒を行うことにより，術中にモデル上で移植骨を細工することができる（図5）。

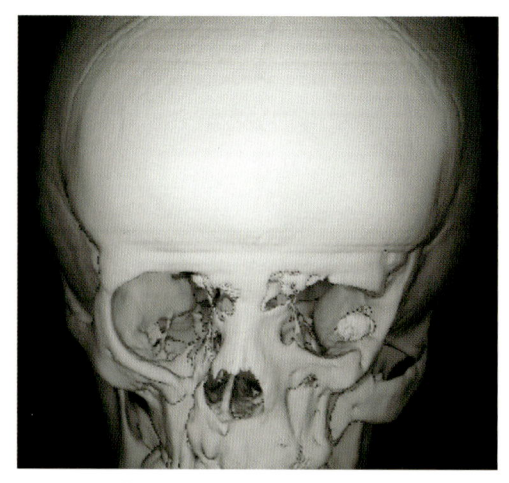

図4　顔面裂の3DCT所見（症例3）
(Tessier No.4 + 7（右）,No.6 + 7（左））。骨欠損の把握に非常に役立つ。

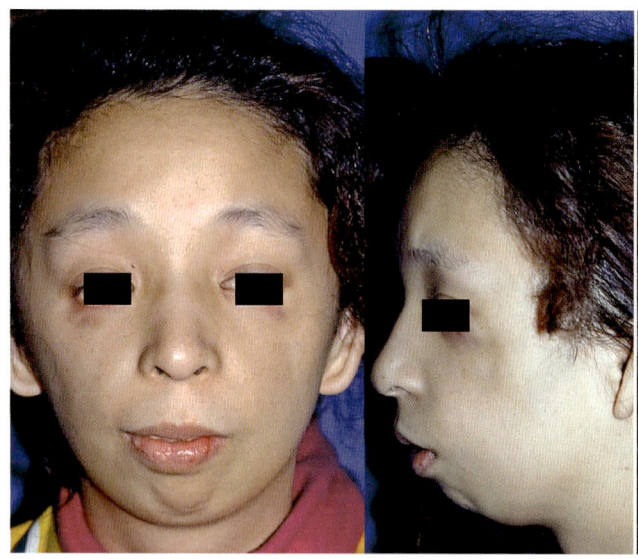

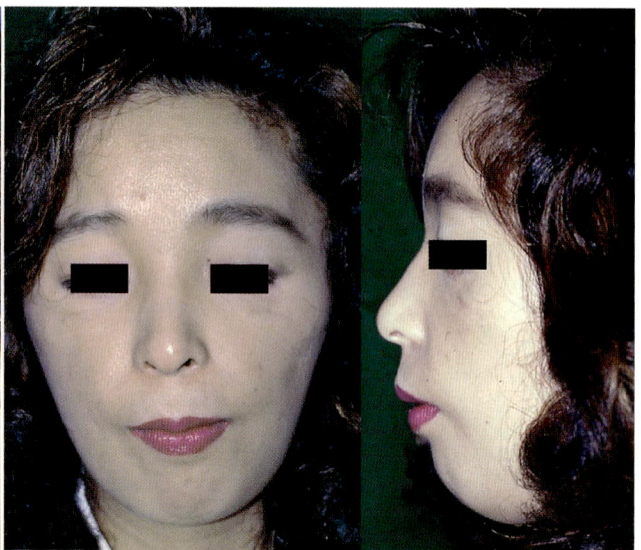

（a）術前　　　　　　　　（c）術後2年の状態

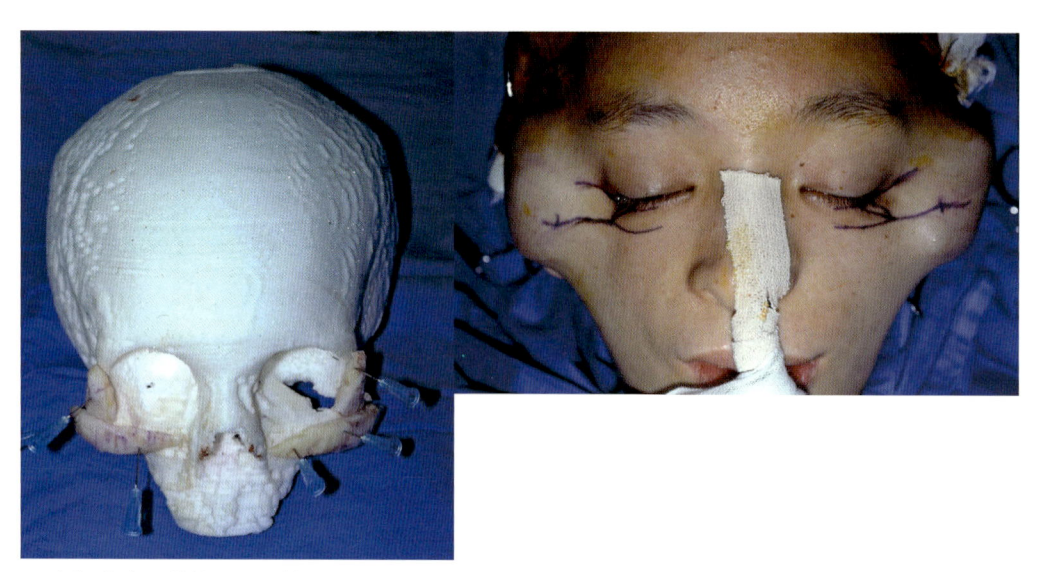

（b）術中に移植する肋軟骨に割を入れて移植する顔面骨の形状に合わせている。肋軟骨移植に先立ってティッシュエキスパンダーを挿入した。

図5　ティッシュエキスパンダーを利用した治療の例
23歳，女性，Treacher Collins症候群

Ⅱ．先天異常

手　技

眼窩の移動

眼窩の前方から 2/3 を骨切りすることによって，上下左右に移動することができる。

眼窩の水平移動（眼窩隔離症に対する手術）

初回例は眼窩の発育がほぼ終了する5歳ぐらいをめどに手術を行う[4]。

① アプローチは両側冠状切開を用いて行う。必要に応じて下眼瞼切開を追加する。
② 眼窩の上縁から1cm上方に固定のためのsupra-orbital barを作成し，その上から開頭を行い，硬膜を剥がし，眼窩上壁の骨切りおよび篩板の切除を行う。
③ 眼窩の外側の骨切りを垂直に行う。
④ 上顎の骨切りは眼窩下神経孔より下方で行う。その際，埋入している歯牙の損傷に気をつける。
⑤ 顔面正中部の骨はすべて切除する方法[5]と正中部の骨組織を残して傍正中部の組織を両側で切除する[6]方法の2通りがある。眼窩の内側の骨切りは前篩骨孔のレベルで，下壁は下眼窩裂のレベルで行う。
⑥ 骨欠損部に腸骨もしくは頭蓋骨外板の骨移植を行う。
⑦ 固定はミニプレートを用いて行う（図6）。

この方法以外に眼窩を4つの部分に分け，それらを組み合わせて骨切りと移動を行うpartial orbitotomyの方法がある[7]。

眼窩の垂直移動

眼窩の垂直移動を行うときは，移動に必要な距離の前頭骨を切除する。切除した骨を上方移動した眼窩の下に移植する（図7）。

眼窩の骨欠損に対する骨移植

骨移植の材料としては，頭蓋骨外板，肋骨，腸骨などがあげられる。頭蓋骨外板は成人では採取しやすいが，小児では頭蓋骨が薄いため，全層で採取した後で，半切し，内板を元の位置に戻す方が安全である。移植骨の固定は，ミニプレートやスクリューを用いて強固に行う。

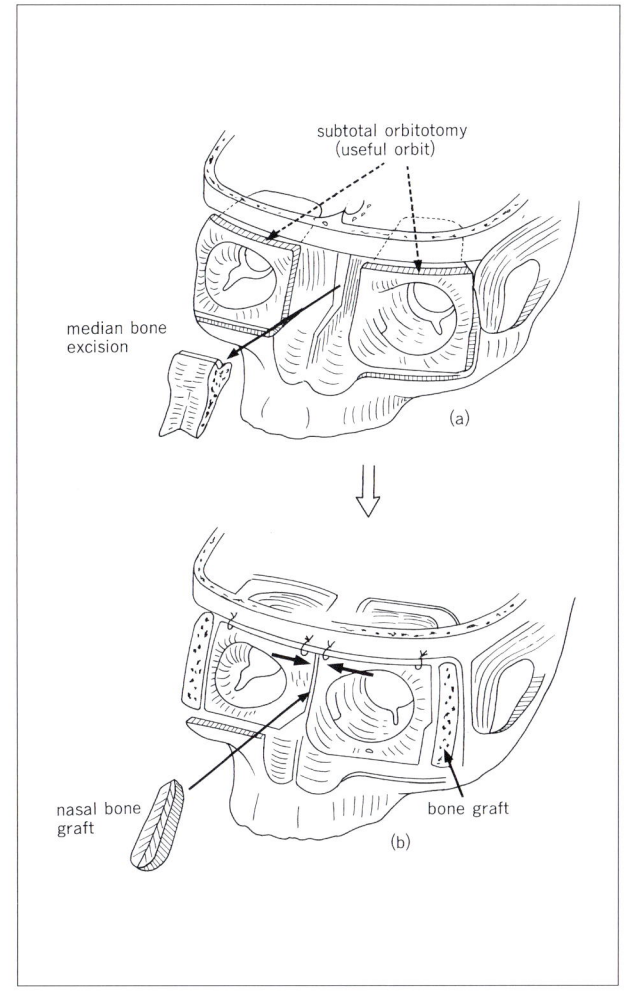

図6　眼窩隔離症の手術法
（西篠正城：眼窩隔離症，その他の眼窩の異常．形成外科アドバンスシリーズ頭蓋顎顔面外科（初版），田嶋定夫編，p190，克誠堂出版，東京，1994より引用）

眼窩の低形成に対するon-lay移植

頭蓋骨外板

吸収が少ないという点で優れているが，小児の場合，採取量に限界がある，細工が難しい，顔面の曲面に合わせにくいなどの欠点がある。

肋軟骨移植

小児でも比較的大量に採取できる。曲面に合わせて細工できるという利点がある一方，吸収されるという欠点がある。大人になると肋軟骨は骨化のために細工しにくくなる。軟骨の性質を利用して割を入れて弯曲させ，移植する顔面骨の曲面に合うように細工する（図5-b）。

顔面骨の上にon-lay graftする場合，頭蓋骨外

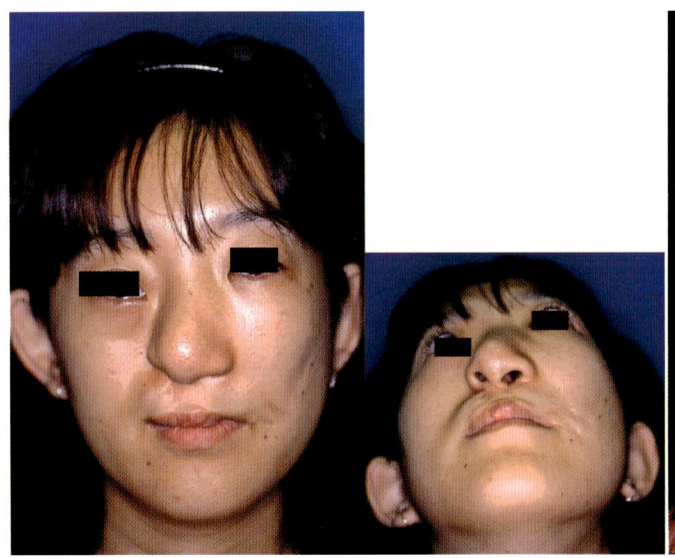

(a) 術前。右の眼球が下垂している。

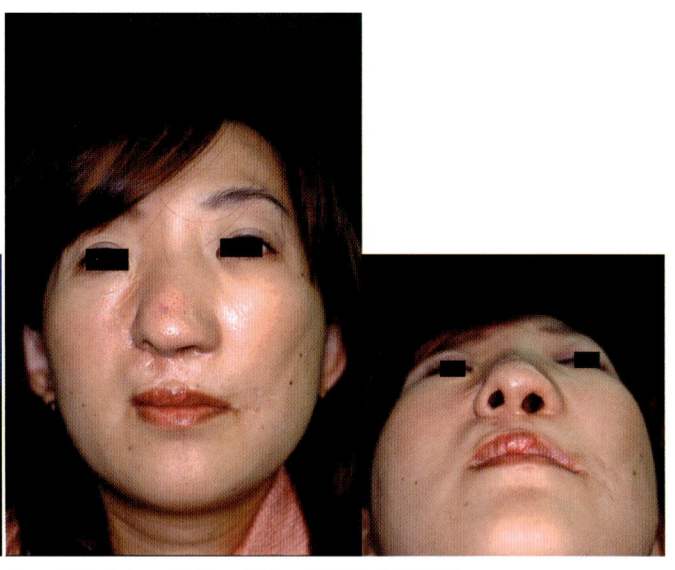

(c) 術後5年の状態。若干の後戻りを認める。

(b) 右眼窩を7mm上方に垂直移動した。

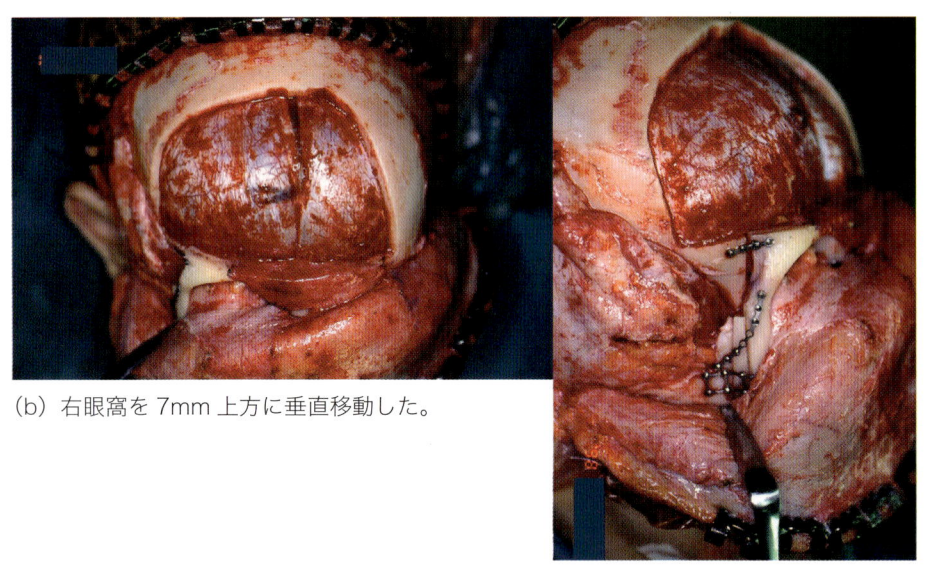

図7　症例1：20歳，女性，顔面裂 Tessier No.4（右），No.7（左）

板，肋軟骨いずれを移植するにせよ，被覆する軟部組織の状態が重要である。特に頭蓋顔面裂の場合，骨および軟部組織の両者が欠乏していることが多い。移植物が吸収されないようにするには，被覆する軟部組織の血流が豊富で，緊張で圧迫がかからないようにすることが重要である。現実的には欠乏した軟部組織を補うにはティッシュエキスパンダーを使用するのが最適である。

挿入する部位は頬や耳前部などがあげられるが，効率よく軟部組織を拡張できるのは耳前部で，拡張したのちにMalar flapやY-V皮弁を用いて移植骨を被覆したり，頬の軟部組織の再建に利用する（図5）。

肋軟骨の固定はナイロン糸，スクリュー，サージカルスチール，チタンワイヤーなどを用いて行う。

術後管理

眼窩の骨切り

開頭と眼窩の移動を行った場合，硬膜損傷による髄液漏に注意する。冠状切開から開頭部へ挿入するドレーンは陰圧をさける。術後瞳孔の状態に常に注意し，瞳孔不正や瞳孔の散大はないか，対光反射や光覚に異常がないか，チェックする。術後数日経過し，顔面の腫脹が軽減した時点で，眼球運動障害はないか，複視はないか，嗅覚に異常がないか，流涙はないか診断する。

骨移植または肋軟骨移植

術後数日間は骨移植または軟骨移植部は綿花を用いて適度に圧迫し，被覆している皮弁と密着するようにする。過度の圧迫は避ける。

腸骨や頭蓋骨外板，肋軟骨採取部は圧迫を行い，血腫形成を予防する。

症　例

症例1　20歳，女性，Tessier No.4（右），No.7（左）顔面裂（図7）

他院での手術歴があり，右眼球の位置異常を主訴に当科を受診した。最も著明な変形は右の眼球が下垂していることであり，さらに右の内眼角から鼻翼にかけての軟部組織が欠乏し，距離が短縮していた。頭部に冠状切開を行い，右眼窩上方の前頭骨を7mm切除し，右眼窩を7mm上方に移動した。眼窩の移動時に鼻涙管が抵抗となったが，機能していたので切断しなかった。

その後，右頬部にティッシュエキスパンダーを挿入して，右内眼角の挙上および右鼻翼の引き下げを行った。さらに逆U切開による外鼻形成術を施行した。最初の手術より8年経過している。右眼窩は若干の後戻りを認める。その原因のひとつに鼻涙管の牽引が考えられる。

症例2　17歳，男性，Tessier No.2（右），No.12（右）頭蓋顔面裂（図8）

患者は眼窩隔離症を呈しており，右の眼球は義眼であった。眼窩隔離症の修正と右の眼窩の拡大を計画して，3次元実体モデルを用いて術前にシミュレーション手術を行った。左の眼窩を内側に8mm移動し，右の眼窩は上壁と内側壁とを一塊にして斜めに骨切りし，内側に8mm，上方に7mm挙上し，眼窩の骨欠損部には腸骨移植を行った。術後9年の状態では移動した眼窩の後戻りは見られない。

症例3　5歳，女児，Tessier No.4+7（右），No.6+7（左）顔面裂（図9）

生後3カ月時に顔面裂の閉鎖術を施行した。

4歳時に右の耳前部にティッシュエキスパンダーを挿入し，右下眼瞼の再建および内眼角の挙上を行った。5歳時に右の眼窩底，左の眼窩外側壁の骨欠損に対して，頭蓋骨外板を移植した。移植した頭蓋骨外板は術後6年経過しているが，吸収されずに成長している。

症例4　9歳，男児，Tessier No.4（左）顔面裂（図10）

初回手術は他院にて施行されている。左眼窩の低形成に対して9歳時に左眼窩周辺に肋軟骨移植を行った。移植した肋軟骨は成長したが，吸収も認めたため，16歳時にもう一度移植した。軟部組織はY-V advancement flapで被覆した。

考　察

頭蓋顔面裂の眼窩における硬組織の移植について考察する。

眼窩に生じた裂部に対して行われる骨移植

一般的に頭蓋骨外板や腸骨移植が行われる。われわれの経験症例3では5歳時，眼窩の裂に対して頭蓋骨外板移植を行った。現在術後6年で，移植骨の吸収は認めず，周囲の骨に対して障害を及ぼすことなく，成長を認めている。文献的には変形が高度なTreacher Collins症候群（TessierNo.6, 7, 8）に行う骨移植は吸収されるため，繰り返して骨移植を要すると報告されている[8]。過去には有茎の側頭骨を用いて再建した報告が見られる[9]。

低形成の眼窩の周囲に行うon-lay graft

血流のない遊離骨をon-lay graftする場合，吸収という問題は避けることができない。ウサギを用いたon-lay graftの骨移植の実験では，血流のない骨

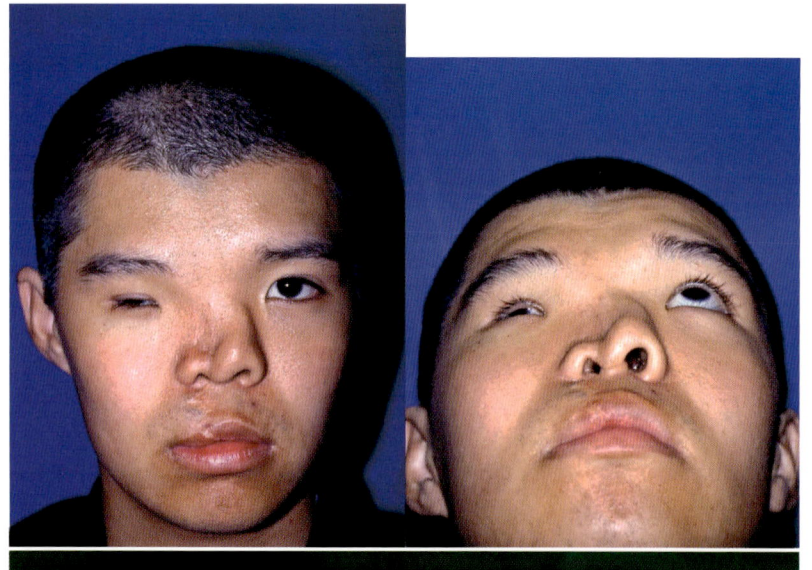

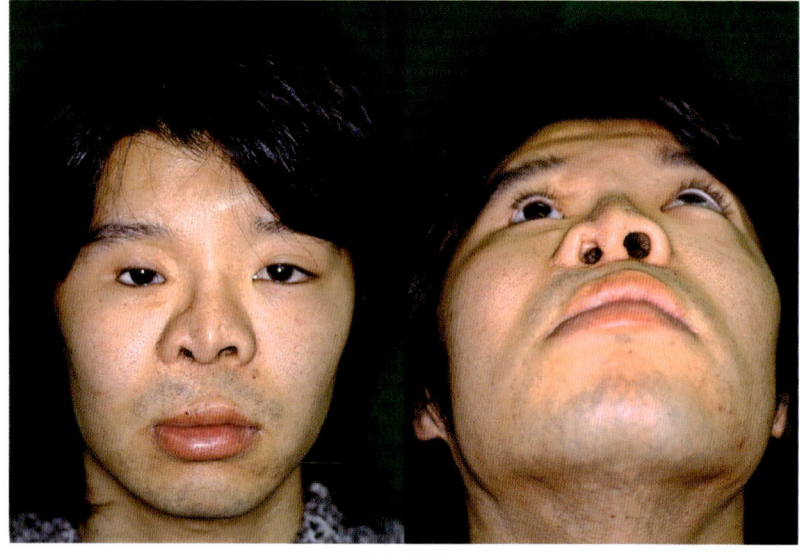

(a) 術前
(d) 術後 12 年の状態

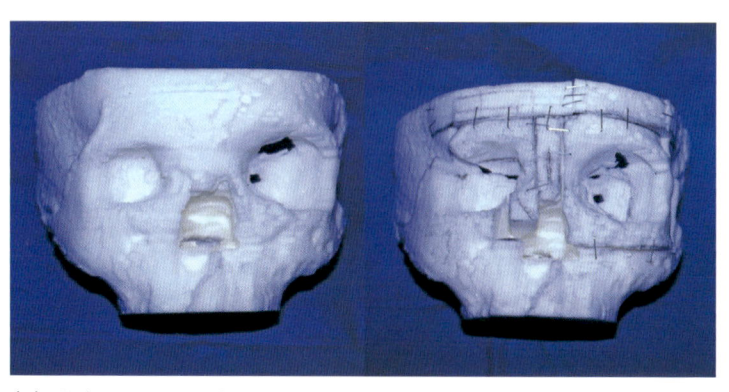

(b) 3次元モデルによるシミュレーション手術。右眼窩の拡大術と左眼窩の内側移動。

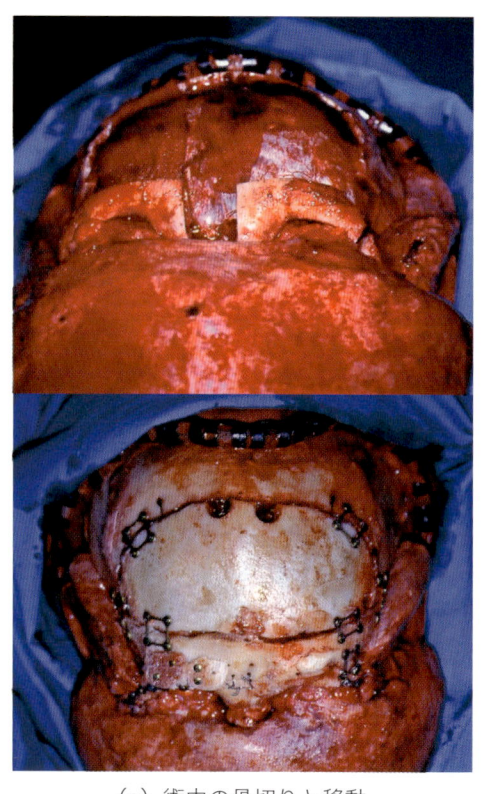

(c) 術中の骨切りと移動

図 8　症例 2：17 歳，男性，顔面裂 Tessier No.2 ＋ 12（右）

144　Ⅱ．先天異常

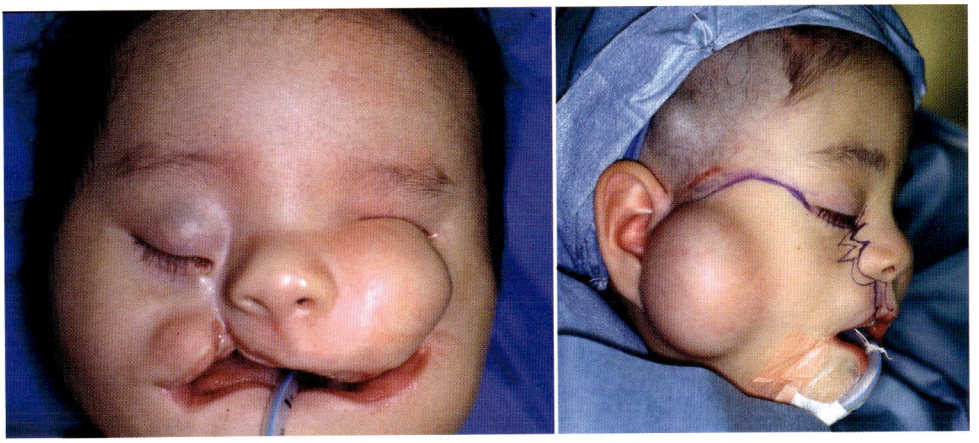

(a) 術前。生後3カ月時に口唇の裂に対する閉鎖術を（左），4歳時にティッシュエキスパンダーを挿入し，右下眼瞼を再建（右）した。

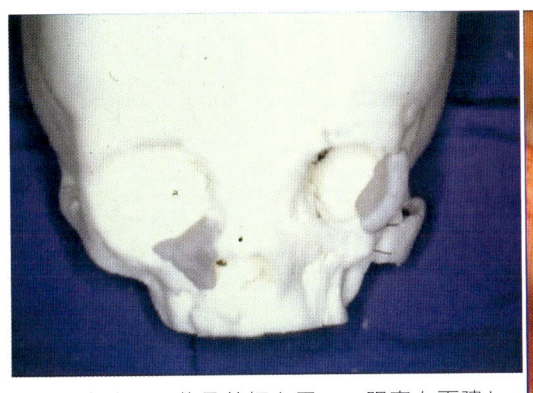

(b) 5歳時に頭蓋骨外板を用いて眼窩を再建した。

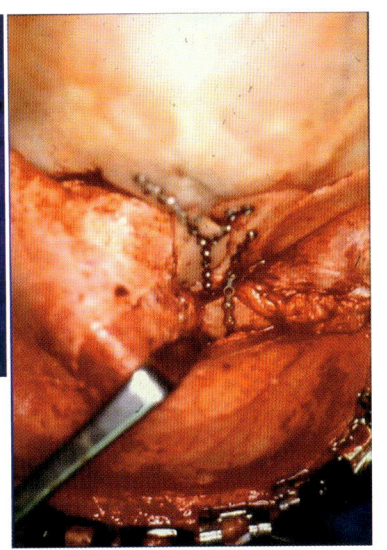

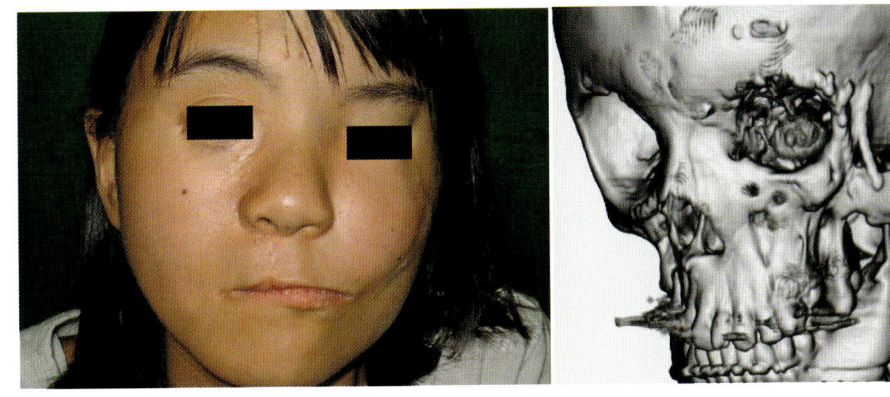

(c) 3回目の術後6年（11歳時）の状態。移植骨は吸収されずに成長している。

図9 症例3：5歳，女児，顔面裂 Tessier No.4＋7（右），No.6＋7（左）

8．頭蓋顔面裂 145

(a) 術前　　　　　　　(b) 2回目の術後2年（18歳時）

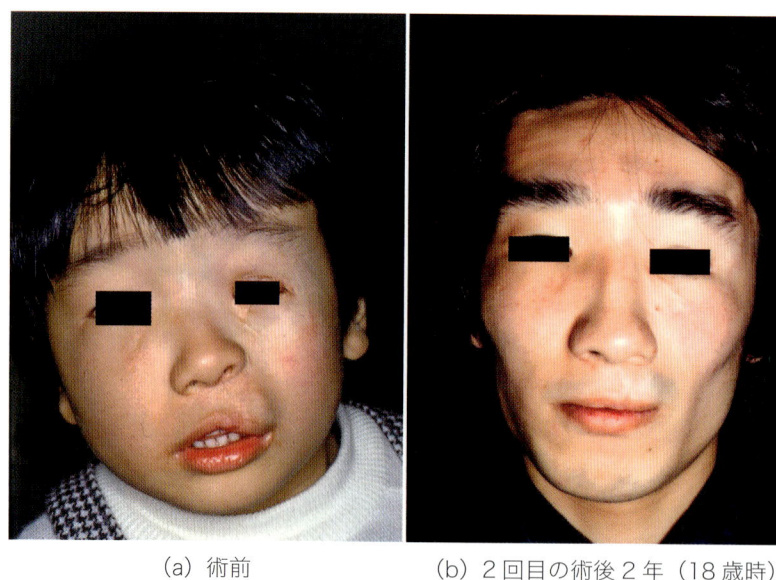

図10　症例4：初回手術時2歳，男児，顔面裂 Tessier No.4（左）
9歳と16歳時に左眼窩周辺に肋軟骨移植を行っている。

移植では術後1年で明らかな骨吸収が見られ，血流を有する骨移植で有意に吸収が減少していたという[10]。

低形成の眼窩の周囲に移植する硬組織の材料

頭蓋骨外板，肋軟骨，腸骨があげられる。頭蓋骨外板は材料としてはすぐれているが，小児の場合，頭蓋骨の厚みが薄いため，同時に開頭術を行う場合は採骨しやすいが，外板だけを採取するのは難しい。また，採骨量が増えると侵襲が大きい。さらには硬いため外板を細工して顔面骨の曲面に弯曲を合わせることが難しい。

われわれは肋軟骨を好んで用いている。小児でも安全に多量の採取が可能であり，簡単に細工することができる。われわれが経験した症例の中で，顔面裂に移植した肋軟骨の15年にわたる長期経過では，軟骨の成長を認めるが，吸収も認めたため計2回の移植を行ったものがあった。

ティッシュエキスパンダーの利用

軟骨の吸収は被覆している皮弁の緊張から来る圧迫と血流に関係していると考えられる。手術の回数が増えるほど瘢痕形成が起こり，皮弁に緊張が生じる。それを解決する方法はティッシュエキスパンション法と考えられる。エキスパンダーを挿入したわれわれの5例の顔面裂の経験では合併症はなく，エキスパンダーの挿入部位として耳前部が適していた。Malar flap と併用して内眼角や鼻翼の降下の修正に効果的であった。5例中4例に肋軟骨移植を，1例に頭蓋骨外板移植を行った。いずれの例も移植物に対して圧迫を加えることなく，無理なく被覆することができた。

軟部組織の再建

Treacher Collins 症候群では，眼窩縁に骨移植もしくは軟骨移植を行う際に，被覆する軟部組織も再建する必要がある。

下眼瞼の軟部組織欠損の再建にはZ形成術[11]を用いる方法，上眼瞼からの筋皮弁移植[11]や上眼瞼からの全層皮弁移植[12]などが報告されている。しかし上記の方法は，下眼瞼の再建には優れているかもしれないが，骨移植や軟骨移植を被覆するだけの組織量は持ち合わせていない。

われわれはエキスパンダーを併用したY-V皮弁を用いている。エキスパンダーを豊富な組織量のある耳前部に挿入し，Y-V進展皮弁を用いて，移植部位の被覆ならびに下眼瞼の再建を行っている。エキスパンダーで拡張されているので移植部位の血流がよく肋軟骨に緊張がかからない。

文 献

1) Bradley JP, Hurwitz DJ, Carstens MH : Embryology, classifications, and descriptions of craniofacial clefts. Plastic Surgery (2nd ed), edited by Mathes SJ, Vol 4, pp26-29, Saunders Elsevier, Philadelphia, 2006
2) Menard RM, Moore MH, David DJ : Tissue expansion in the reconstruction of Tessier Craniofacial clefts ; A series of 17 patients. Plast Reconstr Surg 103 : 779-786, 1999
3) Tessier P : Anatomical classification of facial, cranio-facial and latero-facial clefts. J maxillo fac Surg 4 : 69-92, 1976
4) David DJ : Reconstruction : Facial clefts. Plastic Surgery (2nd ed), edited by Mathes SJ, Vol 4, pp416-417, Saunders Elsevier, Philadelphia, 2006
5) Tessier P, Guiot G, Derome P : Orbital hypertelorism. Definite treatment of orbital hypertelorism by craniofacial or by extracranial osteotomies. Scand J Plast Surg 7 : 39-58, 1973
6) Converse JM, Ransohoff J, Mathes ES, et al : Ocular hypertelorism and pseudohypertelorism. Plast Reconstr Surg 45 : 1-13, 1970
7) David DJ : Reconstruction ; Facial clefts. Plastic Surgery (2nd ed), edited by Mathes SJ, Vol 4, pp435-437, Saunders Elsevier, Philadelphia, 2006
8) David DJ : Reconstruction ; Facial clefts. Plastic Surgery (2nd ed), edited by Mathes SJ, Vol 4, pp431-432, Saunders Elsevier, Philadelphia, 2006
9) van der Meulen JCH, Hauben DJ, Vaandrager JM, et al : The use of a temporal osteoperiosteal flap for the reconstruction of malar hypoplasia in Treacher Collins syndrome. Plast Reconstr Surg 74 : 687-693, 1984
10) Gosain AK, Song L, Santoro TD, et al : Long-term remodeling of vascularized and nonvascularized onlay bone grafts ; A macroscopic and microscopic analysis. Plast Reconstr Surg 103 : 1443-1450, 1999
11) David DJ : The Treacher Collins syndrome. Current operative surgery. Plastic and Reconstructive Surgery, edited by Muir IFK, pp109, Bailliere Tindall, London, 1985
12) Jackson IT : Reconstruction of the lower eyelid defect in Treacher Collins syndrome. Plast Reconstr Surg 67 : 365-368, 1981

II 9 Hemifacial microsomia
1）病因，分類および治療方針

奥本 隆行

Summary

　Hemifacial microsomia は上下顎を中心とした顔面半側の形成不全で，その症状は多彩であり，骨から軟部組織にかけて広範囲に低形成を示す。聴覚や咀嚼機能における問題もさることながら，整容的にも大きな問題を抱え，成長期から成人に至るまでの長期間にわたって管理を要する。さまざまな外科的治療，歯科矯正治療が必要となるため，社会的なことを踏まえたうえで，必要最小限度でかつ十分な効果が期待できるように適切な治療内容と治療時期の選択が求められる。一連の治療に関し，確立された方法はまだないといっても過言ではない。本症における顎顔面変形は適切な管理が行われない限り進行し，非対称性は顕在化する傾向にあると考えられ，成長期から系統的な治療を開始する必要がある。

　著者は従来，顎変形の程度に応じた治療方法の選択を提唱しており，また一連の治療においてその咬合管理は極めて重要であると考えている。本症の代表的分類である Pruzansky 分類に基づき，grade I では上顎第 1 大臼歯の萌出を待って（6～8歳以降）患側下顎枝の垂直骨切り術による一期的延長とその後の矯正治療により安定した咬合の早期獲得をはかり，grade II では Hellman の歯牙年齢 IIIA 以降に骨延長術による上下顎骨同時延長を行っている。また grade III では上顎第 1 大臼歯の萌出を待って患側の下顎枝，関節窩欠損に対して肋骨肋軟骨移植術を行い，grade I と同様に術後矯正治療を開始する。しかしこれだけで十分な対称性が得られることは難しく，成長終了を待って上顎骨を含めた骨形成術と軟部組織の augmentation が必要となってくる。いずれにせよ成長期の治療ゆえ，必要最小限度の侵襲で，極力咬合の崩壊を来たさないように配慮することが治療の成否に大きく関わる。また術後早期の後戻り変形とは別に，成長のスパートによって生ずる変形に対しても，何らかの予防対策や追加治療を考慮していく必要がある。

はじめに

　Hemifacial microsomia は唇顎口蓋裂についで多いとされる顔面の先天異常症候群であり[1]，1964年に Gorlin と Pindborg[2] によりはじめてその名称が用いられた。第1鰓弓，第2鰓弓由来の骨，軟部組織の低形成に起因し，小耳症などの耳介変形や上下顎骨の低形成による顔面半側形成不全を生じるため，顔面の非対称を来たす。名称としては 1st and 2nd branchial arch syndrome（第1，第2鰓弓症候群），1st branchial arch syndrome（第1鰓弓症候群）などと区別したり，その変形が頭蓋や眼窩，頬骨に及ぶこともあるため craniofacial microsomia と称されることもある。また眼球デルモイドや副耳，さらには時に頸椎，胸椎の障害を高率に伴う Goldenhar 症候群[3] やその他多くの関連症候群が存在するが，近年ではこれらを総称して hemifacial microsomia という統一した名称が用いられるようになって来ている。その病態は複雑で3次元的な非

対称形態を呈し，また，咬合といった機能的な問題や成長に伴う変化もあり，その治療方法は確立されているとは言いがたい。

本症における顎顔面の非対称性が進行するか否かという点に関してはいまだ議論があるが，著者は成長期に適切な管理が行われない限り，成長に伴い顕在化する傾向にあると考えており，成長期から集学的な治療を開始している。ただし，この時期に行われる治療では成長終了時点での治療をかえって複雑化してしまいかねないので，基本的には必要最小限度の侵襲で極力咬合の崩壊を来さないようにして以後の治療を軽減するような配慮が必要である。われわれはこのような観点から顎変形の程度に応じた治療方法の選択を提唱しており，一連の治療においてその咬合管理は極めて重要で，治療の成否は咬合管理にあるといっても過言ではない。

本稿では本書の趣旨に則り，hemifacial microsomiaの顎顔面変形に焦点を絞って，近年の諸家の報告とともに，著者の治療方針について述べる。

概念および病因

病因

Hemifacial microsomia は胎生期の第1鰓弓（下顎弓），第2鰓弓（舌骨弓）から発生する部位に何らかの障害が生じて出現する先天異常症候群である。その病因に関してはいまだよくわかっておらず，特発性で非遺伝性と考えられているが，家族性に生じた例の報告もある[4]。自験例においても兄妹例があり，何らかの遺伝性はあるのかもしれない。病因論としては発達途上の第1鰓弓，第2鰓弓における血腫形成と神経堤の異常な発生や遊走といった2つの理論が考えられているが，これらはバリエーションが多い本症の病態や非対称性と照らし合わせても矛盾しないとされている[5,6]。

顔面の非対称性が進行性であるか否か

議論のあるところであり，単に学問的興味であるばかりでなく，外科的治療をどの時期に行うべきであるかという問題とも大きく関わっている。つまり，変形が進行性でないと主張する者は，顔面の成長が終了した時点で外科的治療を行うことが望ましいとして，成長期における早期の治療は高率の合併症やその後の追加治療の必要性から避けるべきであるとしている[7,8]。一方，成長に伴い変形が増強すると主張している者は成長のポテンシャルを引き出し，二次的な変形を避けるために成長期に外科的手術を行うべきであるとしている[9〜11]。1992年McCarthy ら[12]により骨延長術が導入されてからは後者の意見が優勢となり，多くの成長期の治療報告が見られる。しかしながら，成長期の治療においていったん良好な結果を得ながらも，その後の成長により再び非対称性変形の出現を見ることも多く，いまだ結論は得られていない。

分類

諸家の報告[9,10,13,14]があるが，骨格性の分類としては Pruzansky の分類[14]が最も古く，以後に報告された分類の多くはこれに基づいて一部変更を加えたものと言える。この分類は下顎骨変形の程度により分類されており，必ずしも本症候群の病態すべてを表現するものではないが，本症の顎顔面非対称の治療を考えるうえで，簡便かつ合理的である。同分類は患側下顎枝の形態から3段階に分類されている。

gradeⅠ：健側に比べて形態は正常に近く保たれているが，形成不全により下顎枝，関節窩が小さくなっている群

gradeⅡ：下顎枝は存在するものの，より高度に変形し短く，関節の形態も明らかに異常を呈する群

gradeⅢ：下顎枝，関節窩ともに欠損しており，関節形態を持たない群

Murray ら[9]もほぼ同様に下顎枝の形態で typeⅠ〜Ⅲまで分類している。Kaban ら[10]は Pruzansky の分類をもとにさらに typeⅠ，typeⅡA，typeⅡB，typeⅢに分類し，typeⅡA は gradeⅡに相当し，typeⅡB は gradeⅡないしⅢに相当するもので，関節突起は存在しないが，筋突起は存在するものとしている。臨床的には Pruzansky もしくは Kaban の分類が用いられることが多く，著者も本症の顎変形治療の成否は咬合管理にあると考え，Pruzansky

分類に基づいた顎変形の程度に応じた治療方法の選択を提唱している。

著者の施設における治療方針[15)16)]

成長期に行う外科的治療であるため，必要最小限度の侵襲で，かつ極力咬合の崩壊を来たさないように配慮することが長期的にみても重要である。著者の施設では顎変形の程度に応じて治療方法の選択を行っている。

Pruzansky grade I の症例に対する治療

手術は患側上顎第1大臼歯の萌出を待って（6〜8歳以降）患側下顎枝の垂直骨切り術による一期的延長を行う。咬合平面左右傾斜の水平化とおとがいの正中化を目標に患側下顎枝の延長量を決定する。この際，下顎のみの延長によって生じる咬合の崩壊を最小限度に留めることが本術式の鍵であり，側方交叉咬合を来たさない形で患側下顎臼歯部を下方へ移動させるように計画する。必要とされる延長量は経験的に15mm以下である。術後は歯科矯正的に患側上顎臼歯の下方牽引を行い，6カ月〜1年で終了し咬合平面左右傾斜が改善される。できる限り早期に咬合を安定させることで術後早期の後戻りは極めて少なくなる。

Pruzansky grade II の症例に対する治療

必要とされる下顎枝の延長量はgrade I に比べて大きく，一期的延長では得られないため，骨延長術を適用する。一方，上顎に関しても歯科矯正的な臼歯の下方牽引ではその移動量が大きく無理があり，短期間で咬合を安定させようとすれば脱臼してしまう恐れがある。だからといって牽引期間が長期に及べばそれだけ咬合が不安定な期間も長期となるため，後戻りを来たしやすく，結果として咬合平面左右傾斜が残存することとなる。また理論的には骨延長術によってgrade I よりも大きな上下臼歯間隙が生じるはずであるが，実際には下顎骨のみの骨延長では，生じるはずの上下臼歯間隙に患側下顎の噛み込みが生じ，下顎は延長に伴い上顎咬合平面に沿って横滑りを来たしてしまうため，十分な間隙を得る

ことができない。その結果，著しい側方交叉咬合となってしまう。術後の矯正治療では上顎下方牽引に必要な患側上下臼歯間隙が得られていないために咬合平面左右傾斜の改善が困難であるばかりか，交叉咬合の改善に伴い後戻りともいうべき変形が生じてくる[17)18)]。

以上のような問題点から骨延長術を行うのであれば咬合の崩壊を来たさないようにする必要があり，われわれの施設では上下顎骨同時延長術を選択している。治療開始時期は顎間固定を行う関係から，混合歯列期の中で咬合の比較的安定しているHellmanの歯牙年齢ⅢA（すべての第1大臼歯と前歯萌出完了期）の時期を選択している。さらに上顎のLe Fort I 型骨切り術を安全に行うことを考えれば犬歯萌出後の方が望ましく，手術時期としては10歳以降になる。上下顎の咬合関係を維持し，確実に上下顎同時延長術を行ううえで，この手術時期の選択は非常に重要な意味を持つ。

Pruzansky grade III の症例に対する治療

Grade I，IIのように何らかの形で患側下顎枝を延長して正常形態に近づけることは不可能であり，その再建は困難を伴う。軟部組織の低形成も高度で顔面の非対称性も顕著である。

成長期においては患側第1大臼歯の萌出を待って患側下顎枝，関節窩欠損に対し肋骨肋軟骨移植術を行う。この時期の治療の基本はgrade I と同様に外科的に下顎を剥離授動して可及的に対称性が得られる位置まで矯正誘導し，術後の咬合管理を行うことである。しかしgrade II 以上に変形が高度なgrade III に対し，grade I のように短期間で十分な上顎下方牽引を完了することは困難であり，結果的には下顎の後戻り変形が生じてしまい，術後早期においても十分な対称性が得られることは困難である。つまり成長期の治療ではgrade III 変形からgrade I もしくはgrade II 変形に改善するに過ぎない。したがって二期的に上顎骨を含めた追加骨切り術や骨延長術が必要であるが，その時期としてはこれ以上の複数回手術を避け，顎形態の完成を目指す意味で顔面の成長終了時点ということになる。また最終的には軟部組織のaugmentationを考慮する必要もある。

術前の評価と手術計画

この項では著者の施設で行っている幼少期からの患者管理，および術前の評価とそれに基づいた手術計画（術前シミュレーション）を中心に話を進める。

初診時

出生後間もない時期に来院する患者の主訴は顔面の非対称形態というよりも小耳症や副耳，巨口症であることが多く，また変形が軽度な症例ではこの時期に顔面の非対称形態は明らかでないことも多い。一方，紹介にて幼児期に来院される患者ではその変形はある程度はっきりしてきていることも多く，こうした患者の多くは健側での片側咀嚼をしていることが多い。このことは，機能的に優位な健側で咀嚼することにより健側咀嚼筋群はますます発達しやすく，患側咀嚼筋群はいわば廃用性萎縮のように，より発達が障害されることを意味する。著者は，成長に伴い顎顔面非対称形態が進行し顕在化する一因として，この咀嚼筋群のアンバランスがあると考え，患者本人や両親に患側での積極的な咀嚼を行うように指導している。

幼少期の経過観察

6カ月に1回程度のフォローアップとし，患側での咀嚼を徹底的に指導するとともに，小児歯科で齲歯や叢生の管理を並行して行う。また患児の協力が得られるようになったら頭部X線規格写真（セファログラム）やオルソパントモグラムを撮影し，変形の程度を把握し，今後の治療計画に関し，家族に対して説明する。

学童期術前1〜2年の管理

幼少期でのフォローアップに加えて，セファログラムやパントモグラムで乳歯列から永久歯列への交換を見極め，手術のタイミングをはかる。

術直前の諸検査，口腔内管理

セファログラム，パントモグラムに加えて顎顔面骨の3DCT撮影を行い，シミュレーションのための実体モデル作成を行う。また，モデルサージャリー，バイトブロック作成のために上下顎の印象を採取し，咬合模型を作成する。GradeⅠ，Ⅲの症例ではバイトブロックの固定や術後に患側上顎臼歯を下方牽引するためのボタンを臼歯部頬側面に固定する。一方，gradeⅡでは顎間固定のためのマルチブラケットを上下顎歯列に装着する。

術前シミュレーション

一般的なセファログラムの解析とペーパーサージャリーに加えて，3DCTを基に作成された3次元実体モデルと咬合模型を組み合わせて3Dモデルサージャリーによるシミュレーションを行う[16)19)]。いずれのgradeにおいても咬合平面左右傾斜の改善とおとがいの正中化を目標にしている。

Pruzansky grade I

患側下顎枝の垂直骨切り術による一期的延長を行うが，この際生じる咬合の崩壊を最小限度に留めてその後の上顎牽引を可及的短期間で終了させることが治療のポイントである。シミュレーションでは側方交叉咬合を来たさない形で患側臼歯部を下方移動させるように計画するが，この場合，下顎枝部の延長は単純な垂直移動ではなく，関節側骨片と下顎体部側骨片は3次元的に捻れた位置関係での延長となるため，無理のないように固定する必要がある。骨片の接合状態を確認しておくことはもちろんであるが，生じた患側上下臼歯間隙を維持するためのバイトブロックをモデル上であらかじめ作成しておく。

Pruzansky grade II

患側での上下顎骨同時延長術を行うが，より高度で3次元的な変形に対応するために，デバイスは3次元延長が可能な創外型のタイプ（Multi-Guide®, Leibinger社製）を用いている。このデバイスは2本の直線延長軸と2つの角度調整機構を有し，延長期間中にも自在に延長ベクトルの変更が可能である。患側下顎角のやや頭側で下顎枝の皮質骨切りを行って下顎枝部と下顎体部にそれぞれ2本のピンを刺入し，デバイスを装着する。実体モデル上にてモ

デルを離断し，ピンの刺入部位や方向を検討してデバイスの装着位置を決定する。また上顎もLe Fort I型骨切り術で離断し，上下顎を一塊とした状態で骨延長のシミュレーションを行い，3次元的対称性の獲得を延長のゴールとして延長プログラムの作成を行う。

Pruzansky grade III

下顎枝欠損部への肋骨肋軟骨移植を行うが，シミュレーションでは咬合平面左右傾斜の水平化とおとがいの正中化が可及的に得られる位置まで健側の顎関節を中心に下顎を授動し，そのうえで必要な大きさの擬似移植片を作成する。また grade I と同様に，生じた咬合関係に基づいて，患側上下臼歯間隙を維持するためのバイトブロックをあらかじめモデル上で作成しておく。

手技，手術

Pruzansky grade I

約3cmの下顎角下縁切開から，患側下顎枝の垂直骨切り術を行い，下顎骨を十分授動する。骨片固定の前にまずバイトブロックを上顎に固定し，下顎はこれに誘導する形で位置決めする。延長量はほぼシミュレーション通りであるが，延長量そのものにはこだわらず，また骨片固定もシミュレーション結果を参考に，3次元的に無理のないようにチタン製ミニプレートをベンディングして行う。顎間固定は行わない。

Pruzansky grade II

上下顎とも口腔内切開でアプローチし，まず，下顎の骨切りラインを挟んで2本ずつの固定用ピンを頰部皮膚外面から下顎骨に bicortical に刺入し，デバイスを装着する。ここで，いったんデバイス本体を外しておき，上下顎骨の骨切りを行う。これらの操作は実体モデルのシミュレーションに基づいて行う。そのうえであらかじめ装着していた上下顎歯列のマルチブラケットを利用して顎間固定を行う。再びデバイスを装着し，手術終了時に約3mm程度の initial gap を設ける。

Pruzansky grade III

Grade I と同様に下顎下縁に約3cmの切開をおき，患側下顎を十分に剥離授動する。続いてあらかじめ作成しておいたバイトブロックを上顎に固定したうえで，これに誘導するようにして下顎の位置決めを行う。さらに擬似骨片を参考に肋骨肋軟骨移植を行う。顎間固定は行わない。

術後管理，長期的管理

Pruzansky grade I

術後1カ月の時点で上顎に固定していたバイトブロックを可撤式に変更し，このバイトブロックの患側上顎臼歯面を2週に1回ぐらいの割合で削合し，生じたスペースへ向かって歯科矯正的に上顎臼歯の下方牽引を開始する。6カ月～1年で，それもできる限り短期間（ただし歯根の呈出とならないように注意が必要）で側方歯群の開咬を閉鎖して咬合を安定させることが術後早期の後戻り変形を防止するうえで重要である。

Pruzansky grade II

術後5～7日より1mm/日の割合で延長を開始し，2本の延長軸の角度調整に関しては10mm以上延長が進んでから開始する。1週間に1回ぐらいの割合でセファログラムを撮影し，プログラムに若干の変更を加えつつ延長を完了する。延長終了後は顎間固定を解除し，患側上下臼歯間に顎間ゴムを使用し咬合の安定を保つようにする。約8週間の骨硬化期間の後，X線像で延長部分の骨化を確認したうえでデバイスを除去する。

Grade I，IIともに術後安定した咬合が得られてからも矯正歯科的な咬合管理は継続し，咬合平面の水平性を維持するために必要に応じて患側上顎臼歯部の下方牽引を行う。こうした顎成長へのアクティブサポートを行うことで，成長のスパートに伴う変形の再出現をできるだけ小さくするように配慮している。また，患側での積極的な咀嚼訓練も継続す

る。

Pruzansky grade III

術後1カ月よりgrade Iに準じた咬合管理を行うが、同様に短期間で十分な上顎下方牽引を完了し、咬合平面左右傾斜の水平化を得ることは不可能である。結果的には下顎の後戻り変形も生じて、咬合平面左右傾斜は残存し、十分な対称性が得られないまま、咬合は安定する。したがって二期的に上顎骨を含めた追加の骨切り術か骨延長術が必要となるが、時期としては前述のごとく顔面骨の成長終了時を想定し、それまでは矯正歯科的な咬合管理に努める。

症　例

症例1　7歳、男児、Pruzansky grade I（図1）

下顎枝垂直骨切り術による一期的延長と患側上顎臼歯の下方牽引による矯正治療を行った。術後6カ月で患側上下臼歯間隙は閉鎖し、順次、前歯部の開咬も改善し、術後11カ月で安定した咬合を獲得した。術後5年経過し、対称性はよく保たれている。

症例2　10歳、男児、Pruzansky grade II（図2）

骨延長術による上下顎同時延長術を行った。咬合の崩壊がないため、術後早期の後戻り変形は少なく術後4年の現在安定している。しかし、成長のスパートに伴って患側の劣成長が出現するため、十分な管理と必要に応じて追加治療を考慮する予定である。

症例3　9歳、女児、Pruzansky grade III（図3）

下顎枝、関節窩欠損に対し、下顎骨授動術と肋骨肋軟骨移植を行い、術後に患側上顎臼歯の下方牽引による矯正治療を行った。術後1年の時点で一定の改善は得られたものの、対称性は獲得できなかった。また、術後3年ぐらいまでは比較的安定していたが、術後6年の現在、成長のスパートにより非対称性が進行しており、咬合平面左右傾斜の顕在化と患側下顎の後退を生じている。このため成長の終了を待って、再度上顎骨を含めた骨格的形成術と軟部組織のaugmentationを考慮する予定である。

考　察

成長期に外科手術を行うべきか否か

骨延長術が導入される以前は本症に対して骨切り術や骨移植術などの外科的治療と機能的矯正装置による顎成長誘導が行われてきたが、若年者に対する外科的治療はその後の顎発育障害が懸念され、避けられる傾向にあった[20]。一方、単独での矯正歯科的アプローチには限界があり、その効果も不安定であった。しかし、前述のごとく成長期に適切な管理が行われなければ変形が進行する危険性があり、1992年McCarthyら[11]が若年者に対する骨延長術を報告してからは積極的に成長期での外科的治療を行う意見が優勢となってきた[17)21)24]。

成長期に積極的な治療（外科手術と矯正治療）を行うことで、正しい咀嚼運動機能を早期に獲得できれば下顎の成長を促進する可能性もある。また成長期に必要最小限度の外科的侵襲とその後の成長を利用した顎矯正歯科治療を行うことで将来の大きな手術を避けることができるとすれば大いに意義のあることである。すなわちGrade Iでは上顎骨や健側下顎の骨切り術を回避することが可能であり、grade IIでも上顎骨は離断するもののダウンフラクチャーを避けたり、健側下顎の骨切り術を回避することができる。成長終了時にすべての外科手術を避けることができるわけではないが、顎矯正管理の状況によってはその可能性も大いにある。

しかし、これはあくまでも安定した咬合のもとに、正しい咀嚼機能が獲得できた場合に限ってであり、その意味で著者は成長期において外科的手術を含めた顎矯正治療を適切な管理の下に行うべきであると考えている。

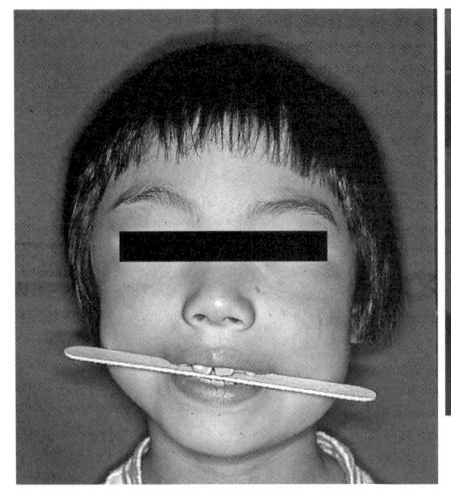

(a) 術前

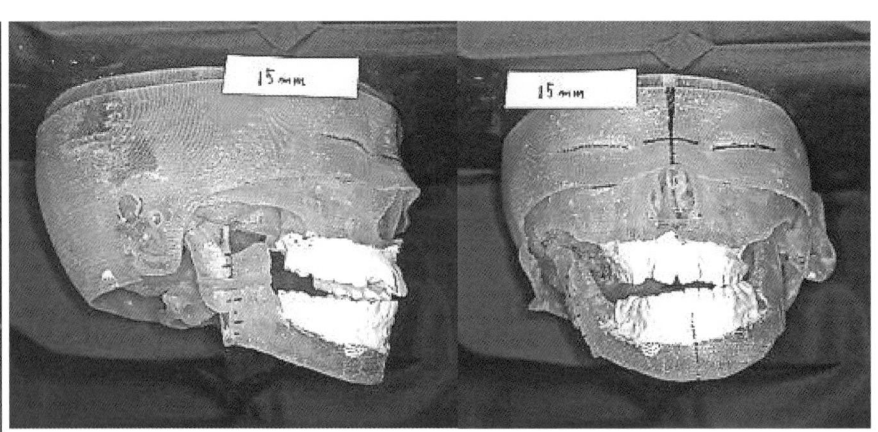

(b) 実体モデルでのシミュレーション
患側下顎枝の垂直骨切り術による一期的延長（15mm）。

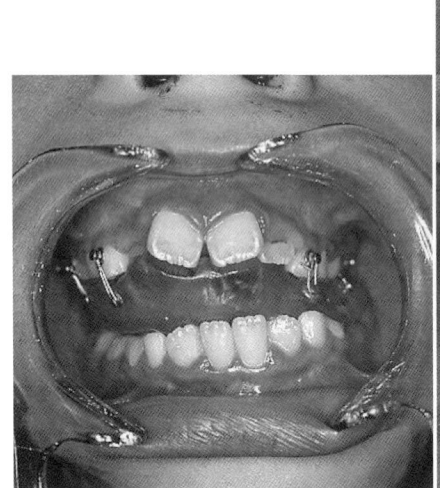

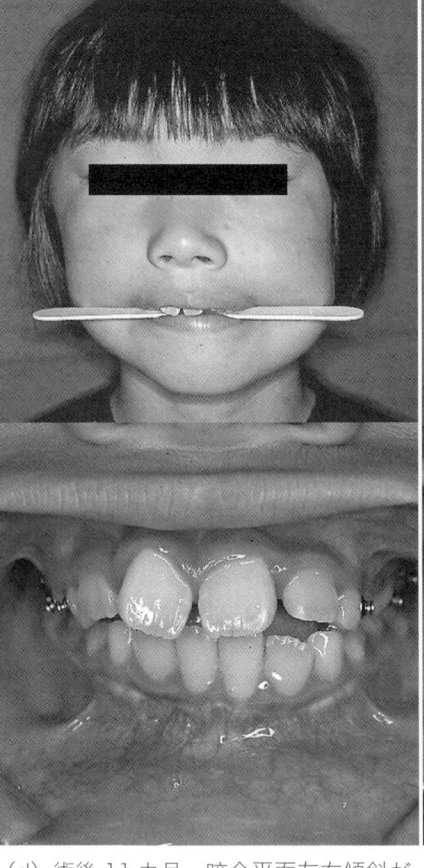

(c) 術中所見。上顎に固定したバイトブロックを示す。

(d) 術後11カ月。咬合平面左右傾斜が改善し，顔貌の対称性が得られている。安定した咬合を獲得している。

(e) 術後5年。対称性はよく保たれている。咬合も安定している。

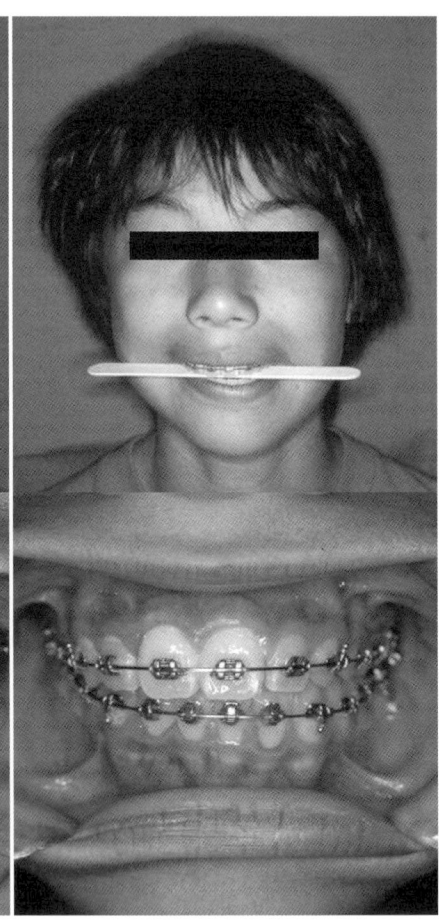

図1 症例1：7歳，男児，Pruzansky grade I
（奥本隆行ほか：Hemifacial microsomia の集学的治療；顎変形の程度に応じた治療方法の選択と咬合管理の重要性．形成外科 46：1259-1267, 2003 より引用）

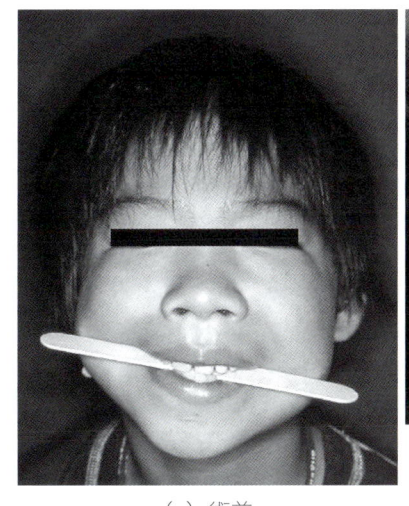

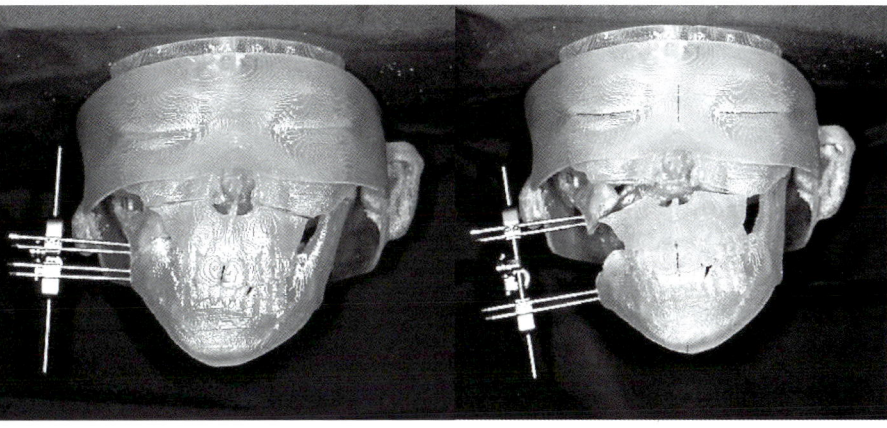

(b) 実体モデルでのシミュレーション。延長前（左）と延長後（右）。

(a) 術前

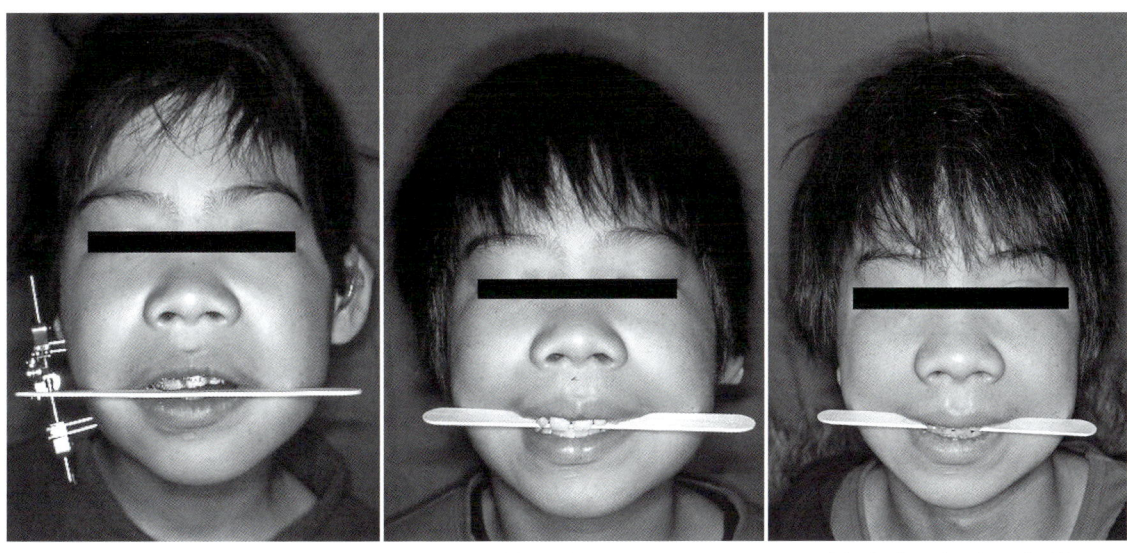

(c) 骨延長終了時　　(d) 術後9カ月　　(e) 術後4年（14歳時）

図2　症例2：10歳，男児，Pruzansky grade II

咬合管理の重要性と変形の程度に応じた治療方法の選択

成長期に行う外科治療でその成否を握るのは咬合管理である

不適切な咬合管理は術直後からはじまる矯正治療を困難なものとし，咬合が安定するまでの期間も長期化してしまい，ようやく咬合が安定する頃には後戻りともいうべき，元の変形が生じてくる。とりわけ片側下顎枝のみの骨延長術によって生じる咬合の崩壊は深刻であり，著者らの報告[17)18)]だけではなく，小宮ら[22)]も下顎骨仮骨延長症例の中期変化として同様の問題を指摘している。

この術後早期の後戻り変形は成長のスパートによって生じる変形，すなわち患側の劣成長による長期的な変化とは別に考える必要がある。この問題が解決されないと前項で述べたような成長期の治療における利点がなくなり，成長終了時まで外科的な治療は控えるべきであるとの意見になってくる。咬合管理は矯正医に一任するべきものではなく，術前の準備段階から矯正医とともにわれわれ自らが関与し，咬合の崩壊を最小限度に留めるよう努力することが大切である。

顎変形の程度に応じた治療方法の選択

著者らはその意味でも顎変形の程度に応じて治療方法の選択をするよう提唱している[15)16)]。患側下顎枝が欠損しているgrade IIIは別として，下顎枝が存在するgrade IとIIの症例では何らかの形で下顎枝を延長する必要がある。McCarthyらの報告以来，本症に対する骨延長術は今日まで広く行われてきているが，その適応は顎変形の程度に応じて特に区別

(a) 術前

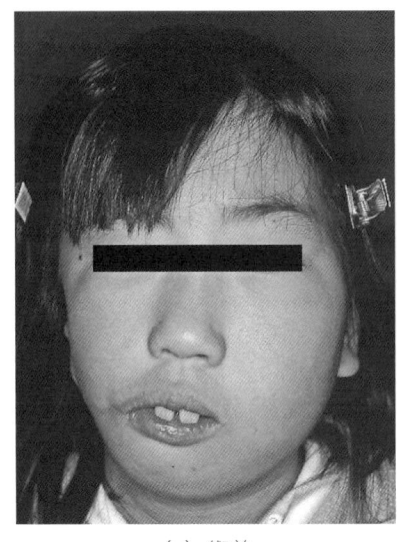

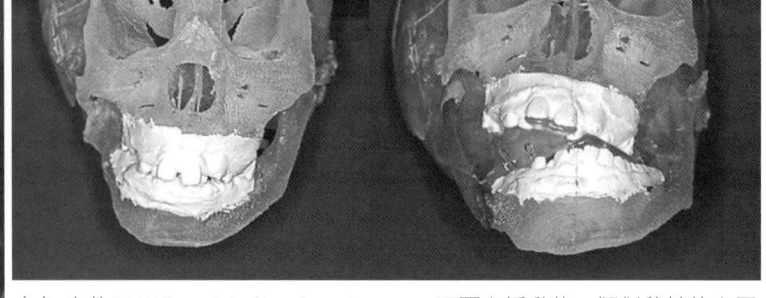

(b) 実体モデルでのシミュレーション。下顎を授動後，擬似移植片を固定，さらにバイトブロックを装着した。

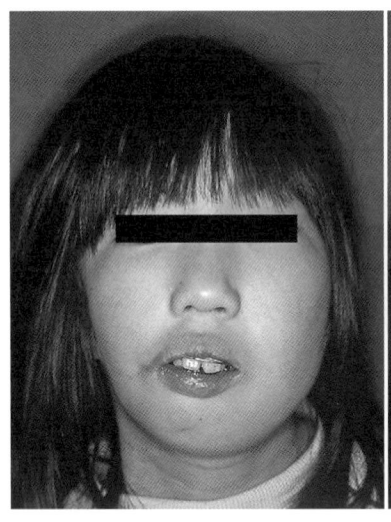

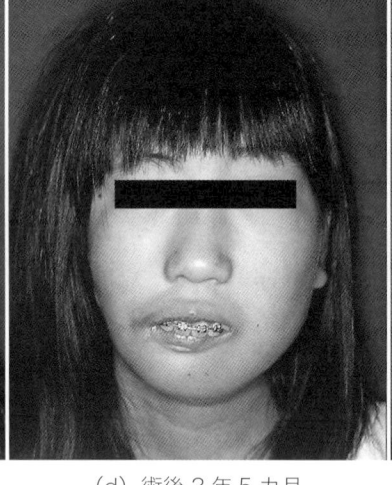

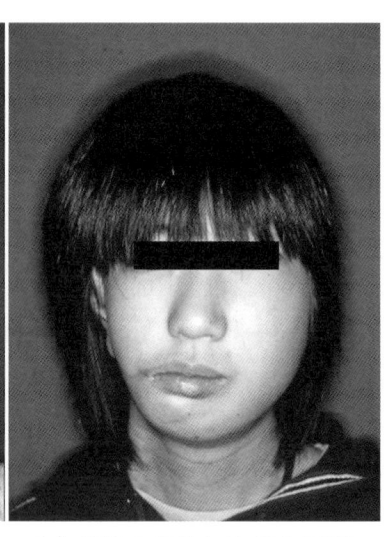

(c) 術後1年　　　(d) 術後2年5カ月　　　(e) 術後6年2カ月（15歳時）

図3　症例3：9歳，女児，Pruzansky gradeIII
（奥本隆行ほか：Hemifacial microsomia の集学的治療；顎変形の程度に応じた治療方法の選択と咬合管理の重要性，形成外科 46：1259-1267, 2003 より引用）

されているわけではない。

　前述のごとく，患側下顎枝のみの骨延長術は著しい咬合崩壊を生じ，その後の矯正治療を極めて難しいものとし，後戻り変形を生ずる。この咬合崩壊を避けるために1997年 Monasterio ら[23]によって上下顎同時延長術が提唱され，その後これに準じた報告が散見される[24]。しかし，いずれの術式もgrade I とIIを分けることなく適用されていることがほとんどである。Monasterio らが成人の比較的軽症例に対して行ったのに対し，著者らは1998年小児のgrade II 症例に対する上下顎同時延長術を報告した[17]。確かに理論上は，grade I，IIのいずれに対しても本法を適用して間違いであるとは言えないが，著者が行っているのは成長期の治療ゆえ，できる限り最小の侵襲に留めたい。特にgrade I ではその変形の程度も軽く，必要とされる下顎枝の延長量も経験上15mm 以下であるため，垂直骨切り術による一期的延長で十分対処可能である。また骨延長術で生じる咬合の崩壊という問題は一期的延長では防ぐことができる。それゆえ，あえて上顎骨には手術侵襲を加えず，成長のポテンシャルを利用して顎矯正的に患側臼歯の下方牽引を行い，咬合平面左右傾斜の改善を図ることが可能である。これに対し，必要とされる延長量が大きいgrade II では骨延長術による上下顎同時延長術を適用することとし，その変形の程度に応じて治療方法を選択することが望ましいと考えている。

GradeⅢに対する治療

　成長期の治療において最も悩ましいのがgradeⅢの症例である。前述のように，患側の欠損下顎枝部に肋骨肋軟骨移植を行うが，GradeⅡより高度な変形を有するにもかかわらず，上顎骨には外科的侵襲を加えず，咬合管理に関してはgradeⅠに準じた手法を用いている。結果として本法のみでは十分な結果を得られないため，顔面骨格の成長終了時をめどに上顎骨を含めた顎矯正外科治療が必要となる。2002年Stelnickiら[25]は移植した肋骨肋軟骨移植片を二次的に骨延長する報告をしており，現在著者もこれに準じた方法で成長終了時に二次的な上下顎骨延長術を行い，顎形態の完成を試みている。

　一方，2006年Scolozziら[26]は成長期のgradeⅠ，Ⅱの症例に対し上顎骨と下顎骨にそれぞれ別の延長器を装着し上下顎同時延長術を行うという報告をしている。咬合の完成という点では難しい面もあるが，この方法をgradeⅢに応用し，上顎骨を延長の支点として上下顎同時延長術を行うという考えもあるかもしれない。より3次元的な変形の強いgradeⅢに対して，上顎を基点としていかに3次元的な延長を行うかなど検討すべき点は多い。しかし，そもそも下顎枝が欠損しているのであるから，下顎を延長するという考えから脱却することで成長期における治療の限界を超える可能性を秘めている。

文　献

1) 高橋博和：1st and 2nd brachialarch syndrome. 頭蓋顎顔面外科．図説臨床形成外科講座 5：180-181，メジカルビュー社，1987
2) Gorlin RJ, Pindborg J : Syndromes of the Head and Neck, (1st ed) pp261-265, pp419-425, McGrow-Hill Book Co., New York, 1964
3) Goldenhar M : Association malformatives de l'oeil et de l'oreille, en particulier le syndrome dermoide epibulbaire-appendices auriculaires-fistula auris congenital et ses relations avec la dysostose mandibulofaciale. J Genet Hum 1 : 243-282, 1952

4) Cousley RR, Wilson DJ : Hemifacial microsomia ; Develpomental consequence or perturbation of the auriculofacial cartilage model? Am J Med Genet 42 : 461-466, 1992
5) Poswillo D : The pathogenesis of first and second brachial arch syndrome. Oral Surg Oral Med Oral Pathol Oral Radiol Endod 35 : 302-328, 1973
6) Johnston MC, Bronsky PT : Animal models for human craniofacial malformations. J Craniofac Dev Biol 11 : 277-291, 1991
7) Vargervik K : Sequence and Timing of treatment phases in hemifacial microsomia. Treatment of Hemifacial Microsomia, edited by Harvold EP, et al, pp133-137, Alan R Liss, New York, 1983
8) Polley JW, Figueroa AA, Liou EJ, et al : Longitudinal analysis of mandibular asymmetry in hemifacial microsomia. Plast Reconstr Surg 99 : 328-339, 1997
9) Murray JE, Kaban LB, Mulliken JB : Analysis and treatment of hemifacial microsomia in childhood. Plast Reconstr Surg 74 : 186-199, 1984
10) Kaban LB, Moses ML, Mulliken JB : Surgical correction of hemifacial microsomia in the growing child. Plast Reconstr Surg 82 : 9-19, 1988
11) Kearns GJ, Padwa BL, Mulliken JB, et al : Progression of facial asymmetry in hemifacial microsomia. Plast Reconstr Surg 105 : 492-498, 2000
12) McCarthy JG, Schreiber J, Karp N, et al : Lengthening the human mandible by gradual distraction. Plast Reconstr Surg 89 : 1-8, 1992
13) Lauritzen C, Munro IR, Ross RB : Classification and treatment of hemifacial microsomia. Scand J Plast Reconstr Surg 19 : 33-39, 1985
14) Pruzansky S : Not all dwarfed mandibles are alike. Birth Defects ; Orginal article Series 5 : 120-129, 1969
15) 奥本隆行：第一第二鰓弓症候群（Hemifacial microsomia）に対する小児期の外科治療．小児外科 34 : 1283-1292, 2002
16) 奥本隆行，吉村陽子，今村基尊：Hemifacial microsomia の集学的治療；顎変形の程度に応じた治療方法の選択と咬合管理の重要性．形成外科 46 : 1259-1267, 2003
17) 奥本隆行，中嶋英雄，中島龍夫ほか：Hemifacial microsomia に対する上下顎同時仮骨延長術．日形会誌 18 : 528-535, 1998
18) 奥本隆行，中嶋英雄，坂本輝雄ほか：上下顎骨同時延長術；Hemifacial microsomia Murray type II への適用．形成外科 42 : 1145-1154, 1999
19) 奥本隆行，中嶋英雄，坂本輝雄ほか：複雑な顎顔面変形に対するシミュレーション手術；3次元実体模型への Face bow transfer の応用．日形会誌 16 : 837-851, 1996
20) Epker BN, Fish LC : Dentofacial Deformities. Integrated orthodontic and surgical corrections (vol. II), pp966-969, The CV Mosby Company, St. Louis, Tronto, Princeton, 1986
21) Molina F, Oritz Monasterio F : Mandibular elongation and remodeling by distraction ; A farewell to major osteotomies. Plast Reconstr Surg 96 : 825-840, 1995
22) 小宮徳春，須佐美隆史，杉林奈賀子ほか：下顎骨仮骨延長症例の中期変化；延長後5年以上経過して．日顎変形誌 9 : 12-22, 1999
23) Oritz Monasterio F, Molina F, Anderade L, et al : Simultaneous mandibular and maxillary distraction in hemifacial microsomia in adults ; Avoiding occlusal disasters. Plast Reconstr Surg 100 : 852-861, 1997
24) Satoh K, Suzuki T, Uemura T, et al : Maxillo-mandibular distraction osteogenesis for hemifacial microsomia in children. Ann Plast Surg 49 : 572-578, 2002
25) Stelnicki EJ, Hollier L, Lee C, et al : Distraction osteogenesis of costchondral bone grafts in the mandible. Plast Reconstr Surg 109 : 925-933, 2002
26) Scolozzi P, Herzong G, Jaques B : Simultaneous maxillo-mandibular distraction osteogenesis in hemifacial microsomia ; A new technique using two distractors. Plast Reconstr Surg 117 : 1530-1541, 2006

II-9 Hemifacial microsomia
2）成長発育から見た治療法の選択

高戸 毅, 森 良之

Summary

Hemifacial microsomia（以下 HFM と略す）症例に対する成長発育時の片側下顎骨延長術は，幼少期における良好な改善結果が報告されている。しかし，成長により下顎骨形態の後戻りが生じることや，永久歯胚が損傷され，永久歯の正常萌出が得られない場合があることなどから，その適否については議論が多い。これに対し，成長終了後に上下顎骨切り術を施行する方法は，思春期の精神的問題を解決できないものの，長期的に安定した良好な結果が得られる。ただし，顔面変形が著しい症例では軟組織の緊張が強く，一期的な骨切り手術では骨の移動が困難な場合がある。このような著しい顔面変形を呈し，軟組織緊張の強い成人の HFM 症例に対しては下顎骨延長術を用いた上下顎骨移動術が適応となる場合もある。

はじめに

Hemifacial microsomia（以下 HFM と略す）は第一，第二鰓弓症候群とも呼ばれ，第一，第二鰓弓由来の組織の低形成による顔面非対称を呈する先天性疾患である。本疾患の顔面非対称に関しては，成長発育に伴い悪化するという報告[1]，その悪化の度合いが最初の下顎骨変形の程度と関連性があるという報告[2]，悪化する症例と改善する症例の両者が存在するとの報告[3]，あるいは変化が認められないとの報告[4] もあり，統一した見解は得られていない。

1992 年に顎口腔領域の仮骨延長術が McCarthy ら[5] によって報告されて以来，われわれの施設でも HFM 症例に対して幼少期の下顎骨延長術を行ってきたが[6)~9)]，のちに後戻りを来たす症例も見られており，成長発育を予測することは困難であると言わざるを得ない。

そこで本稿では，幼少期（成長期）の下顎骨延長術の適応およびその方法について述べるとともに，成長終了後の上下顎骨同時移動術についても解説し，考察する。

概　念

片側下顎発育不全に対する下顎骨延長法は，まず発育不全の下顎骨の仮骨延長を行い，機能的矯正装置を用いて顎骨保定を図り，その後，歯の移動を行うという方法である[9]。小児に対しては上顎の成長が期待できることから，下顎延長に伴い上顎も急速に成長するとの報告を根拠に[10]，われわれも成長期の HFM 症例に下顎骨延長を行ってきた。しかし，延長直後こそ顔貌非対称の劇的な改善が得られるものの，時間が経つにつれ顔面非対称の再発を来たし，二次的な手術が必要となる症例を多く経験した。

HFM 症例では，本来咬合が比較的良好なことが多い。その場合，片側の下顎骨延長を行うことにより急激に下顎の位置が健側へ移動し，交叉咬合や開咬といった不正咬合が生じる。こうした咬合の崩壊を防ぐために，下顎骨だけでなく上顎骨にも骨切りを行い，下顎骨を延長する際に上顎骨も同時に移動させるという上下顎同時延長術も有効な手段と考えられる。しかし，本法を行った症例での長期的な安定性に関しては明らかでない。変形が残った症例に

対しては，成長終了後に再度外科的処置が必要となり，上下顎骨切り術を施行することによって，顔貌の改善が得られている。

一方，成長期には手術を行わず，成人になってから上下顎骨切り術を施行した場合，通常，良好な結果が得られる。しかし，変形が高度になると軟組織の不足による緊張が生じ，予定した位置に下顎骨を移動することが困難なことがある。このような症例では，骨の移動に先立ち軟組織延長を行い，二次的に上下顎骨を移動させ固定するという考え[11]に基づいて，下顎骨延長術を併用した上下顎移動術を行い，良好な結果を得ている。

術前の評価

画像診断

頭部X線規格写真（以下セファロと略す）を撮影し，側面および正面セファロのトレースを行う。HFM症例では，イヤーロッドの高さが左右で異なるため，水平基準平面を決定するのに工夫を要する。セファロ分析を行い，顔面写真や咬合模型を参考にして顎骨の移動量および方向を決定する。近年では3DCT画像から構築した立体モデル（図1）を利用して骨切り線の位置，移動量および延長方向が決定でき，より正確な移動後の形態予測ができるようになっている[12]。また，パノラマX線写真で歯と永久歯胚の位置を確認し，骨切り線がこれらを巻き込まないように注意する必要がある。

HFMの分類

OMENS systemやSAT systemをはじめいくつかの報告[13]〜[16]があるが，ここでは一般に広く用いられている下顎枝の形成不全の程度を3段階に分類したPruzansky分類[17]に従う。下顎枝の形成不全が軽度なgrade Iでは，原則的に外科的な治療は行わず，歯科矯正治療による咬合管理を行っている。これに対し，下顎枝は存在するが変形が高度なgrade IIおよび下顎枝，下顎窩がともに欠損しているgrade IIIは，外科的治療の対象となる。

手術手技と術後管理

幼少時期（成長期）の骨延長術：創外固定装置を用いる場合

手術
①顔面神経下顎縁枝の損傷を避けるため，下顎下縁より1.5横指下方に皮膚切開を行い，下顎角部を中心に下顎の皮膚側および口腔側の両側を剥離する。
②骨切り線は下顎角から下顎枝と骨体部の移行部に設定する（図2-a）。
③次にスクリューを刺入する位置を決定する。
④延長器は従来，創外型では指骨様の小型延長器（ORTHOFIX M-100）あるいは角度変換可能な延長器（ORTHOFIX M-110）を用いて来たが，現在は3次元的に移動可能なMultiguide II®（Leibinger社製，図2-b）が有用と考えている。
⑤可能なら骨切り線の前後に2本ずつ，計4本のスクリューを刺入することが望ましい（図2-c）。しかし，下顎枝の発育が悪いため，骨切り線後方部では1本のスクリューしか刺入できない場合もある。骨切り線の周囲の骨膜を必要最小限度に剥離し，さらにスクリュー刺入部の周囲も可及的に骨膜を温存するようにして剥離する。
⑥11番メスにて頬部皮膚に小切開を加え，骨面に至る剥離を鈍的に行ったのち，スクリューを刺入する。ここでスクリューを刺入し，延長器を装着する操作は，骨切りして分割してしまう前に行う必要がある。次に，延長器のみを一度はずして骨切り操作に移る。
⑦骨切りは下顎下縁から始め，リンデマンバーあるいはreciprocating sawを用いて，皮膚側および口腔側，両側の皮質骨を切っていく。下歯槽神経

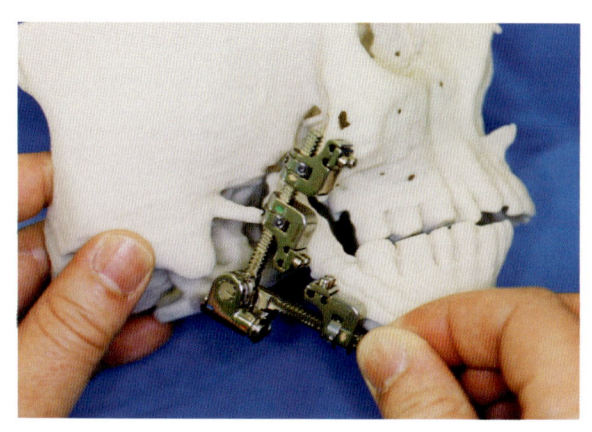

図1　3DCT画像から構築した立体モデルによる骨延長のシミュレーション

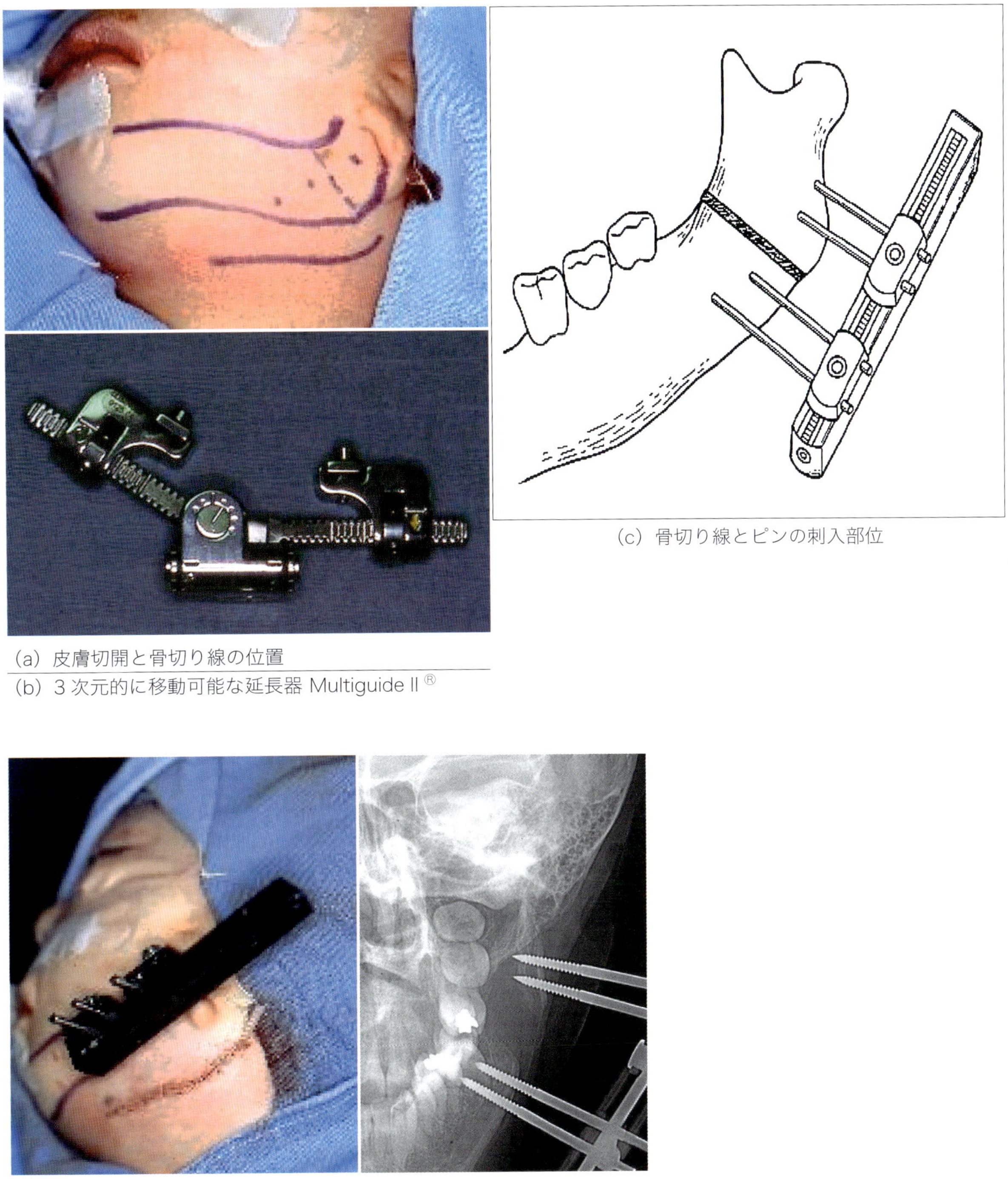

(a) 皮膚切開と骨切り線の位置
(b) 3次元的に移動可能な延長器 Multiguide II®
(c) 骨切り線とピンの刺入部位
(d) 骨延長器の装着
(e) 片側下顎骨延長

図2 創外固定装置を用いる術式

動静脈束は下顎骨体のかなり上方を通っており，骨切り部から直視できる。

⑧最後に若木骨折を起こすように，すでに刺入してあるスクリューを用いて受動させる。骨切りが完了したら，骨延長器に固定する（図2-d）。

骨延長

術後1週程度を目安に待機期間を置き，1日1mm（朝夕0.5mmずつ）延長する（図2-e）。延長終了後，延長器を10～12週保持させた後，延長器を除去する。

延長後

6カ月～1年をめどに，機能的矯正装置（いわゆるactivator）などの可撤式の保定装置を装着して後戻りを防止するとともに，第一大臼歯の萌出を促し，徐々にマルチブラケット法による矯正治療に移行する。

幼少時期（成長期の骨延長術：口腔内装置を用いる場合

エクステンションプレート®（ケイセイ医科工業社製）（**図3-a**）やZurich Pediatric Ramus Distractor®（martin社製）（**図3-b**）などが用いられる。

①粘膜切開を行った後，下顎骨外側面を露出させ，延長器を試適して骨切り線を設定するとともに，骨切り線の両側に位置するプレートをスクリューで仮止めする。

②いったん装置をはずし外側から下縁にかけて皮質骨の骨切りを行い，骨ノミで骨切り部を分割し，再び延長器を装着する。

③術後は創外固定装置の場合と同様に，延長を行う（**図3-c**）。

成長終了後の一期的上下顎骨切り術

下顎骨の成長が終了する時期，すなわち男性では18歳頃以降，女性では16歳頃以降に，上下顎同時移動術を施行する。

①経鼻挿管による全身麻酔下に，基本的に下顎は下顎枝矢状分割術（Sagittal Split Ramus Osteotomy：SSRO）を，上顎にはLe Fort I 型骨切り術を施行し，骨片を移動しミニプレートにて固定する（**図4**）。

②術後血腫形成を防ぐため，下顎枝外側の骨膜下に約2日間持続吸引ドレーンを留置する。また，術後の咽頭部腫脹による気道閉塞を回避するため，経鼻挿管チューブは翌日まで留置する。

③咬合の安定化を図るため，術後1週間は顎間固定を行うか，顎間ゴム牽引を行う。固定したミニプレートは原則として1年後に抜去する。

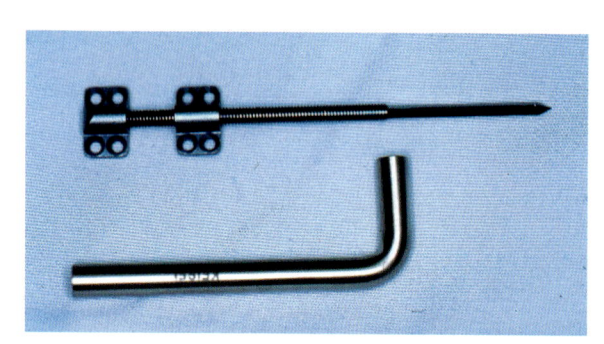

（a）エクステンションプレート® 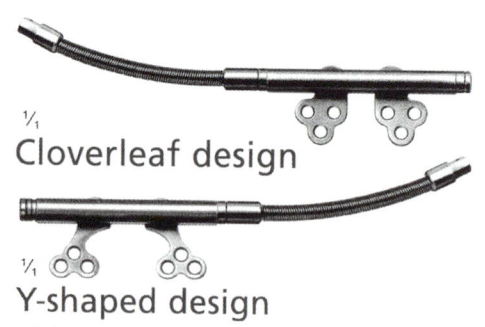　　（b）Zurich Pediatric Ramus Distractor®

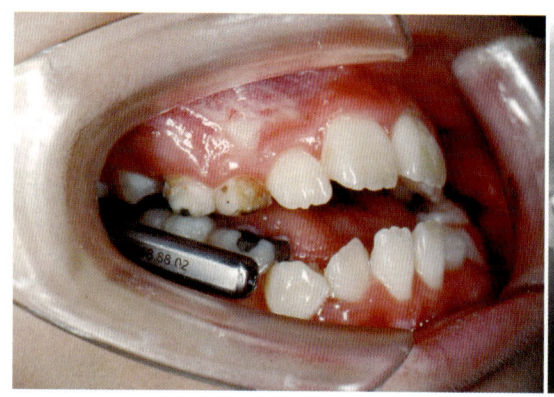

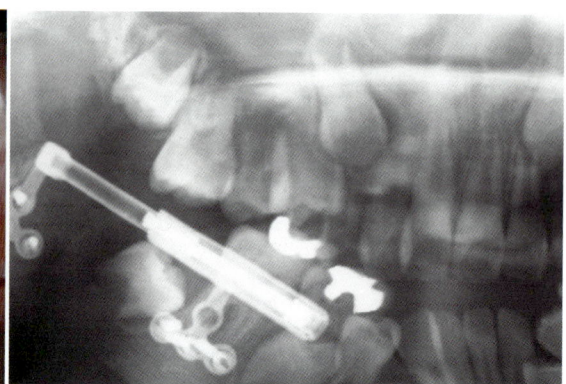

（c）口腔内装置による下顎骨延長

図3　口腔内装置を用いる術式

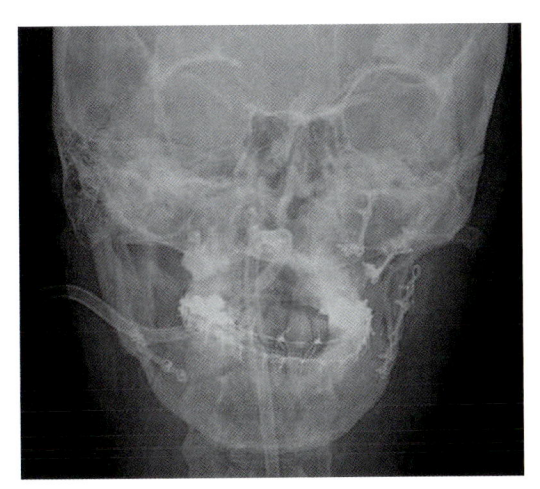

図4　成長終了後の一期的上下顎骨切り術
上顎：Le Fort I 型骨切り術
下顎：両側下顎枝矢状分割術

症例

症例　10歳10カ月，女児，左側HFM（Grade II）

総延長量14mmの下顎骨延長を行った。顔貌の変形は改善されたが，咬合は右側臼歯部の交叉咬合（cross bite），左側臼歯部のハサミ状咬合（scissors bite）を呈していた（図5-a, b）。延長後4カ月間，activatorを使用し，コンソリデーションを行い，その後マルチブラケット法による矯正治療を行った。

延長後10年，20歳時の顔貌および口腔内所見では，咬合は左側臼歯部が延長前には見られなかった反対咬合となるとともに，顔貌の変形が再発していた。そのため，上下顎骨切り術を施行した。上顎は左側で4.5mm下方，右側で6mm上方移動を行いプレート固定，下顎は両側SSROを施行し右側へ平行移動させた状態で，ミニプレートにより固定した。

術後3カ月の所見では，顎間ゴムを継続した状態で，咬合は安定化した（図5-c）。患側軟組織のvolumeが正常側と比較して不足しているために，若干の顔面の非対称性が残存したが，骨格的な対称性が得られている。

考察

幼少期の下顎骨延長術

片側性HFM症例に対し，成長発育時に下顎骨延長術を行うことに関しては，いったんは形態的な改善が得られるものの，成長に伴い下顎骨形態の後戻りが生じること[9)18)]，また，骨延長により永久歯胚が損傷され，永久歯の正常萌出が得られない場合があることなどが，明らかになってきた[9)]。これに対し両側性の下顎骨延長では，著しい顔貌の改善が得られたうえ咬合も安定化し，さらなる顎発育が見られた症例が報告されている[8)9)]。しかし，延長により下顎骨が後方回転しやすい傾向にあるほか，口腔内装置を用いた場合，両側延長により下顎頭間距離が拡大しやすく，顎関節障害が懸念されるなどの問題が残されている。

幼少期の上下顎同時延長術

一方，幼少期における上下顎同時延長術も，延長後安定した咬合を得るのに有効な手段として報告されている[19)～21)]。これは，上下顎の骨切りを行い下顎骨に延長器を装着し，顎間固定あるいは顎間ゴムを用いることで上下顎を同時に移動させる方法である。HFM症例では比較的良好な咬合状態を呈していることから[22)]，咬合状態を維持しながら咬合平面の傾斜を改善することは可能である。しかし，咬合状態がよくない場合には術前に歯科矯正治療が必要となるうえ，移動方向や移動量の予測が困難となることが懸念される。また，長期的な安定性については現時点では予測が困難であると考えられる。

成長終了後の上下顎移動術

これらの理由から，片側性HFM症例に対しては成長発育時の下顎骨延長術は原則的に行わずに，成長終了後に上下顎骨切り術を施行し，顔面の骨格的な非対称を改善する方法がよいとわれわれは考えている。顔面変形が著しい症例では軟組織の緊張が強く，一期的な骨切り手術では骨の移動が困難なことがある。このような著しい顔面変形を呈し，軟組織緊張の強い成人のHFM症例に対しては，先に下顎骨延長術を行い，軟組織の延長を行った後，上下顎

(a) 延長前　　　　　　　　　(b) 延長後　　　　　　　　　(c) 上下顎骨切り術後

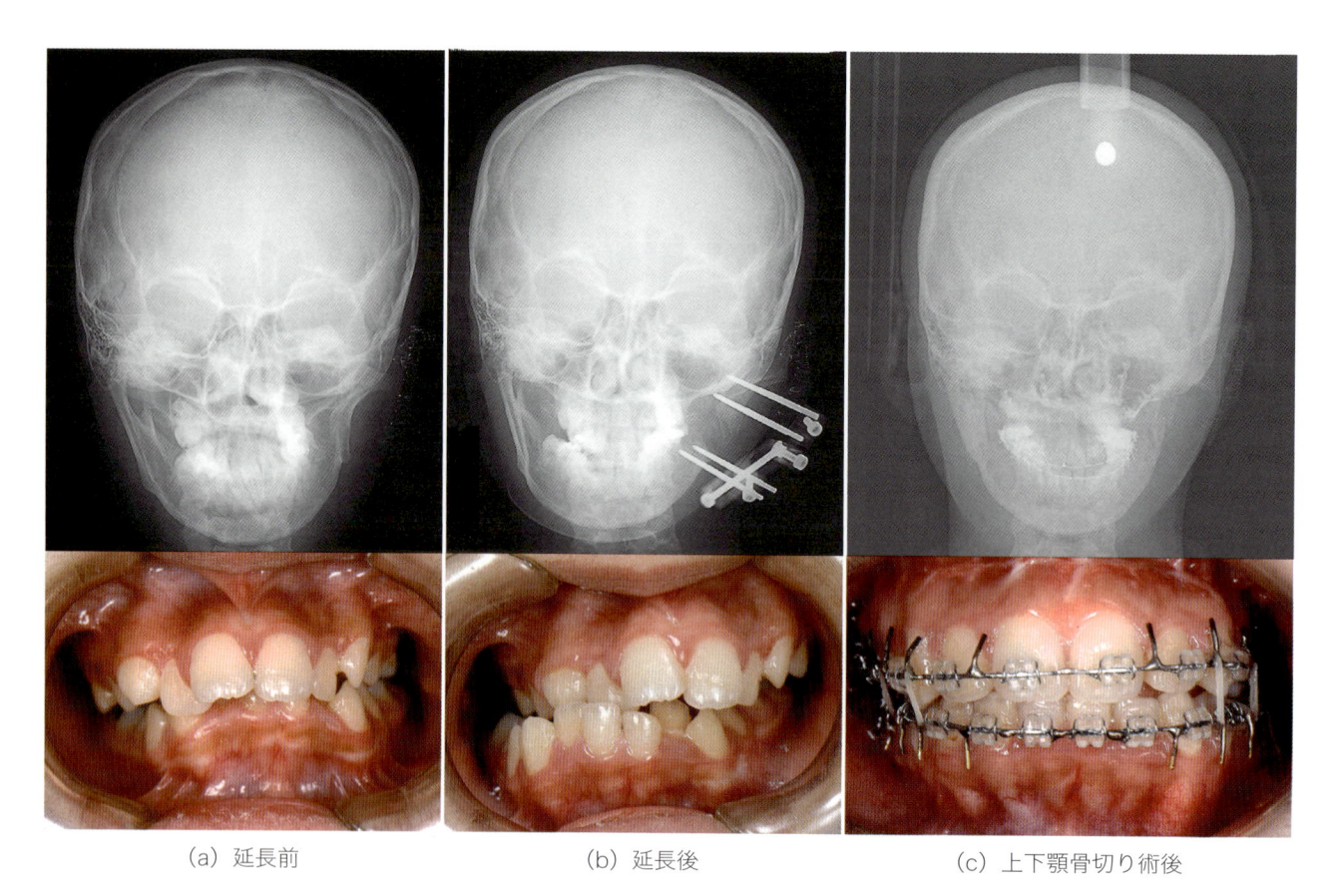

図5　症例1：10歳10カ月，女児，左側LHM（GradeⅡ）

骨移動術を行う場合もある。ただし，筋肉や脂肪といった軟組織のボリュームの左右差は残存することから，患者の希望によってはさらなる美容的な脂肪移植や骨移植といった処置を必要とする。なお，患児の精神的苦痛など社会的側面から，幼少期に顎骨延長術を行うことも選択肢のひとつである。こうした場合，今後変形の再発を来たさないよう，さらなる工夫が必要と考えられる。

文　献

1) Kaban LB, Padwa BL, Mulliken JB : Surgical correction of mandibular hypoplasia in hemifacial microsomia ; The case for treatment in early childhood. J Oral Maxillofac Surg 56 : 628-638, 1998
2) Kaban LB, Mulliken JB, Murray JE : Three-dimensional approach to analysis and treatment of hemifacial microsomia. Cleft Palate J 18 : 90-99, 1981
3) Rune B, Selvik G, Sarnas KV, et al : Growth in hemifacial microsomia studied with the aid of roentogen stereophotogrammetry and metaric implants. Cleft Palate J 17 : 128-146, 1981
4) Polly JW, Figueroa AA, Lious EJ, et al : Longitudinal analysis of mandibular asymmetry in hemifacial microsomia. Plast Reconstr Surg 99 : 328-339, 1997
5) McCarthy JG, Schreiber J, Karp N, et al : Lengthening the human mandible by gradual distraction. Plast Reconstr Surg 89 : 1-8, 1992
6) 高戸　毅, 波利井清紀, 小室裕造ほか : 片側下顎発育不全に対する下顎骨骨延長法. 日形会誌 13 : 187-197, 1993
7) Takato T, Harii K, Hirabayashi S, et al : Mandibular lengthening by gradual distraction ; Analysis using accurate skull replicas. Br J Plast Surg 46 : 686-693, 1993
8) 宮本　学, 須佐美隆史, 高戸　毅ほか : 下顎骨延長を行った3症例の顎顔面形態の短期変化. 日顎変形誌 5 : 173-183, 1995
9) 小宮徳春, 須佐美隆史, 杉林奈賀子ほか : 下顎骨仮骨延長症例の中期変化. 日顎変形誌 9 : 12-22, 1999
10) Molina F, Monasterio OF : Mandibular elongation and remodeling by distraction ; A farewell to major osteotomies. Plast Reconstr Surg 96 : 825-840, 1995
11) Mori Y, Eguchi T, Matsuzaki M, et al : A 2-stage procedure combining maxillary advancement by distraction technique with mandibular setback surgery in patients with cleft lip and palate. Int J Oral Maxillofac Surg 35 : 594-597, 2006
12) Meehan M, Maurer Jr.CR, Rohlfing T, et al : Virtual 3D planning and guidance of mandibular distraction osteogenesis. Int Congress Series 1256 : 382-388, 2003
13) Vento AR, LaBrie RA, Mulliken JB : The O.M.E.N.S. classification of hemifacial microsomia. Cleft Palate Craniofac J 28 : 68-76, 1991
14) David DJ, Mahatumarat C, Cooter RD : Hemifacial microsomia. Plast Reconstr Surg 80 : 525-535, 1987
15) Cousley RRJ : A comparison of two classification systems for hemifacial microsomia. Br J Oral Maxillofac Surg 31 : 78-82, 1993
16) Kaban LB, Moses MH, Mulliken JB : Surgical correction of hemifacial microsomia in the growing child. Plast Reconstr Surg 82 : 9-19, 1988
17) Pruzansky S : Not all dwarfed mandibles are alike. Birth Defects 1 : 120, 1969
18) Meazzini MC, Mazzoleni F, Canzi G, et al : Mandibular distraction osteogenesis in hemifacial microsomia ; Long-term follow up. J Cranio-Maxillofac Surg 33 : 370-376, 2005
19) 奥本隆行, 中嶋英雄, 中島龍夫ほか : Hemifacial microsomia に対する上下顎同時仮骨延長術. 日形会誌 18 : 528-535, 1998
20) Padwa BL, Kearns GJ, Todd R, et al : Simultaneous maxillary and mandibular distraction osteogenesis with a semiburied device. Int J Oral Maxillofac Surg 28 : 2-8, 1999
21) Monasterio FO, Molina F, Andrade L, et al : Simultaneous mandibular and maxillary distraction in hemifacial microsomia in adults ; Avoiding occlusal disasters. Plast Reconstr Surg 100 : 852-861, 1997
22) 須佐美隆史, 本橋信義, 馬場祥行ほか : Hemifacial microsomia の顎態, 咬合様式の検討. 日矯歯誌 50 : 87-99, 1991

II 9 Hemifacial microsomia
3）軟部組織の再建

先天異常

多久嶋 亮彦, 波利井 清紀

Summary

Hemifacial microsomia に見られる症状は非常に多彩であり，その治療方法も多岐にわたる。軟部組織の低形成に対する治療は，硬組織再建の後に最終的な仕上げとして行われることが多い。しかし，軽度の硬組織の低形成であれば，軟部組織のみを再建するだけで，整容的には十分にカモフラージュできることも多い。本稿では，本疾患における軟部組織の再建に関して述べる。

まず，手術時期としては，硬組織再建の終了後，あるいは硬組織再建の必要がない場合，成長過程にあっても積極的に軟部組織再建を行うべきであると考えている。手術方法としては，皮弁・軟部組織弁採取部の整容面を考えて，臍径皮弁を第1選択とした遊離皮弁移植術が中心となるが，原疾患に伴うと思われる移植床血管の低形成が見られる場合があるので注意を要する。小範囲の再建であれば，真皮脂肪移植のほか，脂肪注入術も有効な方法である。また，皮弁移植後の修正術としては，通常の除脂肪術よりも脂肪吸引術の方が細かな調整ができる。このほかに，顔面神経麻痺を合併している場合は，神経・血管柄付き遊離筋肉移植術を行うことにより，軟部組織の再建だけではなく，麻痺の再建も同時に行うことが可能である。

はじめに

第1，第2鰓弓由来組織の器質的な異常を本態とする hemifacial microsomia（以下，HFM とする）における臨床症状は，上下顎骨の低形成[1]，小耳症を中心とした耳介形成異常[2]，軟部組織の低形成[3]など多岐にわたる。さらに 25%[4]～45%[5] の症例において顔面神経麻痺を合併するとされており，これらの多彩な症状に対して総合的に治療する必要がある。原則としては，硬組織の低形成に対しては硬組織による再建を行うべきであり[6]，咬合の改善など機能的な再建のためには骨切りや骨延長術が治療の中心となる。

しかし，軽度の硬組織の低形成であれば，軟部組織のみを再建するだけで，整容的には十分にカモフラージュできることも少なくない。これとは逆に，硬組織の再建のみでは整容的な改善は十分ではないことがあり，治療の仕上げとして軟部組織の再建を必要とすることも多く，HFM における軟部組織の再建の重要性を示している。

本稿では，HFM における軟部組織の再建に関して，手術の適応，時期，方法を中心に，顔面神経麻痺を合併する場合の再建方法に関しても述べる。

治療概念

HFM の硬組織変形に対する骨切り術の手術時期

いまだ議論が多いが[7]，軟部組織，硬組織の両方に外科的治療が必要な場合，硬組織再建を優先するべきである[6]という点に関してはほぼ意見は統一さ

れていると思われる。小児期に骨切り術を必要とされる症例でも成長後に最終的な骨の形成術を必要とすることが多く、それが終了した後に軟部組織の再建を行うのが一般的と思われる。

しかし、下顎骨の低形成が軽度である場合などは、硬組織の再建だけでは整容的改善ははかばかしくなく、軟部組織の再建のみを行った方がよい結果を得られることが多い。そして、患者や家族の精神的負担を考慮すれば、軟部組織の再建は必ずしも成人になるまで待つ必要はなく、成長過程にあっても積極的に行ってもよいと思われる。これまでの報告を見ても、遊離皮弁移植を用いた再建を学童期に行っているものも多い[8)9)]。

顔面神経麻痺を伴う場合

6歳以降であれば神経・血管柄付き遊離筋肉移植術は可能であり[10)]、小児の精神的ハンディキャップを少なくするために、われわれは早期に麻痺の治療と軟部組織の再建を行うようにしている。これは、先天性の顔面神経麻痺の場合、成長過程において笑うという感情表現をあまり行わず表情に乏しい成人となる傾向が見られるが、小児期に手術を行えば自然な笑い顔を自ら作り上げていく可能性が高いためである。

小耳症を伴う場合

肋軟骨移植を行ったあとに軟部組織の再建を行うのは困難であり、耳介部分の陥凹変形がかえって目立つ結果となりかねない。肋軟骨移植を行うのは10歳以降となるので[11)]、この点からも学童期早期に軟部組織の再建を行う方法は考慮されてよいと思われる。

術前の評価

硬組織に対する手術が終了した後、あるいは下顎骨などの変形が軽度で手術を必要としないと判断された場合、次に軟部組織の再建に対する手術方法を決定する。硬組織の再建においては3DCTなどの情報を参考にして手術術式が決定される。しかし、軟部組織の再建においては、臥位と立位により軟部組織位置が変化するため、組織欠損量を定量し、その値によって術式を決定することは現実的でなく、行われていない。

一般的には血管柄付き遊離組織移植が主たる方法であるが、小範囲であれば通常の真皮・脂肪移植でも十分な場合がある。さらに、限られた範囲であれば脂肪注入も仕上げの手技として有効である。また、血管柄付き遊離組織移植などは過矯正気味に移植を行うため後日、修正術を行うことも多いが、その際、通常の除脂肪術と同様に皮膚切開をおいて直視下に除脂肪を行う方法だけでなく、シリンジなどを用いた脂肪吸引術も有効である。

顔面神経麻痺によって顔面の正中線がずれていたり、表情筋の萎縮による軟部組織の非対称が見られる場合は、神経・血管柄付き遊離筋肉移植による動的再建と軟部組織の増量を積極的に考慮する。

手術手技

以下にそれぞれの方法における具体的な手技に関して述べる。

遊離皮弁を用いた軟部組織再建

・HFMでは耳下腺領域から頬部、下顎部にかけて軟部組織再建を必要とすることがほとんどであるため、皮弁を挿入するための皮下ポケット用の皮膚切開は耳前部に置く。

・移植床血管は小耳症がなければ浅側頭動静脈を第1選択とする。

・浅側頭動静脈が細く血管吻合に不適であると判断される場合は顔面動静脈を選択する。この場合は血管吻合のための皮膚切開を下顎部に追加するが、この両者は術後の腫脹を少しでも抑えるために、連続させないようにする。

・低形成が下顎部にほぼ限局している場合や、小耳症を合併している場合は、少し大きめの皮膚切開を下顎部に置くのみとして、皮弁の挿入と顔面動静脈の利用を同じ皮膚切開から行う。小耳症がある場合に耳前部の皮膚切開を避けるのは、後に小耳症に対して肋軟骨移植を行う場合、軟骨移植用の皮下ポケットの血行を悪化させてしまわないようにするためである。また、肋軟骨移植を行った後、耳起こしの際にはtemporo-parietal fascial flapを用いるので[12)]、遊離皮弁の移植床血管として浅側頭動静脈は避けるべきである。近年、皮弁を口腔内の切開から皮下に挿入する報告も見られ

るが[13]，われわれはその必要性を感じていない。
- 皮下ポケットは顔面神経の損傷を避けるためにSMAS上に作成する。移植床血管として顔面動静脈が第2選択となることは先にも述べたが，HFMにおいては顔面動静脈が低形成の場合があるので注意を要する[14]。この場合は，下顎部の皮膚切開を少し広げれば上甲状腺動脈と，顔面総静脈や外頸静脈を利用することができる。
- 選択する皮弁としては，多くの報告に見られるとおり[15,16]，われわれも鼠径皮弁を第1選択としている。
- 顔面神経麻痺を合併しており動的再建を行うのであれば，広背筋を用いる。もし広背筋を挿入する部位とは離れた位置に軟部組織の低形成があるのであれば，同時に前鋸筋皮弁などで再建を行う。最近，われわれは耳下腺癌切除後などの顔面神経麻痺に対して，胸背動静脈が広背筋内で分枝することを利用して，1つのセグメントを広背筋として動的再建に利用し，もう1つのセグメントを広背筋皮弁として軟部組織充填に用いているが，この方法も有効である。
- 皮弁はdenudeした真皮側を下床に向けて固定した方が術後の皮弁の下垂が少ないとされている[17]。
- 皮弁の固定はできればバイクリル®（Ethicon社製）などの吸収糸を用いて直接下床に縫着した方がよいが，一時的なボルスター固定でもさほど問題にはならないようである。これはロンバーグ病における軟部組織再建などと比較して，欠損範囲が複雑な形態でなく，顔面の下方が主たる再建部位なので皮弁が下方にずれて困ることが多くないためと思われる。

遊離真皮・脂肪移植

- 遊離真皮・脂肪移植は，遊離皮弁が一般的となる以前には多用されてきた[2]。
- 欠損に対して挿入すべき組織の厚さが1cm程度以下であれば血行再建は行わずに遊離真皮・脂肪移植を行ってもよいであろう。
- 遊離組織移植は術後に吸収されるのでそれを見越して少し大きめに移植するとされているが，大きな組織を移植しても壊死に陥るだけであり，移植する組織の厚さも1cm程度が限界であろうと思われる。
- 組織採取部位はやはり鼠径部が第1選択になる。
- 組織の固定方法は，遊離皮弁と同様に真皮側を下方にすべきである。
- 術後の血腫形成は移植組織の生着を左右するため，ある程度の圧迫固定は必要であろう。
- この方法の欠点は移植した組織がうまく生着したとしても堅くなってしまうことであり，修正術などにおける小範囲の軟部組織再建としての役割は，後述する脂肪注入術に取って代わられつつある。

脂肪注入術

脂肪注入術は過去にはその有効性が疑問視されていたが[18,19]，注入する脂肪組織の採取方法や注入方法の進歩により，現在では特に美容外科領域での効果は明らかであり[20〜22]，組織学的にも注入した脂肪の生着が示されている。しかし，生着できる量は少ないものであるため，HFMに対して軟部組織再建を行う場合，脂肪注入のみで対応することは困難である。遊離皮弁などで再建を行った後，小範囲でボリュームアップを図りたいときなどにこの方法は有用であろう。

施術の注意点

- 注入用の脂肪を採取する吸引用のカニューラは，脂肪細胞にダメージを与えないようにするためある程度の太さを持ったものを用いる。
- ポンプを用いた吸引では，1気圧近くの陰圧となるのに対して，シリンジを用いた吸引法では，0.5気圧を超えることはあまりないため，脂肪組織に損傷を与えないためにはシリンジによる吸引を用いるべきである[20]。われわれは，チューリップシリンジシステム®（The Tulip Company, San Diego, U.S.A）を用い，シリンジは60ccのものを使用することが多い。脂肪注入はピストル型の分割脂肪注入器（Byron Med社，USA）が便利であるが，18ゲージ針を装着した1ccツベルクリンシリンジを用いても十分に対応できる。

修正術

遊離皮弁による再建を行う際，皮弁への血行などの点から分厚い皮弁を移植せざるを得ない場合があ

り，結果的に overvolume となってしまうことがある。このような場合，二次的に修正術を行うことになる。

- Overvolume の度合いが大きい場合は瘢痕部をもういちど切開し，通常の defatting を行う。
- その際，移植組織の血行を阻害しないようにすべきである。しかし，移植した皮弁の血管茎を分断することの是非と，そのタイミングに関しては，報告者によりまちまちであり，移植組織の種類，移植床の状態によって差が大きい[23)24)]。
- ある程度までの overvolume であれば，カニューラによる脂肪吸引術は非常に有効である[25)]。移植する皮弁を薄くする技術が進歩した現在では，この方法で対応できることがほとんどであろうと思われる。

顔面神経麻痺に対する治療

顔面神経麻痺は高い頻度で HFM に見られる症状であるにもかかわらず[4)5)]，この疾患に見られる顔面神経麻痺に対する治療に関しては，ほとんど報告がない。Ysunza ら[26)〜28)] は，表情筋が萎縮する以前（2歳未満）に顔面交叉神経移植を数例に対して行っているが，不全麻痺が多いこの疾患に対して顔面交叉神経移植を行うのは現実的ではない。

われわれは陳旧性顔面神経麻痺に対して神経・血管柄付き遊離筋肉移植を行っているが，HFM における顔面神経麻痺に対してもこの方法は，確実に笑いの表情の再建ができる方法として第1選択であると考えている。また，遊離筋肉移植を行うことにより，頬部の低形成は修正することができるし，下顎部などさらに広い範囲における軟部組織の低形成に対しては，遊離筋肉移植による顔面神経麻痺の動的再建と同時に，肩甲回旋動静脈を同一の茎として前鋸筋皮弁や肩甲皮弁などの軟部組織弁を同時に移植することもできる[29)]。HFM においては，下顎縁枝のみの麻痺のために下口唇にだけ麻痺が見られる場合も多いが，このような時には移植筋を下顎部に移植することにより，下口唇の再建を行うことも可能である。神経麻痺に対する動的再建術の手術内容[30)]に関してはここでは詳述しないが，軟部組織欠損に対する遊離皮弁移植と同様に，顔面動静脈など移植床血管の低形成に注意する必要がある。

術後管理

軟部組織再建における遊離皮弁は denude されて皮下に埋入されるため，直視下に皮弁の血行をモニターすることはできない。われわれは主にドップラー血流計を用いてモニターしている。患者の安静度は最近では頭頸部再建における遊離皮弁移植術後と同様に，翌日よりベッドアップ可，翌々日よりトイレ歩行可としている。皮弁の固定に用いたボルスター固定などは術後1週間で除去する。

症　例

症例1　28歳，男性（図1）

右頬部から下顎部にかけての低形成による顔面非対称を主訴に来院した。咬合平面の傾斜が見られたがそのことに本人は気づいていなかった。骨切り術の適応はないと判断され，本人の希望もなかったため，軟部組織の再建のみを行った。皮弁は鼡径皮弁を選択し，浅側頭動静脈を移植床血管とした。術後5カ月の時点で overvolume となっている部分に対してシリンジを用いた脂肪吸引術を施行した。術後1年では，左右の対称性が得られている。

症例2　10歳，男児（図2）

4歳時に左小耳症，顔面神経麻痺を主訴に当科を受診した。硬組織の低形成はわずかであるため，小児期における骨切り術などは必要ないと考えられた。8歳時にまず，顔面神経麻痺に対して広背筋を用いた一期的手術を施行した。移植床血管としては顔面動静脈が選択されたが，低形成は見られなかった。術後6カ月より移植筋の動きが見られはじめ，術後2年の状態では，自然な笑いが獲得できている。また，術前に患側頬部の軟部組織がわずかに低形成であったが，筋肉移植によって修正されている。

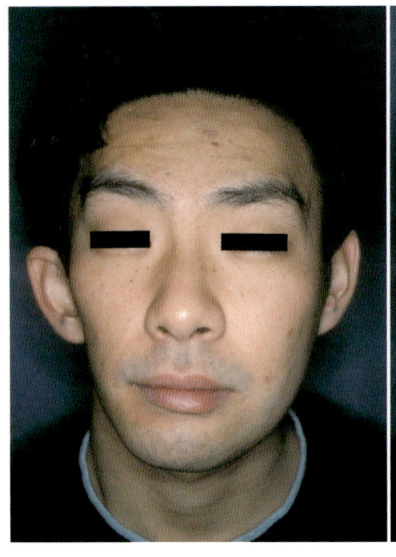

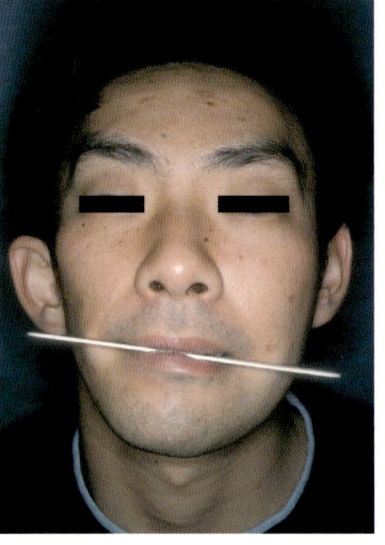

(a) 術前。咬合平面の傾斜が見られるが，本人は指摘されるまで気づかなかった。

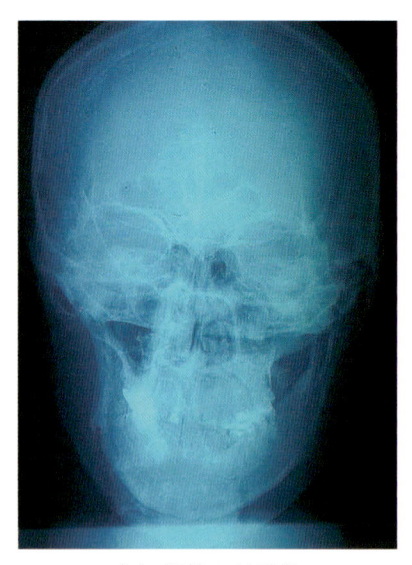

(b) 術前のX線像

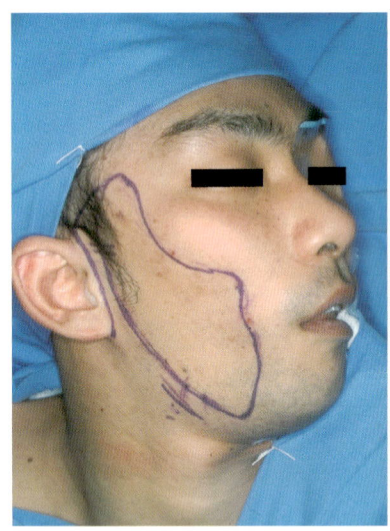

(c) 陥凹変形部位を示す。

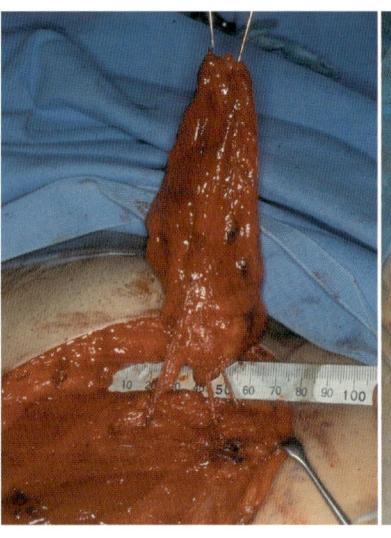

(d) 挙上された鼠径皮弁

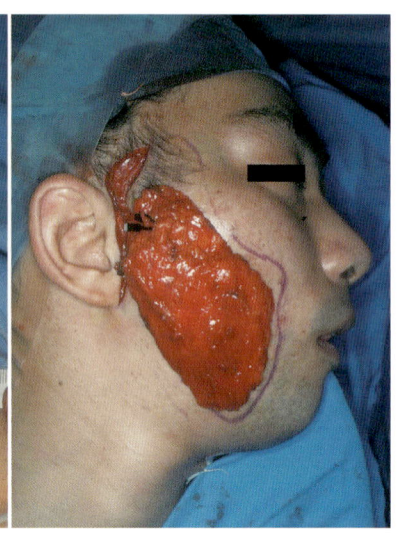

(e) 真皮側を下に皮弁を固定する。移植床血管は浅側頭動静脈を用いた。

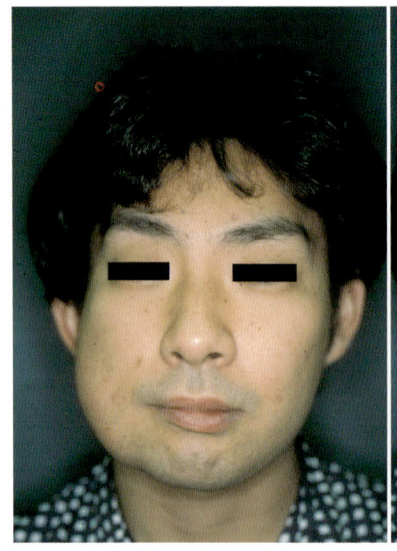

(f) 術後5カ月。Overvolumeとなっている部分に対して脂肪吸引を行った。

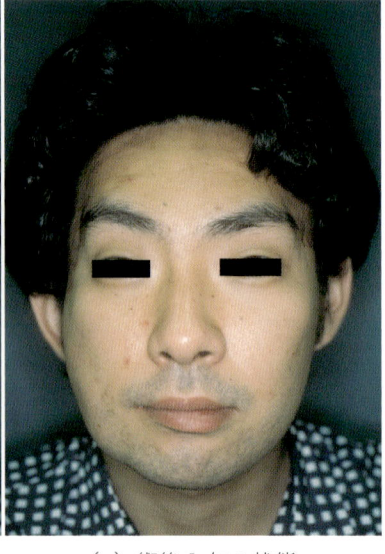

(g) 術後1年の状態

図1　症例1：28歳，男性

170　Ⅱ．先天異常

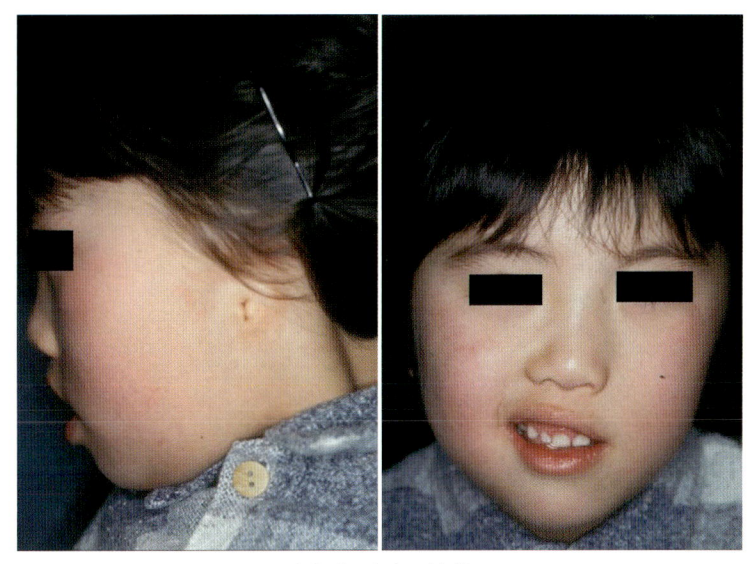

(a) 初診時の状態

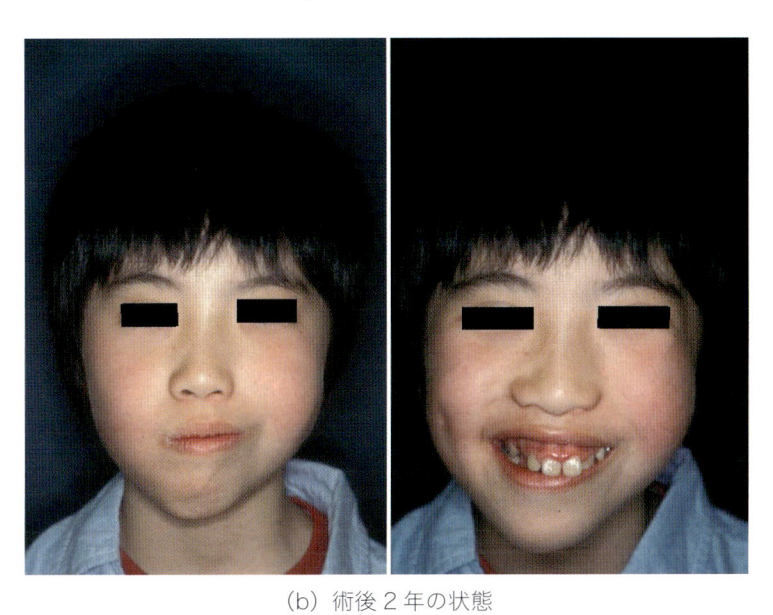

(b) 術後2年の状態

図2 症例2：10歳，男児
(Takushima A, et al : Neurovascular free-muscle transfer to treat facial paralysis associated with hemifacial microsomia. Plast Reconstr Surg 109 : 1219-1227, 2002 より引用)

症例3　15歳，女児（図3）

　他院で小耳症に対する肋軟骨移植術を受けた後，下顎部軟部組織の低形成，下口唇麻痺を主訴に来院した。神経・血管柄付き遊離広背筋による下口唇の動的再建，および広背筋からの穿通枝を茎とする真皮・脂肪弁による下顎部の軟部組織の一期的再建を行った。移植床血管としては顔面静脈が細かったため，上甲状腺動脈および外頸静脈を用いた。術後1年6ヵ月，下口唇の動きは良好で，下顎部の左右対称性も得られている。

考　察

硬組織再建の必要性について

　HFMに対する治療はまず土台からといった考えで，硬組織の低形成に対する治療が優先される傾向がある。もちろんそれは正論ではあるが，下顎骨の低形成が軽度な患者は，顔面の非対称を主訴とする

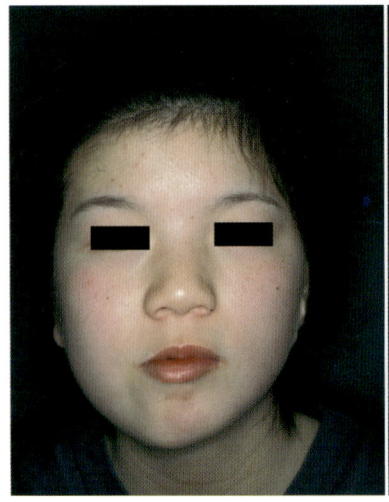

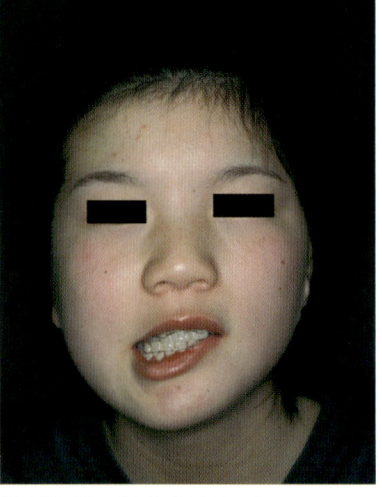

(a) 術前。左下口唇麻痺，下顎軟部組織の低形成が見られる。

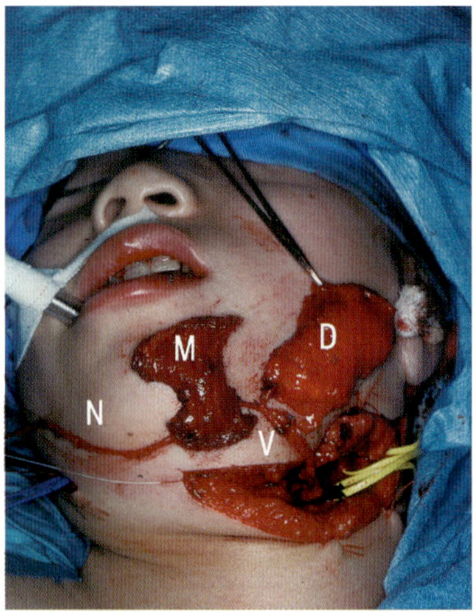

(b) 術中。軟部組織皮弁を伴った神経・血管柄付き遊離広背筋移植による一期的再建を行った。
M：広背筋　D：真皮脂肪弁
N：胸背神経　V：胸背動静脈

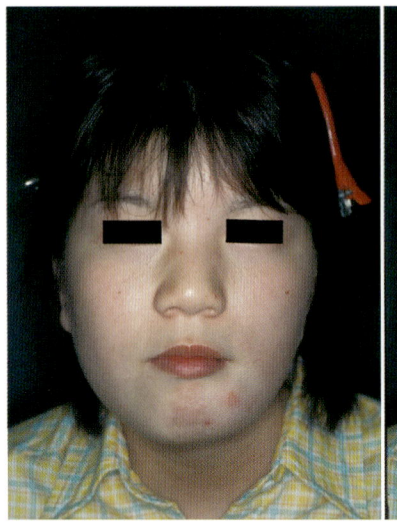

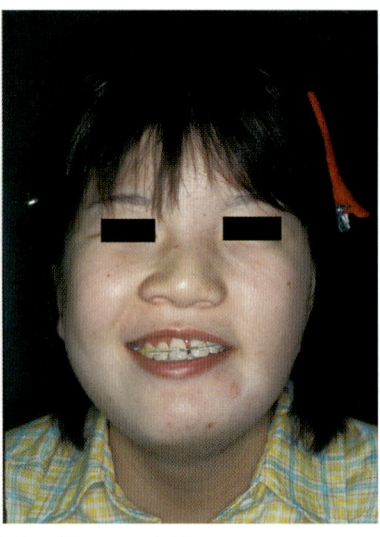

(c) 術後1年6カ月の状態。麻痺に対しても改善が見られる。

図3　症例3：15歳，女児
(Takushima A, et al : Neurovascular free-muscle transfer to treat facial paralysis associated with hemifacial microsomia. Plast Reconstr Surg 109 : 1219-1227, 2002 より引用)

こ␢とも多く，咬合の少々の傾斜，あるいは咬合不全に対しては，患者が骨に対する複雑な手術を望まないことも多い。

このような患者に対して，顔面に決して小さくはない瘢痕を残すような骨延長術などを施すことが果たしてよい治療なのかどうかは，十分に考慮する必要がある。また，骨切り術などを行うと軟部組織の低形成が強調されかえって顔面の非対称が目立ってしまうことも報告されている[31]。本来真皮脂肪移植のみで十分であったはずの非対称が，骨切り術をすることにより血管柄付きの遊離組織移植術を必要とすることになるのであれば不幸なことである。

骨切り術，骨延長術の手術侵襲の大きさ，合併症のこと，これと比較して軟部組織再建のみでできること，これらを十分に患者に説明して実際の治療に取り組むべきであろう。

皮弁の選択

遊離皮弁による軟部組織再建を行う場合，現在われわれは鼠径皮弁を第1選択としている。鼠径皮弁と同様に肩甲皮弁を用いる報告は多く[3)6)8]，われわれも過去にこの皮弁を第1選択として使用したこともある。しかし，肩甲皮弁は術後の萎縮程度が予想しにくいという印象を持っている。これは，おそらく皮下脂肪組織下の筋膜組織が移植時には腫脹しており，それが術後に萎縮するためではないか，と考えている。また，肩甲部の瘢痕は目立つことが多い

ため，現在は肩甲皮弁を第1選択とはしていない。

遊離皮弁以外の再建法

軽度の軟部組織低形成であれば遊離真皮・脂肪移植なども考慮されるが，術後の吸収の程度の予想が立ちにくく，移植部に硬結を触れる結果となりがちである。遊離皮弁移植術を行っても，血管剥離，血管吻合に必要な皮膚切開が多少増えるだけであるため，遊離真皮・脂肪移植よりも遊離皮弁を選択した方がより確実な治療を行うことができると思われる。

また，以前は脂肪組織の多い患者ではどうしても厚めの皮弁となってしまい，過矯正の結果，数度の修正術を必要とすることもあった。しかし，最近は皮弁を薄くする技術も発達しており，従来の皮膚切開による除脂肪術を必要とすることが少なくなってきており，代わって脂肪吸引による除脂肪を行うことが多い。

最近は美容外科手技の発達が著しく，脂肪注入，脂肪吸引の技術や器具も非常に発展している。脂肪注入だけで顔面の低形成が改善されることは少ないとは思われるが，皮弁移植後に脂肪注入を追加したり，過矯正部分に脂肪吸引を行うのは侵襲も少なく，細かな調整も効くため非常に有用である[25]。マイクロサージャリーを専門とする形成外科医も是非このような技術は身につけておくべきであろう。

文　献

1) Ortiz Monasterio F, Molina F, Andrade L, et al : Simultaneous mandibular and maxillary distraction in hemifacial microsomia in adults ; Avoiding occlusal disasters. Plast Reconstr Surg 100 : 852–861, 1997
2) Edgerton MT, Marsh JL : Surgical treatment of hemifacial microsomia. Plast Reconstr Surg 59 : 653–666, 1977
3) Siebert JW, Anson G, Longaker MT : Microsurgical correction of facial asymmetry in 60 consecutive cases. Plast Reconstr Surg 97 : 354–363, 1996
4) Murray JE, Kaban LB, Mulliken JB : Analysis and treatment of hemifacial microsomia. Plast Reconstr Surg 74 : 186–199, 1984
5) Vento AR, LaBrie RA, Mulliken JB : The O.M.E.N.S. classification of hemifacial microsomia. Cleft Palate Craniofac J 28 : 68–76, 1991
6) Longaker MT, Siebert JW : Microsurgical correction of facial contour in congenital craniofacial malformations ; The marriage of hard and soft tissue. Plast Reconstr Surg 98 : 942–950, 1996

7) Kearns GJ, Padwa BL, Mulliken JB, et al : Progression of facial asymmetry in hemifacial microsomia. Plast Reconstr Surg 105 : 492-498, 2000
8) Upton J, Albin RE, Mulliken JB, et al : The use of scapular and parascapular flaps for cheek reconstruction. Plast Reconstr Surg 90 : 959-971, 1992
9) Poole MD : A composite flap for early treatment of hemifacial microsomia. Br J Plast Surg 42 : 163-172, 1989
10) 多久嶋亮彦, 百澤 明, 朝戸裕貴ほか：先天性顔面神経麻痺の再建. 形成外科 48 : 891-899, 2005
11) Nagata S : A new method of total reconstruction of the auricle for microtia. Plast Reconstr Surg 92 : 187-201, 1993
12) Nagata S : Secondary reconstruction for unfavorable microtia results utilizing temporoparietal and innominate fascia flaps. Plast Reconstr Surg 94 : 254-265, 1994
13) Koshima I : Short pedicle superficial inferior epigastric artery adiposal flap ; New anatomical findings and the use of this flap for reconstruction of facial contour. Plast Reconstr Surg 116 : 1091-1097, 2005
14) Huntsman WT, Lineaweaver W, Ousterhout DK, et al : Recipient vessels for microvascular transplants in patients with hemifacial microsomia. J Craniofac Surg 3 : 187-189, 1992
15) David DJ, Tan E : A de-epithelialized free groin flap for facial contour restoration. J Maxillofac Surg 6 : 249-252, 1978
16) Kamiji T, Ohmori K, Takada H : Clinical experiences with patients with facial bone deformities associated with hemifacial microsomia. J Craniofac Surg 2 : 181-189, 1992
17) Dunkley MP, Stevenson JH : Experience with the free "inverted" groin flap in facial soft tissue contouring ; A report on 6 flaps. Br J Plast Surg 43 : 154-158, 1990
18) Illouz YG : Present results of fat injection. Aesthetic Plast Surg 12 : 175-181, 1988
19) Billings EJr, May JWJr : Historical review and present status of free fat graft autotransplantation in plastic and reconstructive surgery. Plast Reconstr Surg 83 : 368-381, 1989
20) Glogau RG : Microlipoinjection. Arch Dermatol 124 : 1340-1343, 1988
21) Carraway JH, Mellow CG : Syringe aspiration and fat concentration ; A simple technique for autologous fat injection. Ann Plast Surg 24 : 293-296, 1990
22) Pinski KS, Coleman WP3rd : Microlipoinjection and autologous collagen. Dermatol Clin 13 : 339-351, 1995
23) Tsur H, Daniller A, Strauch B : Neovascularization of skin flaps ; Route and timing. Plast Reconstr Surg 66 : 85-90, 1980
24) Gatti JE, LaRossa D, Brousseau DA, et al : Assessment of neovascularization and timing of flap division. Plast Reconstr Surg 73 : 396-402, 1984
25) 多久嶋亮彦, 波利井清紀：再建外科における liposuction と lipoinjection. 形成外科 44 : 485-493, 2001
26) Inigo F, Ysunza A, Ortiz-Monasterio F, et al : Early postnatal treatment of congenital facial palsy in patients with hemifacial microsomia. Int J Pediatr Otorhinolaryngol 26 : 57-66, 1993
27) Ysunza A, Inigo F, Ortiz-Monasterio F, et al : Recovery of congenital facial palsy in patients with hemifacial microsomia subjected to sural to facial nerve grafts is enhanced by electric field stimulation. Arch Med Res 27 : 7-13, 1996
28) Ysunza A, Inigo F, Rojo P, et al : Congenital facial palsy and crossed facial nerve grafts ; Age and outcome. Int J Pediatr Otorhinolaryngol 36 : 125-136, 1996
29) Takushima A, Harii K, Asato H, et al : Neurovascular free-muscle transfer to treat facial paralysis associated with hemifacial microsomia. Plast Reconstr Surg 109 : 1219-1227, 2002
30) 多久嶋亮彦, 朝戸裕貴, 波利井清紀：Hemifacial microsomia に合併する顔面神経麻痺に対する血管柄付き遊離筋肉移植術. 形成外科 46 : 1293-1299, 2003
31) 川嶋邦裕, 横山統一郎, 皆川英彦ほか：Hemifacial microsomia の治療における facial contouring surgery に対する考え方. 形成外科 41 : 239-249, 1998

10 唇顎口蓋裂
1）顎変形症の治療方針

今井 啓道

Summary

成長期以降の唇顎口蓋裂症例に特徴的な顎変形症状は上顎の低形成に起因する骨格型 Class III の咬合異常であり，口蓋瘻孔や狭小化した歯槽弓，顎裂部の残存や移植骨不足，瘢痕化した軟部組織，歯の欠損，鼻咽腔閉鎖機能不全といった一連の問題をしばしば抱えている。そのため，顎変形症の外科的治療にはこれらを考慮しつつ，矯正歯科医，耳鼻科医，言語聴覚士と共同で治療方針を決めて行く必要がある。

手術計画は矯正歯科医によるセファログラムの分析に基づき決定する。その際に外科医と矯正歯科医が共有できる分析ツールとして CDS 分析のようなテンプレート分析は有用である。

唇顎口蓋裂に生じる顎変形症に対する手術は Le Fort I 型骨切り術による上顎の前方および尾側移動を基本とし，必要に応じ両側下顎枝矢状分割術を追加することによって行われる。従来行われていた分節に分かれたままでの骨切りは顎裂骨移植術の普及により減少し，術後の顎位の安定性が高まった。また，口蓋瘢痕による上顎移動量の制限は，唇顎口蓋裂症例に対する上顎骨形成術における大きな壁であったが，仮骨延長法の導入によりその制限を越えることが可能になって来ている。

手術時期は，唇顎口蓋裂の治療スケジュールの中では顎裂骨移植後，唇裂・鼻修正前となり，成長を考慮すると骨格的に成熟した以降となる。しかし最近，仮骨延長法の導入によってより若年での手術治療も行われてきている。

はじめに

顎変形症とは「上顎骨または下顎骨あるいはそれら両者の大きさや形，位置などの異常，上下顎関係の異常などによって顎顔面の形態的異常と咬合の異常を来たして美的不調和を示すもの」と定義される[1]。顎変形症はさまざまな要因で生じるが，ここでは唇顎口蓋裂症例に成長とともに生じる骨格的問題について，その治療方針に影響を与える要因を考えていきたい。

唇顎口蓋裂に生じる顎変形症では成長期から継続される歯科矯正治療が優先されるが，骨格的問題を解決するために手術治療を要する症例も少なくない。現在においてもなお，唇顎口蓋裂に伴う顎変形症の外科的治療は難題であり，従来法に加えて仮骨延長法などの新しい治療が積極的に取り組まれている領域である。唇顎口蓋裂の場合，通常の顎変形症とは異なり，疾患自体の解剖的複雑性と，成長期までに行われてきた上顎・口蓋・咽頭に対する手術の影響という2つの問題があり，それらが特徴的な顎変形症を生じさせ，治療に抵抗する要因を作っている[2]。治療計画を立てるにあたっては，それぞれの症例が有する顎変形以外の諸問題を考慮し，矯正歯科医のみならず，耳鼻咽喉科医，言語聴覚士などと密に連携をとりながら治療方法の選択を行う必要がある。

手術時期

骨格的問題を有する唇顎口蓋裂症例の手術時期は、「一連の唇顎口蓋裂治療スケジュール中の時期」と「顎矯正手術としての最適時期」という2点から考える必要がある。

唇顎口蓋裂治療スケジュール中の時期

骨格的問題を有する症例は唇裂・鼻の残存変形も有していることが多く、それが主訴で来院することもまれではない。このような症例の場合、著者は口唇や外鼻の土台である骨格的問題の解決をまず行うようにしている。具体的には未治療の顎裂があれば顎裂部骨移植を優先し、その後、顎矯正手術を行う。術後矯正治療がほぼ終了し顎骨が安定するのを待って、唇裂・鼻修正を追加している。

唇顎口蓋裂の顎変形症は、いわゆる Binderoid cleft[3] といった潜在的な上顎発育障害がある一群を除き、成長期までに行われてきた手術の影響により生じると考えられている[2]。

顎矯正手術としての手術時期

一期的移動とプレート固定、骨移植にて行われる従来法では永久歯が萌出し終え、顎骨の成長が止まってから手術が行われるのが一般的である[2]。過去には混合歯列期に行われたこともあったが、ほとんどの症例で成長後に再度の顎矯正手術が必要になったため現在では勧められていない[4]。

一方、仮骨延長法は、より若年での適応が報告され[5]、その安定性が報告されている[6]。しかし、上顎骨切り術である限り成長の問題や手術侵襲、合併症に変わりはなく、高度な上顎低形成の症例以外は、若年での適応は議論の余地がある[2]。

矯正歯科との共用ツール

顎変形症の治療には矯正歯科医との密接な協力関係が不可欠である。手術対象症例はほとんどの場合、まず矯正歯科医による骨格・咬合の分析がなされ、ある程度の手術方針が示された状態で外科医に紹介される。実際の矯正歯科側で行われる分析法と手術計画立案の過程は次章に詳しいのでここでは省略する。ただ、最終的な手術治療計画を決め実行するにあたっては、次項以降で述べる外科医による評価と矯正歯科医の分析結果をすり合わせる必要がある。そのため、煩雑になりがちな矯正歯科医の分析結果を両者で容易に共有できるコミュニケーションツールが必要である。ここではそのようなツールとしてセファログラムとCT・3DCT、咬合模型・オクルーザルスプリント、オルソパントモグラムについてわれわれの方針を紹介する。

セファログラム（側面頭部X線規格写真）

セファログラムは最も重要で基本的な顎変形症の評価方法であり、手術計画を立てるうえで行われるシミュレーションもセファログラム上で行われる。

著者は、より視覚に訴える、わかりやすい分析法であるCDS分析法（Craniofacial Drawing Standards：平均顔面頭蓋図形を用いた分析）[7,8]というテンプレート分析を利用している（**図1**）。詳細は次章にゆずるがCDS分析を用いることにより、術前、手術計画、術後といった変化も視覚的に容易に理解できる。

CT・3DCT

CTでは、上顎洞炎の有無、上顎骨の形状、翼突上顎連合部の位置と形状、下顎枝の板間層の厚さを確認する。特に翼突上顎連合部の位置と形状は、しばしば唇顎口蓋裂などの上顎低形成症例において上顎内側に偏位している場合や、肥厚している場合があるため、これを確認しておくと同部の離断の際にイメージがつかみやすい。

3次元CT画像は、唇顎口蓋裂症例において大きく変形している上顎前壁、梨状孔縁鼻腔底部、前鼻棘の形態を3次元的に視覚的に提示するため、術前に術野のイメージを作りやすく実際の展開を容易にする。また、患者に対してわかりやすく印象的な説明が可能となる。しかし、これを利用した分析法でセファログラム分析に替わる簡便さ・利点をもった方法は現在のところ普及していない。著者はあくまでイメージをつかむ目的に用いている。

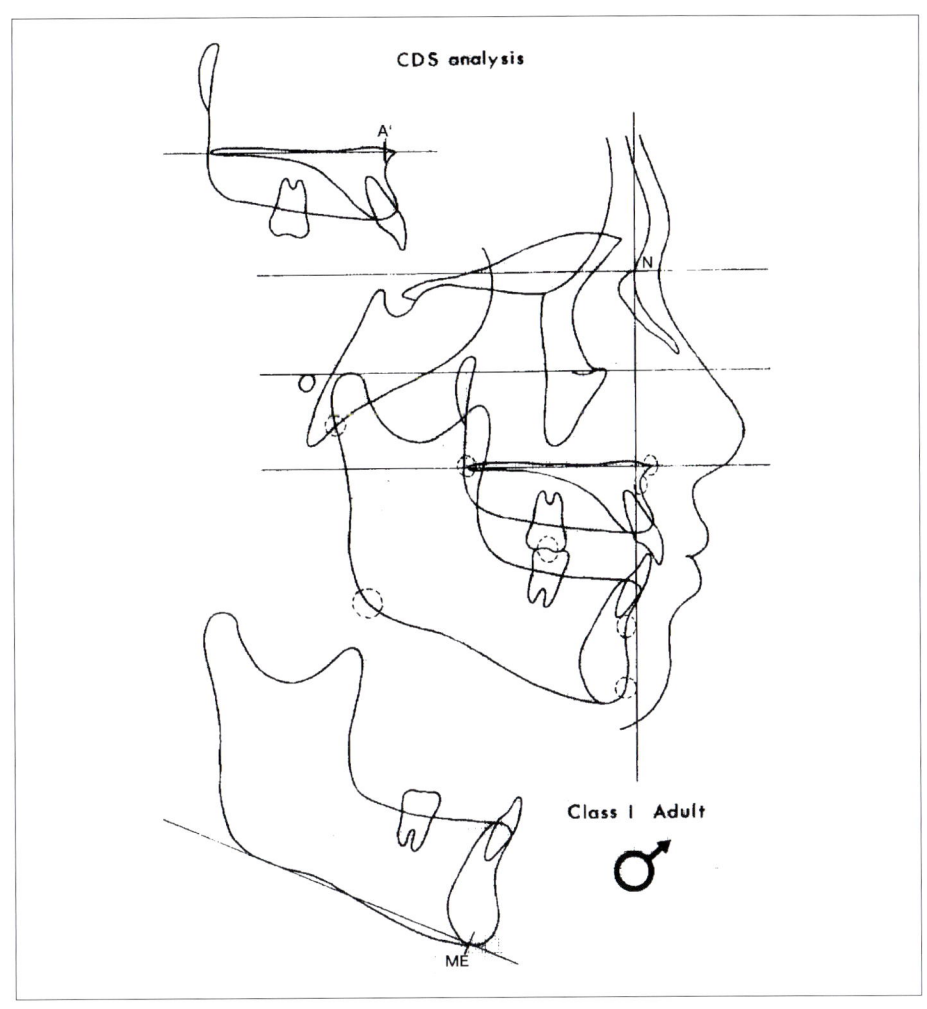

図1　CDSテンプレート

咬合模型・オクルーザルスプリント

咬合模型によって術前の咬合状態と術後に望まれる咬合状態を再現確認できる。また，望まれる咬合状態でのオクルーザルスプリントを作製することで，その咬合を術野で再現できる。上・下顎同時骨切り術の場合，最終咬合を決定する1つのスプリントのみで手術を行う方法（single splint法）と，加えて未治療の上顎を基準とした下顎の望まれる位置を決める中間的なスプリントを使用する方法（double splint法）がある。術前計画の正確な再現を期待するならdouble splint法の方が優れている。しかし，術前のセファログラムなどでの検討ではどうしても軟部組織の変化は正確には推測できない。より自由度の高い上・下顎同時骨切り術の場合には術野で軟部組織の変化を確認し，最良の位置を決定し固定できるsingle splint法を著者は好んで用いている。ただ，single splint法の場合も移動量設定の基準はセファログラム分析の結果におくようにしている。

オルソパントモグラム

オルソパントモグラムは手術計画立案には関与しないが，手術を遂行するにあたり重要な情報を提供する。オルソパントモグラムを用いて，上顎犬歯の歯根の高さと未萌出歯の位置を確認し上顎骨切り線の高さを決めたり，下顎管入口部の位置を確認し下顎枝内板の骨切り線の高さを想定する。

特徴的顎変形の評価

ここでは，唇顎口蓋裂症例に見られる特徴的な顎変形所見について評価するポイントを述べる。

上顎の低形成・反対咬合

上顎低形成

　唇顎口蓋裂症例にみられる典型的で特徴的な顎変形は上顎の低形成である。上顎は水平的のみならず垂直的にも低形成を示し，セファログラム上のA点は前後的に後退位を呈する骨格的ClassⅢとなる[2)9)10)]。そのため，正面像で鼻柱基部が鼻尖に隠れてみえず，側面像でも鼻柱口唇角が鋭角を呈するような中顔面の陥凹変形を認める。

咬合

　骨格的ClassⅢを原因とする反対咬合を呈する。また，永久歯が萌出するスペースが不足するため，未萌出永久歯が翼突上顎連合部付近の上顎洞底部や上顎洞壁内に残存する。それらはしばしばLe FortⅠ型上顎骨切り予定線上に存在するためX線所見を確認しておく。

下顎の異常

　顎変形症を呈する唇顎口蓋裂症例の顔貌は一見下顎が前突しているように見えるが，これは頭側後方位にある小さな上顎に対して下顎が咬みこむ形で反時計方向に回転しているため，相対的な下顎前突を呈するためである。一般的には骨格的な下顎前突症を合併しない限り，下顎の大きさは正常である[2)]。唇顎口蓋裂症例の下顎の異常として最も高頻度に認められるものは，上顎の非対称に影響された下顎の非対称性変形である。加えて，偶発的に骨格的な下顎前突症を合併することもあり，CDS分析などによる十分な評価が必要である。

残存する顎裂部の問題

　最近の症例では顎裂部骨移植が行われており，成人までに歯列弓が良好に形成されるように治療されている。しかし顎変形を呈する症例では，顎裂部から鼻腔底部，梨状孔縁にかけて骨欠損・骨変形を生じていることはまれではない。顎裂部の変形は，まったく骨架橋がなく披裂側と非披裂側の連続性がない症例から，骨架橋が薄く歯槽骨として機能しない症例までその程度はさまざまである。

上顎歯列弓狭小化

　上顎の幅径も低形成となるため，上顎歯列弓幅径は狭小化する。特に硬口蓋の瘢痕化が著しい症例では披裂側の上顎歯列は顕著に舌側に偏位し，上顎歯列弓は滑らかな弧状を描かず，披裂側が虚脱した不整形となる。

顔面の非対称性

　唇顎口蓋裂症例では披裂側上顎の低形成がより著しく生じ，しばしば咬合平面に傾きや上顎正中の偏位が生じ顔面の非対称を生じることが知られている[2)9)10)]。

手術治療

　前項で述べた顎変形に対応する手術術式の選択について述べる。

上顎の低形成・反対咬合（骨格的ClassⅢ）

　Le FortⅠ型上顎骨切り術により上顎の前方移動を図り標準的な位置に固定することを基本とする[2)]。しかし，唇顎口蓋裂症例では硬口蓋から軟口蓋にかけての瘢痕により前方移動量は制限を受け，術後の後戻りも生じやすい状況にある[11)12)]。口蓋瘢痕の程度によって固定方法は変化するが，目安として5mm以内の移動量であればミニプレートとスクリューのみでの固定，5mm以上10mm未満であればnaso-maxillary buttressの前後の間隙に皮質骨移植を追加するようにしている。さらに10mm以上の移動が予想される場合は仮骨延長法[5)13)14)]を選択している。

　術後の水平方向の後戻り量は，ミニプレートと骨移植にて固定を行った著者の経験では，移動量に関係なく0～2mmとなっていた。諸家の報告でもしっかりとしたプレート固定と骨移植が行われれば長期成績は安定していることが示されている[2)12)15)]。後戻りが強い唇顎口蓋裂症例に対する吸収性プレートの使用は現在の段階では躊躇されるが，チタンプレートと同等の安定性を示したとする予備的な報告

もある[16]。一方，仮骨延長法によるLe Fort I型上顎前進術の長期安定性も報告されてきている[6]。

術式の選択にあたり，唇顎口蓋裂の上顎低形成にはLe Fort III型上顎骨切り術が適当であるとの意見もある[17]が，得られる上顎移動量や術後長期の安定性，手術侵襲の大きさを考えるとその適応はごく限られたものになる。

下顎骨切り術により下顎を後方移動させることで上顎との相対的な位置を改善する方法も考えられる。しかし正常な下顎を後方移動することは狭い口腔内容積をさらに狭くすることになるうえ，中顔面の陥凹といった顔貌の改善にはつながらない。あくまでも上顎の前方移動を主体とした治療計画の中で移動量の調整として下顎の後方移動を考えるべきである。著者は，下顎の骨切り術には下顎枝矢状分割術を多用している。本法は骨接触面積が十分にあり，下顎体部の移動方向に自由度が大きいという利点がある。後方移動量が少ない場合には下顎枝垂直骨切り術も適応できる。下顎後方移動を行う場合はおとがい形成の追加を考慮する。

上顎の垂直的低形成に対しては，Le Fort I型上顎骨切り術により上顎の尾側移動を図る。しかし，前方移動に比べて尾側移動量の長期安定性は同様の固定を行っても得られ難い[16]。著者の経験では尾側延長量が大きくなるほど後戻りも大きくなり，20〜40%の後戻りを生じていた。後戻りを考え無理のない手術計画が必要である。

下顎の異常

先にも述べたように，下顎の異常に対しては，骨接触面積が大きく，移動方向に自由度が大きい下顎枝矢状分割術を好んで適応している。

残存する顎裂部の問題

未処理の顎裂が存在する場合は，顎裂部で上顎が複数に分割されるmodified maxillary Le Fort I型上顎骨切り術を行い裂部歯槽歯肉と口蓋粘膜の形成を行う方法が報告されている[9,10]。しかし，両側例では中間顎への血行に不安が生じる可能性があり，分節間の安定性を得ることも困難であることから，われわれは顎裂部骨移植を先に行うようにしている。

骨移植が不十分で顎裂部に歯列の間隙がある症例（図2-a）では，手術による間隙の閉鎖と上顎歯槽弓幅径の拡大を計画する場合もある（図2-b）。あるいは歯列間隙をそのままとし，後日海綿骨移植を追加しインプラントの植立を計画することもある。

著者はLe Fort I型上顎骨切り術と同時に顎裂部骨移植を行うことはしない。顎裂部と上顎洞が連続するため高率に感染を生じ，十分な高さと奥行きのある骨架橋が形成できないからである。

上顎歯列弓狭小化

歯科矯正による拡大装置などを用いた幅径拡大に

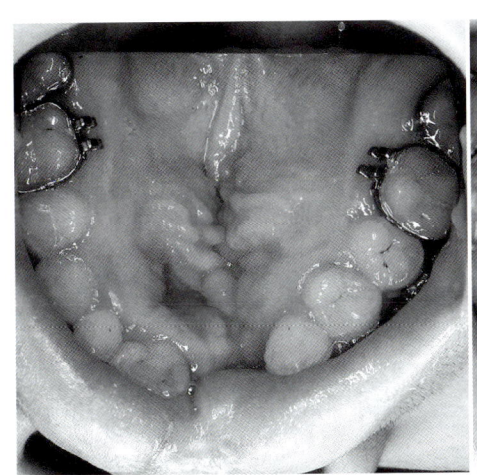

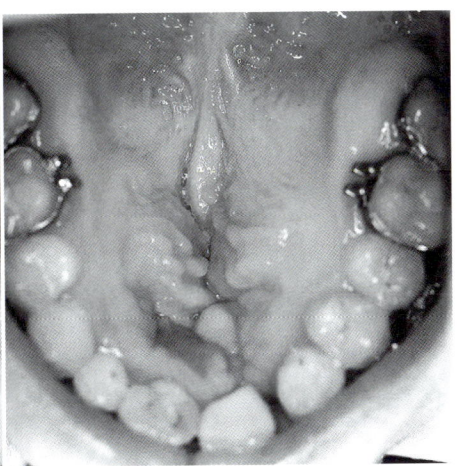

(a) 術前　　(b) 術後

図2　顎裂部間隙がある症例

抵抗する場合は，顎裂部での上顎矢状分割を行い徒手的に拡大と歯槽弓の整位を行う。しかし，幅径拡大を要する症例は口蓋の瘢痕が著しい症例であり，その瘢痕ゆえに予定された拡張幅や術後の安定を得ることはしばしば困難である。著者はこれまでの経験を踏まえて，仮骨延長法による幅径の拡大に注目している。

顔面の非対称性

Le Fort I 型上顎骨切り術により上顎の回転，垂直方向の移動を図る。それと同時に下顎骨切り術で下顎のバランスをとる必要が生じることも多い。披裂側上顎梨状孔縁に著しい陥凹変形を認める場合は同部に皮質骨移植を行うこともある。下顎骨切り術には，多様な方向への移動，場合によっては若干の延長もあるため，下顎枝矢状分割術を多用している。しかし，回転のみの場合や，垂直方向の移動のみの場合は下顎枝垂直骨切りを適応することもある。

治療計画を修飾する所見

唇顎口蓋裂症例の顎変形症を治療する場合，顎変形以外の所見も考慮し治療計画を立てる必要がある。顎変形に対する治療計画に妥協が必要になる場合もあれば，逆に，将来行われる予定の軟部組織の修正手術を考慮し，通常の顎変形症の治療では注意しなければならない軟部組織の変化を無視できる場合もある。ここで示された所見は，外科医，特に形成外科医がしっかりと評価をして，手術計画立案に大きな役割を果たさねばならない部分である。

唇裂・鼻変形

顎変形を有するほとんどの症例で，披裂側口唇あるいは中央唇の短縮と，鼻尖高が低い外鼻変形を有している。上顎の前方移動により唇裂唇と唇裂鼻の変形は大きく変化する。一般的には鼻柱基部の前方移動により鼻柱口唇角が改善し，見た目の口唇長と鼻尖高が延長され唇裂・鼻変形は望ましい方向に変化する。しかし，上顎の回転や，鼻柱基部の前進によってかえって鼻変形が悪化する症例も経験する。

また，鼻柱口唇角が標準的な症例は過度の上顎の前進により上向きの鼻となる可能性があり移動量を調整する必要がある。一方，披裂側口唇部の短縮変形がある場合は将来的な唇裂修正手術で改善することを見込んだ垂直方向の上顎移動量を設定する必要がある。

口蓋瘻孔

成長期に瘻孔閉鎖術を複数回行われていることもまれではなく，しばしば著しい口蓋の瘢痕化を伴っている。Le Fort I 型骨切り術を行うと鼻腔底から瘻孔への手術操作が可能になるため，限局した瘻孔であれば同時閉鎖も可能になる[2)9)10)]。しかし，皮弁が必要になるような大きさの瘻孔閉鎖は実際には困難であるため，著者は後日瘻孔閉鎖術を行うようにしている。

軟部組織の瘢痕

度重なる口蓋への手術侵襲の結果，硬口蓋から軟口蓋移行部に著しい瘢痕化を認める症例では上顎の可動性に制限がでるため，仮骨延長法や骨切りによる下顎の後退も考慮する。また，鼻翼や鼻孔部の瘢痕化が著しい症例は経鼻挿管による鼻翼部褥瘡が発生しやすいので注意が必要である。

歯の欠損

多数歯欠損がある症例は術後の顎位を安定させることが困難である。オクルーザルスプリントを，術後1カ月間を目安に，比較的長期にわたり上顎に装着させるなど矯正歯科と連携した術後管理が重要となる。

鼻咽腔閉鎖機能

術前に鼻咽腔閉鎖機能が境界域である症例は上顎の前方移動によって機能不全が生じる可能性が高い[18)21)]。術前の言語評価で正常域の症例でも術後早期にはしばしば不全症状を呈することがある。この場合，長期的に改善する症例もあるが，機能不全を残す症例も存在する[20)21)]。それらの術前の鑑別として鼻咽腔ファイバーによる鼻咽腔閉鎖機能の評価が

有用と最近報告されている[21]。また，一期的な前方移動量が大きいほど機能不全は生じやすいとも考えられ[22]，手術計画を立てるうえで術前の機能は無視できない。一方，従来法と仮骨延長法での鼻咽腔閉鎖機能への影響の違いは議論の余地があるが，現在のところ仮骨延長法の方が鼻咽腔閉鎖機能不全を生じにくいとの報告はない[19)23]。

咽頭弁が行われている症例では上顎前方移動に制限を生じることを危惧する向きもあるが，著者の経験では移動に制限を感じたことはなく，咽頭弁の切断は不要であると考えている[2]。しかし，経鼻挿管をスムーズに行うために，麻酔科医に咽頭弁の存在を知らせることは重要である。

鼻腔通気障害

左右の鼻閉の有無と，片側唇顎口蓋裂では必発の鼻中隔弯曲の確認は必要である。経鼻挿管の参考になるのみならず，著しい場合は手術中に尾側から鼻中隔弯曲の矯正を行うこともある。

内科的治療に抵抗性の慢性上顎洞炎も唇顎口蓋裂症例にはよく合併するが，Le Fort I 型上顎骨切り術では上顎洞が開放され上顎洞炎の改善が期待できるため，上顎洞に膿汁が貯留した状態のままで手術を行っても構わないと考えている。手術は Le Fort I 型上顎骨切り術を行い，上顎洞を十分に洗浄後，上顎洞内側壁を下鼻道の高さで一部除去し鼻腔と連続させドレナージを利かせることで上顎洞炎の改善を図るようにする。上顎洞内の粘膜は除去しない。こうすることで著者は，上顎洞炎を伴った症例に対しても創感染やプレートへの感染を生じることなく手術を行うことが可能であった。また，上顎の前方移動自体も鼻腔通気に優位に働くと報告されている[20]。

症　例

症例　20歳，女性，左唇顎口蓋裂

顎変形所見

鼻柱基部の陥凹，深い鼻唇溝といった中顔面の陥凹変形を認め，下顎おとがい部は前突してみえる（図 3-a）。咬合は反対咬合である（図 3-b）。顎裂部は骨移植により閉鎖されており，上顎歯列弓は術前歯科矯正により適正に配列されている。顔面の非対称性は認めない。

CDS 分析

上顎は標準よりやや小さく頭側後方位にあり，下顎はほぼ標準的な大きさで反時計方向に回転している。そのためおとがいが相対的に前突した位置にきている（図 3-c）。骨格を CDS に近似させるためには上顎のみの移動が望ましく，前方移動 8mm，尾側移動は前歯部で 3mm，臼歯部で 2mm が必要と計測された。この移動により下顎は時計方向に回転し CDS に一致することを確認した。

修飾所見

左口唇の短縮と唇裂外鼻変形が残存している。鼻咽腔閉鎖機能は正常であった。

手術計画

上顎 8mm の前方移動により鼻尖がかなり上向きに変化すると予想されたが，術前の下垂した鼻尖形態から過度の上向きにはならないと判断した。また，前歯部 3mm の尾側移動により歯の露出が過度になることが心配されたが，術後の唇裂修正術による改善を見込んで適切と判断した。CDS 分析から得られた移動量に制限を加える所見は他になく，分析どおりの移動量で Le Fort I 型上顎骨切り術を行った。

顎骨が安定するのを待って最終的に口唇と鼻を修正した。

結果

本症例の上顎手術後 6 カ月（図 3-d）と口唇・鼻修正後（上顎手術後 2 年）（図 3-f）の顔貌および術後 6 カ月の CDS 分析図（図 3-e）を示す。唇顎口蓋裂症例に特徴的であった所見が改善している様子がわかる。鼻咽腔閉鎖機能は上顎 8mm の前進により一時的に悪化したが，術後 3 カ月以内に自然に改善した。

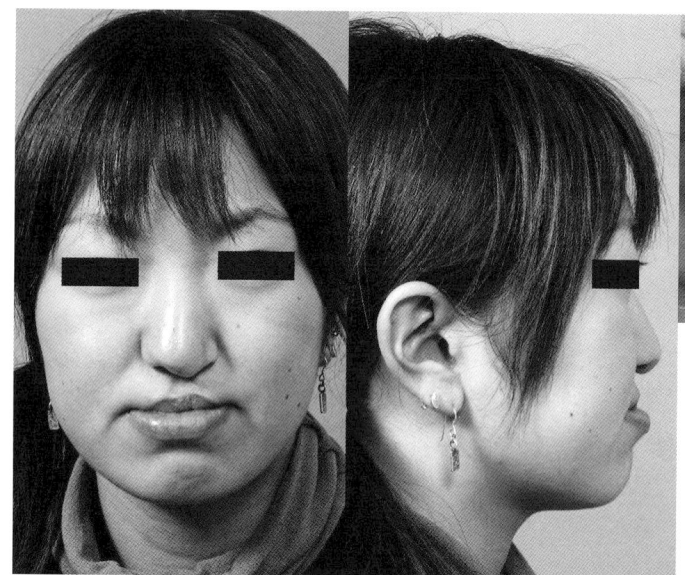

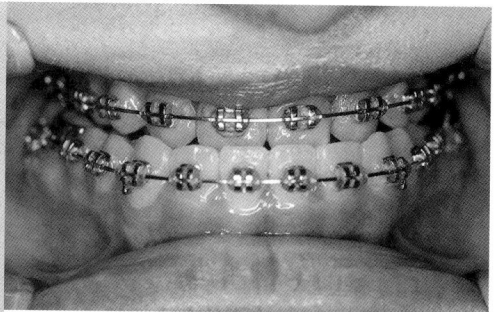

(b) 術前の咬合

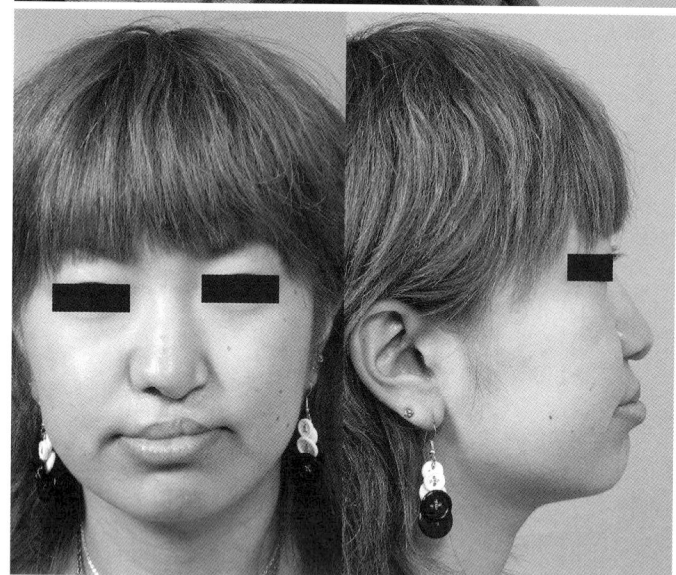

(a) 術前の状態

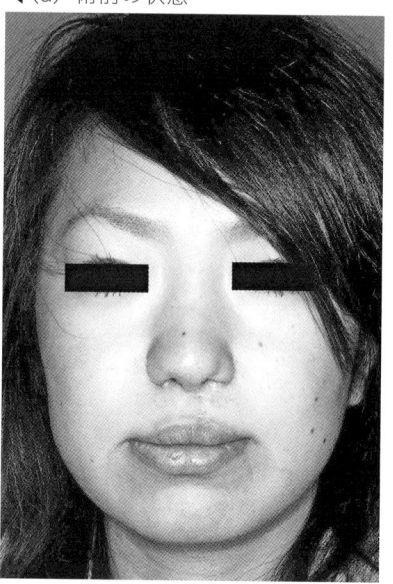

(d) 上顎術後 6 カ月の状態

(f) 上顎術後 2 年の状態

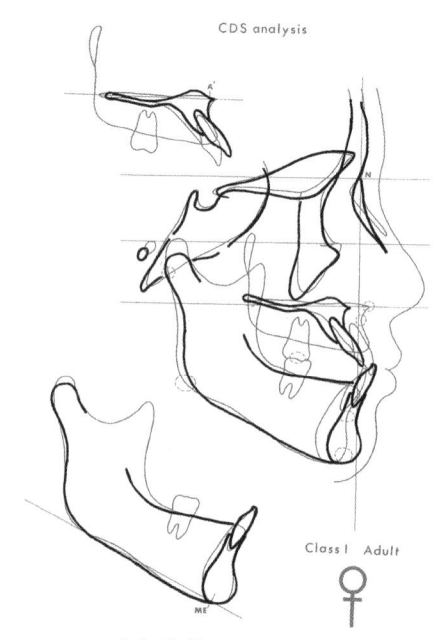

(c) 術前の CDS 分析

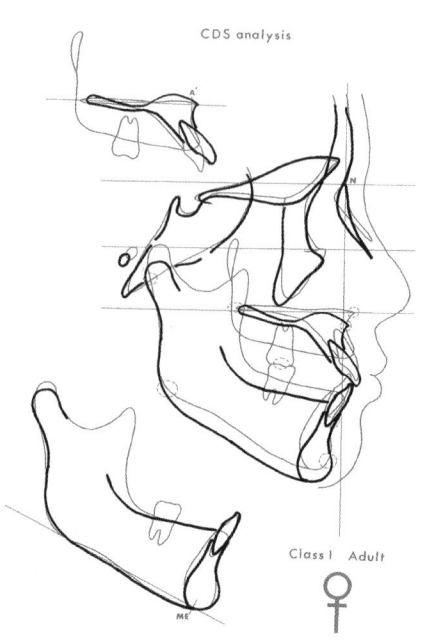

(e) 上顎術後 6 カ月の CDS 分析

図3　症例：20歳，女性，左唇顎口蓋裂

182　Ⅱ．先天異常

考　察

　紹介した症例ではほぼCDS分析どおりの治療計画とし，咬合状態と顔貌の改善が得られている。しかし，著しい上顎の低形成がある症例では，小さな上顎を大きさの異なる正常な下顎に合わせるため，下顎第二大臼歯などは咬合に関与できない（図4）。これらの問題を解決できる治療選択肢として，上顎歯槽弓を拡大できる interdental distraction osteogenesis（IDO）[24] は今後の応用が期待される新たな術式であると著者は考えている。また，鼻咽腔閉鎖機能を考慮した場合にもIDOでの顎変形症の治療は有効な手段になりうると期待している。このように唇顎口蓋裂に伴う顎変形症の治療にはまだまだ困難な問題が残されており，さらなる進歩が求められている。

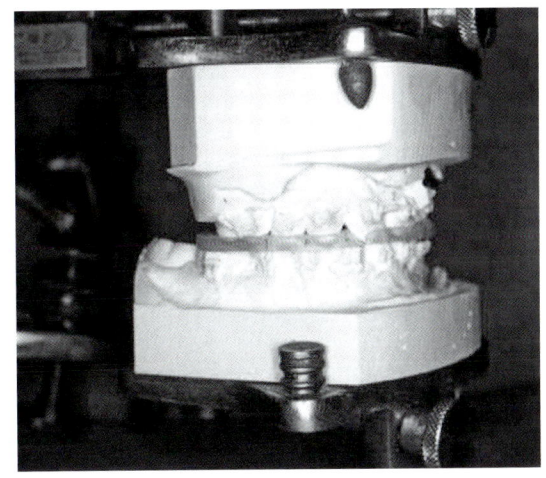

図4　上顎高度低形成症例の術後咬合模型

文　献

1) 高橋庄二郎，黒田敬之，飯塚忠彦：顎変形症治療アトラス．医歯薬出版，東京，2001
2) Posnick JC, Ricalde P : Cleft-orthognathic surgery. Clin Plast Surg 31 : 315-330, 2004

3) Mulliken JB, Burvin R, Padwa BL : Binderoid complete cleft lip/palate. Plast Reconstr Surg 111 : 1000–1010, 2003
4) Wolford LM : Effects of orthognathic surgery on nasal form and function in the cleft patient. Cleft Palate Craniofac J 29 : 546–555, 1992
5) Polley JW, Figueroa AA : Management of severe maxillary deficiency in childhood and adolescence through distraction osteogenesis with an external, adjustable, rigid distraction device. J Craniofac Surg 8 : 181–185, discussion 186, 1997
6) Figueroa AA, Polley JW, Friede H, et al : Long-term skeletal stability after maxillary advancement with distraction osteogenesis using a rigid external distraction device in cleft maxillary deformities. Plast Reconstr Surg 114 : 1382–1392, discussion 1393–1394, 2004
7) 菅原準二, 曽谷猛美, 川村仁：平均顔面頭蓋図形（Cds）を利用した顎顔面頭蓋の形態分析：顎矯正外科への適応. 日矯歯誌 47 : 394–408, 1988
8) 菅原準二, 曽谷猛美, 金森吉成：日本人成人の平均顔面頭蓋図形（Cds）. 日矯歯誌 43 : 621, 1984
9) Posnick JC : Maxillary deficiencies ; Unilateral cleft lip and palate. Fundamentals of Maxillofacial Surgery, edited by Ferrano JW, pp293–299, Springer, New York, 1997
10) Posnick JC : Maxillary deficiencies ; Bilateral cleft lip and palate deformity. Fundamentals of Maxillofacial Surgery, edited by Ferrano JW, pp300–306, Springer, New York, 1997
11) Posnick JC, Tompson B : Cleft-orthognathic surgery : Complications and long-term results. Plast Reconstr Surg 96 : 255–266, 1995
12) Hirano A, Suzuki H : Factors related to relapse after Le Fort I maxillary advancement osteotomy in patients with cleft lip and palate. Cleft Palate Craniofac J 38 : 1–10, 2001
13) Kita H, Kochi S, Imai Y, et al : Rigid external distraction using skeletal anchorage to cleft maxilla united with alveolar bone grafting. Cleft Palate Craniofac J 42 : 318–327, 2005
14) Daimaruya T, Kochi S, Imai Y, et al : Midfacial changes through distraction osteogenesis using red retention plate system in cleft lip palate patients. 第65回日本矯正歯科学会　第1回日韓ジョイントミーティング抄録集：371, 2006
15) Waite PD, Tejera TJ, Anucul B : The Stability of maxillary advancement using Le Fort I osteotomy with and without genial bone grafting. Int J Oral Maxillofac Surg 25 : 264–267, 1996
16) Landes CA, Ballon A : Five-year experience comparing resorbable to titanium miniplate osteosynthesis in cleft lip and palate orthognathic surgery. Cleft Palate Craniofac J 43 : 67–74, 2006
17) 大森喜太郎：アトラス頭蓋顔面骨形成術, 改訂新版第2版, 金原出版, 東京, 2004
18) Ko EW, Figueroa AA, Guyette TW, et al : Velopharyngeal changes after maxillary advancement in cleft patients with distraction osteogenesis using a rigid external distraction device ; A 1-year cephalometric follow-up. J Craniofac Surg 10 : 312–320, discussion 321–322, 1999
19) Harada K, Ishii Y, Ishii M, et al : Effect of maxillary distraction osteogenesis on velopharyngeal function ; A pilot study. Oral Surg Oral Med Oral Pathol Oral Radiol Endod 93 : 538–543, 2002
20) Trindade IE, Yamashita RP, Suguimoto RM, et al : Effects of orthognathic surgery on speech and breathing of subjects with cleft lip and palate ; Acoustic and aerodynamic assessment. Cleft Palate Craniofac J 40 : 54–64, 2003
21) Phillips JH, Klaiman P, Delorey R, et al : Predictors of velopharyngeal insufficiency in cleft palate orthognathic surgery. Plast Reconstr Surg 115 : 681–686, 2005
22) Maegawa J, Sells RK, David DJ : Pharyngoplasty in patients with cleft lip and palate after maxillary advancement. J Craniofac Surg 9 : 330–335, discussion 336–337, 1998
23) Satoh K, Nagata J, Shomura K, et al : Morphological evaluation of changes in velopharyngeal function following maxillary distraction in patients with repaired cleft palate during mixed dentition. Cleft Palate Craniofac J 41 : 355–363, 2004
24) Liou EJ, Chen PK, Huang CS, et al : Interdental distraction osteogenesis and rapid orthodontic tooth movement ; A novel approach to approximate a wide alveolar cleft or bony defect. Plast Reconstr Surg 105 : 1262–1272, 2000

II 先天異常

10 唇顎口蓋裂
2）周術期矯正歯科治療

幸地 省子

Summary

　口唇裂口蓋裂既手術例に見られる顎変形症の主症状は，上顎骨劣成長である。これに下顎骨の過成長や非対称が加わる例もある。顎変形症に対しては外科的矯正治療を行うが，目的は整容と正常咬合関係の再建である。骨格型の異常を骨切りによって菅原らの平均顔面頭蓋図形（CDS）に近似させること，顎裂への骨移植術を適切な時期に行って上顎骨を一体化させておくことを基本としている。症例分析では，まず側面頭部X線規格写真透写図を作成し，CDSと比較して骨格型の異常部位と程度を測る（CDS分析）。他に模型分析をはじめとして通常の分析を加えて，症例の問題点を抽出する。
　抽出された問題点ごとに治療方針を定めるが，骨格型の問題点に対しては，C図形を作成しpaper surgeryを試行して具体的に決める。術前矯正治療では，骨格型の異常を補償するように傾斜移動してしまった永久歯を適正な歯軸に改善し，また上下顎骨それぞれの大きさに合った数の永久歯を排列して骨切り後に正常咬合関係が再建できるようにする。Push back法による口蓋裂初回手術例では，上顎歯列弓狭窄の改善が加わることが多い。
　術前矯正治療により，咬合異常は一時的に増悪する。顎間固定は通常2週程度であり，その後開口練習を行う。術後矯正治療では，主に細部にわたって正常咬合関係を構築することが行われる。一連の外科的矯正治療において，特に矯正歯科治療担当側と骨切り担当側との連携が欠かせない。円滑に治療が進行するための両者の役割分担と共同作業過程を，チャートで示した。

はじめに

　外科的矯正治療の目的は，整容と正常咬合関係の再建にある。咬合とは上下の歯の接触関係を言う。
　口唇裂口蓋裂手術既往があっても，非裂者同様に永久歯咬合を正常咬合関係に形成する。ここでは，骨格型不正要因が大きく，外科的処置なしには正常咬合関係の再建が困難であると診断する過程と周術期矯正歯科治療について述べる。

概　念

正常咬合

　口唇裂口蓋裂例の外科的矯正治療に限らず，矯正歯科治療においては以下の正常咬合の要件[1]を満たすように永久歯咬合を形成する。

1) 上下の歯が1歯対2歯の関係で咬合（例外は下顎中切歯と上顎第二大臼歯ないしは第二乳臼歯で1歯のみと咬合）
2) 上下顎歯列弓は滑らかな半円形〜放物線型であり，上顎歯列弓は下顎歯列弓よりも大きく外側

から覆う
3) 臼歯部では咬頭（歯の凸部）と対合歯の窩（歯の窪んだ部位）が咬合する
4) 上下の歯が適度な傾斜で咬合する

正常咬合の要件を満たした口腔内写真を示す（図1）。

咬合の不正要因

　いわゆる不正咬合（以下，咬合異常）は，正常咬合の要件を逸脱した病態であり，骨格型，機能型，不調和型，個々の歯の異常，その他の不正要因に分けて検討する。口蓋裂手術既往がある例では，「上顎骨劣成長，後方位」という骨格型の不正要因が高頻度であげられる。また顎裂がある例では，個々の歯の異常として患側中切歯の捻転や傾斜，側切歯の先天性欠如があげられる。機能型は，顎運動軌路の異常，開閉口時などでの顎関節音の発生，舌習癖や指しゃぶりなど咬合系の機能異常に関する事柄である。不調和型は，顎骨の大きさとそこに排列すべき永久歯歯冠幅径総和との間に調和が取れているか否かをみるものであり，不調和があるときの臨床症状として乱杭歯や八重歯などがある。

顔面骨格タイプの9型分類

　菅原ら[2)3)]は，側面頭部X線規格写真（以下セファログラム）を用い，顔面骨格タイプを9型に分類した（図2）。顔面骨格を，前後的に3型，垂直的に3型に分類したものである。9型分類の中央が，骨格型 Class I，Average face である。CDS（Craniofacial Drawing Standards）分析[2)4)5)]では，平均顔面頭蓋図形（図3）を用い，最初に症例の顔面骨格が9型のどこに位置するかを評価する。前項の著者（今井啓道）があげた症例は，骨格型 Class III，Average face である。注意しなければならないのは，この前後的分類が Angle 不正咬合分類の Class I，Class II，Class III とは違うことである。Angle の不正咬合分類は，上顎第一大臼歯に対する下顎第一大臼歯の近遠心的（前後的）位置関係から上顎歯列弓に対する下顎歯列弓の位置関係を分類したものであり，骨格型の前後的分類と必ずしも一致するわけではない。

　顔面骨格タイプの9型分類には，上顎骨の大きさ・位置が標準かどうかについての情報は含まれていない。また正面での上下顎骨の左右への偏位や左右での垂直的成長量の差に関する情報も含まれていない。しかし，日常遭遇する顎変形症の咬合異常について，骨格型不正要因を視覚的に捉えることができ，セファロ分析で個々の計測値から骨格型不正要因を2次元に組み立てるよりもわかりやすく極めて有用である。

　口蓋裂初回手術を push back 法で行った片側性完全口唇口蓋裂32症例の成長終了後の顔面骨格型を，特徴別にみた結果[6)]を示す（表1）。最も多かったのが上下顎骨とも劣成長型であり，半数を占めた。また上顎骨が劣成長で下顎骨は標準であるものは1/3であった。外科的矯正治療適応例7例をみると，上下顎骨劣成長4例，上顎骨劣成長・下顎骨標準3例であり，すべてに上顎骨劣成長が認められた。

　また，口唇口蓋裂例や口蓋裂例で，特に push back 法で口蓋形成術を行った上顎骨では，多少なりとも垂直的劣成長を認め，垂直的過成長例はほとんどないと言ってよい。

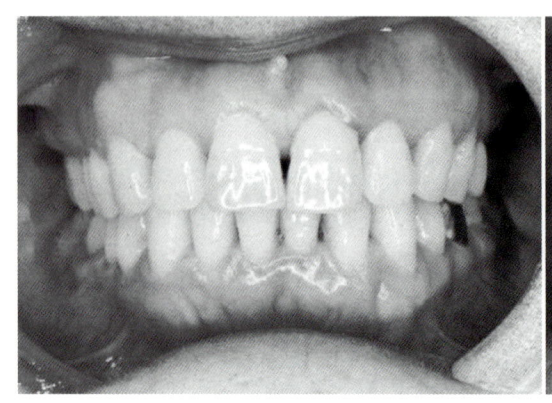

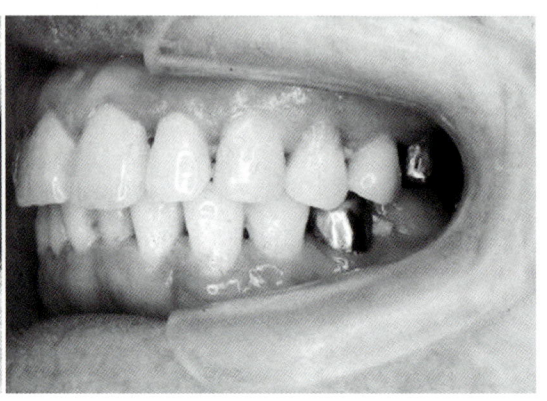

図1　正常咬合例（69歳，女性）
1歯対2歯の関係を保ち，適正な歯軸で咬合している。

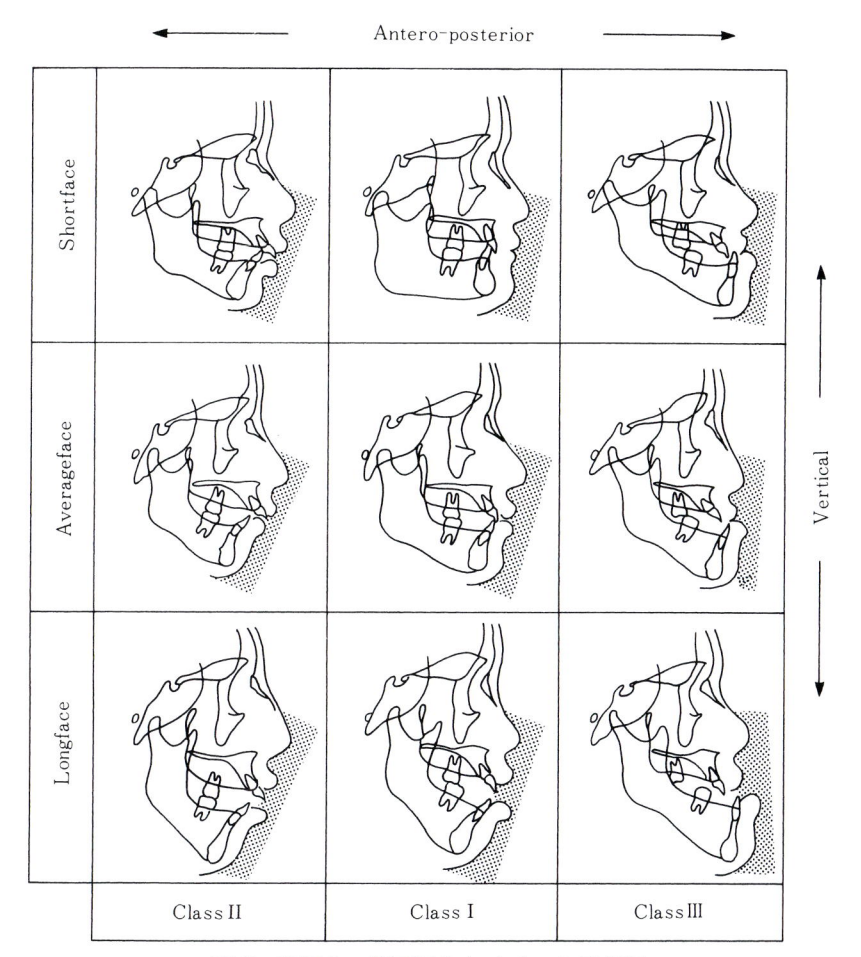

図2 菅原らの顔面骨格タイプの9型分類
(菅原準二ほか:CDS分析—図形を用いた顎変形症の2次元的形態分析法. J Orthodontic Practice 2 : 43-58, 1997 より引用)

表1 片側性完全口唇口蓋裂の成長終了後の前後的顎顔面形態

骨格型の特徴	男	女	合計
上下顎骨劣成長	11 (3)	5 (0)	16 (3)
上顎骨劣成長,下顎骨標準的	3 (0)	9 (4)	12 (4)
上下顎骨標準的	4 (0)	0 (0)	4 (0)
合計	18 (3)	14 (4)	32 (7)

※( )内の数字は外科的矯正治療適応症例数を示す
※いずれも口蓋裂初回手術は push back 法で行った

(a) 男性　　　　　　　　　　　　　　(b) 女性

図3　男女別CDS分析用紙

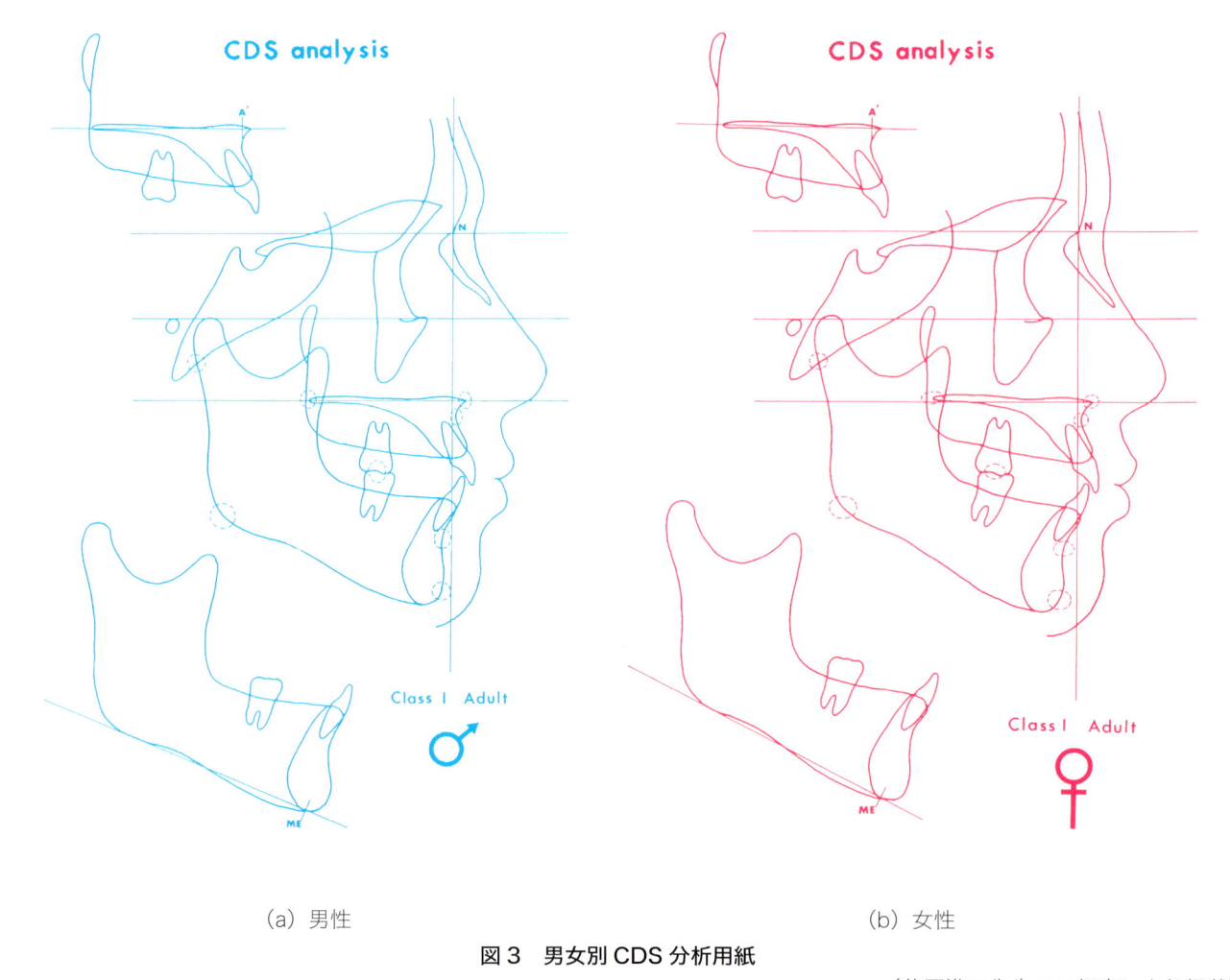

（菅原準二先生のご好意により掲載）

上下顎骨の大きさ・位置関係の不調和と歯軸変化

歯には元来，対合歯と咬合するまでは伸びだす（挺出）性質がある．また上下顎骨の大きさ・位置関係が標準，すなわちClass I，Average faceの関係から逸脱すると，骨格型異常を補償するように上下顎の歯が傾斜して咬合するようになる．これがdental compensationである．

例えば骨格型Class IIの場合には，相対的に下顎骨が小さい・後方位にあるので，下顎中切歯が唇側傾斜し上顎中切歯は舌側傾斜して咬合する．逆に骨格型Class IIIの場合には，相対的に上顎骨が小さい・後方位にあるので，上顎中切歯は唇側傾斜し下顎中切歯は舌側傾斜して咬合する．また垂直的な異常があるLong faceでは，多寡はあるが第一大臼歯や中切歯部歯槽高の過成長が認められる．この歯槽性の過成長もdental compensationである．

骨格型Class III，Long face，明らかな下顎骨非対称，口蓋裂既手術例の口腔内写真を示す（図4）．左臼歯部は正常被蓋（つまり上顎歯列弓は下顎歯列弓よりも大きく外側から覆う）が保たれている．しかし右臼歯部は，第二大臼歯を除いて反対咬合である．反対咬合状態の下顎右第一・第二小臼歯と第一・第二大臼歯頰側面は，正常被蓋である左側と比べて著しく内方（舌側）に傾斜している．これがdental compensationであり，上下顎骨の大きさ・位置の不調和と上顎歯列弓狭窄に対して歯槽性に補償している．しかし補償可能な範囲を超えているため，なお反対咬合状態である．

後述する術前矯正治療においては，このdental compensationを解消し，上下顎骨体上に永久歯を適正な歯軸で排列させることが，主な治療目標となる．

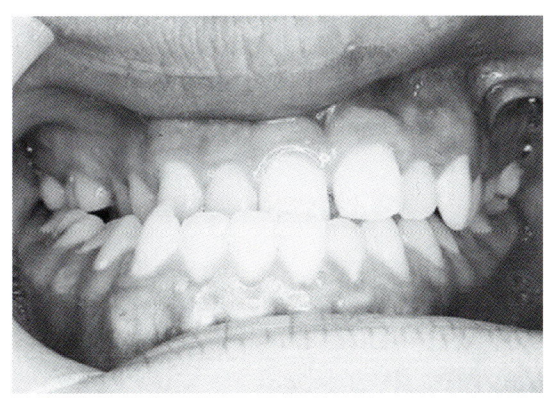

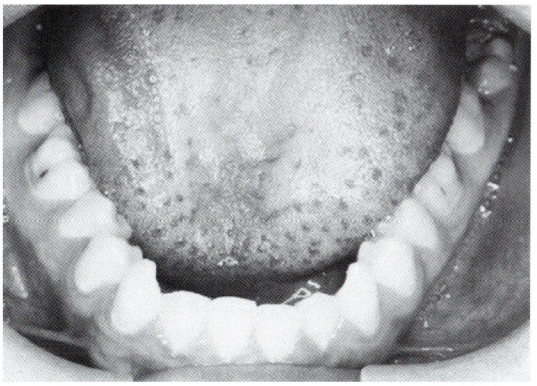

図4　下顎歯列にみられる dental compensation
（骨格型 Class III, Long face, 下顎非対称, 口蓋裂既手術例）
下顎右臼歯群は著しく舌側傾斜しているが，それでもなお反対咬合である。

当部における現時点での外科的矯正治療計画立案の原則

前項の著者と重複するところもあるが，ここにまとめる。
1) 非裂者に対する外科的矯正治療と同じ考え方で治療計画を立案する
　　したがって顎裂がある場合には，外科的矯正治療開始以前の適正な時期に顎裂への骨移植術を行い，上顎骨を一体化しておく。
2) 骨格型の標準化を図る。すなわち CDS 図形に近似させる
3) 非裂者の場合には，骨切りによる上下顎骨位置関係の変化に伴う鼻尖，口唇形態の変化も予測したうえで骨格型改善計画を立案する[7)8)]が，口唇裂口蓋裂既手術例の場合には，口蓋裂単独例以外は外科的矯正治療後の二次修正で改善するので，術前の詳細な軟組織評価は行わない
4) 患者に負担がかからない単純な術式で行う
5) 供わっている永久歯を最大限活用して咬合再建し，補綴装置装用は必要最小限に留める

術前の評価

上下顎骨切りを行った1症例の経過をあげて，術前の評価過程と内容について述べる。

症例1　6歳5カ月，男児，左完全口唇口蓋裂

主訴：反対咬合の改善
既往歴：生後3カ月時にクローニン法で口唇裂初回手術，2歳8カ月時に push back 法で口蓋裂初回手術，また5歳10カ月時に口唇二次修正を受けた。心室中隔欠損症については，経過観察のみであった。

治療経過

言語治療管理：鼻咽腔閉鎖機能は良好であったが，口蓋化構音ほか構音異常があり，当院言語治療室と地元ことばの教室で構音訓練を行った。

咬合管理

①当初は乳歯咬合期であり，上下顎骨とも前下方への成長を認めたので，咬合発育を経過観察した。8歳5カ月時からリンガルアーチを用いて中切歯部反対咬合を改善した（図5）。
②10歳7カ月，患側犬歯萌出前に顎裂骨移植術および舌小帯延長術を施行した。12歳後半以降には再度反対咬合となったが咬合発育観察を継続した。
③12歳後半から14歳にかけて思春期性最大成長期と判断した。セファログラム透写図重ね合わせ（図6）では，上顎骨前方成長はわずかであったのに対して，下顎骨の順調な前下方への成長を認めたので，外科的矯正治療適用例として成長観察を継続した。
④18歳2カ月時のセファログラム透写図を17歳時

のものと重ね合わせ，下顎骨成長はほぼ終了と判断して外科的矯正治療を開始した。

症例分析と paper surgery

CDS 分析から顔面骨格パターンは，上顎骨劣成長，下顎骨ほぼ標準的である骨格型 Class Ⅲ，Short face 傾向であった（図7）。その他，上顎歯列弓狭窄，上下顎中切歯の舌側傾斜，上顎右側切歯口蓋側転位と左側切歯の先天性欠如などが認められた（図8）。症例分析の結果あげられた問題点とそれに対する治療目標を表にまとめた（表2）。

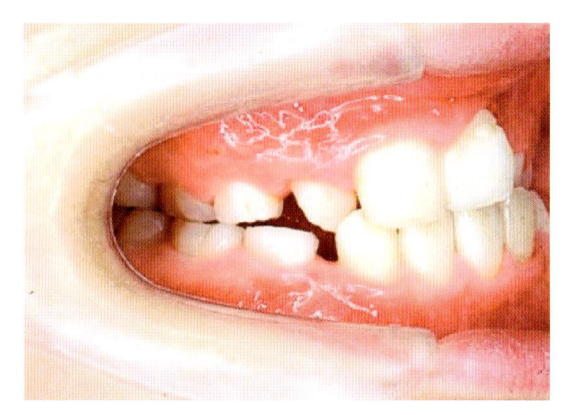

図5 中切歯反対咬合改善後の右咬合状態
（10歳5カ月時）

A 点の後退量は CDS と比較して約 10mm であった。当時は一期的に上顎骨を 10mm 前方移動することは困難と判断し，可及的に上顎骨を前方移動し，不足分を下顎骨の後方移動で改善する治療計画を立案した。この際，菅原ら[7)8)]の方法に準じてコンビネーション図形（C 図形）を作成し，paper surgery を試行して骨切りによる移動方向と量を具体的に検討した。

術前後矯正治療と周術期管理

ここでも前項同様，症例1の経過をあげて述べる。

術前矯正治療

術前矯正治療の目的は，術後矯正治療終了時に正常咬合の要件を満たすように，上下顎の永久歯を適正歯軸・位置に排列することである。この時，dental compensation を解消するように歯を移動するので，咬合異常は一時的に増悪する（図9）。

手術直前には，術後の顎間固定のため，また術後の開口練習と顎位・咬合位誘導に必要なエラスティ

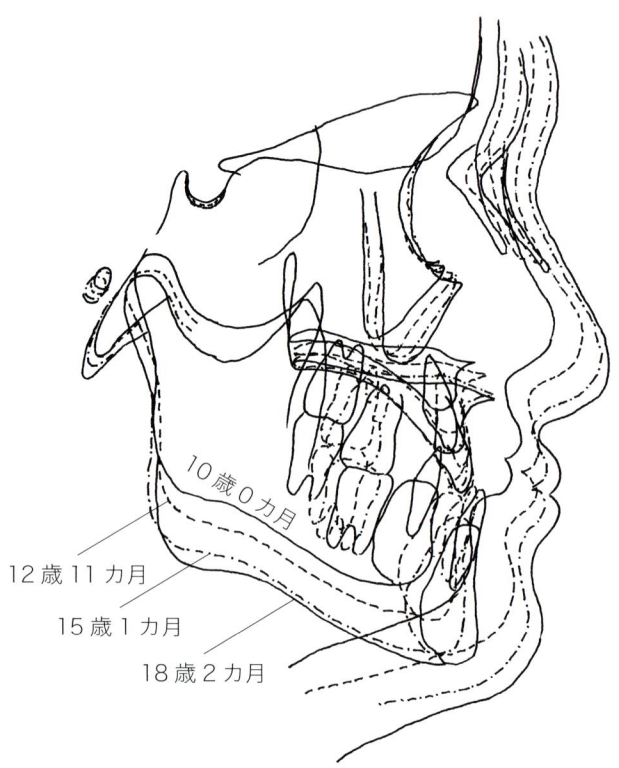

図6 成長期セファログラム透写図重ね合わせ

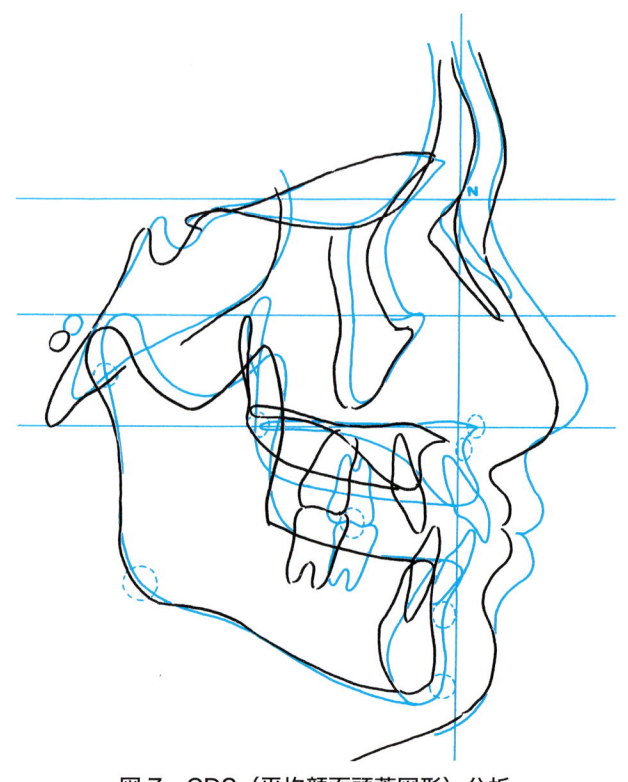

図7 CDS（平均顔面頭蓋図形）分析
黒線が症例1，青線が男子 CDS

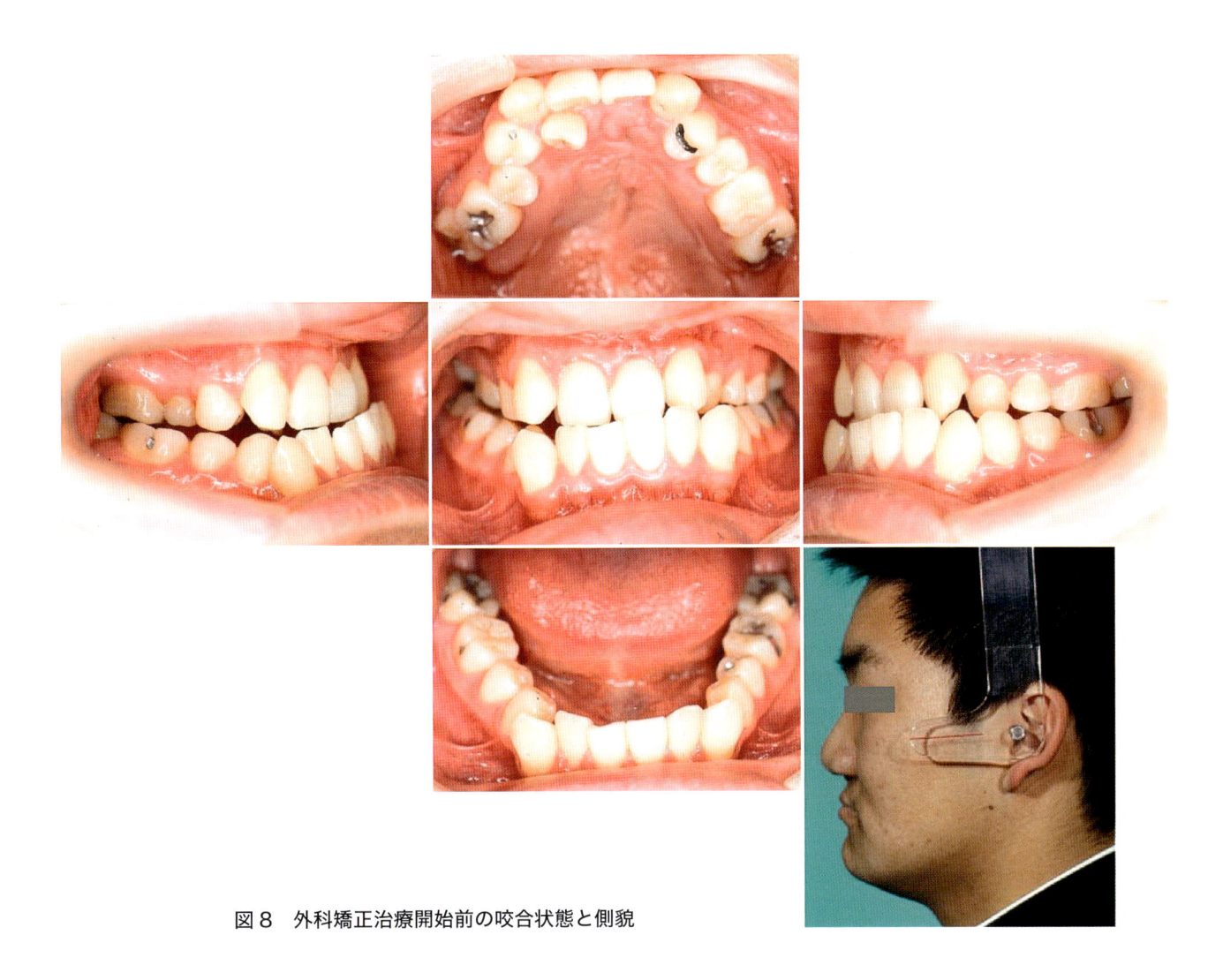

図8 外科矯正治療開始前の咬合状態と側貌

表2 症例1の問題点リストと治療目標

不正要因	問題点	治療目標（当時）	治療目標（現在）
骨格型	上顎骨小さく後方位	上顎骨切り前方移動 可及的前方へ 下顎骨切り後方移動 補償的	上顎骨切り前方移動 ＋軽微左方回転（RED）
	下顎骨正中線の左方偏位	下顎骨切り ＋軽微右方回転	(−)
	Short face 傾向	(−)	(−)
機能型	嚥下時舌突出癖	(−)	舌尖の正常位置獲得
不調和型	上顎：中等度	右側切歯抜歯	以下左に同じ
	下顎：軽度	下顎歯列弓拡大	
	上顎歯列弓狭窄	上顎歯列弓拡大	
個々の歯	上顎左側切歯先天性欠如	(−)	以下左に同じ
	上下顎中切歯舌側傾斜	適正歯軸	
	下顎側方歯舌側傾斜	適正歯軸	
	第一大臼歯近遠心関係		
	左：Angle II 級	Angle II 級*	
	右：Angle III 級	Angle II 級*	

(−) は，治療目標として取り上げないことを示す
＊は，1歯対2歯の咬合関係を再建できる程度のII級関係であること

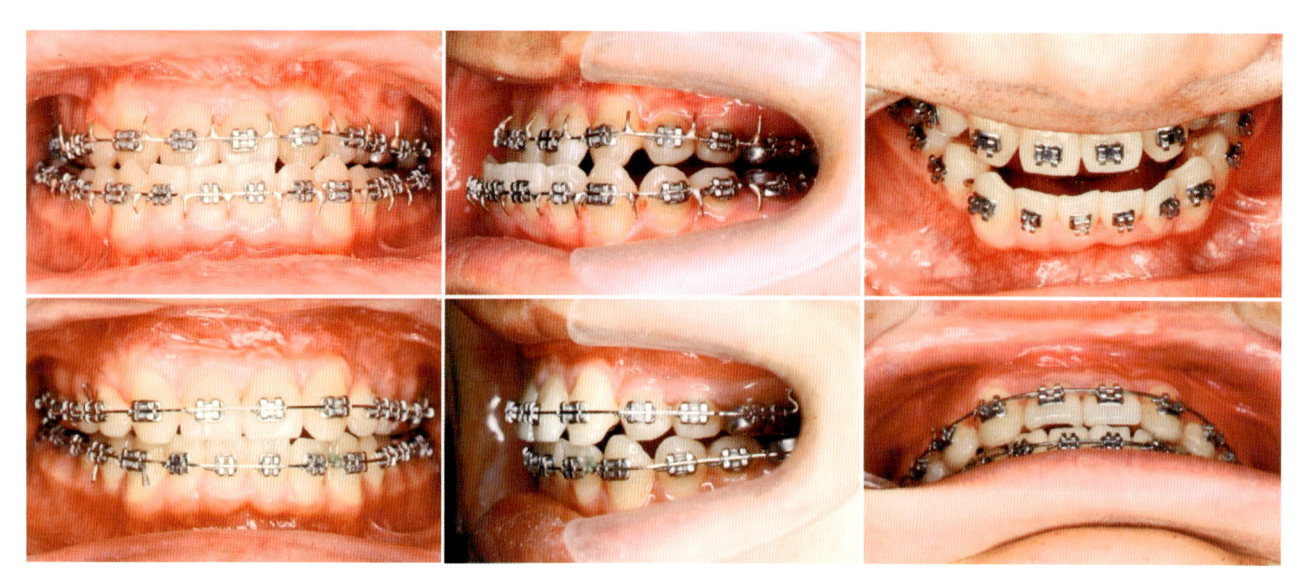

図9 症例1の骨切り前後の咬合変化
上段：術前，下段：術後

ックがかけられるように，フックを矯正用線にろう接しておく（通称フック立て）。骨切り時の上下顎骨位置決めと咬合関係再建のためのサージカルスプリントを用意するか否かは，術者との術前検討しだいである。

提示例手術所見では，上顎骨 Le Fort I 型骨切り，前方移動量左右とも 7mm，下顎骨は左右とも下顎枝矢状分割後方移動術で後方移動量は 3mm，サージカルスプリントに上下顎歯を適合させて顎間固定された。

術後管理と術後矯正治療

術後の顎間固定期間

現在では，おおむね2週間としている。顎間固定解除直後から，目標とした咬合関係を目指してエラスティックを暫時適正な部位にかけて開口練習を行う。通常術後1カ月程度で30mm以上は開口可能となるので，必要あれば術後矯正治療を開始する。

著者は，術後に矯正用線を調整交換する治療をほとんど行わなくてすむ咬合状態まで，術前矯正治療で上下顎永久歯を排列しておくことを目標とする。このような状況であれば，術後は開口練習，前方・側方への顎運動練習，必要に応じて咬合調整が主となる。術後矯正治療を最小限に留めようとすると，術前治療期間が長くなりがちであり，骨格型不正要因が存在する咬合系の環境下で，咬合異常を増悪する方向への歯の移動は容易でない場合もある。術後

矯正治療期間は1年以内に留めたい。

提示例の保定開始時咬合状態と側貌を示した（図10）。術後咬合が安定するまで時間がかかり，途中担当が替わったこともあって術後矯正治療期間は2年2カ月と長かった。術後7年6カ月，保定後5年あまりを経過したが，上顎歯列でのみ保定装置を就寝時装用しており，咬合は安定している。保定期間には顎運動円滑化のための咬合調整を行うとともに，舌尖の位置習得を図っている。

外科矯正治療と二次修正

口唇鼻二次修正の時期であるが，前項で今井が述べているように，希望があれば咬合が安定した状況下，つまり術後矯正治療の終了段階ないしは保定期としている。保定期に二次修正を施行する場合，術後の保定装置装用に配慮する必要がある。予測される術後の手術侵襲の程度にもよるが，Abbe flap 適用例では，保定期での二次修正が望ましい。症例1では，この二次修正を行っていない。

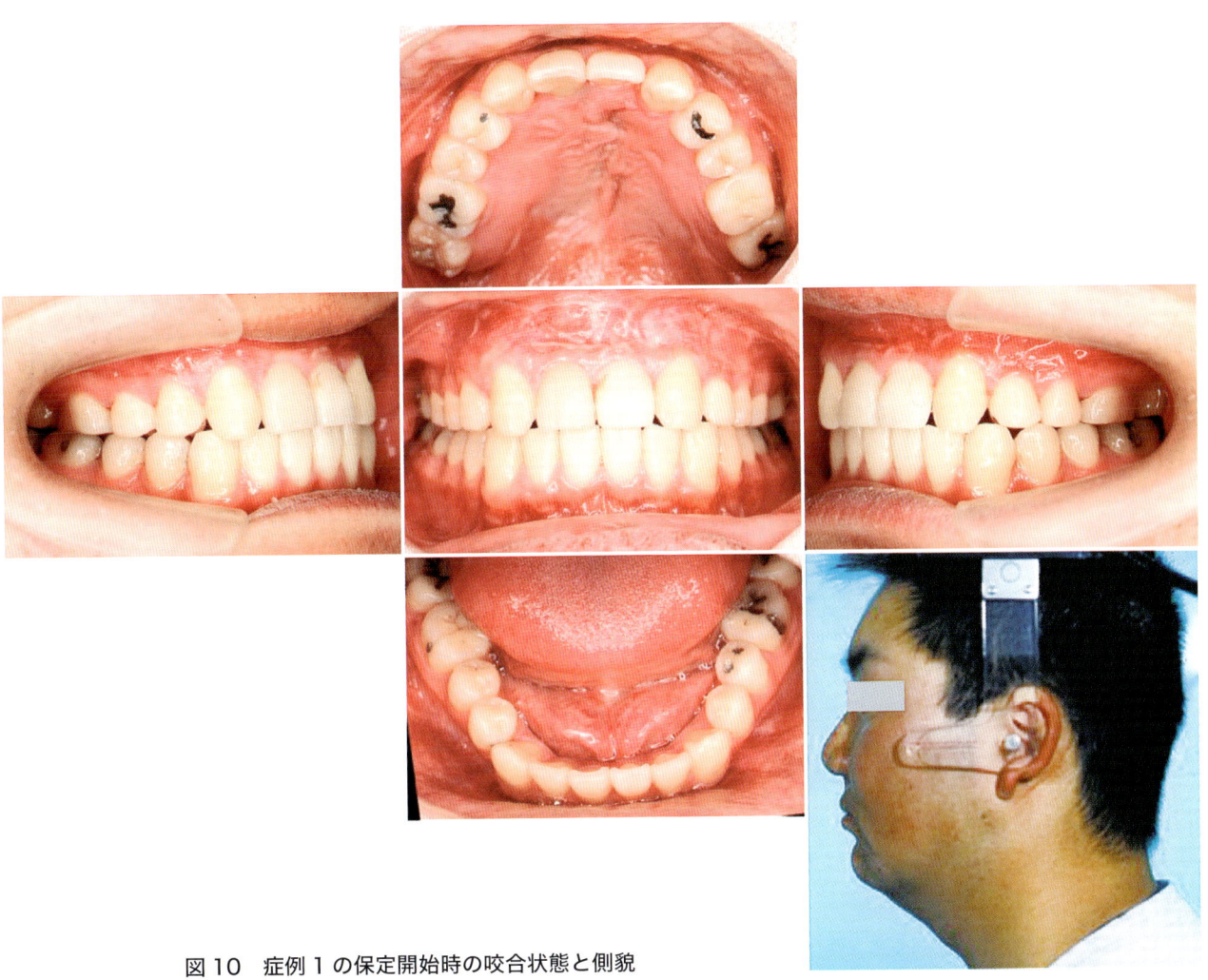

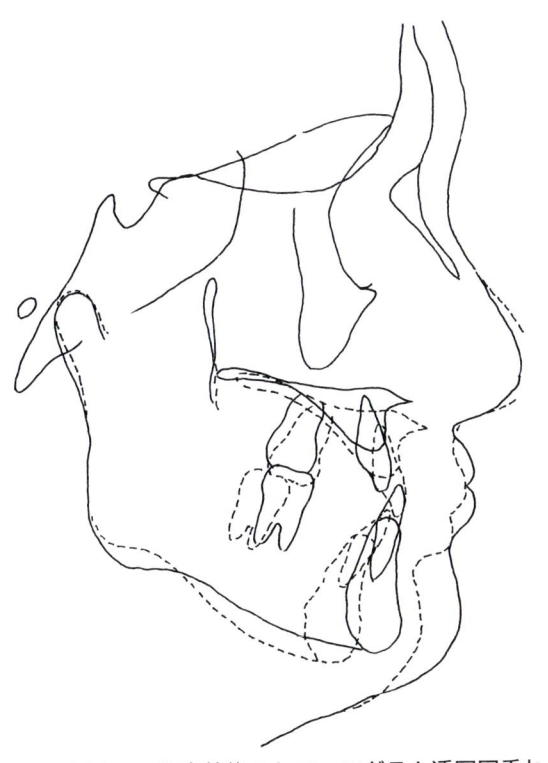

図10 症例1の保定開始時の咬合状態と側貌

図11 症例1の治療前後のセファログラム透写図重ね合わせ
　　　実線が治療前，破線が治療後

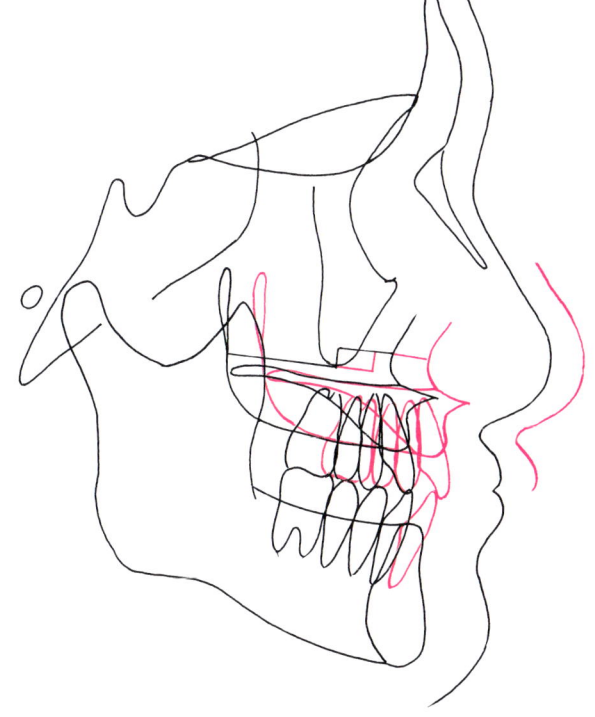

図12 症例1の上顎骨を10mm程度前方移動したときのC図形

10．唇顎口蓋裂　193

考 察

提示例の骨切りについて

提示例の骨切りは上顎仮骨延長術導入前であり，前述のように上顎骨を可及的に前方移動し，不足分を下顎骨の後方移動で補償する手術実施計画を立てた．術前後の透写図重ね合わせ（図11）では，上顎骨の後戻りを認め，結果的に前方移動量は5mm程度であった．また下顎骨に著しい時計回りの回転を認めた．その結果，術後の側貌形態は悪化した（図10）．口腔容積が減少したことも重なり，嚥下時舌尖部が下顎前歯舌側面に接する習癖はなかなか改善しない．

今井が言及しているように，仮骨延長術導入後は上顎骨の前方移動量が10mmを超える例では同術式を適用している．そして下顎骨の大きさ・位置が標準的であれば，補償的な下顎骨切りは適用しない．提示例で仮に上顎骨のみの骨切りを想定した場合，C図形は図のようになる（図12）．このC図形は，本来のC図形を修飾して作成されている．下顎骨切りを適用しないので，下顎骨を別紙に透写せず，上顎永久歯と良好な咬合関係となるように前方移動したものを，赤線で図示した．また下顎中切歯を適正な歯軸に修正し赤線で示してある．

片側性完全口唇口蓋裂で最も多かった上下顎劣成長型においても，劣成長の下顎に排列する歯と正常咬合関係が再建できるように，上顎骨に対する骨切りを計画する．提示例で認められた下顎骨の時計回りの回転は，Hiranoら[9]とは意見が異なるが，push back法で口蓋形成を行った例に共通した現象のように考えられ，今後の検討課題である．

矯正歯科担当医と骨切り担当医とのかかわり

口唇裂口蓋裂既手術例顎変形症の外科的矯正治療においては，口唇鼻二次修正も念頭において治療計画を立案する必要があり，矯正歯科担当医と骨切り担当医との密接な連携が要求される．さらに鼻咽腔閉鎖機能や構音については，言語聴覚士の評価も欠かせない．外科的矯正治療過程での前者2部門のかかわり方について，チャートで示した（図13）．

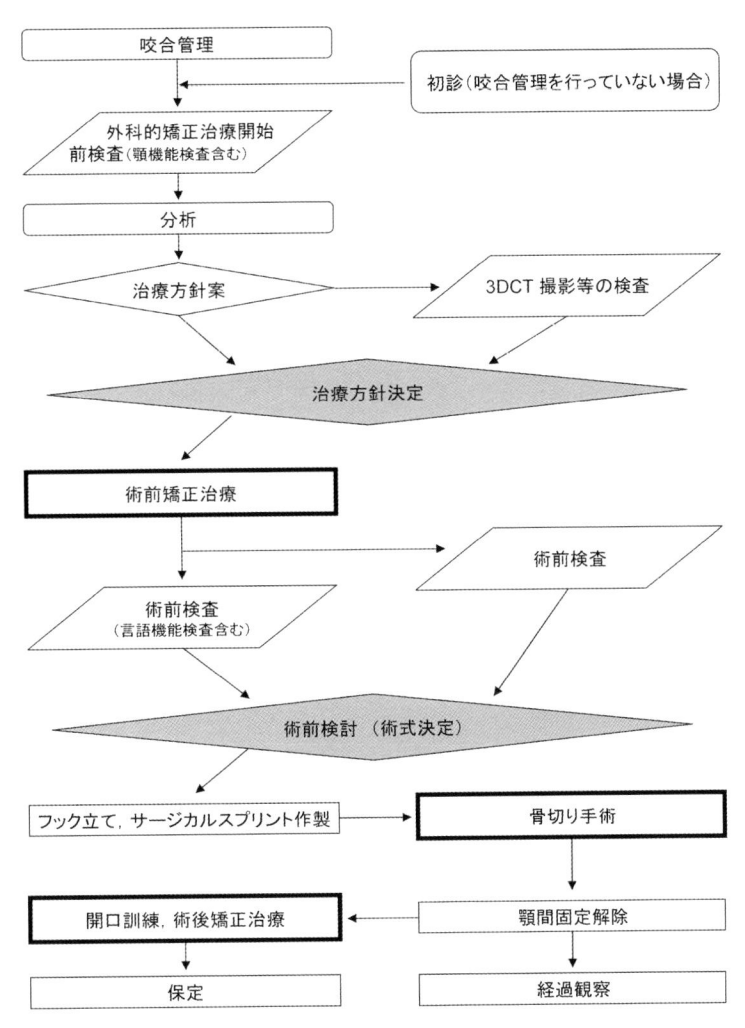

図13 外科的矯正治療過程での分担と共同作業

文献

1) 歯科医学大辞典第3巻．正常咬合．歯科医学大辞典編集委員会ほか編，pp1476，医歯薬出版，東京，1987
2) 菅原準二，川村 仁：CDS分析；図形を用いた顎変形症の2次元的形態分析法．J Orthodontic Practice 2：43-58，1997
3) 菅原準二，川村 仁：第1章 顎変形症の分類．現代外科的矯正治療の理論と実際，三谷英夫監修，pp11-28，東京臨床出版，東京，2000
4) 菅原準二，曽矢猛美，川村 仁ほか：平均顔面頭蓋図形（CDS）を利用した顎顔面頭蓋の形態分析；顎矯正外科症例への適用．日矯歯誌 47：394-408，1988
5) 菅原準二，川村 仁：第8章 CDS分析．現代外科的矯正治療の理論と実際，三谷英夫監修，pp111-126，東京臨床出版，東京，2000
6) 幸地省子，北 浩樹，大澤雅輝：Push back法を適用した片側性完全口唇口蓋裂の長期咬合管理（抄）．日口蓋誌 30：86，2005
7) 菅原準二，三谷英夫：顎矯正外科症例に対する我々のTreatment goalの設定法について．顎変形誌 8：55-58，1989
8) 菅原準二，川村 仁：第9章 外科的矯正治療における治療ゴールの設定法（1）．現代外科的矯正治療の理論と実際，三谷英夫監修，pp127-144，東京臨床出版，東京，2000
9) Hirano A, Suzuki H：Factors related to relapse after Le Fort I maxillary advancement osteotomy in patients with cleft lip and palate. Cleft Palate Craniofac J 38：1-10, 2001

10 唇顎口蓋裂
3）上下顎骨切り術

川上 重彦，岸邊 美幸

Summary

顎変形症に対する顎骨骨切り術は完成した術式として普及している。しかしながら，唇顎口蓋裂に続発する顎変形症に対する顎骨骨切り術はいまだに安定した術後成績が得られていない。本稿では，その問題点を検証するとともに，良好な術後成績を得るための術前評価，手技，術後管理における留意点を述べた。

術前評価においては顎骨移動量の決定が重要となる。唇顎口蓋裂による顎変形は上顎劣成長によるため，上顎を前方移動することが良好な咬合と顔貌を獲得するためには必須である。しかし，現実的には理想の上顎移動量を適応することは困難な例が多く，そのため下顎の後方移動が併せて行われる。この上顎前方移動量と下顎の後方移動量をどのように設定するかが術後成績の安定化に影響している。上顎の前方移動量と下顎の後方移動量の和が20mm以上になる場合は，術後後戻りの可能性が高く，一期的な再建での正常咬合の獲得は困難なことが多い。

手術術式では，上顎骨切り（Le Fort I 型）と下顎骨切り（下顎枝矢状分割）が通常用いられる。上顎骨切りでは歯槽弓後端（蝶上顎縫合）を十分に切離し上顎の可動化をはかることが重要である。また，骨切り移動後の固定はミニプレートで行うが，前方移動量が多い場合は移動した口蓋突起と上顎骨体の間隙に骨移植が必要となる。また，顎裂が閉鎖されていない場合も，移動量に関わらず骨移植の必要性について検討しなければならない。下顎の骨切り（矢状分割）では，外側骨片の偏移に注意が必要となる。

術後管理としては顎間固定が問題となる。適切な咬合位での顎間固定を行うために，術直後から軟鋼線による顎間固定を行うのが望ましい。この場合，留意しなければならないのは気道の確保である。手術侵襲などから気道の浮腫が危惧されるならば，術後数日間は気管切開による気道の確保も念頭に置くべきである。

はじめに

下顎前突症や顔面非対称などの顎変形症に対する上顎 Le Fort I 型骨切り術，下顎枝矢状分割骨切り術，下顎枝垂直骨切り術などの術式は広く普及し，安定した術後成績が得られている。しかし，唇顎口蓋裂に続発する顎変形症に対しては，これらの手技を用いても安定した術後成績は得られていないのが現状である。この原因としては，術式自体の問題というよりは，口蓋裂に起因する口蓋突起の脆弱性，乳幼児期の口蓋裂手術，学童期の顎裂に対する処置，歯科矯正治療などさまざまな要因が絡んでいる。本稿では，手術成績を不安定化させる要因を検証し，良好な術後成績を得るための術前評価，手術手技，術後管理の留意点について著者らの経験や文献的考察を加えて述べる。

概　念

　唇顎口蓋裂に続発する顎変形症は上顎骨の前方への発育不全に起因し，いわゆる見かけの下顎前突症を呈する。この上顎骨発育不全は本来生じている口蓋骨の組織欠損によるという考え[1]と口蓋裂手術の影響によるとの考え[2,3]があり，いまだ明確な結論はでていない。おそらく両者が影響しあって上顎骨の発育不全を起こしているのであろう。すなわち，本来有している上顎発育不全に加えて口蓋裂手術後の歯槽弓後端から軟口蓋に生じる手術瘢痕がさらに発育不全状態を悪化させていると考えられる。このように著しい発育不全に陥った上顎骨を前方の正常位置に復元した場合，発育不全を呈している脆弱な口蓋突起や口蓋の手術瘢痕は前方移動された上顎骨の後戻りを助長する大きな要因となり，これが手術成績の不安定化を招いている。この解決法として現在行われているのが，下顎骨を同時に後方へ移動して上顎骨の前方移動量を減少させ，上顎の後戻りを防止しようという方法である。

術前の評価

歯科矯正治療はなされているか

　術前，まず適切な歯科矯正治療が行われ術後に正常咬合位が獲得できるかを確認する必要がある。歯科矯正治療がなされていない例に対して手術を施行してはならない。また，顎裂の有無も確認する必要がある。顎裂を残したまま骨切りを行うと上顎骨が2つの骨片として移動・固定されるため，骨固定が不十分となり術後後戻りの原因となる。もし顎裂が未処置であるならば，骨切り時に上顎骨が一塊として移動できるように顎裂への骨移植を先に行う方が望ましい。

鼻咽腔閉鎖機能の確認

　この確認も必須である。通常の閉鎖機能であれば上顎移動後も閉鎖機能障害が生じることはない[4]。しかし，軟口蓋がかろうじて咽頭後壁と接触する例などでは術後の機能障害の発症も念頭に置くべきである[5]。咽頭弁手術が施行されている例でも同様であり，また，咽頭弁がある場合，経鼻挿管に支障を来たすため，咽頭弁手術の既往は確認する必要がある。

手術計画

　上顎と下顎の移動量を設定することが重要となる。頭部X線規格写真から理想的な移動量は設定できるが，前述のごとく後戻りを念頭におくならば上顎の移動量には限界があると考えた方がよい。自験例では上顎を10mm以上前方移動した場合，すべて後戻りが見られたことから，上顎の最大前方移動量を10mmとして術前計画を作成している[6]。この場合の10mmというのはやむをえない最大量である。例えば，上顎と下顎の移動量の和が15mmの場合，上顎を10mm移動するのではなく，下顎を10mm後方移動，上顎を5mm前方移動する計画を立て，想定される術後顔貌からその妥当性を検討している。下顎の移動については15mmの後方移動は可能であるが，後戻りを考慮すると10mmが適正な移動量と考えている。

　以上から，上顎の移動量は5～10mm，下顎は5～15mmの移動量の中で症例に応じた計画を作成することになる。したがって，これ以上の移動を要する例では一期的再建の適応ではないと考えた方がよい。

　また，術後に想定される頭部X線規格写真でのSNA角やSNB角が正常値より極端な鋭角となり，いわゆるdish face顔貌が改善されないと想定される場合も，一期的再建の適応とは言えない。

手　技

手術の手順

　まず上顎骨切りを行い，プレートを用いて上顎を術前に想定した位置に移動・固定する。ついで下顎を骨切りし，想定した咬合位で顎間固定を行う。下顎骨切り部の固定は術式により固定法が異なるため，術式の項において述べる。これらの骨切り，移

動に際しては，担当する矯正歯科医に依頼して以下の咬合副子を作成しておくと正確な移動が可能である[7]。すなわち，歯型石膏模型と咬合器を用いて，まず，上顎の移動位置を設定する目的で，骨切り前の下顎歯列を基準とした咬合副子を作成する。ついで，移動固定された上顎の歯列を基準とした咬合副子を作成する。

これら，2つの咬合副子を用いて上顎の移動固定と顎間固定を行えば，術前に想定した上・下顎の移動を正確に行うことが可能である。

上顎 Le Fort I 型骨切り術について

上顎骨切り術の基本的な術式である。上顎体から上顎歯槽突起を切離し，可動化させる手技である。

電動ボーンソーを用いた骨切り

①上顎口腔前庭粘膜を切開し，剥離子を用いて骨膜下に上顎骨を剥離展開する。粘膜切開は，頬粘膜から上顎歯肉に向かう血行を考慮して，両側第二小臼歯間に留める。

②上顎洞前壁から翼状突起との接合部（蝶上顎縫合）まで剥離を行ってから梨状孔内（側壁，下壁）の剥離を後鼻腔まで行う。

③口蓋裂による骨欠損がある部位では鼻腔粘膜と口蓋粘膜が瘢痕性に癒着している。もし，粘膜間組織の分離が容易でない場合は，口蓋粘膜の温存を優先し，鼻腔側に raw surface を作った方が術後管理は容易である。

④骨切りは，電動式ボーンソーを用いて上顎洞前壁，蝶形骨翼状突起接合部近傍から梨状孔縁まで両側で行う（図1-a）。

オステオトームを用いた梨状孔縁の骨切り

⑤梨状孔縁にオステオトームを挿入して梨状孔後端に向かって骨切りを進める。

⑥大口蓋動静脈の損傷を避けるため，骨切りは梨状孔後端の約5～10mm前方で留める。経験的にみると，成人においては梨状孔前縁から約4～5cm後方に向かって骨切りすることになる。

⑦骨切り後，口蓋骨と鼻中隔を鼻中隔用オステオトームや回転バリンジャーを用いて切離する。

⑧上顎用モビライザーを両側の翼状突起接合部に挿入しハンマーで叩きながらモビライザーを接合部に進入させて同部を離断する（図1-b）。これで口蓋突起は大口蓋動脈周辺を除いて上顎体と切離された状態となる。

Down fracture

⑨上顎鉗子で梨状孔側と口腔側から口蓋突起を把持して，大口蓋動静脈周辺の骨をいわゆる down fracture（図1-c, d）させれば，上顎歯槽突起は可動化される。

固定

⑩上顎を可動化させた後，骨切り前の下顎を基準とした咬合副子を用いて上顎を想定した位置に移動させる。軟鋼線を用いて顎間固定後，下顎を閉口時の位置に保持した状態で上顎の骨切り部をプレート固定する。プレート固定は梨状孔縁と頬骨下稜前方の片側2カ所，計4カ所で行うのが望ましい。

プレートの材料として，近年，顔面骨用の吸収性プレートが汎用されているが，強度の面からみるとチタン製プレートを用いる方が無難であろう。

下顎枝矢状分割骨切り術

下顎移動に際して汎用されている手技であり，形成外科医にとっては習得すべき手技のひとつである。

電動ボーンソーを用いた皮質骨の骨切り

①骨切り部への到達は頬粘膜切開から行う。頬粘膜下の下顎枝前縁を指先で確認し，その直上の粘膜を上顎の歯肉に接するあたりから下顎第二大臼歯下まで切開する。

②切開後，第二大臼歯下の下顎体部から下顎切痕最深部の近傍まで下顎骨外側を骨膜下に剥離する。

③同様の範囲で下顎枝後縁から下顎体部下縁を剥離する。外側の剥離は通常の剥離子，後縁の剥離は下顎枝牽引子で行う。

④下顎枝内側の剥離に移る。剥離範囲は下顎切痕最深部から下顎孔上近傍までであるが，広範に剥離を行うと下顎孔に入る血管を損傷して余計な出血を招くことになる。下顎孔上の骨切り予定部を幅10mm程度剥離すればよい。

⑤骨切りは，前方の下顎外側の皮質骨から行う。電動式ボーンソーを用いて第二大臼歯下の皮質骨を骨切り，ついで後方移動量に一致させて後方にも骨切りし，オステオトームを用いてその間の外側皮質骨を除去する（図2-a）。

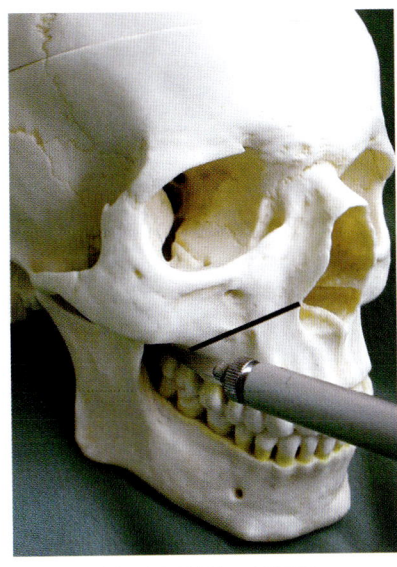

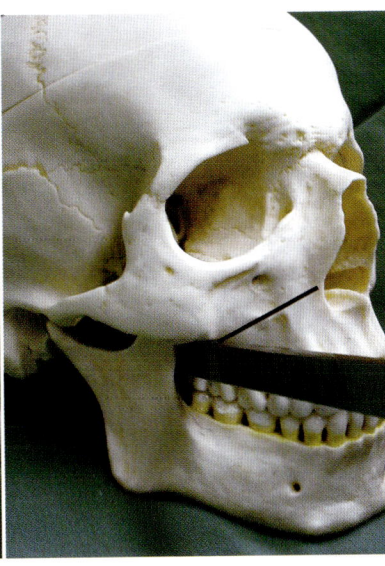

(a) 上顎前壁の骨切り　　(b) 蝶上顎縫合での離断　　(c) 上顎鉗子を用いた down fracture

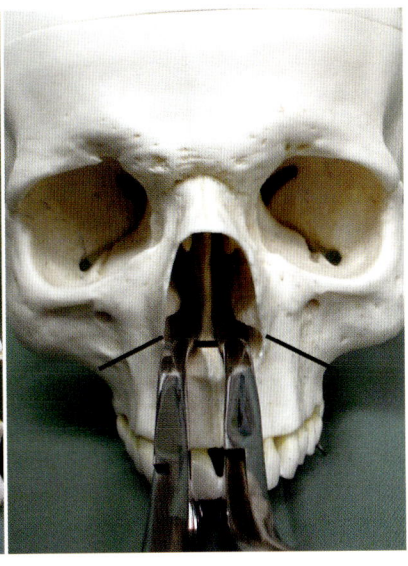

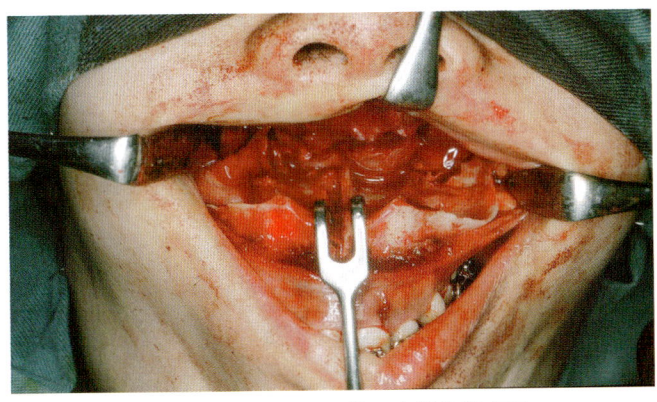

(d) Down fracture 後の上顎歯槽突起

図1　上顎 Le Fort I 型骨切り術

⑥下顎枝内側の皮質骨の骨切りを行う。骨切り該当部の下顎枝後縁に下顎枝牽引子を挿入して骨切りに伴う軟部組織損傷を防御しながら電動式ボーンソーで骨切りする（図2-b）。

⑦下顎枝前縁の骨切りに移る。下顎枝内側の骨切り部から前方の皮質骨切除部まで，電動式ボーンソーを用いて皮質骨切りを行う。留意する点としては滑らかな直線上に骨切りを行うことである（図2-c）。この骨切りの設定によって，後に離断される内側骨片は自由な移動が可能となる。

下顎枝の分割・離断

⑧下顎体部，角部，枝部の前方から後方に向かって，オステオトームを髄質内に進めて離断する。

⑨下顎角部前下方から後上方に分割を進める。この際，注意すべきは髄質内にある下歯槽神経，動静脈の損傷である。これを避けるためにオステオトームで外側皮質骨の裏面を滑らせながら分割することが推奨されている[8]。著者らは，先端が鋭利でない特殊なオステオトームを用いて分割時の外側皮質骨の損傷を避けながら髄質の分割を行い，下顎枝後面に至った時点で通常のオステオトームに替えて皮質骨を分割している[9]（図2-d）。

⑩分割が内側皮質骨の骨切り部まで及んだらセパレーターを髄質内に挿入しこれを開大させることで分割が終了する（図2-e）。

顎間固定と外側骨片の固定

⑪分割後内側骨片を移動し，想定された咬合位で顎間固定する。

　この時点で問題となるのは外側骨片の固定である。このままであれば，筋突起に付着した側頭筋の力によって骨片は偏移する。

　この防止法としては，位置決め用プレートを用いて外側骨片をあらかじめ位置決めしておき，分割・

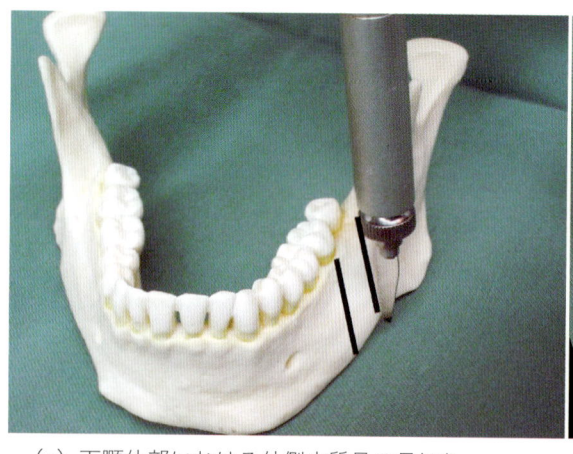

(a) 下顎体部における外側皮質骨の骨切り
　　移動量に相当する幅の外側皮質骨を切除する。

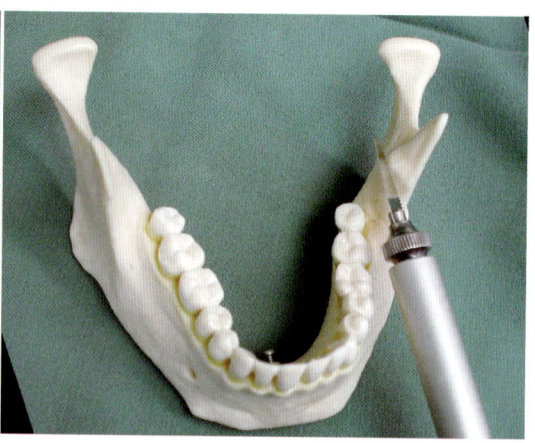

(b) 下顎枝前縁の骨切り

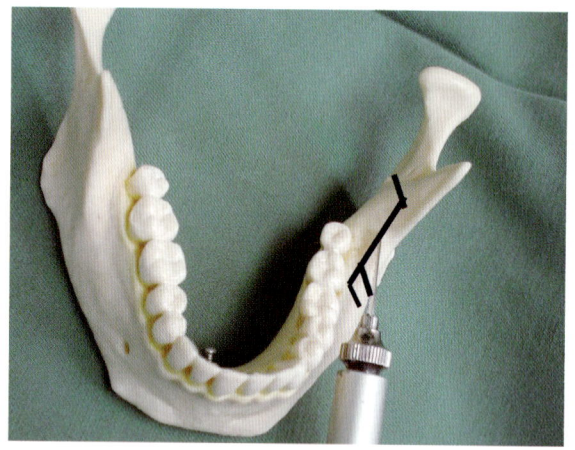

(c) 電動ボーンソーを用いた皮質骨骨切り線

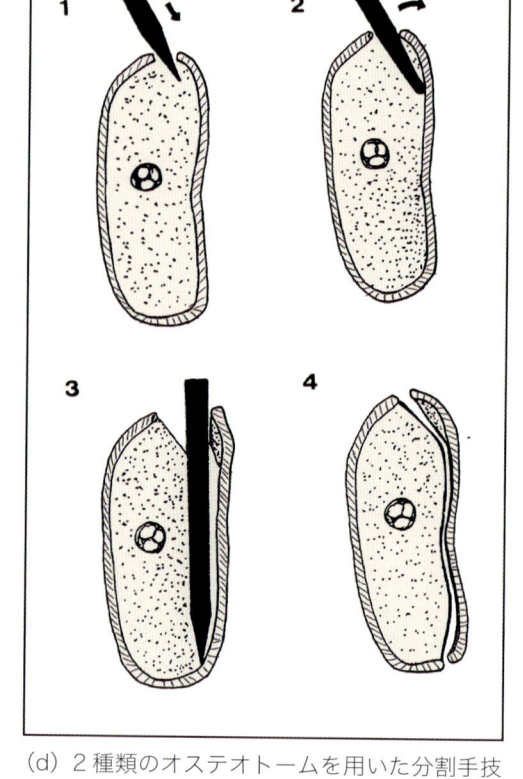

(d) 2種類のオステオトームを用いた分割手技

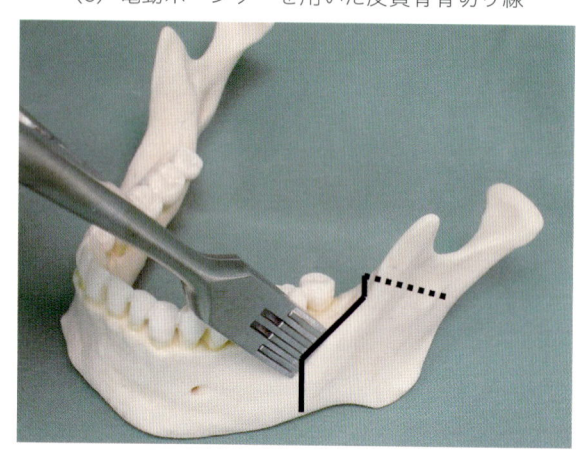

(e) セパレーターを用いた内・外側骨片の分離

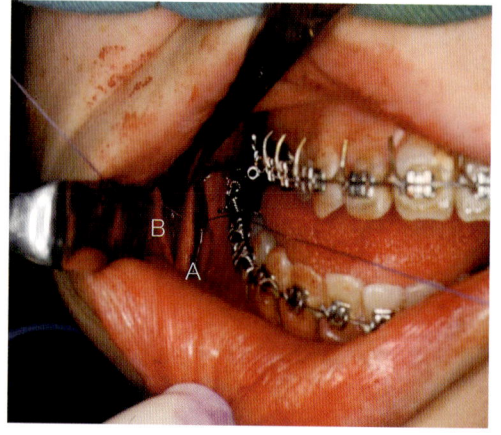

(f) 縫合糸を用いた外側骨片と咬筋膜との固定
　　A：外側骨片，B：咬筋膜

図2　下顎枝矢状分割骨切り術

200　Ⅱ．先天異常

顎間固定後に位置決めプレートを再装着して外側骨片の位置を戻した後，プレートやスクリューを用いて内・外側骨片を強固に固定する方法が通常行われている[9)10)]。顎間固定期間の短縮は得られるが，手技が煩雑で手術時間が長くなり，術後の顔面腫脹も著しい。

このような煩雑な手技を嫌って内・外側骨片を軟鋼線で緩く固定する方法[11)]や，長期間顎間固定を行って外側骨片の位置が自然に矯正されるのを待つ方法[12)]もある。著者らは，最近では内・外側骨片は固定せず，咬筋に外側骨片を固定して偏移を防止する方法を用いている[13)]（図2-f）。この場合，骨癒合は顎間固定に頼ることになる。通常2週間程度の強固な顎間固定とその後4週間程度のゴムバンドによる顎間固定で良好な咬合位が保たれている。手術時間の短縮による術後の顔面腫脹が軽度であるのが利点である。

下顎枝垂直骨切り術

神経・血管損傷の合併しない術式であるが，骨切り後の移動量や方向に制限がある。下顎側突症など回転移動が必要な例では有用な手技である[14)]。
①骨切り部へは，通常矢状分割骨切り術と同様の頬粘膜切開から到達する。
②下顎切痕から下顎角部まで，骨膜下に下顎枝外側を剥離・展開し，下顎孔より後方で電動式ボーンソーと弯曲したオステオトームを用いて下顎枝を垂直に骨切りする。なお，下顎角部の皮膚切開から下顎枝を剥離・展開して骨切りすることも可能である。
③下顎枝離断後は顎間固定により骨癒合を待つことになる。プレートなどを用いた強固な固定は通常行われない（図3）。

術後管理

気道の確保について

術後管理で問題となるのは，気道の確保である。手術は経鼻挿管下に行うことも可能ではあるが，口蓋裂手術例では後鼻孔から歯槽弓後端の粘膜を広く剥離しないと上顎歯槽突起は十分可動化されないことが多く，このような例では術後浮腫や誤嚥による気道閉塞に留意しなければならない。著者は唇顎口蓋裂例に対するLe Fort I型骨切り例には全例気管切開による術後気道管理を行っている。通常，術後4～5日間行えば嚥下にも問題はなくなり，術後腫脹による気道閉塞も生じない。

経鼻挿管を術後も継続させて気道管理を行うことは避けるべきである。機械的刺激による声帯ポリープの発症原因となることや喀痰による挿管チューブの閉塞，抜管時の嘔吐などのトラブルなど，危険な点が多々あることから，開口ができない顎間固定中の患者には行うべき管理手法ではない。

顎間固定の期間

上顎歯槽突起の状態，移動量によって異なる。あらかじめ顎裂への骨移植が行われており，移動量も少なく，歯槽突起が一塊として強固に固定できるならば2週間程度で問題はない。しかし，歯槽突起が左右別に固定されている例や，移動量が多くその間隙に骨移植を行った例などでは4週間程度の顎間固定が必要である。

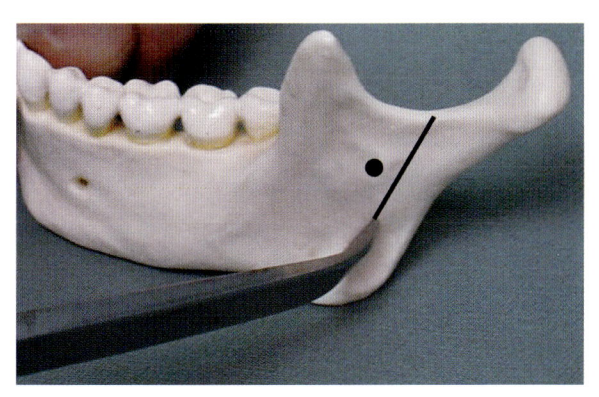

図3　下顎枝垂直骨切り術

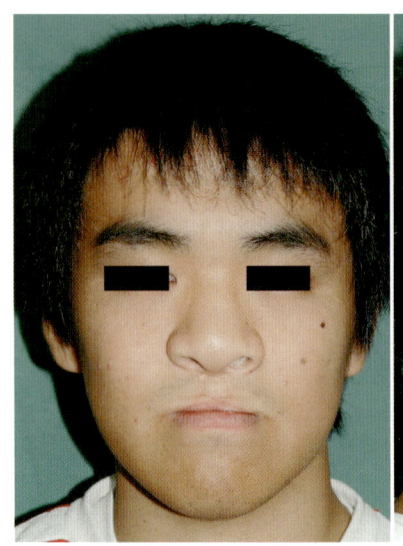

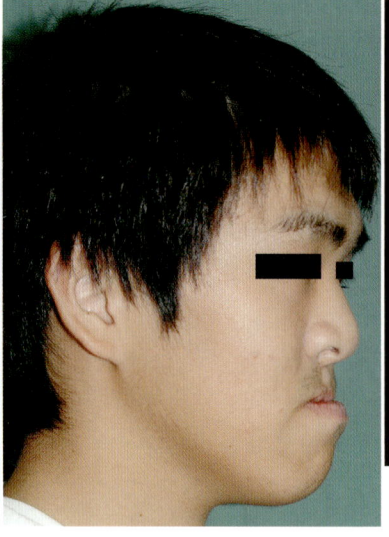

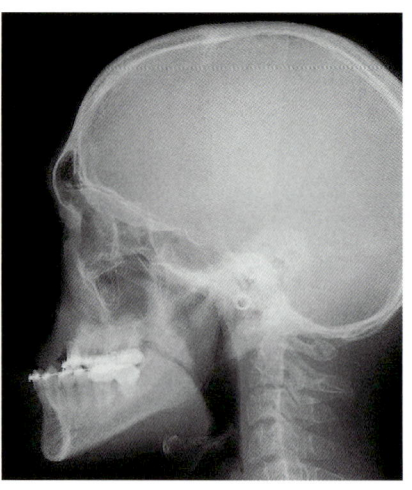

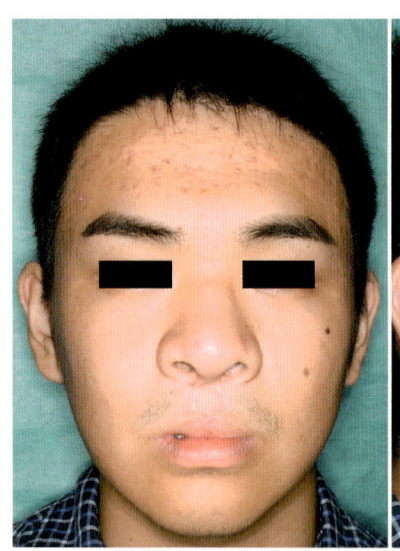

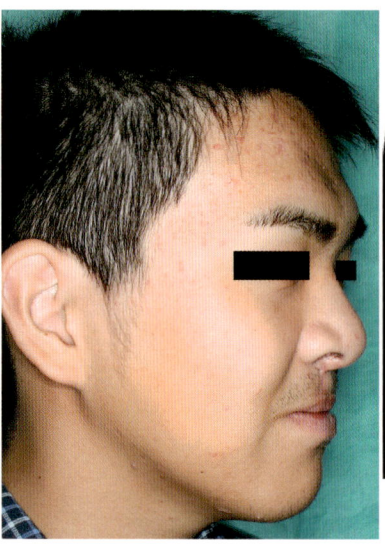

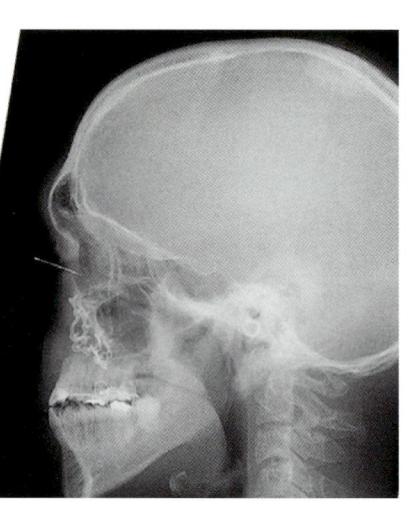

図4 症例1：17歳，男性，両側唇顎口蓋裂による顎変形症
(a) 術前
(b) 術後2年

術後X線像は頭蓋骨外板移植による鼻形成術直後に撮影されたもので，骨固定用の鋼線が観察される。咬合は切端咬合の状態で保たれている（わずかに後戻りを呈した）。

症　例

症例1　17歳，男性，両側唇顎口蓋裂による顎変形症（図4）

　上・下顎骨切り術を行った。顎裂は未処置のまま歯科矯正治療を受けていた。

　手術は，上顎Le Fort I 型骨切り術により上顎を8mm前方移動，下顎枝矢状分割骨切り術により下顎を8mm後方移動させた。中間顎が遊離している状態であったため，中間顎の口腔前庭粘膜や歯肉への血行を考慮して，鼻中隔の離断は鼻柱基部の手術瘢痕を利用して経皮的に行った。また，両側上顎歯槽突起のdown fractureは，口腔と上顎洞内に上顎鉗子を挿入してそれぞれに行った。顎間固定は4週間継続した。術後1年に頭蓋骨外板による鼻形成と口唇裂二次修正術を行った。現在，上口唇への単一植毛や鼻翼の縮小を計画し経過観察中である。

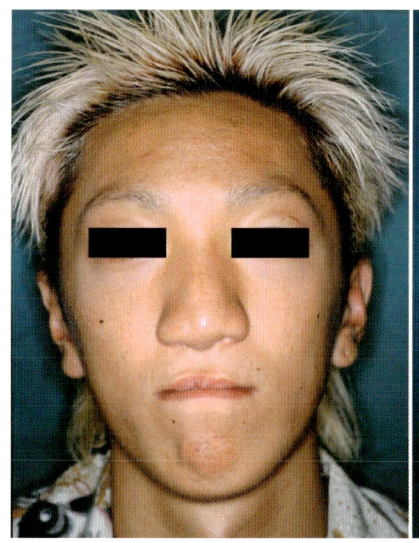

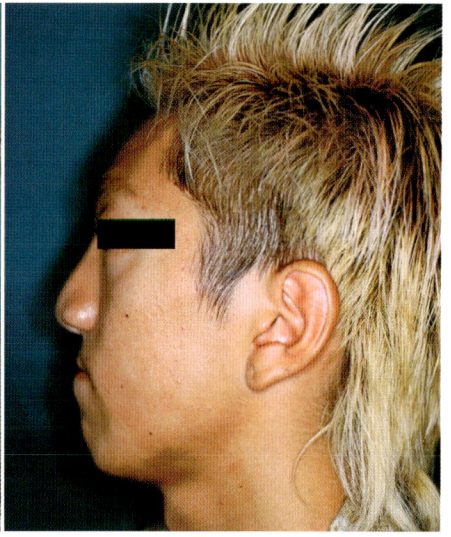

(a) 術前

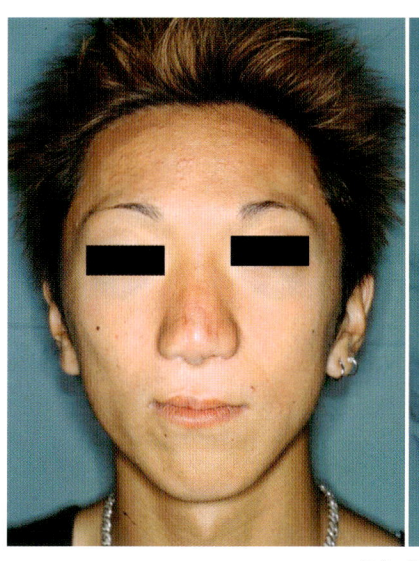

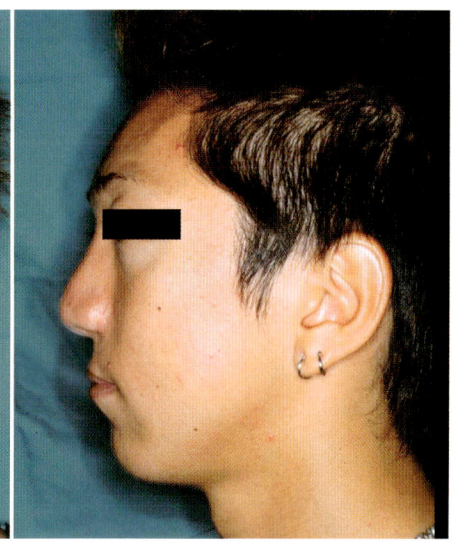

(b) 術後3年

図5 症例2：17歳，男性，右唇顎口蓋裂による顎変形症

症例2　17歳，男性，右唇顎口蓋裂による顎変形症（図5）

　顎裂を閉鎖後上・下顎骨切り術を施行した。上顎はLe Fort I型骨切り，下顎は下顎枝矢状分割骨切り術，おとがい形成（短縮）術を通常の手法で行った。顎間固定は3週間継続した。移動量は上顎を前方5mm，下顎を後方へ10mmであった。術後1年に口唇裂二次修正術，頭蓋骨外板による鼻形成を行った。

考　察

術後の後戻りを防止するには

　手術成績を左右するのは，上顎の後戻りである。この防止対策としては，前述のとおり，術前矯正治療による適切な咬合位の設定，術前の顎裂閉鎖，強固な骨固定，移動後の間隙に対する骨移植，適切な移動量の設定などが必要とされる。
　しかし，このような対策を行っても後戻りが生じる例も少なくない。著者らの経験では口蓋に瘢痕拘縮を有する例では上顎の前方移動に対する抵抗が強

10．唇顎口蓋裂

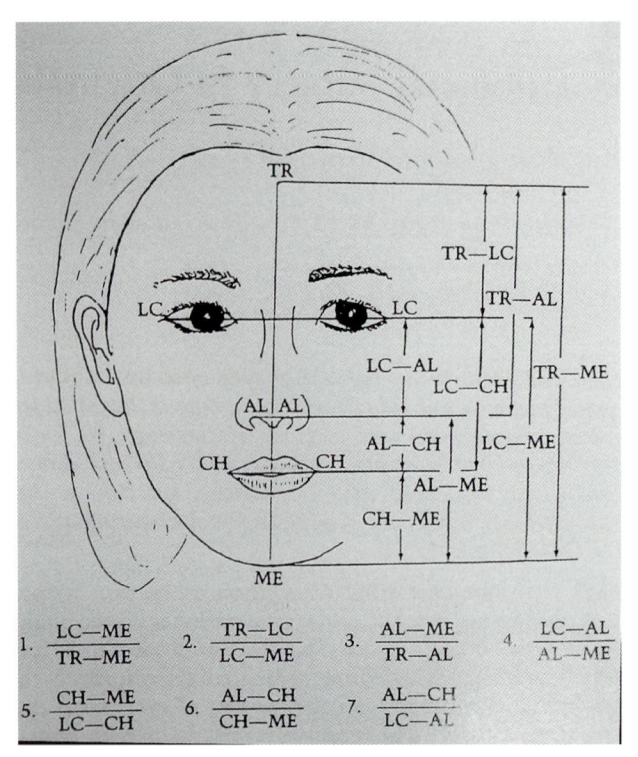

図6　顔面の黄金比
　顔面全長（TR-ME）の中で，目，鼻が黄金比で分割される位置に存在し，鼻は目と口の間で，口は鼻と下顎下端との間で黄金分割される位置に存在することを示している。
（Kawakami S, et al : Golden proportion for maxillofacial surgery in Orientals. Ann Plast Surg 23 : 417-425, 1989 から引用）

く，移動後の後戻り傾向も強い．また，このような例では口蓋骨の劣成長も強い．したがって，移動量的には一期的移動が可能な症例でも，口蓋に著しい瘢痕を有する例では二期的な移動[15]も視野に入れて手術計画を検討すべきである．

顔貌の改善

　顎変形症の手術においては，咬合の再建とともに顔貌の改善も当然必要とされる．著者らはこの目的から顔面の黄金比を用いて上顎の移動方向，すなわち前方移動とともに短縮や延長が必要かどうかを検討している[16]．下顎においては主におとがい長の延長，短縮の是非について検討している（図6）．顔貌の評価法についてはさまざまな報告[17]があり，議論の余地を残しているが，術前の検討事項としては必須である．術者の理解しやすい，使いやすい評価法を用いて検討すべきであろう．

文　献

1) 石倉直敬, 宮永章一, 谷口和佳枝ほか：二次手術としての pushback 法と顎発育. 日口蓋誌 18：35-41, 1993
2) 林　勲：片側性完全唇・顎・口蓋裂者の顎・顔面頭蓋の成長；頭部 X 線規格写真による研究. 日矯歯誌 34：33-65, 1975
3) Seals JC, Biggs DR : Surgically induced maxillary growth inhibition in rats. Cleft Palate J 11：1-16, 1974
4) McCarthy JP, Coccaro PJ, Schwartz MD : Velopharyngeal function following maxillary advancement. Plast Reconstr Surg 64：180-189, 1979
5) 今泉史子, 石井正俊, 石井良昌ほか：上顎骨切り術が鼻咽腔閉鎖機能に及ぼす影響について. 日口顎会誌 26：325-332, 2001
6) 川上重彦, 吉田　純, 岸辺美幸：上下顎骨切り術. 形成外科 46：49-56, 2003
7) 大浦武彦, 小野一郎, 浅見謙二ほか：顎顔面外科手術における新手術方法；上下顎骨骨切術における新固定法. 日形会誌 5：477-489, 1986
8) McCarthy JG, Kawamoto H, Gryson BH, et al : Surgery of jaws. Plastic Surgery, edited by McCarthy JG, vol2, pp1247-1255, WB Saunders Co, Philadelphia, 1990
9) 川上重彦, 塚田貞夫：顎変形症に対する顎骨移動術；整容・機能的改善の獲得をめざして. 金医大誌 20：535-545, 1995
10) Spiessl B : Rigid fixation after sagittal split osteotomy of ascending ramus. New Concepts in Maxillofacial Bone Surgery, edited by Spiessls B, pp115-122, WB Saunders Co, Berlin, 1976
11) 川上重彦, 塚田貞夫, 岡田忠彦ほか：下顎前突症に対する顎骨移動術；その問題点と対策. 日頭蓋顎顔会誌 6：27-40, 1990
12) Karabouta I, Martis C : The TMJ dysfunction syndrome before and after sagittal split osteotomy of the rami. J Max-fac Surg 13：185-188, 1985
13) 川上重彦, 吉田　純, 岸辺美幸：固定材を用いない下顎骨矢状分割骨切り術（抄）. 日頭蓋顎顔会誌 20：72, 2004
14) Kawamura H, Sugawara H, Nagasaka Y, et al : Surgical correction of mandibular asymmetry by unilateral sagittal split ramus osteotomy combined with contra-lateral vertical ramus osteotomy. Jpn J Jaw Deform 2：139-149, 1992
15) 佐藤兼重, 堤　清明, 高橋孝司ほか：ハロー型上顎骨延長具による上顎延長術. 日頭蓋顎顔会誌 17：17-24, 2001
16) Kawakami S, Tsukada S, Hayashi H, et al : Golden proportion for maxillofacial surgery in Orientals. Ann Plast Surg 23：417-425, 1989
17) 秦　維郎：人体美論（カロス）. 標準形成外科学第 4 版, pp286-287, 医学書院, 東京, 2000

10 唇顎口蓋裂
4）ハロー型骨延長器によるLeFort I型骨延長術

佐藤 兼重，門松 香一

Summary

　口唇口蓋裂による上顎の低形成症は上顎骨の前方移動や下顎骨の後方移動により治療されてきた。近年顔面骨の変形に対する骨延長術の進歩とあいまってLeFort I型ハロー骨延長術が1997年Polleyらにより報告され，その有用性が確認された。術式は上顎骨をLeFort I型骨切り後，ハロー装置に連結された延長具を使用して1mm／日の骨延長を行う方法である。
　Polleyらの原法（RED system）は歯牙に装着したスプリントを使用するが，最近著者らはその改良法として上顎骨自体を直接牽引する直達牽引法（direct skeletal traction）を行っている。その方法も左右1本ずつの軟鋼線を使用する方法から上顎骨の移動をより調節しやすい左右2本ずつの軟鋼線を使用する方法（Marionette traction）へと変遷し，この方法を多用している。ここでは口唇口蓋裂による顎変形に応じた症例の実際を述べるとともに，LeFort I型ハロー骨延長術における延長と保定方法・保定期間について詳述する。

はじめに

　唇顎口蓋裂による顎変形は上顎骨の低形成を主体とした主にAngle Class IIIの変形であり，従来一期的な骨切り術による上顎の前方移動や下顎の後方移動により治療されてきた。しかし，1992年のMcCarthyら[1]による下顎骨への骨延長術の臨床応用以来，本症による上顎骨の低形成に対しても骨延長術が応用されている。従来法は瘢痕組織の存在などにより前方移動量に制限が大きいのに対し，骨延長法は緩徐な前方移動により遙かに大きな移動量を獲得できるのが最大の利点である。現在骨延長装置には外固定型と内固定型があり，それぞれの特徴により一長一短であるが，症例を選択することでいずれも良好な結果を期待できる。
　外固定型の骨延長装置はRED（Rigid External Distraction）システムに代表されるハロー装置を用いた方法であり，1997年Polleyら[2]により開発され広く使用されている。われわれもREDシステムおよびその改良型や他のハロー型装置を使用して唇顎口蓋裂の顎変形症例に対する骨延長術を多数施行しているので，その方法や特徴について述べる。

概　念

骨延長術の意義

　唇顎口蓋裂による顎変形は上顎骨の低形成を主体とした上下顎の咬合不全である。そのため小児期からの歯科管理の下に歯科矯正治療がなされるが，歯科矯正治療のみでは良好な被蓋咬合が獲得できないと思われる症例に対して外科的顎矯正手術が適応とされる。従来，上顎骨LeFort I型骨切りによる前方移動，もしくは上下顎の同時骨切り術が施行されていたが，これらによる上顎体の最大前方移動量はほぼ10mmと言われ，実際には最大でも7〜8mmないしは5〜6mmの移動量となることが多かった。

さらに術後骨切り部の安定化のため，2週間前後の顎間固定を必要としたり，症例によっては上顎骨の骨間隙に対して腸骨や頭蓋骨による骨移植を行った。また，上下顎同時骨切りの併用となることが多いため，多量の出血に対する自己血輸血の採取など，いくつかの問題点があった。

一方，骨延長では原則として前方移動に制限はなく，骨間隙に患者自身が新たに骨を形成するという点でも従来法より利点が多い。また，顎矯正手術は顔面骨の発育の停止時期を待ってから，術前矯正の後に骨切り，骨移動を施行するが，骨延長術は10歳以上，12～13歳での手術が可能である。また，咽頭弁手術が施行された症例にも問題なく使用でき，顕著な上顎骨の低形成症例に対してはその変形による患児・家族の精神的負担を鑑み，手術による早期からの改善が期待できるという点で骨延長術は有用な方法である。

ハロー型骨延長器の種類

ハロー（halo）とは聖画像の頭部の背後に描かれる光輪のことである。この骨延長器は，頸椎損傷などで頸椎を固定する際に使用するハローベストのように，頭の周囲にhaloのような金属のリングをボルトで頭蓋骨に固定するため，ハロー型と呼ばれる。

現在販売されているハロー型骨延長器は以下のものがある。
1) REDシステム（KLS-Martin社製）
2) Blue Device（W. Lorenz社製）
3) 簡易型ハローシステム（株式会社田口製）

1) はPolleyらの開発したREDシステムで改良型が作成されている。2) は軽量化と同時に頭蓋骨固定用のスクリューを小さくし，さらに固定部分をアーチ型にして固定力を高めた装置である。3) は1) のデバイスを簡略化しハローの左右の腕を一塊とした装置である。

術前の評価

準備

顔面セファログラム，オルソパントモグラフ，3DCTおよび顎モデルによりClass III不正咬合の程度を把握する。特に顎モデルを用いて目的とする顎関係までの上顎移動距離を確認しておく。

適応年齢

上顎の低形成の程度により異なるが，歯科矯正医との協議によりその時期を決定する。12～13歳以降で思春期前の患者には矯正はほとんど行わずに，低形成の著明な上顎骨を前方に延長し被蓋を獲得する程度まで移動させる。思春期以降の症例には通常の顎矯正手術におけるような術前矯正の後，骨延長術を行う。

骨延長日数の概算

1日1mmの前方移動として延長日数を概算しておく。実際には上顎の多方向への移動が必要なため，さらに数日の日数がかかるものと本人や家族に説明しておく。若年症例ではパノラマ写真より埋入歯の存在位置を確認し，損傷のないような骨切り部位を検討する。

手術手技（直達牽引法）

手術は経鼻挿管にて施行する。
① 上顎口腔前庭切開より，上顎骨を前面，外側，内側において骨膜下で剥離し，上顎骨にはやや高位でLe Fort I型の骨切りを加える。
② さらに上顎結節側方および上顎内側の骨切りの後，上顎骨を下方へ骨折させる（down fracture）。
③ 梨状孔縁の厚い部分に骨孔を空けて鋼線（0.46mm）を通して鼻腔入孔部の皮膚表面に出しておく。口腔内にも直達牽引用の鋼線を使用する場合には左右の上顎骨体部に特殊型プレート（ヒトデ型）を固定しておく（図1）。

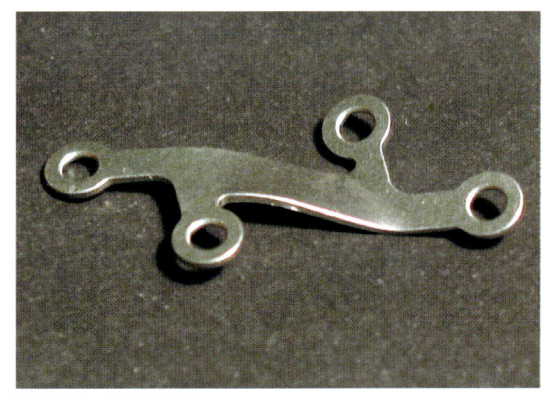

図1　特殊プレート（ヒトデ型）

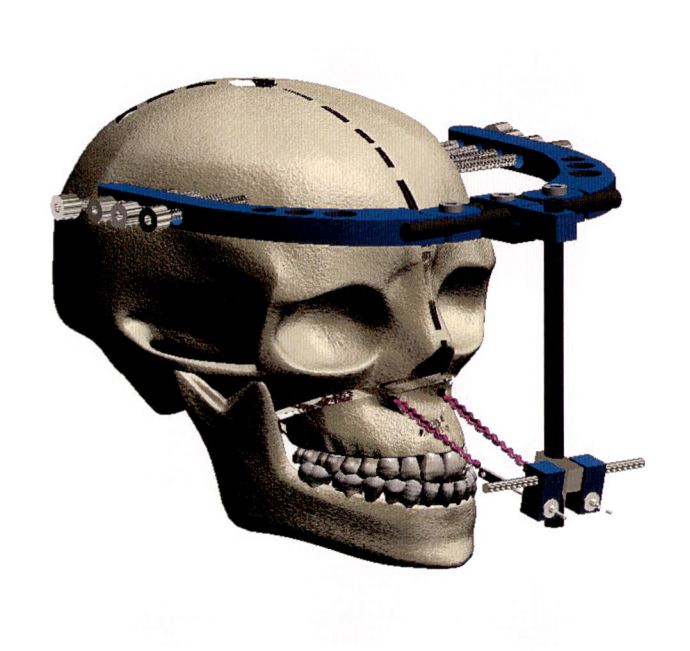

図2　ハロー型骨延長装置
前方への上顎骨骨延長を行うシェーマ．

④骨切り授動した上顎骨は元に戻し，口腔前庭部を縫合して終了する．
⑤ハロー型装置を頭蓋骨に装着する．ハロー装置はフランクフルト平面にできるだけ平行に，延長の軸棒は顔面の正中に垂直となるように固定する（図2）．ハロー装置の頭蓋骨への固定は専用の固定ネジで行うが，そのネジの占め具合は専用トルクドライバーを使用し大人6～8inch/lbs（33～45cm/kg），小児2～4inch/lbs（11～28cm/kg）で締めることが推奨されている[3]．
⑥頭蓋骨に装置を固定した後，口腔内または鼻腔入口部より引き出した鋼線を牽引装置の軸棒に固定する．口腔内より出した鋼線には口唇への損傷を避けるためにシリコンチューブを通しておくとよい．左右の牽引用の鋼線はほぼ対称となるように，また咬合平面とほぼ平行になるように固定する．
⑦術後のドレッシングはハロー型固定具のネジ部分に軽くガーゼを当ててもよいが，特にドレッシングはしなくてもよい．

術後管理

術後は顎間固定を必要としないため，気道の管理

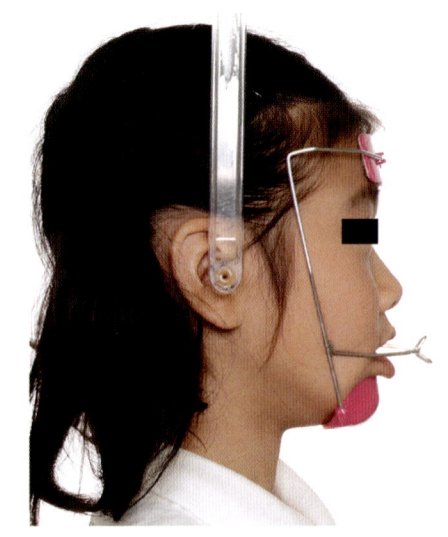

図3　MPA装置

も容易で，翌日より食事の摂取も可能となる．
　術後3～7日頃に牽引用装置を取り付け，左右とも1mm/1日（ネジ1回転が0.5mm）にて目的とする位置まで延長を継続する．しかし延長初期は鋼線自体のたわみのため2回転で1mmの延長とはならない．したがって，延長の量は計算上の延長だけで判断できないので，毎日咬合面の観察や顎モデルを用いて進行具合を確認しておく．セファログラムも適宜撮影し参考とする．また，術前測定した必要延長量より1～2mm過延長しておく方がよい．
　洗髪は術後数日より可能で，目的とする位置まで牽引されたら延長は終了とする．
　その後3週間はそのままとして骨延長の保定期間とする．その後はハロー型固定具および上顎の牽引用の鋼線をすべて抜去しnight splintとしてMPA（Maxillary Protactive Appliance）を使用する（図3）．MPAは歯科矯正医に依頼し作成してもらい装着期間は10時間前後/1日を目安として4カ月間前後使用する．

症　例

症例
13歳，女児，左側完全唇顎口蓋裂（図4）

　口唇口蓋裂にて出生後，他院にて唇裂初回手術を生後3カ月時，口蓋裂の初期手術を生後1歳で行った後に数回の細部修正を行っている．9歳時の顎裂

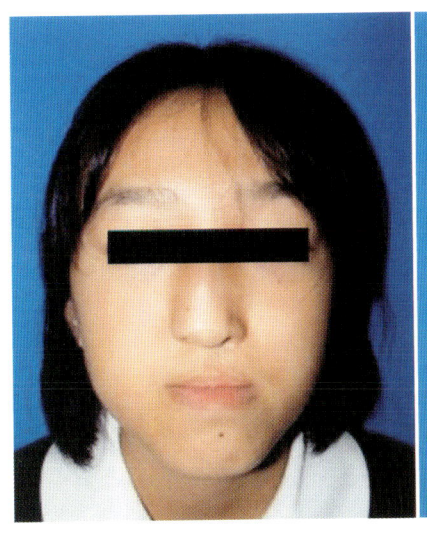

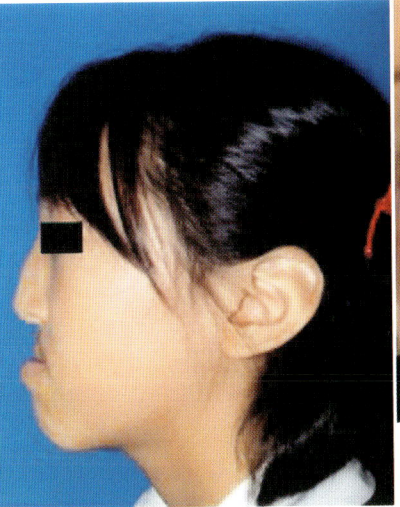

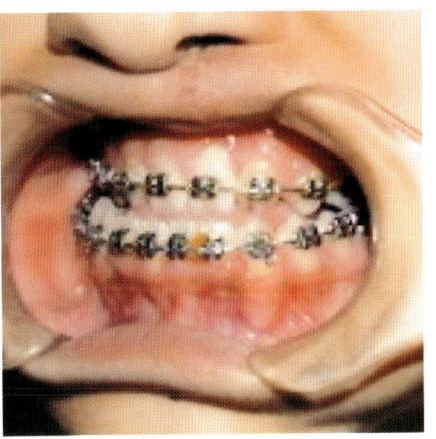

(a) 術前

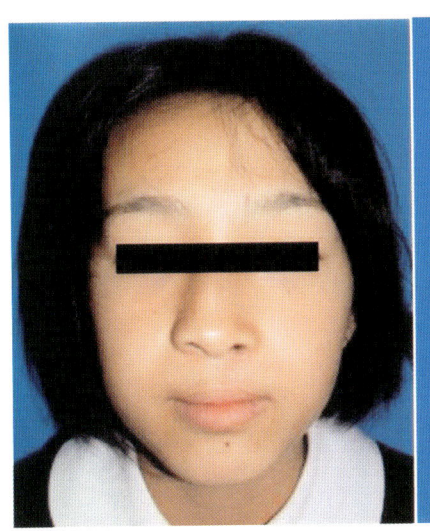

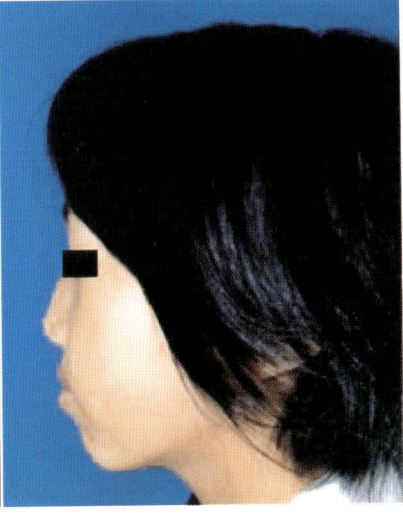

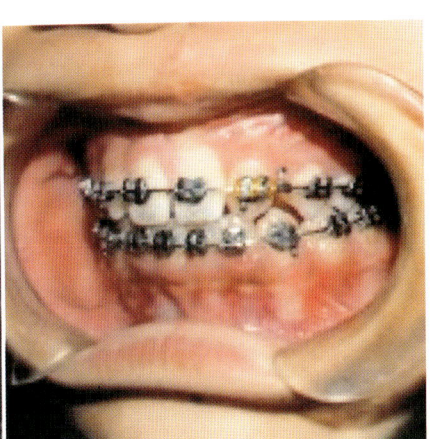

(b) 術後1年。著明な改善が認められる。

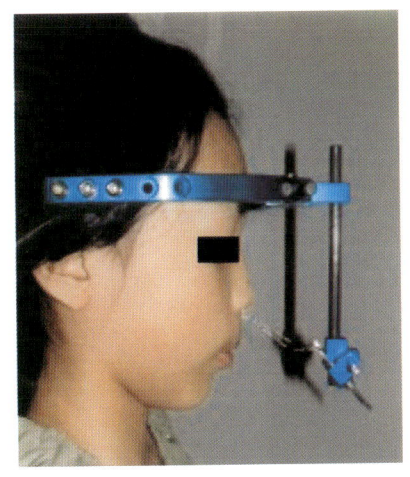

(c) 実際の骨延長の様子（簡易型骨延長器を使用）

図4 症例：13歳，女児，左側完全唇顎口蓋裂

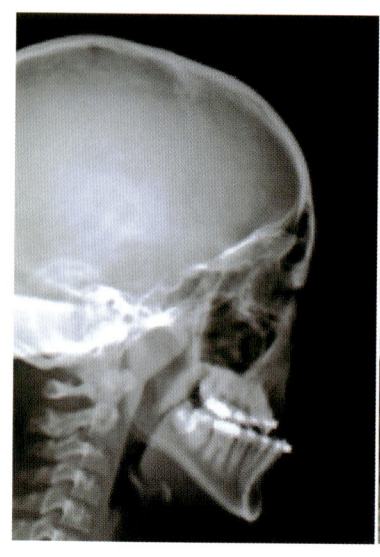

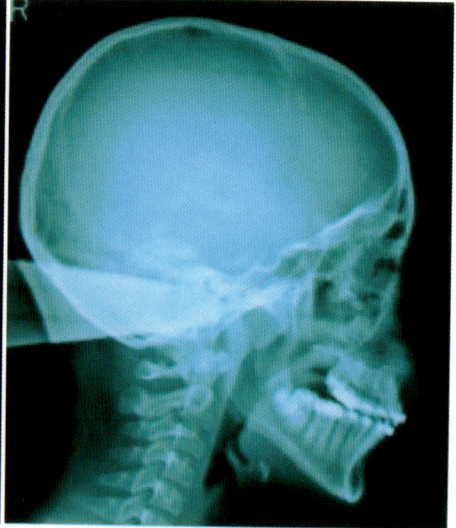

術前　　　　　　　　　　　牽引中　　　　　　　　　　術後1年
(d) 単純X線撮影像
図4（つづき）

部骨移植時にはすでに上顎の発育不全を認めた。その後も上顎の発育不全が著明となり，13歳時の咬合は臼歯部でAngleのClassⅢ，前歯部はover jetが−10mmあった。咬合の改善および顔貌の改善を目的にハロー装置を使用した上顎の骨延長を行った。

術前の評価で∠SNA＝74.1°，∠SNB＝80.3°であり，顎モデルにより13mmの前方移動が必要とされた。

全身麻酔下に手術を行い，ハロー装置装着完了まで約1時間40分，出血量は200mlであった。牽引は直達牽引法で行い，術後3日より骨延長を開始し，1日に朝夕各1回転ずつ1mmの延長を開始した。予定延長量の13mmまで微調整の期間を含めて21日間を要した。保定期間は3週間とし，ハロー装置を抜去後はMPAを夜間のみ4カ月間行った。

術後の評価で∠SNA＝88.4°，∠SNB＝79.0°と被蓋咬合や顔貌も改善された。術後4年の現在，特に後戻りも見られない。

考　察

顔面骨の骨延長

1992年McCathyら[1]による下顎骨への骨延長術の成功以来，顔面への骨延長術が展開された。上顎骨への応用は，1997年Polleyら[2]により報告されたREDシステムにより発展することとなったが，これは古くから頸椎損傷や頭蓋・顔面骨骨折の治療に使用されていたハロー装置をヒントに開発されたもので，上顎骨Le FortⅠ，Ⅱ，Ⅲすべての型の骨延長に応用できるものとして評価された。一方，外固定装置に比べると日常生活にはより快適な内固定装置は，わが国のものを含めいくつもの製品が開発されている[4]〜[6]。唇顎口蓋裂に応用するLe FortⅠ型用内固定装置はKeβlerら[7]のZurichi system™が広く用いられているが，本装置は元来，小児用に開発されたものである。それについては他稿に譲る。

ハロー型固定具を使用した牽引装置

PolleyらのREDシステムは頭蓋骨への固定部分が異なった頭蓋骨幅径に対応できるような装置であり，小児から成人症例への応用が可能である。また骨切りした上顎骨の牽引方向は自在であるため，一

(a) 正面　　　　　　　　　　　　　　　(b) 斜位

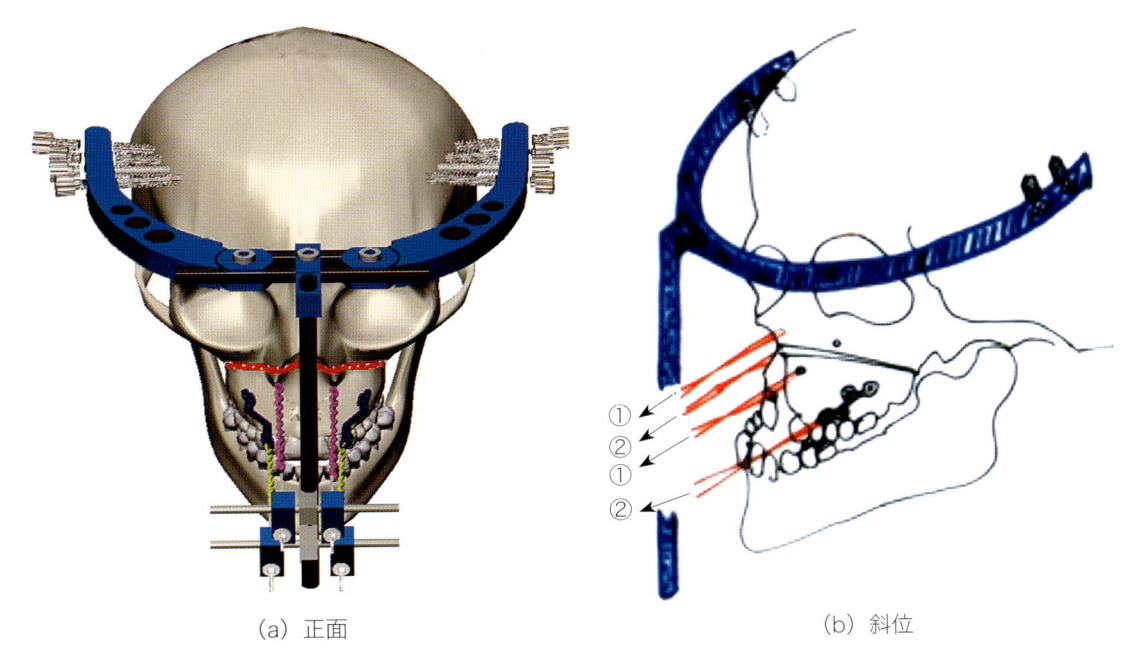

①上顎体梨状口外下方に取り付けた軟鋼線（赤色の鋼線）
②上顎体に固定したヒトデ型プレートに取り付けた軟膏線（黄色の鋼線）

図5　Marionette traction procedure のシェーマ

塊として目的とする方向へ，しかも多方向へ牽引できるという点でも優れた装置である。特に術前矯正が施行されている症例に対しては，1方向のみの延長を余儀なくさせる内固定装置は，目的とする位置へ微妙に移動することは困難となる。これに対して本法は自在に移動できる controlable な装置としてこれらの症例には最適である。

　RED システムの原法は上顎歯列の前後に固定した鋼線にL型の牽引用鋼線を接合する方法であり，牽引による歯牙への影響は無視できない。一方，牽引用鋼線を直接上顎骨に固定する方法（direct skeltal traction procedure）[8] では，牽引の支点を骨に求めるため歯牙への影響は無視できる。さらに歯牙を固定源とすると牽引により，上顎骨は反時計回りに回転しやすいが上顎骨前方を直接牽引することにより咬合平面に水平な移動が可能である。われわれはこれに加え，上顎の回転や左右方向へのぶれの矯正，複雑な延長が必要な症例のために上顎前上方と上顎体部に固定源を持つ方法を開発した。この方法では4つの鋼線による牽引を行うため，あたかも操り人形のようにそれぞれの鋼線を3次元的に牽引し，理想の位置へと移動させることが可能で marionette traction procedure（図5）と仮称している。

　ハロー型固定具の問題点は，延長終了後も3週間は装置を装着していなくてはならないという点であり，装着したままでの通学や通勤に抵抗がある。また，ハロー型装置の固定部分が，部分的に禿髪となる。思春期でもほとんどの症例では問題にならないが，坊主頭を好む症例には適応しづらい。

文 献

1) McCarthy JG, Schreiber J, Karp N, et al : Lengthening the human mandible by gradual distraction. Plast Reconstr Surg 89 : 1-8, discussion 9-10, 1992
2) Polley JW, Figueroa AA : Management of severe maxillary deficiency in childhood and adolescence through distraction osteogenesis with an external, adjustable, rigid distraction device. J Craniofac Surg 8 : 181-185, discussion 186, 1997
3) 三川信之, 佐藤兼重 : ハロー型上顎骨延長器 Blue Device の使用経験. 形成外科 47 : 1245-1251, 2004
4) Chin M, Toth BA : Le Fort Ⅲ advancement with gradual distraction using internal devices. Plast Reconstr Surg 100 : 819-830, discussion 831-832, 1997
5) 秋月種高, 大森喜太郎 : 頭蓋顔面骨延長術. 形成外科 40 : S149-S158, 1997
6) Cohen SR : Craniofacial distraction with a modular internal distraction system ; Evolution of design and surgical techniques. Plast Reconstr Surg 103 : 1592-1607, 1999
7) Kessler P, Wiltfang J, Schultze-Mosgau S, et al : Distraction osteogenesis of the maxilla and midface using a subcutaneous device ; Report of four cases. Br J Oral Maxillofac Surg 39 : 13-21, 2001
8) Satoh K, Mitsukawa N, Kadomatsu K, et al : Direct skeletal traction for Le Fort I halo distraction replacing an intraoral dental splint and connecting traction hook. Ann Plast Surg 53 : 348-352, 2004

II 先天異常

10 唇顎口蓋裂
5）内固定型延長器によるLe Fort I 型骨延長術

三川 信之，佐藤 兼重

Summary

　唇顎口蓋裂による顎変形は上顎の低形成を中心に下顎骨との間で主にAngle class IIIの不整咬合を呈している。そのための治療は，顔面骨の発育の停止時期を待って被蓋咬合の獲得と顔貌の改善を目的に上顎骨の骨切り前方移動術，または上下顎骨切り移動術による。一方，近年の顔面骨領域における骨延長術の進歩に伴い，唇顎口蓋裂による顎変形に対しても積極的な応用がなされつつある。

　われわれは，2001年より唇顎口蓋裂術後の上顎低形成に対し，内固定型骨延長器 Zurich system® (Martin Co., Germany) を使用した Le Fort I 型骨延長術を行ってきた。本法は，保定期間を含め日常生活上不自由がない，管理が容易で整容的にも優れている，固定源として歯を利用しないなどの利点に有し，また後戻りも少なく，特に若年者の比較的程度の軽い症例に対して，非常に有用な方法であると考える。一方，デバイスの装着がやや煩雑かつ抜去には追加手術が必要であり，何といっても延長が一方向性で装着後延長方向の調整が不可能であるという内固定型ゆえの最大の欠点が存在する。内固定型骨延長器による Le Fort I 型骨延長術の成績向上のためには，延長器の平行性と正確な3次元的位置づけを考慮した装着法の探求が最も大切であると思われた。

　唇顎口蓋裂術後の上顎低形成に対する内固定型骨延長器 Zurich system® による Le Fort I 型骨延長術の術式，有効なデバイスの装着法などを中心に，外固定型のハロー型骨延長器による方法との比較検討も含めて考察した。

はじめに

　唇顎口蓋裂による顎変形は上顎骨の低形成を主体とした主にAngle class IIIの変形であり，従来，一期的な上顎骨の骨切り前方移動術または上下顎骨切り移動術が行われてきた[1]。しかし，本症においても骨延長術が応用されるようになり，良好な成績が報告されている。唇顎口蓋裂による中顔面の顎変形は下1/2が主体となっているため，通常は Le Fort I 型骨切り術が適応される。この Le Fort I 型骨切りに対する骨延長では，内固定装置のデザインと装着が難しいため，外固定型装置が現在一般的である。しかし，内固定型骨延長装置には，デバイスが口腔内に隠れるため目立たず，保定期間を含め日常生活上不自由がないという大きな利点がある。そのためわれわれは，2001年より唇顎口蓋裂術後の上顎低形成に対し，Zurich 型の内固定型骨延長器を使用した Le Fort I 型骨延長術を行ってきた[2]。ここではその方法や特徴を述べるとともに，本法の有用性と問題点，他の方法との比較検討，さらには本法を成功させるためのポイントと工夫についても考察する。

内固定型骨延長器

　1997年，Polleyら[3]はハロー型装具であるRED

system®を開発し，唇顎口蓋裂症例へのLe FortⅠ型骨切り術に応用し，その有用性を報告した。以来，このRED systemに代表されるハロー型骨延長器はLe FortⅠ型骨延長術に広く用いられるようになった[4]。ハロー型骨延長器は，上顎骨を多方向へ誘導することが可能という最大の利点を持つ一方，牽引には歯などに支点を求めなければならないこと，装置が日常生活上不自由であること，長期（3週間～1カ月）にわたる延長後の保定期間が必要であること，側頭部に部分的禿髪を来たすことなどの問題点が存在する。それゆえ，これらの問題点を解決すべく，内固定型骨延長器Zurich system®が開発された。この装置は元来小児用に作製された皮下型口腔内骨延長器であり，2001年，Keßlerら[5]によって初めて報告された。その後，本システムや他の内固定型骨延長器によるLe FortⅠ型骨延長術の臨床報告が散見されるようになった[6]～[10]。内固定型骨延長器，特にZurich system®の利点としては，治療が目立たぬよう口腔内に装置を隠すことが可能で目立った手術瘢痕が残らないこと，外固定型のように装置が日常生活上不自由とならないこと，固定源として歯を利用しないこと，骨延長終了後は固定装置として使用できること，装置が小さく術中の取り扱いが比較的容易なこと，などがあげられる。

われわれは，2001年より唇顎口蓋裂術後の上顎低形成に対し，Zurich system®を使用したLe FortⅠ型骨延長術を行ってきた[2]。現在まで10数例に施行したが，多くの症例において，臨床的にもセファログラム分析による理学的所見においても顔貌，咬合状態に改善が認められ，比較的良好な結果が得られている。術後4カ月～1年で延長器を抜去したが，いずれの症例においても保定期間中，通常の日常生活を営むことができ，また大きな後戻りも認められなかった。

術前評価と準備

術前の準備としては顔面セファログラム，パノラマ写真，3DCTおよび顎モデルを用いて目的とする顎関係までの延長量，延長方向などを検討する。

内固定型延長器の場合，いったん装着してしまうと延長方向の調整ができないため，術前の計画は特

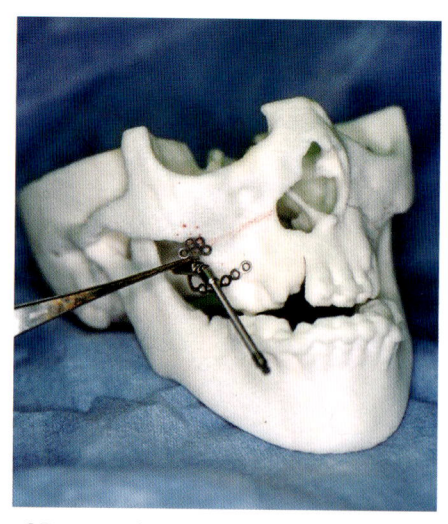

図1　3Dモデルを用いた術前のモデルサージャリー

に重要である。原則的に，延長方向は咬合平面に平行か，それよりやや下向き，延長量は被蓋を獲得する程度までとするが，歯科矯正医と十分に協議しておくことが不可欠である。

小児症例ではパノラマ写真により埋入歯の位置をよく確認し，損傷のないような骨切りとデバイスの装着部位を検討しておくことも大切である。われわれは術前3Dモデルを作製して，デバイスの装着部位の確認および形状の加工などのモデルサージャリーを行うようにしている（図1）。

なお，われわれが使用している内固定型骨延長器Zurich system®は，延長距離が最大15mmと制限があるため，その適応に関しては十分な注意が必要である。

手　技

手術は通常，経鼻挿管のもとに行うが，経口挿管でも十分可能である。

①上顎口腔前庭切開より骨膜下に剥離した後，デバイスの厚い部分，すなわち2枚のプレートの接続部分がフィットして収まるよう，頬骨下稜部を骨切り前にカッティングバーで適宜削除しておく。

②通常のLe FortⅠ型と同じかやや高位で骨切りを行い，ダウンフラクチャーさせた後，内固定型デバイスを装着するが，その際，両側が平行かつ延長軸が咬合平面に平行になるよう装着することが最も重要である。われわれは術中，自作した平行測定装置[11]を用いて両側のデバイスの延長軸が

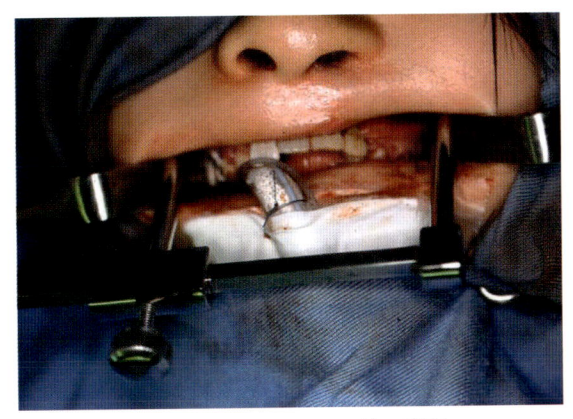

図2 デバイスの延長軸の確認
作製した平行測定装置を用いて，術中，両側のデバイスが確実に平行に装着されていることを確認する。

実際に平行かを確認しているが，頬骨弓軸位のX線撮影などによって確認することも一法である（図2）。

術後管理

術後は顎間固定を必要としないため，気道の管理が容易で，翌日より食事の摂取も可能である。

延長

術後3～4日より朝夕0.5mmずつ，1日1mm行い，目的とする位置まで延長を継続する。延長方向の調節は不可能であるため，量のみの調節となる。顎裂部骨移植が不十分な症例では顎裂部で骨折を起こし，左右の上顎が別々の方向に延長されたり，内側偏位を来たしたりすることがあるので注意が必要である。

延長終了後

延長器のアクチベータによる口唇や口腔内の潰瘍を回避するため，アクチベータロッドを根元でカットし，保定期間の間，粘膜下に埋入しておく。術後4カ月以上の保定後，延長器を抜去する。なお，術後の歯科矯正は必須である。

症例

症例1　14歳，女児，左唇顎口蓋裂の術後（図3）

術前の所見は，over jet（以下 oj）：－8.6mm，SNA：74.7°，SNB：80.2°，ANB：－5.5°で著明な上顎の低形成とclassⅢの咬合不全が認められた。内固定型骨延長器 Zurich system® により左右15mm延長したが，術後5年6カ月，延長器抜去後5年における所見では，oj：0.8mm，SNA：78.0°，SNB：79.0°，ANB：－1.0°と顔貌の改善と上顎の前進が認められる。

症例2　12歳，女児，左唇顎口蓋裂の術後（図4）

術前の所見は，oj：－13.6mm，SNA：76.4°，SNB：83.0°，ANB：－6.6°で中顔面の陥凹とclassⅢの咬合不全を呈していた。Zurich system®を用いて左右15mm延長した。術後6年，延長器抜去後5年6カ月の時点で，oj：0.8mm，SNA：80.5°，SNB：81.1°，ANB：－0.6°と，顔貌の改善と良好な咬合の獲得が認められる。

考察

適応と手術時期

内固定型骨延長器による Le Fort Ⅰ型骨延長術は手術侵襲が少なく，小児期より適応可能であるが，手術時期は上顎の低形成の程度により，また矯正歯科医との協議により決定する。小児であれば，基本的にはいわゆる術前矯正というほどの矯正は必要としない。

前方への移動距離に関しては，Zurich system®の場合，延長の動きは移動というより回転の性質を持つため，延長距離にロスが生じ，延長した距離分，上顎が前進するわけではないので注意が必要である。よって延長量の決定は術前のojから算出す

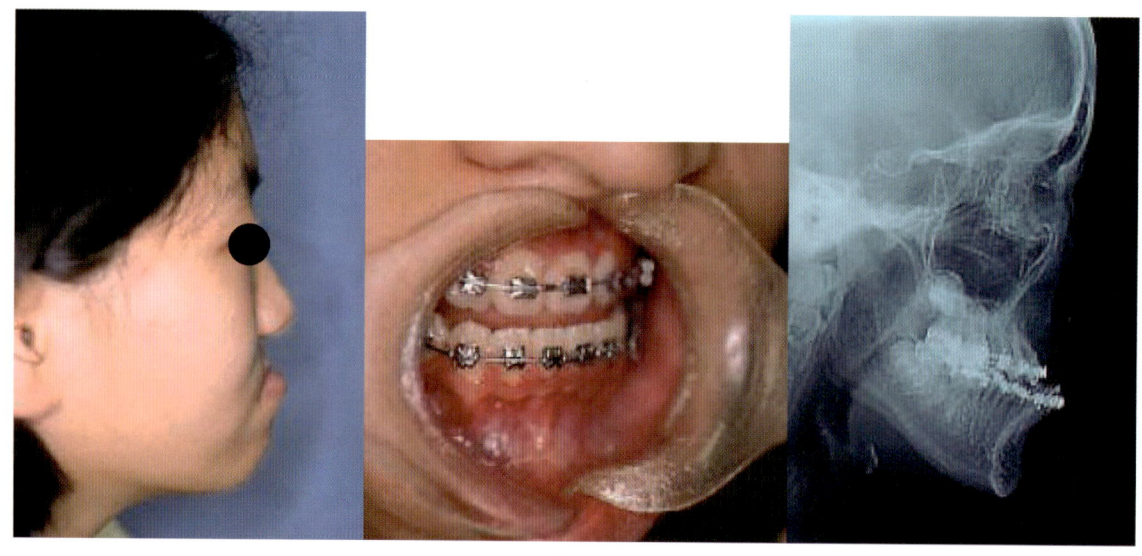

咬合状態　　　　　セファログラム
(a) 術前

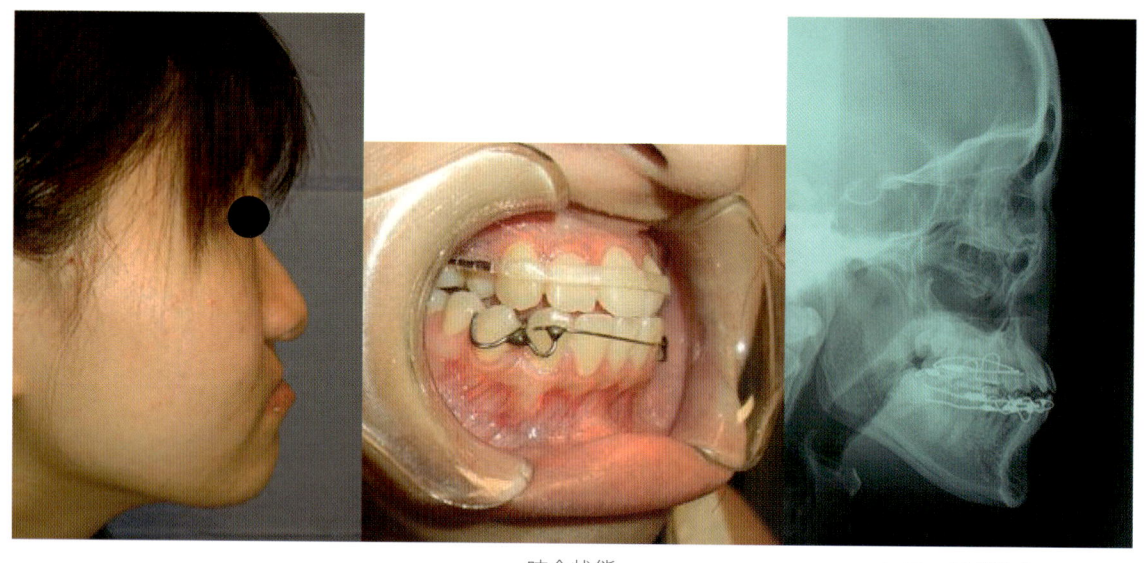

咬合状態　　　　　セファログラム
(b) 術後5年6カ月（延長器抜去後5年）
図3　症例1：14歳，女児，左唇顎口蓋裂

るのではなく，延長しながら実際の臨床症状を見て決めるべきであり，さらに，本システムでは延長距離が最大15mmと制限があるため，反対咬合が高度で術前のマイナスのojが大きい症例には適応となりにくいものと思われる。

本法の適応と目的

総じて内固定型骨延長器Zurich system®は，若年者で術後歯の移動や矯正治療の十分可能な年齢層でかつ多量の延長を要さない比較的反対咬合の軽度な症例によい適応があると思われる。すなわち本法の適応と目的は，いわゆるorthognathic surgeryとしてのよい咬合の獲得というよりも，低形成となった上顎骨を前方移動させてその後の歯科矯正をやりやすくすること，骨格に問題のない歯科矯正治療に置き換えることにあると考えている。若年者の場合，もう少し成長を待ってから骨切りを行うことも考えられるが，患者の顔貌に対する精神的な苦痛や口腔内の衛生など機能的な面を考慮すると，学童期のうちに正常に近い顎形態を形成することは意義のあることだと思われる。

本法の限界

一方，成人例や多量の延長を必要とする重症例，延長に回転の要素が必要な複雑な症例に関してはやはりハロー型外固定装置を用いるのがよいと考え

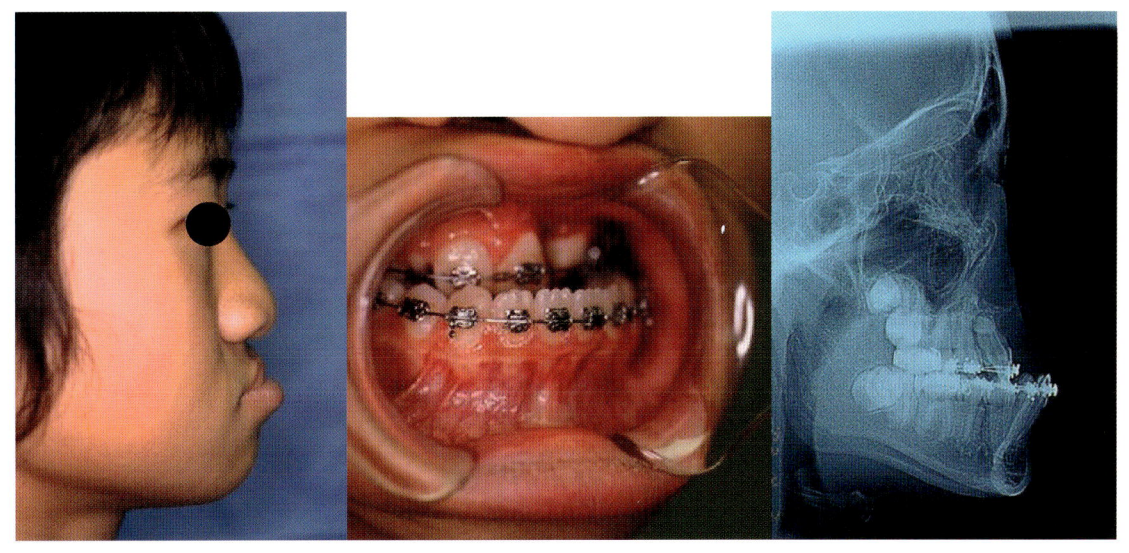

咬合状態　　　　　　セファログラム
(a) 術前

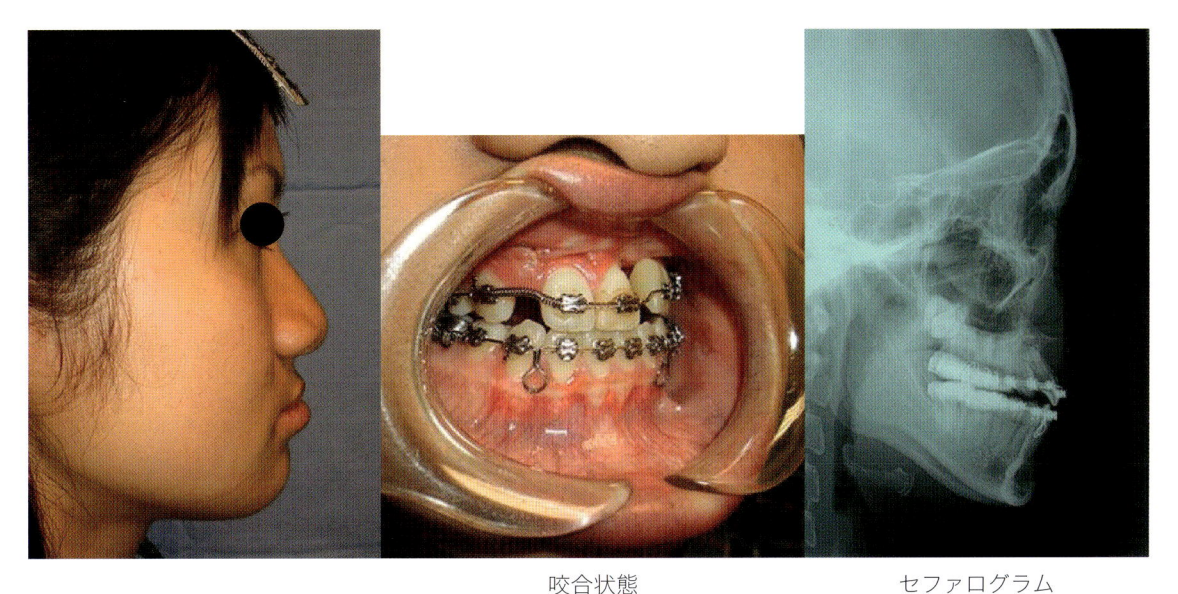

咬合状態　　　　　　セファログラム
(b) 術後6年（延長器抜去後5年6カ月）

図4　症例2：12歳，女児，左唇顎口蓋裂

る。前述のごとく，本システムには延長距離が最大15mmと制限があるが，実際の延長量は予想以上に小さく，反対咬合の大きな症例に対しては適応となりにくい。ハロー型骨延長器もしくは最近欧米で開発されている他社の内固定型骨延長器を使用するべきであると思われる。

有効なデバイスの装着法の探求

Zurich system® によるLe Fort I型骨延長術には，いくつかの欠点と種々の問題点が存在する。最大の欠点は本装置が内固定型である以上，一度装着されると延長軸の修正ができないことである。延長器は咬合平面に平行でかつ上顎面に垂直，すなわち両側の延長器がおのおの平行になるよう装着することが最重要であり，装着に際しては細心の注意が必要である。われわれは前述のごとく，術前に3Dモデルを用いて延長器の装着部位を検討し，術中は自作の平行測定装置[11]を用いている。

一方，初期症例において，本システムによる上顎骨延長術後の経時的なセファログラムを分析したところ，上顎は3次元的にさまざまな延長形態をとることが判明した[2]。これより，さらなる成績の向上には延長器の平行性と正確な3次元的位置づけを考慮した装着法の探求が不可欠であると考えた。特に顎裂部骨移植が不十分な症例では，顎裂部を中心に

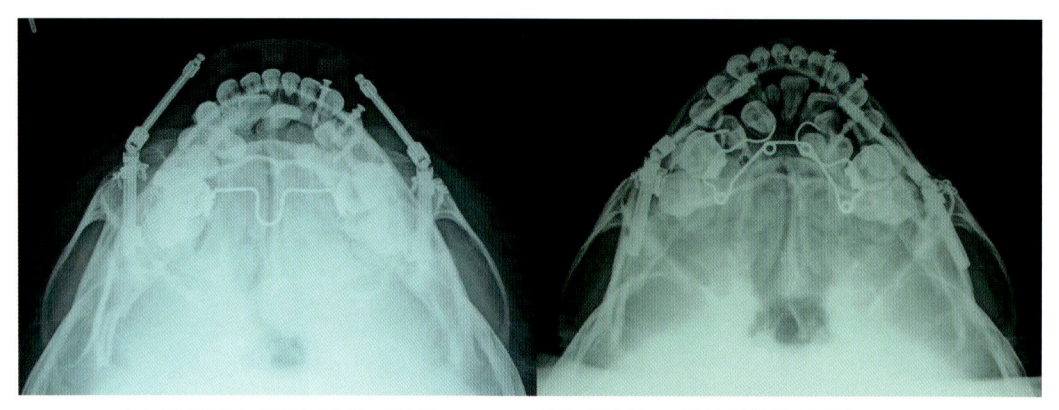

(a) 術直後の頬骨弓軸位 X 線像　　(b) 延長中の頬骨弓軸位 X 線像
術直後は平行であったデバイスが延長中，顎裂部での collapse によって内側へ傾斜し，延長軸が平行でなくなっている。

図5　延長中，顎裂部での collapse を来たした症例

collapse を起こし，上顎骨片の動揺や偏位を来たすことがあり，注意が必要である（図5）。

延長方向ガイド付き上顎バイトスプリントの考察

そこでわれわれは，より安定した成績を得るため近年，延長方向ガイド付き上顎バイトスプリントを考案した。この装置は，上顎の歯列に合わせたバイトスプリントに咬合平面，すなわち延長軸に平行となるよう設定したガイドピンを付けたもので，術前，矯正歯科医に依頼して作製してもらう（図6）。術中，このバイトスプリントを上顎歯列に着用し，ガイドピンに平行となるように Zurich system® のデバイスを装着する。手術終了時にガイドピンは切離するが，バイトスプリントは術後も装着したまま延長を行うことによって，上顎の動揺や偏位を防止する（図7）。われわれはこの方法を数例に行ったが，いずれの症例においても目的とする延長方向に目的とする延長量が得られ，良好な咬合状態と顔貌を獲得することができた。

その他，歯科矯正で用いる上顎拡大装置を使って上顎の内側への偏位を防ぐなどの工夫も行っており，今後はさらなる成績向上のため，より有効なデバイスの装着法を考案したいと考えている。

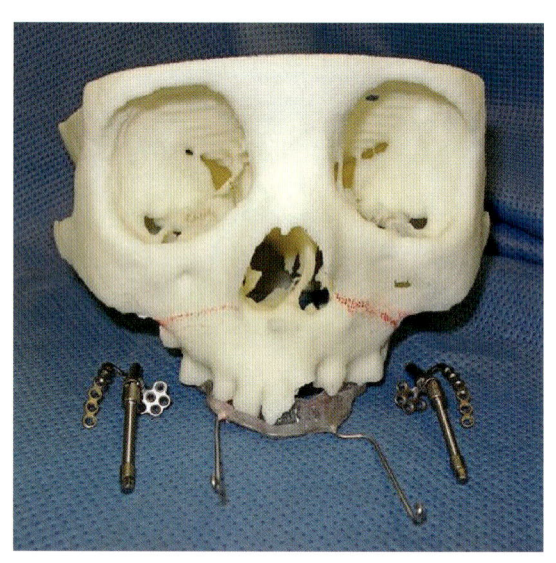

図6　作製した延長方向ガイド付き上顎バイトスプリントと3Dモデル，加工した Zurich system®

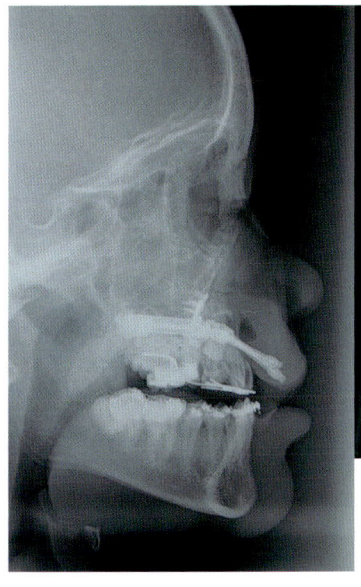

(a) 延長中のセファログラム

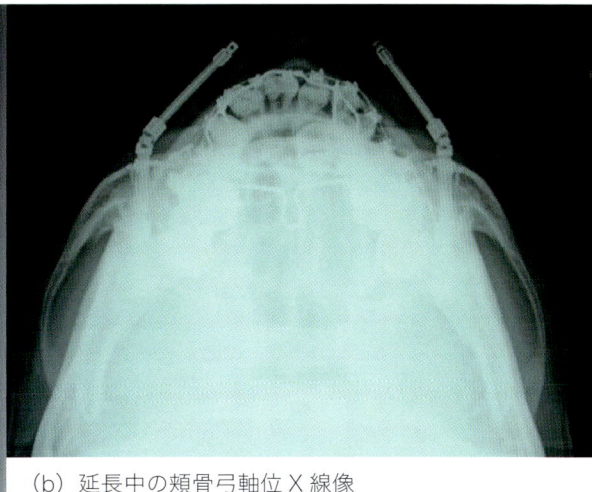

(b) 延長中の頬骨弓軸位 X 線像
上顎バイトスプリントは術後も装着したまま延長を行うことによって，顎裂部での collapse や上顎の動揺，偏位を防止する。デバイスが両側平行を保ったまま延長されているのが確認できる。

図7　上顎バイトスプリントを用いた症例

文　献

1) 佐藤兼重，保阪善昭：唇裂顎口蓋裂顎変形に対する顎骨骨切り術；術式の variation とその適応．形成外科 38：779-787, 1997
2) 三川信之，佐藤兼重，森下　格ほか：唇顎口蓋裂術後上顎低形成に対する内固定型骨延長器チューリッヒシステムによる Le Fort I 型骨延長術．日形会誌 25：431-438, 2005
3) Polley JW, Figueroa AA : Management of severe maxillary deficiency in childhood and adolescence through distraction osteogenesis with an external adjustable rigid distraction devices. J Craniofac Surg 8 : 181-185, 1997
4) 佐藤兼重，三川信之，土佐泰祥ほか：口唇口蓋裂症例に対する上顎骨延長術の中期成績．形成外科 49：301-309, 2006
5) Keßler P, Wiltfang S, Schultze-Mosgau S, et al : Distraction osteogenesis of the maxilla and midface using a subcutaneous device ; Report of four cases. Br J Oral Maxillofac Surg 39 : 13-21, 2001
6) Wang XX, Wang X, Yi B, et al : Internal midface distraction in correction of severe maxillary hypoplasia secondary to cleft lip and palate. Plast Reconstr Surg 116 : 51-60, 2005
7) 代田達夫，斎藤　茂，中納治久ほか：口唇口蓋裂患者に対する創内型装置を用いた上顎骨延長術の経験．日口蓋誌 29：57-70, 2004
8) Gateno J, Engel ER, Teichgraeber JF, et al : A new Le Fort I internal distraction device in the treatment of severe maxillary hypoplasia. J Oral Maxillofac Surg 63 : 148-154, 2005
9) van Sickels JE, Madsen MJ, Cunningham LL, et al : The use of internal maxillary distraction for maxillary hypoplasia ; A preliminary report. J Oral Maxillofac Surg 64 : 1715-1720, 2006
10) Cheung LK, Chua HDP, Hagg MB, et al : Cleft maxillary distraction versus orthognathic surgery ; Clinical morbidities and surgical relapse. Plast Reconstr Surg 118 : 996-1008, 2006
11) Satoh K, Mitsukawa N, Tosa Y, et al : Le Fort III midfacial distraction using an internal distraction device for syndromic craniosynostosis ; Device selection, problems, indications, and a proposal for use of a parallel bar for device-setting. J Craniofac Surg 17 : 1050-1058, 2006

II 外傷

11 顔面骨折の画像診断
12 Blowout fracture
13 前頭骨―前頭蓋底骨折
14 陳旧性顔面骨骨折

11 顔面骨骨折の画像診断
― 3DCT を中心に ―

百澤 明, 尾崎 峰

Summary

近年，CT スキャナーの急速な進歩により，取り込まれたボリュームデータを再構成し，さまざまな立体画像や平面画像を容易に作成し，臨床で用いることができるようになった。これらの画像には平面画像も含まれるが，作成方法からは3次元画像と言うことができる。この点で，3次元画像診断法の概念が変わりつつあると言える。
本稿では最新の3次元画像診断法の概念と特徴について述べた。

はじめに

顔面骨骨折の診断における，画像診断法の果たす役割は大きく，従来より，ウォータース法をはじめとするさまざまな種類の X 線撮影方法が用いられてきた[1]。しかし，近年，CT スキャナーが急速に進歩したことにより，これらの代表的な単純 X 線や通常の CT に加えて，3次元 CT（以下，3DCT）が撮影されることが多くなった。また，この CT スキャナーの進歩は，スキャンしたデータ（以下，ボリュームデータとする）から解像度の高い任意の自由な平面画像を作成することができるなど，3次元画像診断の概念を変えつつある。本稿では，最新の CT スキャナーによる撮影法，特に近年実用化され普及しつつある Multidetector-row CT（以下，MDCT）について述べ，さらに代表的な3次元画像診断法の特徴についても述べる。

3DCT の概念

X 線検出器が連続的に回転し，その中を架台が移動して螺旋状に撮影していくヘリカル CT が普及したことにより，3DCT はより日常的な検査方法となった。しかし，検査および再構成処理に時間がかかることが問題とされていた[2]。1999年，同時に複数列の X 線データをスキャンすることのできる MDCT が開発された。当初は4列であったが，8列，16列，32列と順に開発され，現在，64列 MDCT が実用化されている[3]。さらに，256列 MDCT が試験中である。これらは，MSCT（Multislice CT）ともよばれ，心臓循環器検査や頭蓋内血管撮影などに威力を発揮しているが，顔面骨の検査法としても，より短時間でより詳細な画像データを得ることが可能となり，患者の負担が軽減されるうえにさまざまな画質のよい再構成画像を作成することができる[4]。従来では3DCT 画像とは，volume rendering 法（以下，VR 法）によって再構成された一目瞭然の立体画像のみを指した。しかし，MDCT の急速な進歩により，さまざまな立体画像および画質の良い任意の自由な平面画像が，取り込まれたボリュームデータを積み上げ再構成することによって作成できるようになった。これらには平面画像も含まれるが，MPR 法や MIP 法などの平面画像は作成方法から広義の 3DCT 画像として捉えることができ，この点で3次元画像診断法の概念は変わりつつある[5]。

表 ボリュームデータ可視化法の種類

- MPR（multiplanar reformation）
- CPR（curved planar reformation）
- CSR（curved surface reformation）
- MIP（maximum intensity projection）
- MinIP（minimum intensity projection）
- RaySum（ray summation）

｝広義の 3DCT

- SR（surface rendering）
- VR（volume rendering）

｝狭義の 3DCT

3DCT 検査の適応と種類

3DCT 検査の適応

通常，まず頭蓋骨単純 X 線撮影（正面と側面），ウォータース法などの基本的な X 線撮影を行う。そのうえで，必要に応じて CT 撮影を行うが，3DCT 撮影は，ほぼすべての顔面骨折症例に適応があるとわれわれは考えている。

3DCT 画像の種類

MDCT のスキャンによって得られたボリュームデータをさまざまな方法で処理し，再構成することによって画像を可視化する（**表**）[5]。代表的なボリュームデータの可視化法について述べる[5)6]。

VR（volume rendering）法

最も一般的に知られている 3DCT 画像である（図 1-a）。これは，得られたボリュームデータを積み重ねて立体的に再構成したもので，正面像・側面像のみならず，上下左右あらゆる方向からの立体画像が作成可能である（図 1-b～d）。また，不透明度（オパシティー）を設定し調節することで透明度のある画像を作成することもできる（図 1-e）。

MPR（multiplanar reformation）法

得られたボリュームデータを任意の平面で再構成し，冠状断，矢状断をはじめ，さまざまな角度の任意の平面画像を作成する方法である。0.5mm スライスで撮影を行えば，軸位撮影画像とほぼ遜色のない画像を作成可能である（図 2）。この方法は従来から技術的には可能であったが，解像度が低く実用に耐えなかったため，あまり用いられなかった。

MDCT の開発により，短時間で解像度の高い撮影が可能となり有用な方法となったのである。MPR 法は画像の作成方法から，広義の 3DCT 画像診断法と考えてよい。

MIP（maximum intensity projection）法

最大輝度投影法とも呼ばれ，ボリュームデータを平面に投射する際に，その投射線上の最大値をもってピクセル値とする方法である。主に血管の可視化に用いられるが，顔面骨撮影の際には，コントラストがつきやすいため微細な骨折線やチタンプレートの描出には，VR 法よりも有用なことが多い（図 3）。これも広義の 3DCT と考えてよい。

考　察

3DCT の利点と欠点

いわゆる 3 次元画像である VR 法画像に，MPR 法や MIP 法画像などが 3DCT 画像診断法に加わったと考えることができるが，それらの利点には以下のものがあげられる[2]。

従来用いられてきた VR 法画像の利点

第一に空間的構造の把握の容易さである。従来は，軸位画像から得られた情報を読影する医師自身の頭の中で再構成し空間的位置を理解していたが，時には熟練した医師でも理解の難しい場合があった。これに対し，VR 法画像はボリュームデータを立体的に可視化することで，一目瞭然な理解が可能となった。専門的な知識のない患者あるいはその家族にも，骨の状態が立体的で視覚的に理解しやすいため，インフォームドコンセントの際に非常に便利である。

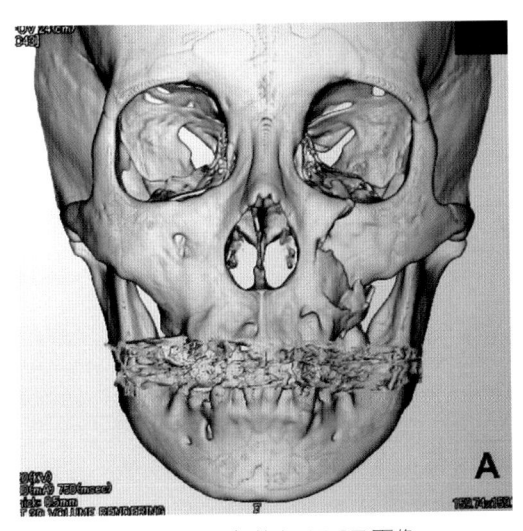

(a) 最も一般的な 3DCT 画像

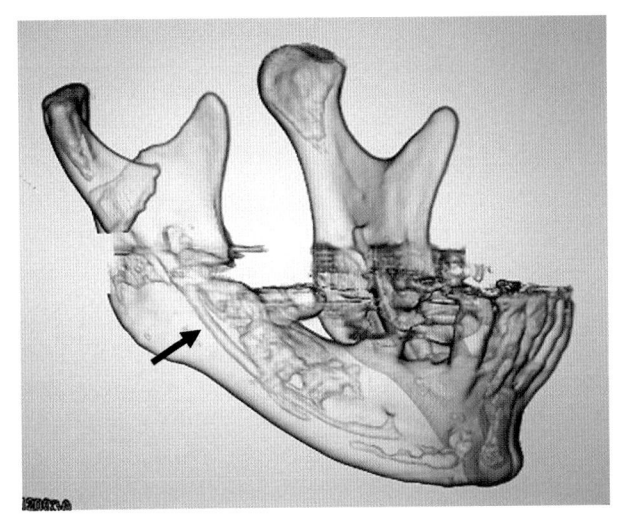

(e) 不透明度（オパシティー）を調節して透明度のある画像を作成することができる。下顎管（矢印）が透過して見える。

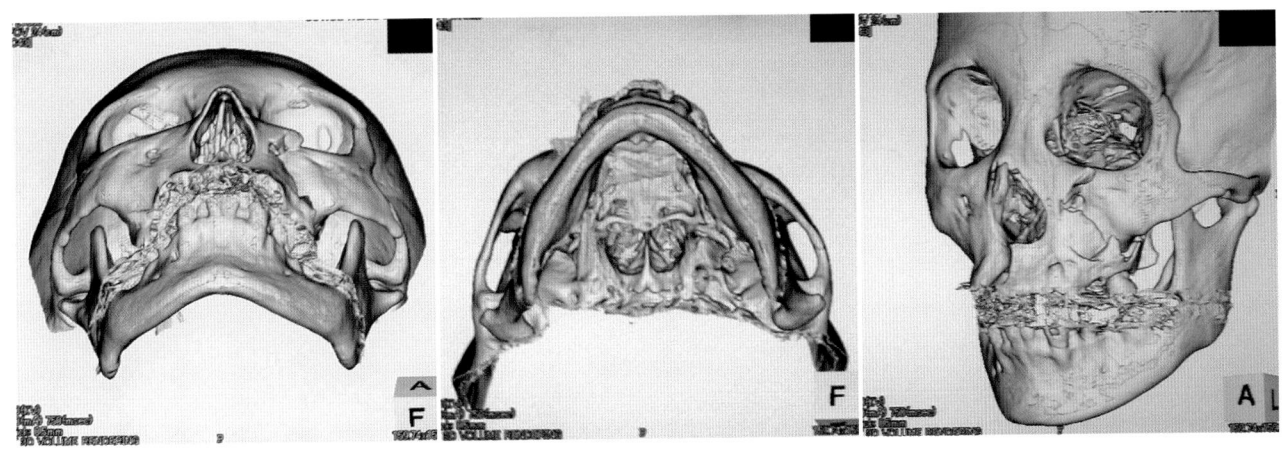

(b～d) さまざまな角度からの3次元立体画像が作成できる。

図1　VR法による再構成画像

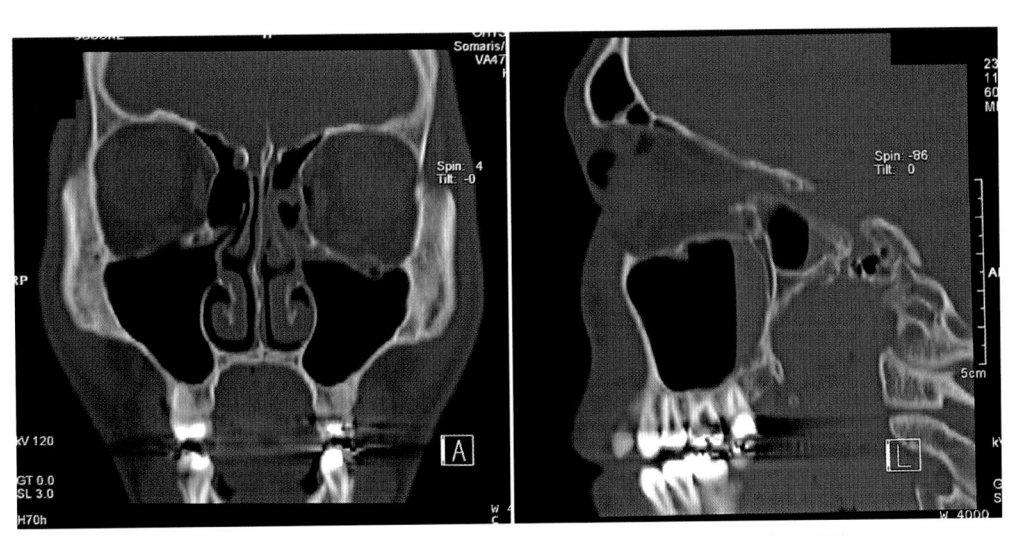

(a) 冠状断 CT 画像　　　　(b) 矢状断 CT 画像

図2　MPR法による再構成画像

得られたボリュームデータを再構成して，冠状断画像や矢状断画像を作成することができる（広義の 3DCT 画像である）。

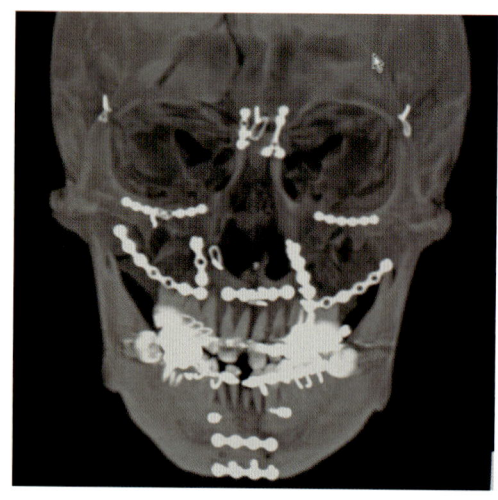

図3　MIP法による再構成画像
投射線上の最大値をピクセル値とする方法で，チタンプレートの位置などの把握に有用である（広義の3DCT画像である）。

MPR法画像の実用化による利点

　冠状断画像作成時における歯科治療材によるアーチファクトの回避があげられる。つまり，顔面骨骨折の診断の際，特に眼窩下壁などを評価するためには冠状断CT撮影が必須であるが，従来のCT撮影の場合には，直接の冠状断撮影が行われていた。これは，患者に窮屈な後屈位を強いて軸位撮影とは別に撮影する方法である。検査が複数回となり被曝量が多くなるにもかかわらず，撮影の際の冠状断面上に歯科治療による金属が存在するとアーチファクトが生じやすく，正確に骨の状態が描出されにくいという問題があった[7]。通常の水平方向の軸位撮影で撮影すれば，眼窩周辺部のアーチファクトは回避される。0.5mm以下のスライス幅で取り込まれたボリュームデータから作成されたMPR法画像は十分に高い解像度が得られ，直接の冠状断撮影CT画像と比べても遜色ない[8]。

欠点

　一方，VR法画像にはいくつかの状況において骨折線が描出され難いという欠点があり，診断に用いる際に，どのような場合に骨折が正確に描出され難いかをよく理解しておく必要がある。
　VR法で描出されにくい状態には，以下のようなものがあげられる[4)9)10]。
①膜性骨などの薄い部分が，骨欠損として描出されることがある
　　膜性骨，特に眼窩底などのスキャン方向に水平な平面に，実際には存在しない骨欠損が描出されることがある。これは，CTの構造上，データの取り込みの際にスキャン幅（collimation）があり，この厚みの範囲での平均CT値をデータとして取り込む。隣接する組織が空気などのCT値が非常に低いものである場合には，平均CT値が低くなり閾値を下回るため，骨組織として評価されなくなる。つまり，骨欠損として描出されるのである。スキャン幅（collimation）を0.5mm以下とすることでほとんどこの現象は生じなくなる。
②転位（ズレ）の少ない骨折が描出されにくい
③微細な骨片・骨折が描出されにくい
　　VR法による画像作成の際には，大きなデータを演算する必要がある。コンピュータの負担を軽減するため，多くのデータ選別が行われる。VR法画像が他の3DCT画像（MPR法やMIP法など）や通常の軸位CT画像に比べて画像の精細度が劣っていることや，転位の少ない骨折や鼻骨粉砕骨折など細かい骨折の場合に，骨折線が正確に描出されにくくなるのは，このためである。
　なお，広義の3DCTにあたるMPR法やMIP法などには，このようなVR法に特有の欠点は認められない。

対策

　VR法画像を作成する範囲を絞って，データの選別量をなるべく少なくして，画質のよいVR法画像を作成するか，画質のよい画像診断法を併用することである。前者では放射線科医師の協力連携が必要となるため後者が現実的で，通常の軸位CT画像やMPR法画像を含む冠状断，矢状断などの平面CT画像を併用することで，VR法の欠点を補完することができる。したがって，VR法3DCT画像を診断に用いる際には，必ず他の平面CT画像を併用し転位の少ない骨折や粉砕骨折に注意することが重要と言える。

実際の骨折線との比較

　手術時における実際の骨折線と各種CTによる所見を比較した。2例をあげる。
　症例1：転落で生じた52歳男性のLe Fort Ⅱ型骨折の3DCT画像
　実際にはVR法では診断が困難であった部位にも骨折線が存在した。これらの骨折線は，主に頬骨部および鼻骨周囲の転位の少ない骨折で，軸位画像お

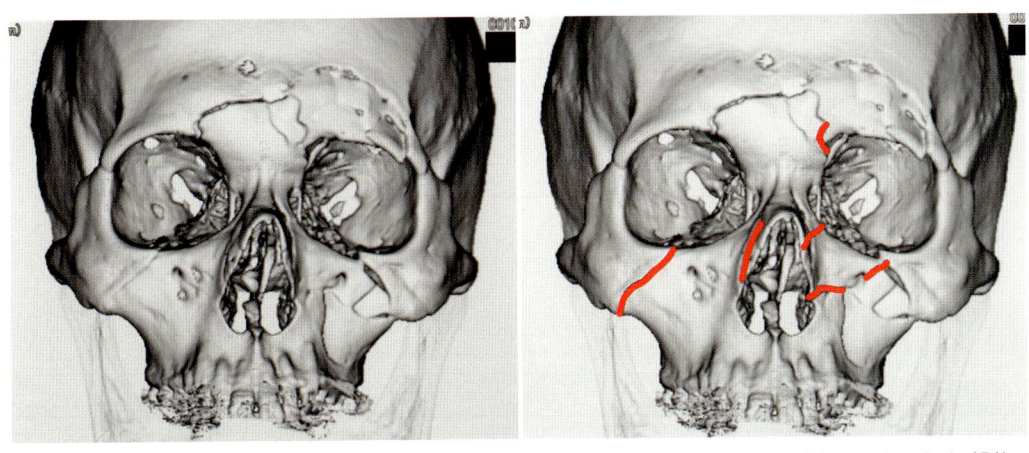

(a) 術前 3DCT 画像（VR 法）　　(b) 手術所見で新たな骨折が認められた部位（赤線）

(c, d) 単純軸位 CT 画像　　(e) MPR 法（狭義の 3DCT）による冠状断 CT 画像

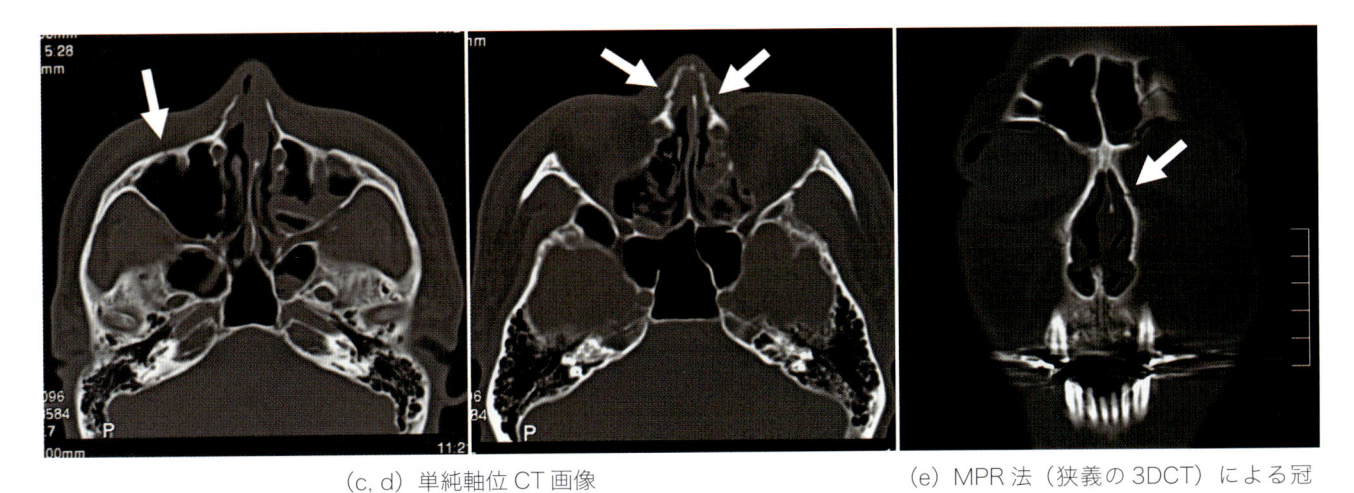

図 4　症例 1：52 歳，男性，Le Fort II 型骨折
VR 法による 3DCT 画像では，わかりにくい骨折が描出されている（矢印）。

よび MPR 法による冠状断画像に，比較的はっきりと描出されており，これらから診断が可能と考えられた（図 4）。

症例 2：バイク事故で生じた 28 歳男性の Le Fort I・II・III 型，上顎矢状骨折，下顎骨折の 3DCT 画像

眼窩下壁，上顎骨部，頬骨部に，VR 法で診断が難しいと思われた骨折が実際には存在した。眼窩下壁は転位を伴う骨折で，VR 法画像からは診断は困難であった。また，上顎骨部と頬骨部はともに転位の少ない骨折であった。いずれも，軸位画像および MPR 法による冠状断画像に骨折線は描出されていた（図 5）。

以上，いずれの症例においても，VR 法で描出されなかった骨折線は，VR 法の欠点として前述したとおり，①膜性骨などの薄い部位，②転位の少ない骨折，③微細な骨片・骨折線であった。したがって，VR 法を見る場合には，これらの false negative が存在する可能性があることを念頭に置く必要がある。

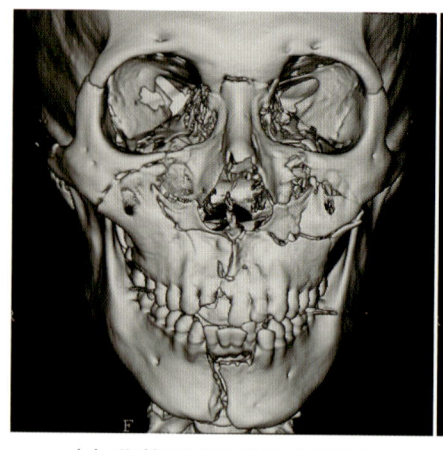

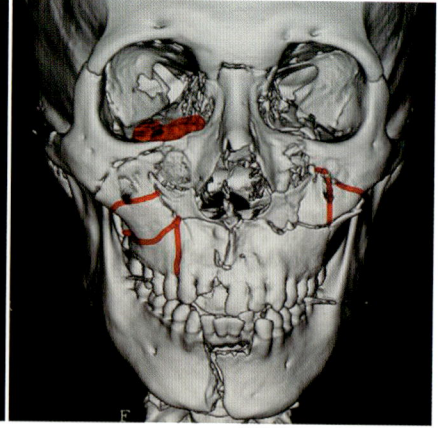

(a) 術前 3DCT 画像（VR 法）　　(b) 手術所見で新たな骨折が認められた部位（赤線）

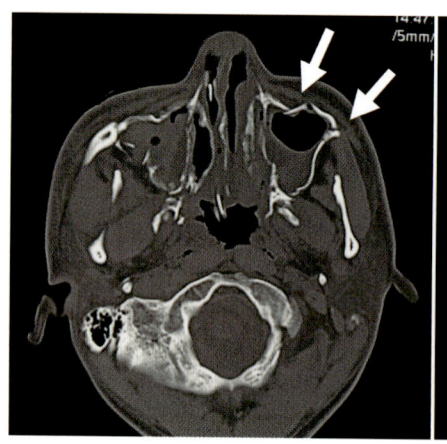

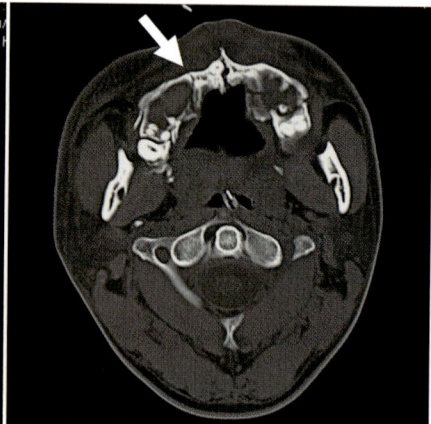

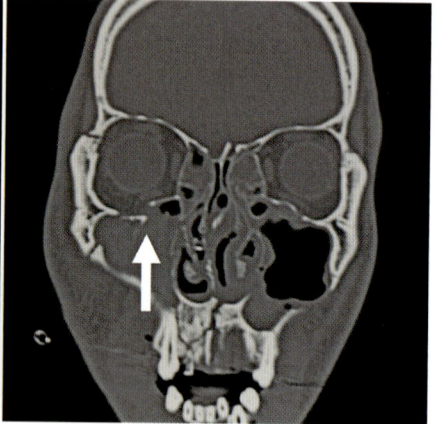

(c, d) 単純軸位 CT 画像　　(e) MPR 法による冠状断 CT 画像

図 5　症例 2：28 歳，男性，Le Fort I・II・III 型，上顎矢状骨折，下顎骨骨折
VR 法による 3DCT 画像では，わかりにくい骨折が描出されている（矢印）。

文　献

1) 佐藤兼重：顔面骨骨折の X 線診断．頭蓋学顔面外科：最近の進歩，田嶋定夫編，pp33-43，克誠堂出版，東京，1997
2) 上田成久，塩盛輝夫，宇高　毅ほか：鼻科領域の 3 次元画像診断　顔面骨骨折．JOHNS 22：1249-1254, 2006
3) 奥村美和：64 列 MSCT の最先端技術報告．INNNERVISION 21・5：21-24, 2006
4) 飯田拓也，尾崎　峰，本谷啓太ほか：顔面骨骨折の画像診断．形成外科 49：59-66, 2006
5) 片田和廣：MDCT 徹底攻略マニュアル．pp2-98，メジカルビュー社，東京，2002
6) 沖津卓二，近藤芳史，高橋由紀子ほか：顔面骨骨折における三次元 CT 画像の検討．耳鼻臨床 94：891-898, 2001
7) 興梠征典，中山善晴，門田正貴：マルチスライス CT の臨床応用―頭部領域における臨床応用．臨床画像 17：258-269, 2001
8) Venema HW, Phoa SS, Mirck PG, et al：Petrosal bone ; Coronal reconstructions from axial spiral CT data obtained with 0.5mm collimation can replace direct coronal sequential CT scans. Radiology 213：375-382, 1999
9) Ozcelik D, Huthut I, Kuran I, et al：Comparison of accuracy of three-dimensional spiral computed tomography, standard radiography, and direct measurements in evaluating facial fracture healing in a rat model. Ann Plast Surg 53：473-480, 2004
10) Tessier P, Hemmy D：Three dimensional imaging in medicine ; A critique by surgeons. Scand J Plast Reconstr Surg 20：3-11, 1986

12 Blowout fracture, 最近の見方

菅又 章

Summary

下壁に限局した blowout fracture の治療は，骨折型を打ち抜き型と線状型に分けて考える。
打ち抜き型骨折では，打ち抜かれた骨面積が大きい場合，浮腫の消退後に眼球陥没を起こす可能性が高い。したがって，受傷後2週間以内に，眼球陥没に対する予防手術を行う。われわれは，冠状断のCT画像を分析して，打ち抜きの最大横径が眼球径の2/3以上で，骨折の中心が眼球赤道より後ろにあるものを予防手術の適応としている。
一方，線状型骨折は，保存的に経過を観察しても，眼球運動障害の自然改善は極めて悪い。眼球運動障害が高度の線状型骨折は，拘扼による下直筋障害の可能性を考慮して，可及的早期に手術を行うべきである。

はじめに

Blowout fracture はスポーツや交通事故に伴って，しばしば認められる外傷である。しかし，治療法の選択に歴史的な混乱があったためか，いまだに適切な初期治療が行われていない症例も散見される。

本稿では，眼窩下壁に限局した blowout fracture に論点を限局し，診断や治療における現状の基準となる考え方について述べる。

疾患概念の歴史的変遷

眼窩部の外傷後に，眼球運動障害と眼球陥没が生じる場合があることは，19世紀の終わりごろから指摘されていた。1957年，Converseら[1]は，これが眼窩下壁の骨折に伴う病態であることを指摘し，blowout fracture の疾患概念を確立した。Converse らは眼球運動障害の原因を，下直筋周囲組織の骨折部での拘扼にあるとし，これらの組織の線維化を防止するためには，可及的早期に手術を行うべきであると主張した。

一方，1974年 Puttermannら[2]は，blowout fracture の眼球運動障害は，眼球周囲組織の出血や浮腫により，下直筋に付着している線維性結合組織が緊満して下直筋の運動を制限するためであると考えた。彼らは，時間の経過による出血や浮腫の消退により眼球運動障害は自然に改善することから，まず保存的に経過を観察すべきであるとした。

その後，1970年代後半まで，早期手術派と保存的経過観察派の間で激しい論争が繰り返されたが，お互いに自説に矛盾する症例の存在を認めざるを得なかったためか，徐々に妥協点が多くなり，混乱が深まる結果となった[3,4]。

やがて1980年代に入り，CTスキャンによる骨折と軟部組織の状態の分析が進み[5]，骨折周囲の状況を3次元的に捉えることが可能になった。1990年代後半には，blowout fracture の骨折型を，打ち抜き型と線状型に分け，眼球運動障害や眼球陥没の原因の病態と治療法を別個に考えることが一般的となった[6-9]。

こうした流れにより，Converse と Puttermann

の論争も真実を違った観点から眺めていたに過ぎないことが明らかとなり，blowout fractureの治療法は1つの収束に向かいつつある状況となっている。

骨折型と手術適応

打ち抜き型骨折 (punched out fracture, open-door fracture)

眼窩周囲への打撃による眼窩下壁骨のゆがみと，眼球圧迫による眼窩内圧の上昇により，眼窩下壁がある一定の面積を持って打ち抜かれた骨折である[1]。骨片が完全に遊離する場合と，open-door型となる場合がある（図1）。

骨折に伴い，眼窩内の脂肪組織が上顎洞に脱出する。打ち抜かれた骨折部の面積が大きい場合は，眼窩容積の拡大と同時に脱出する眼窩内脂肪の量も多くなるため，眼球陥没を来たすことが多い。

病態と手術適応

打ち抜き型骨折ではPuttermannら[2]やKoornneef[10]が提唱したように，眼窩内の出血や浮腫により，眼窩内脂肪組織の中にある線維性結合組織が緊満し，外眼筋の動きを阻害することにより眼球運動障害が生じる。

しかし，打ち抜き型骨折では，受傷後に高度の眼球運動障害が生じても，時間の経過に伴い出血や浮腫が軽快するにつれ，眼球運動障害も自然に改善してくることが多い[10][11]。また，眼球運動障害の程度が骨折の大きさや位置と必ずしも相関しないことも認められる[10]。つまり，打ち抜き型骨折では受傷直後の眼球運動障害の程度のみでは手術適応の決定は困難である[7]。

一方，打ち抜き型骨折では，眼窩容積の拡大と眼窩内組織の脱出に伴う，眼球陥没が最も重要な合併症となる。組織が脱出したまま眼球陥没が著明となってくるまで時間の経過を待つことは，眼窩内組織の萎縮，線維化を招くことになり，再建にあたっての条件を悪化させる。したがって，眼球陥没が予想される症例に対し，受傷早期に予防的な意味を含めた手術を行うことが必要になる。

手術適応基準

受傷直後にすでに2～3mm以上の高度の眼球陥没を示すものを，手術の適応とすることには議論の余地がない[8][9]。

しかし，多くの症例では，骨折の結果，どの程度の眼球陥没が生じるかは，骨折の部位や大きさ，個々の眼球と眼窩骨との位置関係などにより微妙に異なり，浮腫の強い受傷後早期に予測するのはなかなか困難である。しかし，眼球陥没に対する予防手術を行うには経験に基づく何らかの手術適応基準を設定しておく必要がある[7]～[9]。

われわれは，冠状断のCT画像を分析して，打ち抜きの最大横径が眼球径の2/3以上で，骨折の中心が眼球赤道より後ろにあるものを予防手術の適応としている[7]。

予防手術の基準が決まっていれば，受傷直後のCT画像の分析で手術適応が決定されるため，手術時期は早期に設定できる。しかし，打ち抜き型骨折では，受傷早期には眼窩内の浮腫や出血が強いため，手術操作には必ずしもよい条件ではない[12]。一般的には，浮腫や出血の影響が消退した後で組織の瘢痕化が起きてくる前の，受傷後2週間以内に手術を行うべきである[7]～[9][12]。

手術手技

打ち抜き型骨折に対するアプローチ法としては，経眼窩法と経上顎洞法がある。経眼窩法の場合，上顎洞に落ち込んだ骨片の整復は困難であるため，眼窩内組織の再脱出を防止するためには骨移植が必要となる。移植骨採取部としては，腸骨，頭蓋骨外板，肋骨外板などがあげられる。必要な骨の量と形状を考慮して採取部を選択する。

経上顎洞法

①上顎洞前壁を示指が挿入できる大きさに開窓して上顎洞に脱出した眼窩内組織と骨片を，示指によりゆっくりと押し上げて整復する。示指の挿入が困難であれば小指にて代用する。

②これらを整復位に保持するため，上顎洞の形状に合致したバルーンを洞内に挿入する。

③バルーンは骨折部が確実に癒合するまで5～6週は留置したのち，局麻下に抜去する[7]。

粉砕骨折でない限り，上顎洞内に落ち込んだ眼窩下壁骨片を利用できるため，骨移植を必要としない利点がある。

ただし，この方法は眼窩下壁に限局した骨折にのみ適用すべきで，下壁から内側壁に移行するbony buttressの土台を形成する篩骨蜂巣最下部が破壊さ

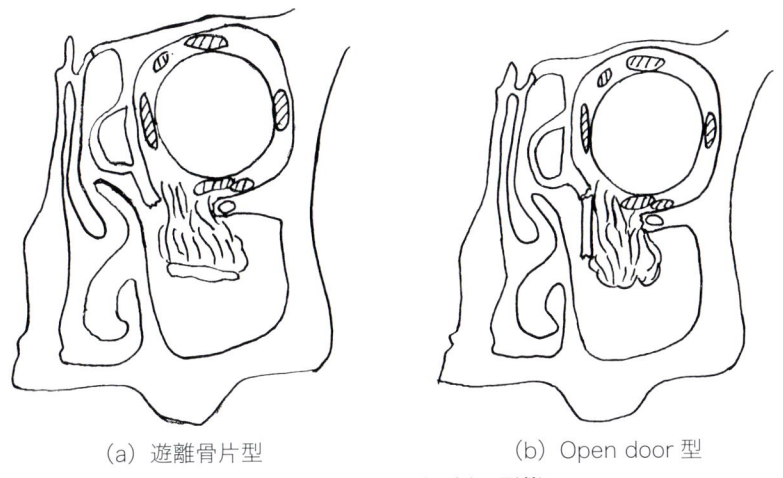

(a) 遊離骨片型　　　　　　　　　(b) Open door 型

図1　打ち抜き型骨折の形態

(a) 線状型　　　　　　　　　　　(b) Trap door 型

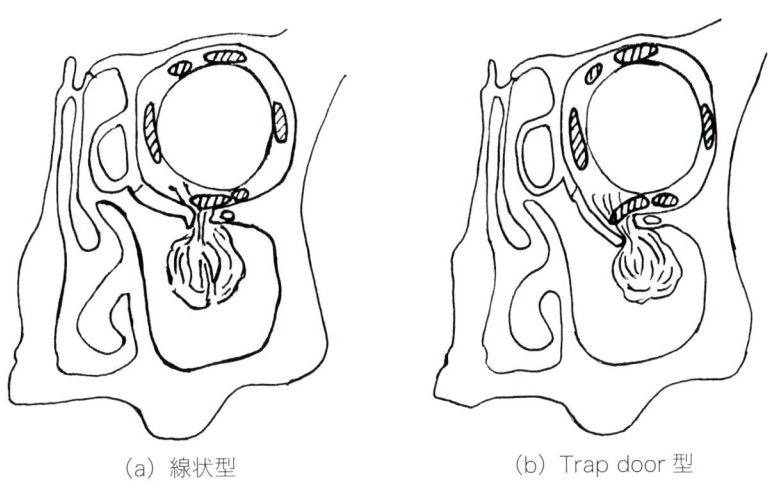

図2　線状型骨折の形態

れた下内側壁骨折では再脱出が起きやすく適応にならない。

線状型骨折（linear fracture, trap-door fracture）

眼窩下縁に対する打撃により眼窩下壁にゆがみが起きるが，骨の弾力性があると，打ち抜き型の骨折にはならず，亀裂骨折が生じる[13]。

このゆがみが回復するときに，亀裂から脱出した下直筋周囲の眼窩内組織を拘扼し，Converseら[1]が示した病態による眼球運動障害が生じる。頻度は少ないが，下直筋自体が拘扼される可能性もある。骨折の形態により線状型とtrap-door型に分けられる（図2）。

線状型骨折は，骨の弾力性に富む小児や思春期の患者に多い[6)12)14)～16)]。眼窩内の出血や浮腫はむしろ軽度であることが多く，black eyeを伴うことの多い打ち抜き型骨折に対応して，white eyed blowout fractureと呼称するものもある[6]。

病態と手術適応

線状型骨折では，下直筋周囲組織の骨折部への拘扼が眼球運動障害の直接的な原因であるため，保存的治療には抵抗を示す症例が多い[16]。したがって，眼球運動障害がごく軽微なもの以外は手術適応と考えるべきである。特に，受傷直後から患眼が第1眼位に固定するような高度の眼球運動障害例では，待機期間を置いても，症状の改善が極めて悪いので可及的早期に手術を決断すべきである[16]。打ち抜き型骨折と異なり，眼窩内の出血や浮腫が軽度なことも早期手術には有利である[6]。

手術手技

線状型骨折では，経眼窩的にのみ拘扼した組織の整復が可能である。経上顎洞的に操作を加えても，

骨折部がtrap doorとなり脱出した組織の整復は困難である。

経眼窩的に拘扼された組織の整復を行うとき，抵抗が強いときは，モスキート鉗子の先などでtrap状の骨折部を開くようにする。それでも困難な場合は骨折部周囲の骨を少し除去するとよい[16]。

整復後，骨欠損が少ない場合は骨移植の必要はないが，骨切除を加えて欠損が大きくなった場合は，骨移植を加えておく。

術後は，1.5mほどの糸の先に吊り下げた振り子を患側眼で追うエクササイズを行う。通常は術後3カ月程度の経過で徐々に眼球の下転障害から改善する。上転障害の改善はこれより遅れ，最終的に軽度の上転制限を残す場合もある[7)16]。

症　例

症例1　33歳，男性，打ち抜き型骨折（図3）

けんかをして右顔面を殴られ，直後より軽度の右眼球運動障害を呈した。初診時，右の眼球陥没はほとんど認められなかったが，冠状断のCT画像では，打ち抜き径が最大21mmで眼球赤道より後方に至る打ち抜き型骨折が認められた。われわれの眼球陥没予防手術適応基準に合致していたため，受傷後12日に手術を行った。

手術は，口腔内より上顎骨前壁を露出し，開窓の後，用指的に脱出した眼窩内組織と骨片を整復し上顎洞の形状に合ったバルーンを挿入した。バルーンの空気挿入チューブは鼻腔に引き出した。

バルーンは5週間留置した後，局所麻酔下に抜去した。術後3カ月の状態では，右眼の陥没は存在しない。

症例2　6歳，女児，線状型骨折（図4）

鉄棒から落下し右眼部を強打した。直後より嘔気，嘔吐と右眼の高度の眼球運動障害を認めた。初診時の冠状断CT像で，右の線状型骨折と，拘扼された眼窩内組織，下直筋の偏移が認められた。受傷後11日に，経眼窩的に拘扼された眼窩内組織の整復を行った。術後しばらくは，右眼の上転障害が持続したが，術後1カ月頃より改善傾向となり，術後11カ月には上転障害は完全に回復した。

考　察

Blowout fractureの治療法における混乱が，骨折型に分けて病態を捉えることによって，一定の収束に向かいつつあることは前述した通りである。しかし，いくつかの点においてはなお，必ずしも統一した結論が得られていない。以下，いくつかの論点について考察する。

眼球陥没予防手術の適応基準

打ち抜き型骨折において，予想される眼球陥没に対する予防手術を行うには，何らかの手術適応基準を設定しておく必要がある。この手術適応基準をどのように設定するかに関しては，CT画像を分析し，眼窩の容積の拡大率[17]や打ち抜かれた骨面積[8)9]から検討したものが多い。これらの方法においては，容積の拡大率を正確に算出するのはやや煩雑であり，骨折面積の大きさで適応を決める方が現実的である。打ち抜き面積による手術適応基準では，骨折面積が眼窩下壁面積の1/2以上のものを手術適応とするものが多い[6)8)9]。しかし，骨折面積の算定には，冠状断CTに加え，矢状断CTが必要なこと，眼窩下壁の面積の算定法がはっきり記載されていないことなどが問題として残る。前述したわれわれの基準は，冠状断CTの分析のみで判断が可能であり，この基準設定後に，術後の著明な陥没を呈した症例はなく，妥当な基準であると考えている[7]。

内視鏡手術の必要性

近年において，内視鏡を用いて経上顎洞的に眼窩下壁骨折の整復を論じる論文が増加している[18]。これらの論文で述べられているように，打ち抜き型骨折であれば，内視鏡的な整復は技術的に十分可能であり，骨や骨膜の損傷を少なくできるという点では，骨成長期の小児ではよい適応とも言える。

しかしわれわれは，以下のような観点から，成人

(a) 術前

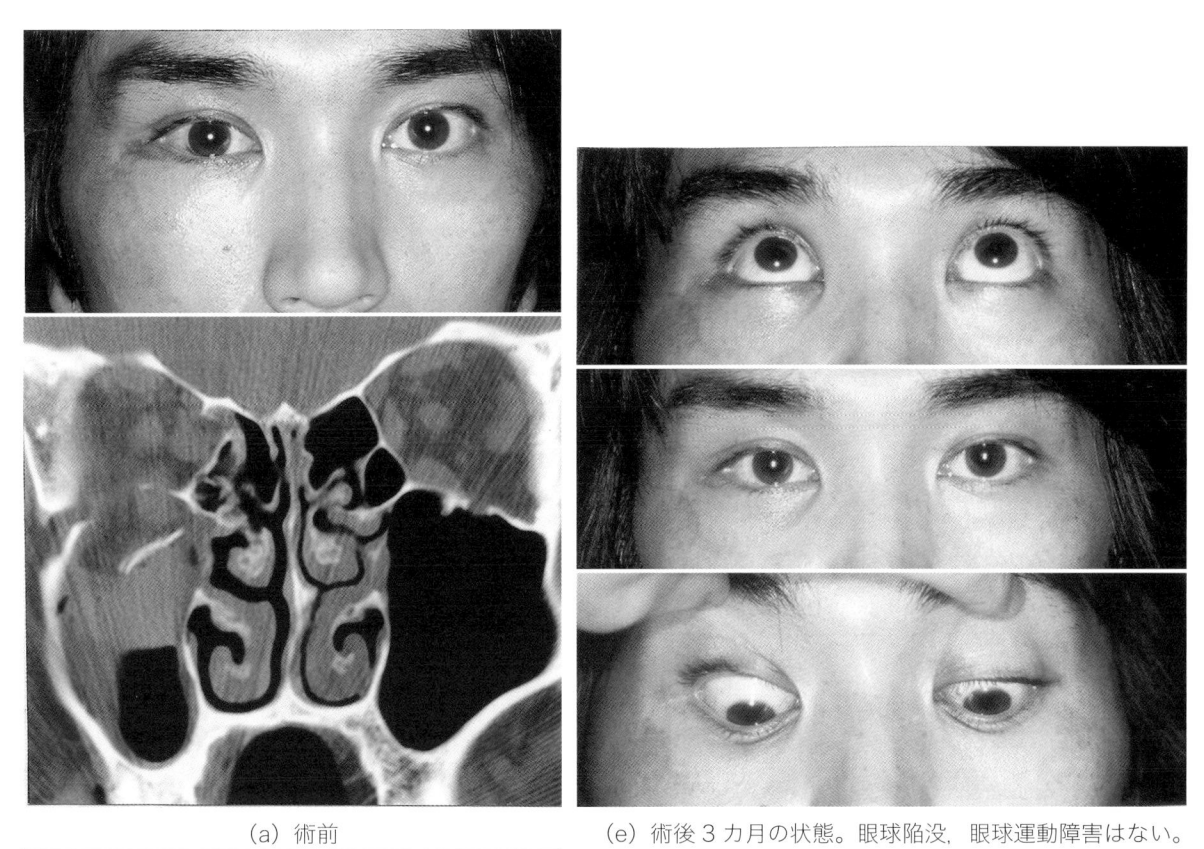

(b) CT 冠状断で右眼窩下壁に骨片遊離型の骨折を認める。

(e) 術後3カ月の状態。眼球陥没，眼球運動障害はない。

(c) 経上顎洞的に整復し，バルーンを挿入した。

(d) バルーンの空気挿入チューブは鼻腔より出し，経口摂取の妨げにならないようにする。

図3　症例1：33歳，男性，打ち抜き型骨折

12. Blowout fracture

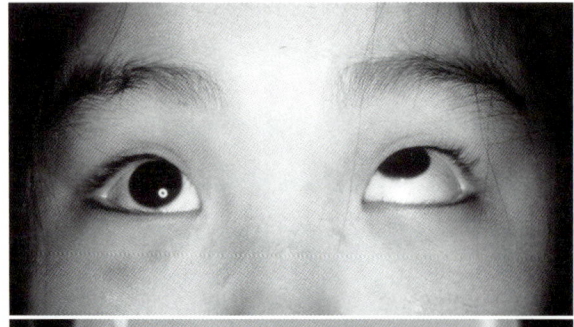

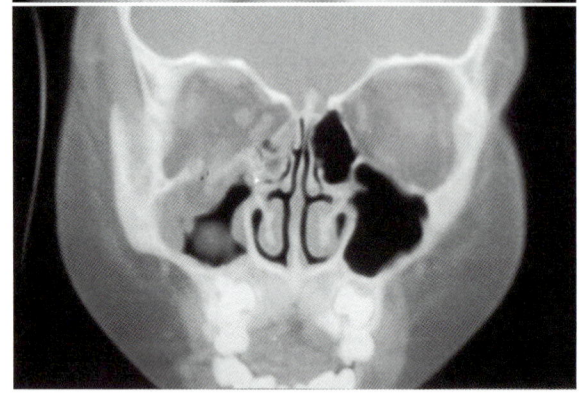

(a) 右眼球は著明な運動障害が存在する。
(b) CT 冠状断で右眼窩下壁に線状型骨折を認める。

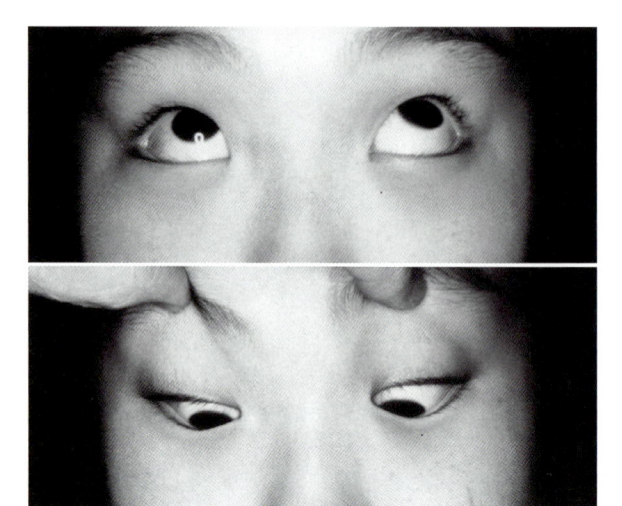

(e) 術後 11 カ月の状態。眼球運動障害は完全に回復している。

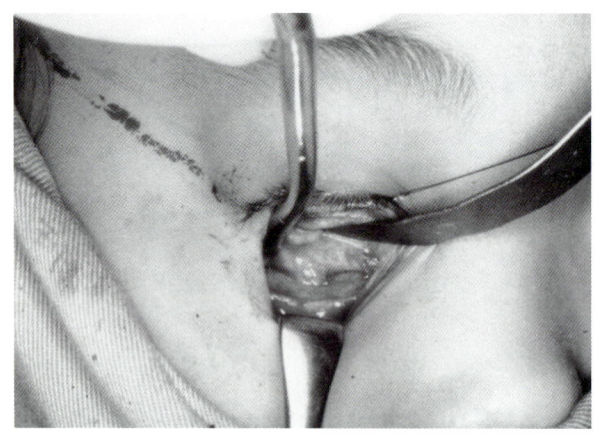

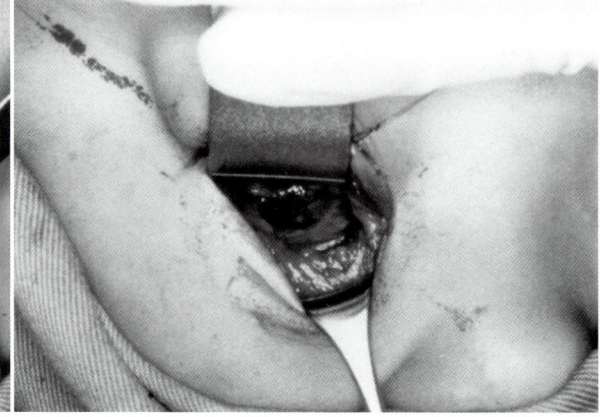

(c, d) 受傷後 11 日に経眼窩的に整復した。骨移植は行わなかった。

図 4　症例 2：6 歳，女児，線状型骨折

における内視鏡手術の利便性に関しては疑問を感じている。

第 1 に，経上顎洞法の整復では，切開部が口腔内であるため，術創を小さくできるという内視鏡の最大のメリットが発揮されないこと。第 2 に，指を用いて脱出組織や骨折片の整復を行った方が，安全確実に操作を行うことができ，手術時間も短縮されること。第 3 には，上顎洞前壁を開窓すれば，整復後の保持のために上顎洞の形状に合ったタイプのバルーンが使え，挿入位置の確認も直視下に行えることである。開窓により，上顎骨前壁の骨欠損が大きくなるが，成人である限りまったく問題とならない。

以上を総合して，われわれの施設では現時点において，眼窩下壁骨折に対する内視鏡手術は行っていない。

線状型骨折の手術時期

手術適応のある線状型骨折において，受傷後どのくらいまでに手術をすべきかに関しては，2〜5 日以内に行ったものに眼球運動障害の改善までの期間が短いとする報告が多い[6)12)14)15)]。しかし，これらの報告は retrospective study を根拠とした結果であるため，晩期手術群に難治例が集中しがちになる

など，母集団の設定にはやや疑問が残る．

これに対して，われわれの結果を含め[16]，1カ月以内の手術であれば良好な最終結果が得られるとした報告も多く[15]，最適な手術時期に関しての結論は得られていない．

しかしながら，線状型骨折の手術適応決定が受傷早期に可能であること，どのような状態であっても，拘扼による組織の血行障害や挫滅を放置することに臨床的利点はないことなどを考慮すると，結論的には，線状型骨折では受傷後可能な限り早期に手術的解除を行うべきとするのが妥当である[12,14,16]．

一方，CT画像で下直筋の直接的な拘扼や変形が判断されるものや，下直筋刺激による迷走神経反射で嘔気・嘔吐などの症状が強いものは，緊急手術を行うべきとする意見もある[6,14]．これらの意見の多くは，Smithら[19]による下直筋のコンパートメント症候群説を根拠としている[6]．しかし，コンパートメント症候群が実際に生じるかについては，疑問を呈する論文もある[20]．また，仮に，骨による直接の圧迫が下直筋に壊死や麻痺などの重大な障害を引き起こすとすれば[20]，受傷後数時間以内の解除でなければ臨床的意義は乏しい．

受傷後かなりの時間が経過してしまってから行われるのが現状の，緊急手術の有効性と適否については，より慎重な検討が必要である．

下直筋麻痺

眼窩下壁骨折において，骨折型，治療法の如何を問わず，遷延する下直筋麻痺の症状を呈する症例が，若干の割合で存在することは，多くの著者により指摘されている[21,22]．

下直筋麻痺の原因に関して考えられるのは，動眼神経の下直筋支配枝の障害，下直筋自体の挫滅や出血による障害，の2つである[10,21]．しかし，神経障害の可能性に関しては，神経の解剖学的位置などを考慮すると，これを単独の原因と証明するのはなかなか困難である．

一方，多くの眼窩下壁骨折で，下直筋の収縮力が受傷後初期の段階で落ちることからも，下直筋自体の障害が受傷初期に生じていることは推察される[19]．筋の挫滅の程度の強いものが，引き続いて起きる線維化や瘢痕化により筋麻痺の症状を呈するとする意見が多い[10,20]．

下直筋麻痺の診断は，臨床上の下転制限とtraction test陰性，cine-MRI所見などを総合して行う[6,22]．

下直筋麻痺と診断された場合，不全麻痺であれば，時間の経過とともに改善してくる可能性があるため[21]，1年間は振り子注視のエクササイズをしながら経過を観察する[22]．

経過観察後，第1眼位に複視を残すものは外眼筋手術の対象となる．術式の決定には，専門的知識を必要とするので，斜視を専門とする眼科医とチーム医療を行うことが必要である[22]（図5）．

不適当な手術法選択

繰り返し述べてきたように，眼窩下壁骨折は骨折型により，病態も手術法も異なっている．したがって，骨折型にそぐわない術式を選択すると，より予後を悪化させる場合がある．たとえば，線状型骨折に対し，経上顎洞的に整復を試みると，骨片がtrap door状となって，脱出組織の確実な整復が困難である．整復が不十分なままバルーンなどを装着すると，脱出組織が上顎洞側から眼窩下壁に圧着癒着し，眼球運動障害の予後は極めて悪くなる[23,24]．

このような症例を生み出さないためにも，治療側は骨折型ごとの基本的病態と治療法を熟知する必要がある（表）．

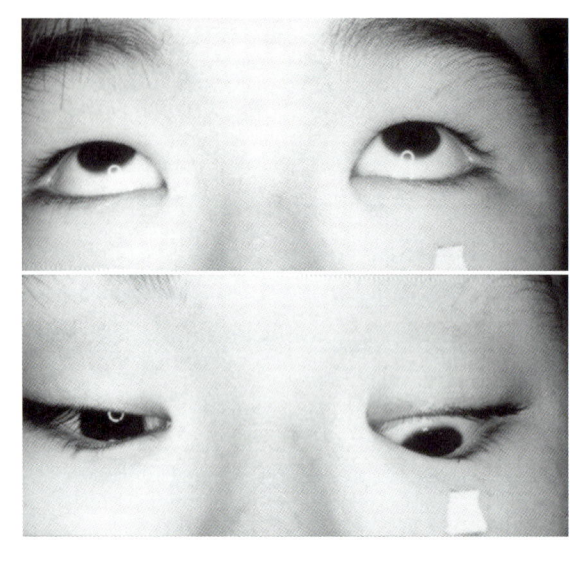

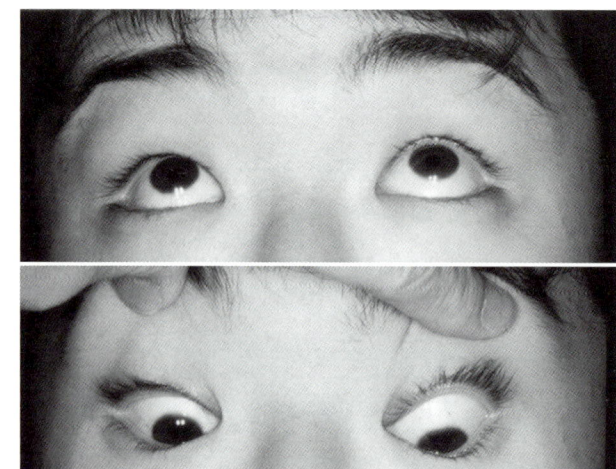

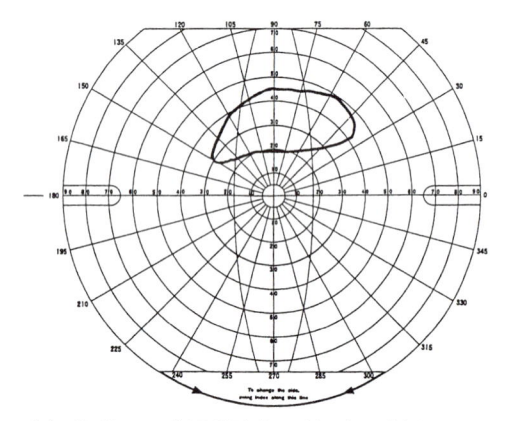

(a) 術前の眼球運動障害と単一視野域を示す。　　(b) 受傷後 1 年 5 カ月で右下直筋の 6mm の短縮と 2mm の前転を行った。術後 12 年で、単一視野域は著明に拡大している。

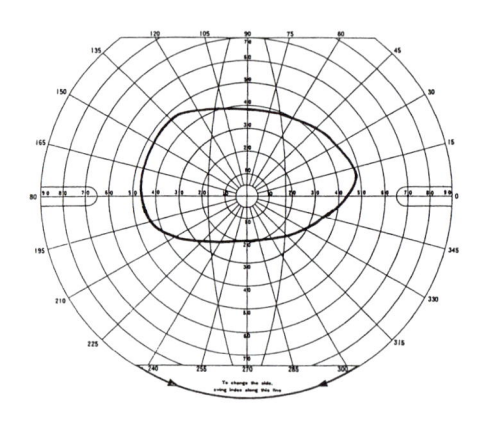

図 5　右下直筋麻痺症例
14 歳，男児，右眼窩下壁の打ち抜き型骨折に伴う下直筋麻痺であった。

表　下壁 blowout fracture の治療原則

骨折型	打ち抜き型	線状型
手術の主目的	眼球陥没の予防	眼球運動障害の改善
手術適応	骨折の横径が眼球径の 2/3 以上で骨折の中心が眼球赤道より後ろにあるもの	眼球運動障害が高度のもの
手術時期	腫脹の消退した受傷後 2 週間以内	可及的早期
手術法	経眼窩的整復＋骨移植 経上顎洞的整復＋バルーン挿入	経眼窩的整復

文 献

1) Converse JM, Smith B : Enophthalmos and diplopia in fracture of the orbital floor. Br J Plast Surg 9 : 265-274, 1957
2) Puttermann AM, Stevens T, Urist MJ : Nonsurgical management of blowout fracture of the orbital floor. Am J Ophthalmol 77 : 232-239, 1974
3) Converse JM, Smith B : On the treatment of blow-out fractures of the orbit. Plast Reconstr Surg 62 : 100-104, 1978
4) Allen M : Puttermann on the subject of blow-out fractures of the orbital floor. Ophthalmic Plast Surg 1 : 73-74, 1985
5) Groves ASJr, Tadmor R, New PFJ, et al : Orbital fracture evaluation by coronal computed tomography. Am J Ophthalmol 85 : 679-685, 1978
6) Jordan DR, Allen LH, White J, et al : Intervention within days for some orbital floor fractures ; The white-eyed blowout. Ophthalmic Plast Reconstr Surg 14 : 379-390, 1997
7) 菅又 章, 渡辺克益, 野本猛美：下壁 Blowout 骨折に対する新しい手術適応基準による検討. 日頭顎顔会誌 16 : 54-61, 2000
8) Hartstein ME, Roper-Hall G : Update on orbital floor fractures ; Indications and timing for repair. Facial Plast Surg 16 : 95-106, 2000
9) Burnstein MA : Clinical recommendation for repair of isolated orbital fractures ; An evidence-based analysis. Opthalmology 109 : 1207-1210, 2002
10) Koornneef L : Current concepts on the management of orbital blow-out fractures. Ann Plast Surg 9 : 185-200, 1982
11) 菅又 章, 牧野惟男：Blow-out fracture の臨床的検討；第 1 報保存的治療の統計的観察. 日形会誌 12 : 307-319, 1992
12) Kwon JH, Moon JH, Kwon MS, et al : The differences of blowout fracture of the inferior orbital wall between children and adults. Arch Otolaryngol Head Neck Surg 131 : 723-727, 2005
13) Fujino T, Maniko K : Entrapment mechanism and ocular injury in orbital blowout fracture. Plast Reconstr Surg 65 : 571-574, 1980
14) Grant JH, Patrinely JR, Weiss AH, et al : Trapdoor fracture of the orbit in a pediatric population. Plast Reconstr Surg 109 : 482-489, 2002
15) Egbert JE, May K, Kersten RC, et al : Pediatric orbital floor fracture ; Direct extraocular muscle involvement. Ophthalmology 107 : 1875-1879, 2000
16) 菅又 章, 松村 一：線状型骨折の治療法の検討. 日職災医会誌 52 : 112-118, 2003
17) Manson PN, Gravis A, Rosenbaum A, et al : Studies on enophthalmos ; II The measurement of orbital injuries and their treatment by quantitative computed tomography. Plast Reconstr Surg 77 : 203-214, 1986
18) Strong EB, Kim KK, Diaz RC : Endoscopic approach to orbital blowout fracture repair. Otolaryngol Head Neck Surg 131 : 683-695, 2004
19) Smith B, Lisman RD, Simonton J, et al : Volkmann's contracture of the extraocular muscles following blowout fracture. Plast Reconstr Surg 74 : 200-214, 1984
20) Iliff N, Manson PN, Katz J, et al : Mechanisms of extraocular muscle injury in orbital fracture. Plast Reconstr Surg 103 : 787-799, 1999
21) Wojno TH : The incidence of extraocular muscle and cranial nerve palsy in orbital floor blow-out fracture. Ophthalmol 94 : 682-685, 1989
22) 菅又 章, 吉澤直樹, 小宮貴子ほか：外眼筋手術を行った眼窩床骨折の検討. 日頭顎顔会誌 21 : 293-301, 2005
23) Okinaka Y, Hara J, Takahashi M : Orbital blowout fracture with persistent mobility defect due to fibrosis of the inferior rectus muscle and perimuscular tissue. Ann Otol Rinol Laryngol 108 : 1174-1176, 1999
24) 菅又 章, 吉澤直樹, 岡田宇広ほか：初期手術法の選択が予後に影響したと思われる眼窩床骨折の 1 例. 日頭顎顔会誌 20 : 177-181, 2004

13 前頭骨―前頭蓋底骨折

清川 兼輔, 守永 圭吾

Summary

前頭骨骨折を認めた場合，隣接する前頭洞眼窩，鼻腔，前頭蓋底，硬膜，脳実質などに損傷が及んでいる場合も多い。したがって重度損傷の場合には，脳外科を中心とした関連各科とのチームアプローチによる集学的治療が必要である。特に前頭洞後壁から前頭蓋底に骨折が及び髄液漏を合併している場合や鼻前頭管が閉塞している場合は，重篤な合併症に進展する危険性が高い。このような症例に対しては，両側冠状切開および前頭開頭から前頭蓋底を広く展開し，挫滅組織のデブリードマン，鼻前頭管の開放を含めた鼻腔への十分なドレナージおよび側頭筋骨膜弁を用いた硬膜の再建と頭蓋腔の遮断を確実に行うことが重要である。

はじめに

前頭骨は頬骨，上顎骨，鼻骨，篩骨，蝶形骨，頭頂骨など多くの骨に隣接し，前頭鱗部，眼窩部，鼻部と大きく分けられる。診断する際には，これらの骨の解剖学的位置関係だけでなく，軟部組織の損傷によって障害される前頭骨周囲の血管や神経の走行についても熟知しておく。特に鼻部の骨折では，鼻骨後方に鼻前頭管が存在し，さらにその後方は篩骨から前頭蓋底にまで連続しているため，その診断と治療は慎重に行う必要がある。本稿では，前頭骨単独の前頭骨骨折（外側前頭骨骨折）だけでなくその周囲に隣接した骨を含めた骨折の診断と治療およびその適応について述べる。

術前の評価

症状，所見の評価

前頭骨付近の挫創の状態，知覚異常，骨片の変位による陥凹変形，眼球運動障害，複視，眼球の位置異常，眼瞼下垂などをチェックする。さらに嗅覚脱失，髄液漏，脳神経症状を認める場合には，骨折が前頭蓋底へ及んでいることが示唆される（図1-a）。これらの症状や所見が認められた場合，前額部の陥凹変形がわずかであっても，慎重な診察とX線撮影などのチェックが必要である。

また，鼻根部付近の陥凹変形や眼窩隔離などを認める場合には，鼻前頭管の閉塞を伴う可能性がある。そのような場合，洞内に粘液が貯留し，後に前頭洞嚢腫や膿嚢腫を生じる危険性が高いため注意を要する。

画像診断

画像診断では，骨折部位，大きさ，範囲，程度をチェックする。特に前頭洞については，内腔の状態（液の貯留や含気）および後壁の骨折の有無をチェックすることが重要である。X線撮影はウォータース撮影が必須であり，スクリーニングに用いる。最終的な骨折部位の診断には，CT撮影が最も有効である。特に，前頭洞前後壁の骨折部位が明確に診断できる。また，その下方に連続した鼻前頭管が骨

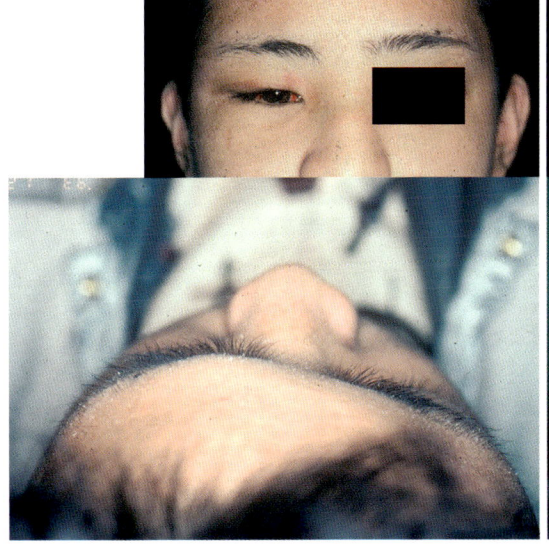

(a) 術前所見
前頭骨，前頭洞前後壁，鼻骨，右眼窩，前頭蓋底骨折。右眼球陥凹，斜鼻，鞍鼻を認める。重度の前頭部陥凹変形を認める。髄液漏（＋）

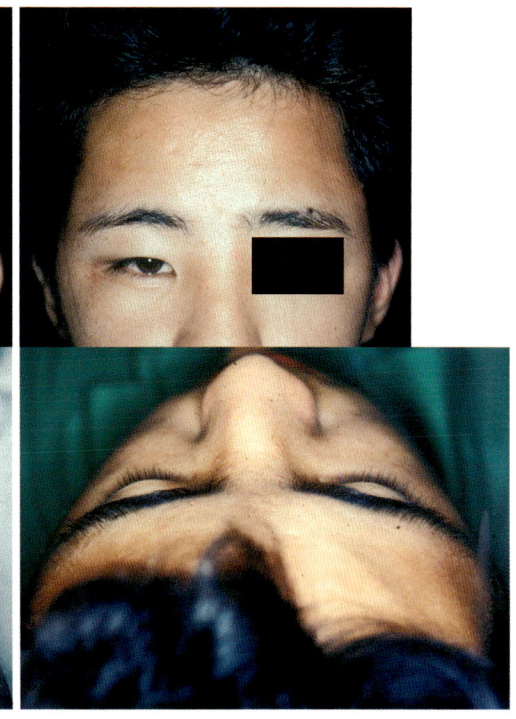

(b) 術後6カ月の所見
機能的整容的に満足する結果が得られている。前頭部の形状も左右対称で陥凹，凹凸変形を認めない。

図1　症例　16歳，男性

折した鼻骨の陥入によって閉塞や狭窄を生じていないかを確実にチェックできる（図2-a〜c）。さらに，3DCTがあると，骨折部位や骨片の変位が正確に把握でき，家族への説明も容易となる。

手術適応

当科での手術適応は以下のように決定している。
絶対的適応
　①前頭骨骨折で頭蓋内血腫や脳損傷を伴い脳外科的手術適応があるもの
　②前頭洞後壁骨折や前頭蓋底骨折を伴い2週間以上の髄液漏を認めるもの
　③鼻前頭管損傷を認め，前頭洞炎を発症する危険性が高いもの
相対的適応
　④骨折による陥凹変形のみのもの

なお，一般的に2〜3週間以上経過すると，骨折部が強固に癒合し陳旧性となって修正が困難となる。そのため，手術時期は2週間以内が望ましい。

しかし，他院で経過が見られ2週目以降に紹介された場合，正確な診断を得るためにはさらに数日が必要となる。また，頭蓋内の合併損傷の程度によってその治療が優先される場合は，陳旧性（3週間以降の手術）にならざるを得ないこともある[1]。

手技（術前，術中，術後）

術前処置

硬膜損傷（髄液鼻漏）が考えられる場合には，予防的に抗生物質を使用する。また鼻腔内タンポンや鼻をかむなどの行為は逆行性感染の可能性を高くするため厳禁である。

アプローチ（皮切）

基本として，骨折部だけでなくこれを超えた健常部までの広い範囲が確認できる切開線が必要である。骨折範囲が狭く限局している症例では受傷時の創，眉毛上縁切開，内眼角切開，glabellar wrinkleにあわせた眉間間の切開を用いる。しかし，多くの

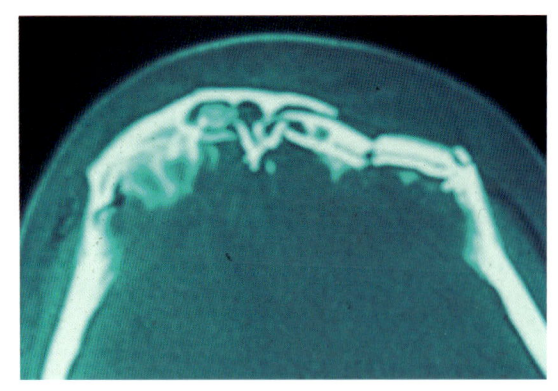

(a) 前頭骨前頭洞レベルの水平断
前頭骨骨折，前頭洞前後壁骨折および前頭洞内の血腫を認める。

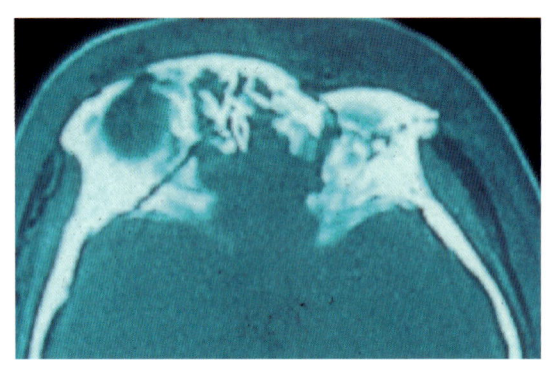

(b) 前頭蓋底レベルの水平断
右眼窩上壁および篩骨から前頭蓋底に及ぶ骨折を認める。

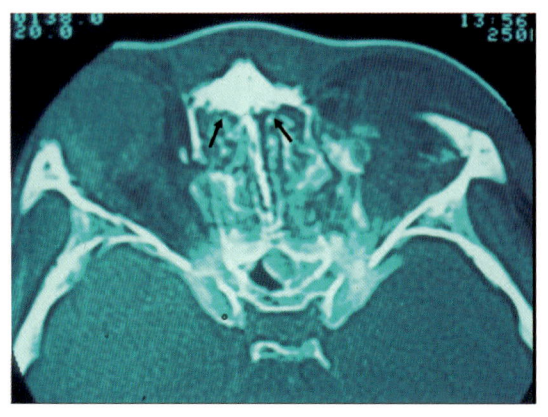

(c) 鼻骨と鼻前頭管レベルの水平断
篩骨から蝶形骨にかけての骨折，右眼窩内側壁，鼻骨骨折および鼻前頭管の閉塞（矢印）を認める。

図2　症例の術前のCT所見

場合，健常部を含めた広い視野が得られ鼻前頭管への操作などを確実に行うことができる冠状切開が選択される。冠状切開は手術侵襲的には患者への負担が若干大きくなるが，顔面の皮切を必要としないため術後の瘢痕が目立たないことや，万一の場合硬膜や頭蓋底の再建に用いられる側頭筋骨膜弁および前頭筋骨膜弁が確保できるという大きな利点がある（図3-a)[2)3)]。特に側頭筋骨膜弁は，両側から2枚採取でき，採取部の侵襲や術後の変形も少ないため，外傷の手術に使用するには非常に有効である。側頭筋骨膜弁は，側頭筋に連続させてガレア直下にある pericranium を flap として挙上したものであり，正中までの長さであれば十分な血流を有している。（図3-a, b)。その血行形態や作成法の詳細については，参考文献[2)3)5)7)]を参照いただきたい。

前頭骨骨折の整復

前頭骨骨折で問題となる点は，頭蓋内血腫，脳実質や硬膜の損傷および前頭部の陥凹変形である。頭蓋内血腫や脳および硬膜の損傷に対しては，脳外科とのチームアプローチにより対処する。特に硬膜損傷に対しては，損傷部位を確認し，生じた硬膜の損傷部を一次的に縫合するか，挫滅が強い場合や欠損が生じた場合には側頭筋骨膜弁でその部を被覆再建しておくことが重要である。

陥凹変形に対しては，各骨片を整復位にて，ワイヤーまたはプレートで固定する。なお，開放骨折で挫滅した骨片のデブリードマンが行われ骨欠損が生じた場合には，開頭した骨片の内板を用いて再建を行う。また，陳旧性となった場合は，無理に開頭する必要なく，ハイドロキシアパタイト人工骨（特にペースト状人工骨（Biopex®—R））を onlay graft とすることで容易に陥凹変形の修復が可能である[4)]。

前頭洞前壁骨折の整復

陥凹変形のみの場合

各骨片を整復位にてワイヤーまたはプレートを用いて固定する。なお陳旧性の場合は，必要に応じて骨移植を行う。また，前頭骨骨折と同様にハイドロキシアパタイト人工骨の移植も有効である。ただし，人工骨が副鼻腔に露出しないように注意することが重要である。

鼻前頭管損傷のある場合

鼻前頭管の修復（ドレナージ）が必要であり，前頭洞から鼻腔内へシリコンチューブ（径5～7mm）を挿入留置する。また，前頭洞の中隔を鉗除して健側へのドレナージも行っておく。損傷が激しい場合

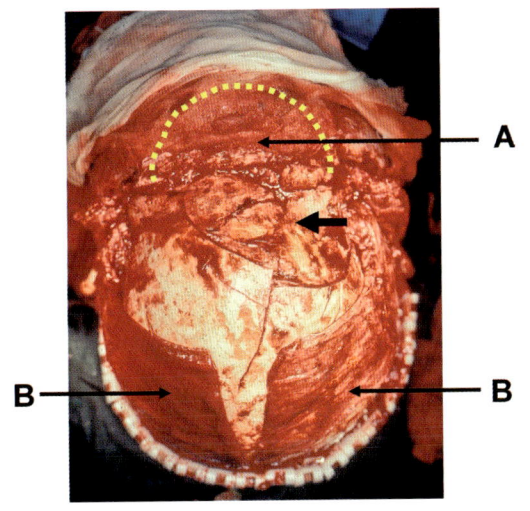

(a) 両側冠状切開よりアプローチした時の所見。前頭骨に陥凹骨折（矢印）を認める。前頭筋骨膜弁（A）と両側の側頭筋骨膜弁（B）を温存する。

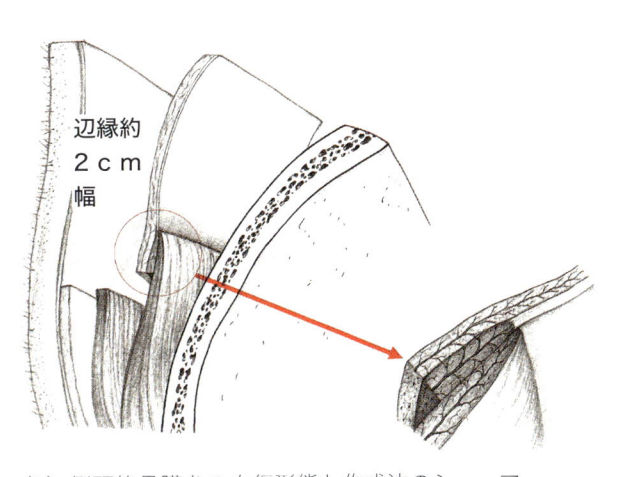

(b) 側頭筋骨膜弁の血行形態と作成法のシェーマ
側頭筋内の深側頸動脈の血流が，側頭筋と側頭筋膜の上縁約2cm幅の部分にある吻合血管網を通じて，pericranium内の密な血管網に流入する。
(清川兼輔ほか：図説脳神経外科 NewApproach2．頭蓋底．斎藤勇編，pp174-179，メジカルビュー社，東京，1997より引用)

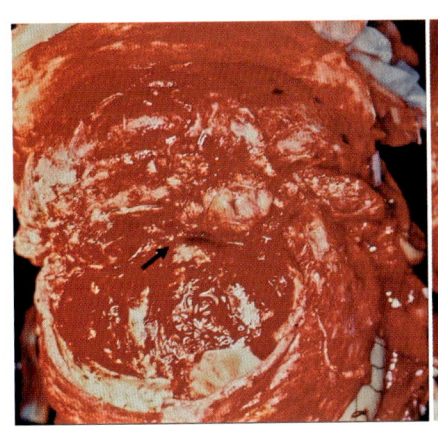

(c) 骨折した前頭骨骨片をはずし前頭蓋底のデブリードマンと鼻腔へのドレナージを行った時の所見。硬膜の損傷と挫滅を認める（矢印）。

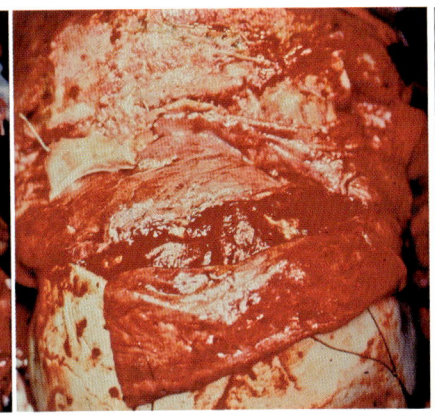

(d) 左側の側頭筋骨膜弁で硬膜の再建を行った時の所見。この後，右側の側頭筋骨膜弁で頭蓋腔と鼻腔の遮断を行った。

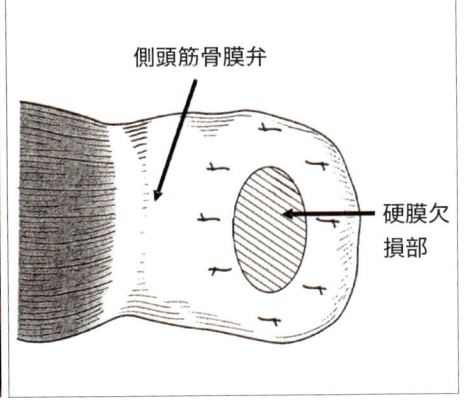

(e) 側頭筋筋骨膜弁による硬膜欠損部の再建法。側頭筋骨膜弁を残存硬膜にオーバーラップさせて縫合する。縫合は，筋骨膜弁の血流を障害しないように密に行わず，長軸方向に平行にかける。

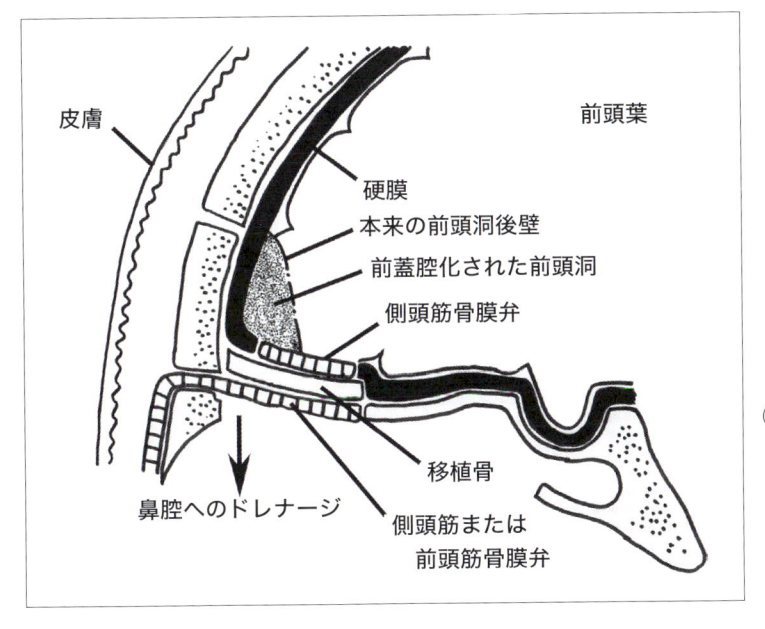

(f) 前頭洞の頭蓋腔化と筋骨膜弁による前頭蓋底再建のシェーマ（矢状断）。
前頭洞は後壁を除去し頭蓋腔化を行う。前頭蓋底は，三層構造（硬膜，前頭蓋底骨，鼻腔側の遮断）の再建を行う。

図3 術中所見

13．前頭骨―前頭蓋底骨折

は，耳鼻科と協力のうえ，鼻前頭管から篩骨洞を開放して鼻腔へのドレナージ孔を広く確保する。その後に前頭洞前壁骨折の整復を行う。

前頭洞後壁骨折の整復

髄液漏を認めない場合

原則として前頭洞後壁骨折の整復は必要としない。しかし，万一前頭洞炎が生ずると，その炎症が骨折部を通じて頭蓋内に進展する危険性があるため，前頭洞前壁骨折の項目で述べた方法と同様のやり方で鼻前頭管のドレナージを確実に行っておくことが重要である。

髄液漏を認める場合

骨折による硬膜損傷があることが確実であるため，開頭を行い，次に述べる前頭蓋底骨折の整復術に準じた手術を行う。

前頭蓋底骨折の整復

前頭開頭から前頭蓋底を展開しその部の処理を行う手術は，手術侵襲および術後合併症のリスクも大きい。したがって，その適応を慎重に決定すること，そして手術の安全性が高いことが必要である。

手術の適応

われわれは，
① 2週間以上髄液漏が持続する場合
② 鼻前頭管の閉塞と前頭洞後壁および前頭蓋底の骨折を合併し前頭洞炎から頭蓋内に感染が伸展する危険性が高い場合
③ 鼻部を中心とした中顔面の骨折を合併しその部の修復によって髄液漏を生じた場合
としている[3]。これらの場合，副鼻腔からの逆行性感染によって重篤な頭蓋内合併症に進展する危険性があるため，安全かつ確実な手術が可能であれば積極的に手術を行うべきである。

デブリードマンと硬膜の再建

前頭蓋底の手術を安全に行うためには，まず粉砕した骨片などのデブリードマンを確実に行った後，硬膜の損傷部位を確認してその部を修復する必要がある。
① 脳外科と協力のうえ，両側前頭開頭から前頭蓋底を展開し，骨折部のデブリードマンを行うと同時に，鼻前頭管から篩骨洞を広く開放して前頭蓋底から鼻腔へのドレナージを確実に行う（図3-c）。
② 生じた硬膜の損傷部は一次的に縫合するが，挫滅が強い場合や欠損を生じた場合には一方の側頭筋骨膜弁で確実にその部を被覆再建しておくことが重要である（図3-d）[3]。
③ 筋骨膜弁を硬膜欠損部へ移植して縫合する際，骨膜弁の部分を硬膜と端端縫合せず，周囲の残存硬膜とオーバーラップさせて縫合する。筋骨膜弁と硬膜はいずれも血行を有しているためそれらの接触面積を広くとることで両者の間に速やかな癒着が起こり，water tight な硬膜の閉鎖が可能となる[5]。したがって，密な縫合は必要としない。むしろ筋骨膜弁の血流障害の原因となるため逆効果である。また，血流と平行になるように長軸に沿って糸をかけるようにする（図3-e）。

前頭洞の処理法

2つに大別される。1つは，洞粘膜を除去しその部に組織を充填する方法である。脳外科領域では，血行のない脂肪や筋肉片の移植が行われるが，安全性を考慮するとやはり血行を有した組織による充填が必要である[6]。しかし，特に前頭洞の発達した患者では，それだけの組織量を有する flap をこの部に移植するには microsurgery が必要となり，外傷の手術においては現実的には非常に困難である。

もう1つの方法は，洞粘膜とともに前頭洞後壁をすべて除去し，側頭筋骨膜弁もしくは前頭筋骨膜弁で鼻前頭管から篩骨洞に通じる部分を被覆することで鼻腔と頭蓋腔を完全に遮断し，前頭洞の頭蓋腔化（cranialization）を図る方法である（図3-f）[3,7]。

なお，頭蓋腔化した前頭洞の部分は，術後数日以内に脳のふくらみによって消失するためまったく問題ない。術後合併症を考慮すると後者の方がより安全であり，著者らは多くの場合，後者を選択している。

頭蓋腔と鼻腔の遮断

もう一側の側頭筋骨膜弁または前頭筋骨膜弁を用いて頭蓋腔と鼻腔の確実な遮断を行う。欠損が広い場合は，再建に用いた2枚の筋骨膜弁にサンドイッチされる形で骨移植を行い，頭蓋底の三層構造（硬膜，骨，鼻腔側の遮断）の再建を行う（図3-f）[3,5,7]。

以上のような筋骨膜弁を用いた前頭蓋底再建法には，血行を有し安全である，同一術野内で採取可能で手術侵襲が少ない，薄くしなやかで硬膜の再建に

適し water tight な再建が確実に行うことができる，整容的に問題を生じない（特に側頭筋骨膜弁）など数多くの利点があり，前頭蓋底骨折の治療においても極めて有用な方法である（図1-b）[3)7)]。

術後管理

血腫の予防

特に髄液漏を伴い冠状切開から開頭を行った症例では，硬膜外血腫や頭皮下の血腫の予防が重要である．硬膜外腔および頭皮下への4～6本の閉鎖ドレーンの挿入と広い綿花による頭部全体の圧迫を行う．これらの閉鎖ドレーンは，術後出血による血腫の予防だけでなく浸出液の貯留を予防する目的で排出液量（1日10ml以下）をみながら6～7日間留置する．また，30°以上上半身を起こした体位を維持し，血液や浸出液が前頭洞から鼻腔に通したドレナージチューブやドレナージ孔を通じて鼻腔へ流れるようにしておく．

これらの処置に加え，単純X線やCT撮影を用いて前頭洞内や頭蓋内の血腫や膿瘍の有無を確認する．術後3週間以上経過し頭蓋腔と前頭洞もしくは鼻腔が筋骨膜弁の生着によって完全に遮断されたら，前頭洞内に留置したドレナージチューブより，あまり圧をかけないように注意しつつ，逆行性に前頭洞の生食水による洗浄を行うことも有効である．その後特に問題なければ，1～2カ月でそのドレナージチューブを抜去する．

文 献

1) 清川兼輔，守永圭吾：骨折の応急処置と手術適応．形成外科 49：107-110, 2006
2) 清川兼輔，田井良明，平野 実ほか：頭頚部頭蓋底腫瘍切除後の確実な一時的再建法．形成外科 34：337-346, 1991
3) Kiyokawa K, Tai Y, Yanaga H, et al：A surgical method for treating anterior skull base injuries. J Craniomaxillofac Surg 27：11-19, 1999
4) 清川兼輔，力丸英明，福島淳一ほか：ペースト状人工骨（Biopex®-R）を用いた頭蓋顎顔面領域の広範囲陥凹・凹凸変形の修復法．日形会誌 25：383-392, 2005
5) 清川兼輔，田井良明：図説脳神経外科 New Approach 2. 頭蓋底．斎藤勇編，pp174-179, メジカルビュー社，東京，1997
6) Maegawa J, Saijo M, Ogino H, et al：Reverse U-shaped split temporalis myofascial flap in cranial base reconstruction. Ann Plast Surg 42：644-650, 1999
7) 清川兼輔，田井良明，井上要二郎ほか：頭頚部頭蓋底再建法の検討：頭蓋底再建における筋骨膜弁の効用と選択．耳鼻と臨床 38：700-711, 1992

III 14 陳旧性顔面骨骨折

外傷

石田 有宏

Summary

先天性頭蓋顔面変形の手術治療として開発された頭蓋顔面外科的手法が陳旧性顔面骨折の治療に応用され，それまで修復困難とされてきた陳旧性外傷後顔面変形の治療が可能となった。その後，強固なプレート固定が開発され，さらに眼窩内容積の増大が外傷後眼球陥没の主要原因であると解明された。

陳旧性顔面骨骨折の治療原則は，骨切りにより骨折を再現し，偏位した骨片を元の位置に復元することである。平坦化した頬骨隆起に対する，骨や生体内埋入異物による安易なオンレイ移植による再建は，増大した眼窩内容積を復元せず頬骨の突出のみを矯正するため，かえって眼球陥没を誇張することになり，慎むべきである。

欠損部は原則的に自家骨移植により再建する。頭蓋骨外板は cantilever graft として外傷後鞍鼻の修復や，眼窩内再建に用いる。採取部の疼痛や合併症はほとんどない。移植後の骨吸収も少なく，強固なプレート固定と相まって偏位骨片の過矯正は不要となった。

さらに近年の最少侵襲的アプローチの探求により，多くの症例では経結膜切開，外側上眼瞼切開，口腔内切開のみで正確な骨切り，固定が可能になった。経結膜切開は正しく行えば睫毛下切開，あるいは下眼瞼切開と比べて遜色ない術野展開が得られ，術後の眼瞼変形は少なく，眼窩内側壁への術野展開ははるかに優れる。

頬骨骨切り後の3次元位置の決定は顔面の前後径，横径，さらに眼窩内容積の復元に最も重要となる。前頭頬骨縫合，蝶形骨頬骨縫合，眼窩下縁，上顎骨頬骨支柱の4点を基準として頬骨の位置を決定するが，眼窩外側壁の蝶形骨頬骨縫合がキーポイントとなる。

はじめに

1980年代になり，それまで修復不可能だと考えられていた陳旧性外傷後眼球陥没の再建が，頭蓋顎顔面外科的手法を応用することで可能となった。さらに1990年代後半からはより少ない侵襲で陳旧性顔面骨骨折の手術治療が可能になってきた。ここでは陳旧性顔面骨骨折の中でも頻度の高い頬骨骨折変形治癒，眼窩内側骨折による眼球陥没，外傷後鞍鼻について述べる。

概 念

陳旧性顔面骨骨折の治療原則は，骨切りにより骨折を再現し，偏位した骨片を元の位置に復元することである。

骨欠損は，原則的に自家骨移植により再建する。

鼻篩骨が嵌入した外傷後鞍鼻に対しては，頭蓋骨外板の cantilever graft を行い修復する。

術前の評価

眼球陥没

眼球陥没は軽度な場合，目の窪みとしてよりもむしろ上眼瞼の左右非対称，「なにか目が変である」などと訴えられることが多く，これはわずかな眼球陥没により上眼瞼の支えが減弱するために生じる偽性眼瞼下垂によるものである。

術前の眼窩の詳細な解剖学的検討に axial CT, coronal CT は必須の検査である[2]。最新のヘリカルCTによる3DCT は非常に精細で実際の術前計画に大いに役立つ。再構築による coronal CT も十分に精細でわざわざ患者の頸部を過伸展して冠状断スキャンする必要はない。眼窩底の形態解析には視神経長軸に沿った sagittal CT も有用な検査である[3]。

頬骨変形

頬骨骨折変形治癒症例はほとんどの場合，頬骨体部が後下方に偏位しており，骨折部のリモデリングのため，前頭頬骨縫合部と眼窩下縁の骨が延長している。頬骨形態と眼窩内容積の復元のため，正確な骨切りと骨移動量の評価が必要である。Axial CT と coronal CT により前頭頬骨縫合部と眼窩下縁の骨切除量を決定する。

鞍鼻

陳旧性顔面骨骨折の鞍鼻変形は鼻根部が鼻篩骨骨折により後方に嵌入していることが原因であることが多く，外見上鼻根部の陥凹変形として認められる。Axial CT で嵌入している部位と度合いを評価する。

手　技

1. アプローチ

1. 経結膜切開
2. 外側上眼瞼切開
3. 口腔前庭切開
4. 外眼角切開
5. 冠状切開

眼窩下縁，眼窩底，眼窩内側壁へは1よりアプローチし，前頭頬骨縫合へは2または4を用いる。頬骨上顎支柱，頬骨弓の骨切りは3から行う。通常の頬骨骨切り，眼窩底および眼窩内側壁への骨移植の場合は1, 2, 3の切開で十分だが，必要に応じて5を追加する。その場合は2, 4は必要ない。

経結膜切開（図1）

結膜切開は下眼瞼瞼板下縁の直下で結膜，眼窩隔膜と lower lid retractor が癒合しているレベルで行う。

①下眼瞼縁より2〜3mm のところに眼瞼全層を貫通するように5-0ナイロン糸を支持糸として1針かけ，さらに円蓋部手前の眼瞼結膜に5-0ナイロン糸を支持糸として1針かける。

②これらの支持糸を牽引しながら，瞼板下縁のすぐ下方で眼瞼結膜を No.15 メスで切開する。下眼瞼瞼板の幅は中央部で約4mm であるので，下眼瞼縁より約5mm の部位を切開することになる。

③下眼瞼に掛けた支持糸を前方に，円蓋部手前の支

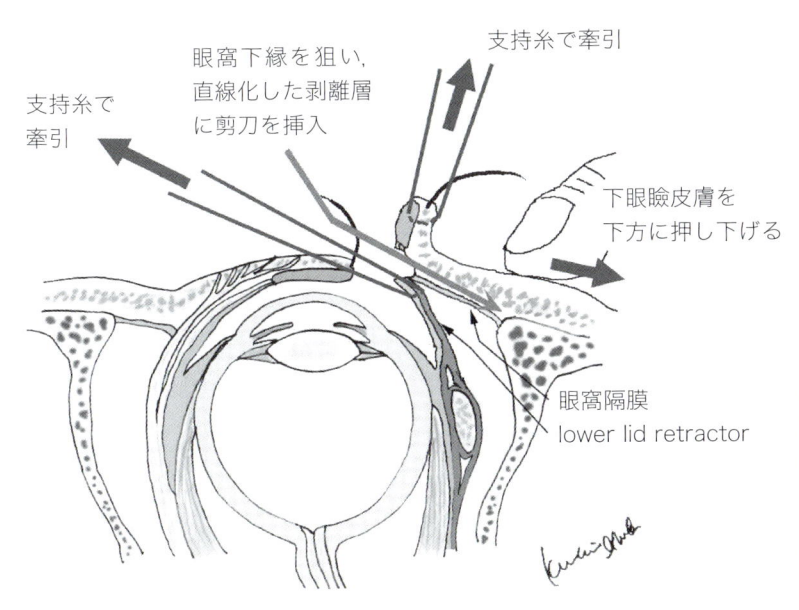

図1　経結膜切開法

下眼瞼に掛けた支持糸を前方に，円蓋部手前の支持糸を上方に牽引しながら下眼瞼皮膚を指で下方に押し下げると，眼輪筋と眼窩隔膜の間の剥離層が直線化するので，剪刀を眼窩下縁を狙って挿入し，刃先を開いて一気に剥離する。

（石田有宏，新城憲：経結膜切開と頭蓋骨外板移植による陳旧性外傷後眼球陥凹の再建．形成外科 45：337-352, 2002 より引用改変）

持糸を上方に牽引しながら下眼瞼皮膚を指で下方に押し下げると，眼輪筋と眼窩隔膜の間の剥離層が直線化するので，剪刀を眼窩下縁をねらって挿入し，刃先を開いて一気に剥離する。

必要に応じ，結膜切開を涙小点を越えて鼻側に延長することで，眼窩内側壁も良好な視野に置くことができる。

経結膜切開法のコツは，大きく十分に結膜を切開することであり，これにより睫毛下切開法に劣らない術野が展開できる。

メスで切開した眼窩下縁骨膜は，6-0 ナイロン糸でマーキングし，閉創時に確実に固定して閉鎖することで，術後の眼瞼変形と頬部軟部組織の下垂を防止する。結膜の閉鎖は 7-0 ポリグラクチンの連続縫合で行う。

外側上眼瞼切開（図2）

わが国では前頭頬骨縫合への到達に眉毛外側切開が多く用いられているが，眉毛外側の皮膚は厚く術後の瘢痕が目立ちやすい。上眼瞼外側部は可動性が良好で，やや外側上方にずらすことで前頭頬骨縫合はその直下に位置する[3]。上眼瞼皮膚は薄く，上眼瞼切開創は上眼瞼形成術で用いられるように術後瘢痕がほとんど目立たない。外側上眼瞼切開から蝶形骨頬骨縫合も観察できる。

外眼角切開（図3）

頬骨体部，眼窩外側壁の広範な術野が必要な場合には，経結膜切開に約 1cm の外眼角切開を加えると術野は飛躍的に拡がり，前頭頬骨縫合，蝶形骨頬骨縫合，頬骨体部および眼窩底の広い術野が得られる[4]。この場合は外側上眼瞼切開は行わない。

冠状切開（図4）

ジグザグ切開にすると術後瘢痕が毛流と交差して目立たない。

①頬骨弓の展開には皮切を耳介後方あるいは耳前部に延長し，さらに浅側頭動脈本幹を確実に温存する。

②前方の剥離は帽状腱膜下の骨膜上で行い，側方は深側頭筋膜（deep temporal fascia）直上で帽状腱膜の連続である側頭頭頂筋膜（temporoparietal fascia）を剥離する。

③薄い疎性結合組織を剥離する頭皮側に付け，メスを用いて光沢を呈する深側頭筋膜から鋭的に剥離することで，顔面神経は頭皮弁に含まれ温存される。

④前方の剥離面と側方の剥離面の境界は側頭筋前縁となる。この部分は頭皮が骨膜に固く癒着し両者を交通する血管もいくつか存在するので，丁寧にバイポーラ焼灼器で止血する。

⑤前方と側方の剥離を進めてから固く癒着した境界部を剥離していく。

⑥前方の剥離が眼窩上縁の約 1cm 手前に到達したところで骨膜を切開し骨膜下の剥離に移る。

⑦骨膜切開を眼窩外側上縁から眼窩外側縁に沿い，頬骨体部と頬骨弓の交点に向かって延長する。ここからの剥離層は前方は骨膜下，側方は深側頭筋膜直上となる。

⑧前方剥離を骨膜下に進めながら，側方剥離は深側

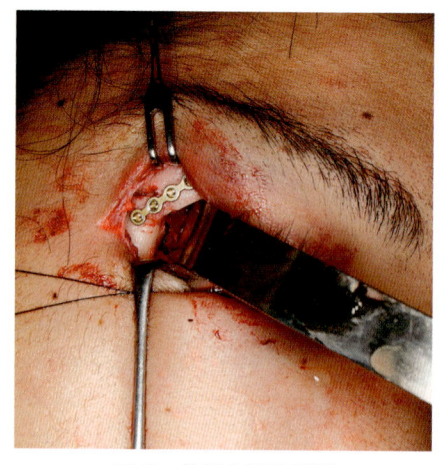

図2　外側上眼瞼切開
外側上眼瞼切開より頬骨前頭縫合のプレート固定を行う。骨折した蝶形骨頬骨縫合が観察できる。

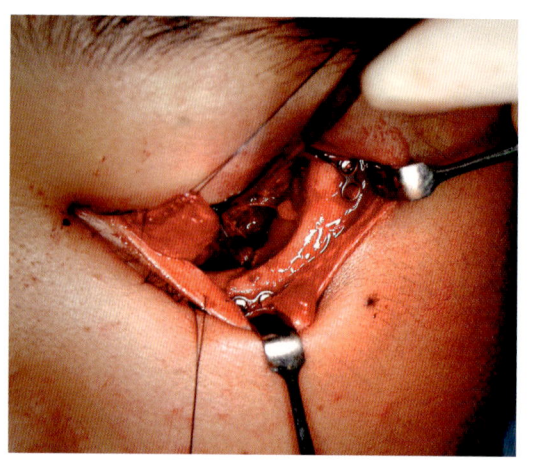

図3　外眼角切開
経結膜切開に外眼角切開を加えると，眼窩底，眼窩外側壁，頬骨前頭縫合，頬骨体部の広い術野が得られる。

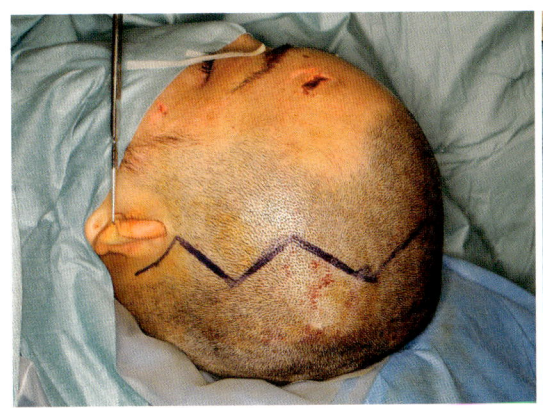

①皮切はジグザクとし，耳介後部に延長する。

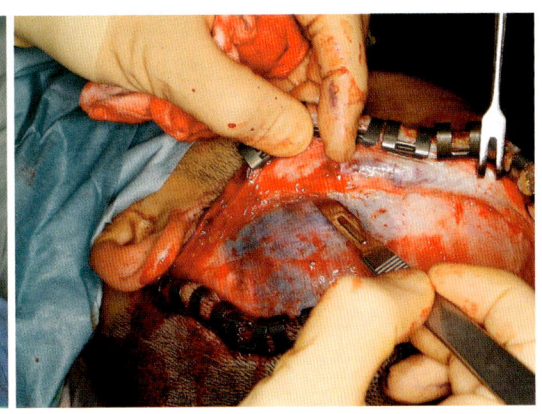

②頭皮に疎性結合組織をつけて，光沢を呈する深側頭筋膜からメスで鋭的に剥離する。

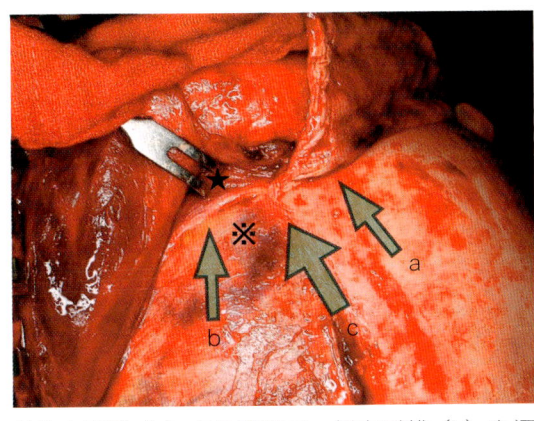

③前方剥離（a）を骨膜下で，側方剥離（b）を深側頭筋膜直上で行ってから，両者の境界部の剥離（c）を行うと解剖がわかりやすく容易にできる。頬骨弓が近づくにつれ深側頭筋膜は菲薄化し，下層の脂肪が透けて見えるが（※）骨膜切開はさらに下方の頬骨弓直上（★）で行う。

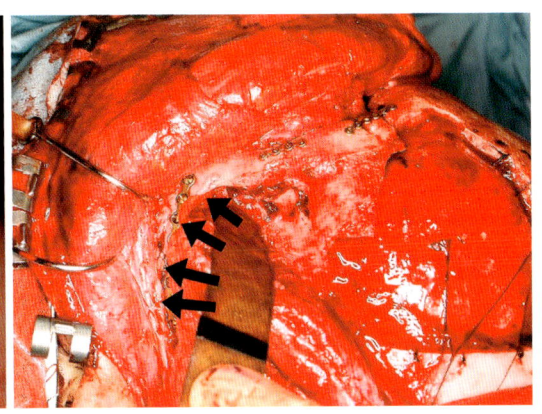

④頬骨弓をミニプレートで固定する（➡）。

図4　冠状切開
写真の症例は前頭洞の充填のため頭蓋骨膜弁の挙上，前側頭開頭を行っている。

頭筋膜直上で頬骨弓に向かいさらに下方に進める。
⑨深側頭筋膜は頬骨弓に近づくにつれ前後二葉に分離し，間に血管を含んだ脂肪織を内包し頬骨弓を前後からはさんでいる。頬骨弓の3cmほど手前から深側頭筋膜前葉は菲薄化し下層の脂肪が透けて見える。この部で筋膜下に入ると血管に富む脂肪織に入るので，さらに下方の深側頭筋膜前葉と頬骨弓骨膜が癒合するところで骨膜を切開して頬骨弓を骨膜下に剥離し，前方からの骨膜下剥離層と連続させる。

2. 頬骨骨切り（図5）

頬骨の後下方偏位による骨のリモデリングのため，前頭頬骨縫合と眼窩下縁は骨が延長しており，骨切除が必要となる。骨切り後の遊離した骨片から骨切除するのは骨片の安定性がなく困難なため，骨切り後にさらに追加で前頭頬骨縫合部と眼窩下縁から骨片を切除するように骨切り線を決定する。

前頭頬骨縫合部と眼窩下縁の骨切りから行う。
①外側上眼瞼切開あるいは外眼角切開から前頭頬骨縫合部を骨切りし，その後に経結膜切開から眼窩下縁の骨切りを行う。
②これらの骨切り部を眼窩内で連続させるように眼窩外側壁と眼窩底を骨切りする（図5-a）。眼窩外側壁は前頭頬骨縫合部の骨切り部から蝶形骨頬骨縫合に沿って下眼窩裂に向かいレシプロケーティングソーあるいはオシレーティングソーで骨切

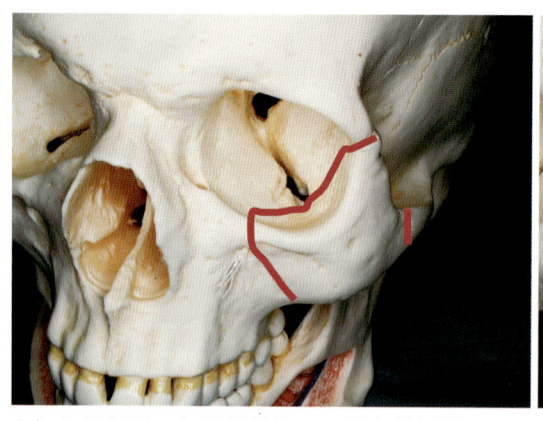

(a) 骨切り線。前頭頬骨縫合～眼窩外側壁～下眼窩裂～眼窩底～眼窩下縁。頬骨上顎支柱, 頬骨弓。

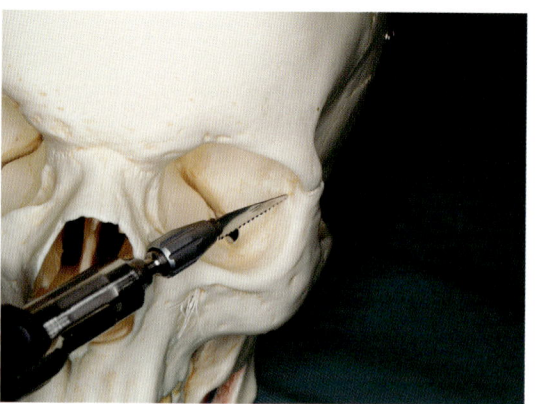

(b) レシプロケーティングソーを用いて, 経結膜切開より眼窩外側壁から下眼窩裂にかけて骨切り。

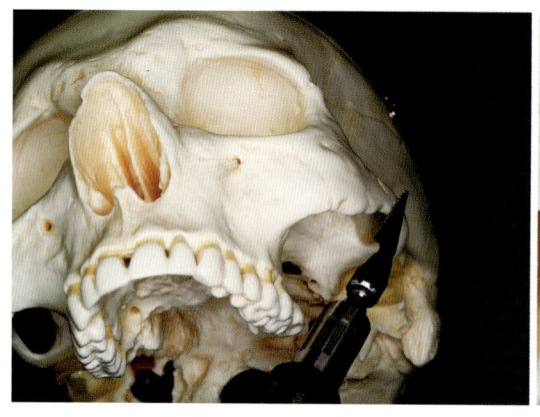

(c) レシプロケーティングソーを用いて, 頬骨弓を骨切り。

(d) 眼窩外側壁はオシレーティングソーを用いてもよい。

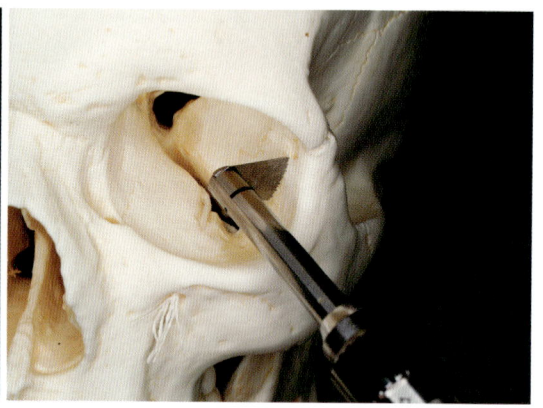

図5　頬骨骨切り

りする（図5-b, d）。眼窩底は骨ノミで眼窩下縁骨切り部から下眼窩裂に向かい骨ノミで骨切りする。

③口腔内切開からレシプロケーティングソーで頬骨弓を骨切りする（図5-c）。頬骨弓の細い部分を切るだけなので, 大きく術野を展開する必要はなく, 頬骨弓の直上をレシプロケーティングソーの刃先が入るだけ剥離すればよい。最後に眼窩下縁の骨切り部から頬骨上顎支柱に向かい, 骨折線に沿ってレシプロケーティングソーで骨切りする。

④骨切り終了後に, 遊離した頬骨を上内側方向に移動するために, 前頭頬骨縫合部と眼窩下縁から術前に決定した移動量だけ骨を切除する。

3. 骨片の整復固定

頬骨骨切り後の3次元位置の決定は顔面の前後径, 横径の決定, さらに眼窩内容積の復元に最も重要なポイントとなる。

①前頭頬骨縫合, 蝶形骨頬骨縫合, 眼窩下縁, 頬骨上顎支柱の4点を基準として頬骨の位置を決定する。

②前頭頬骨縫合部, 眼窩下縁をマイクロプレートで, 頬骨上顎支柱をミニプレートで固定する。頬骨弓を固定する場合はミニプレートを用いる。

4. 眼窩底および眼窩内側壁再建

上顎洞, 篩骨洞に落ち込んだ眼窩内容物を骨膜下に剥離, 環納する。陳旧例では眼窩下神経と眼窩内容物が癒着しているので神経を損傷しないように両者を分離し, その間に移植骨が入るようにする。

・上顎洞からの環納が困難な場合は眼窩下縁を分節状に骨切りして取り外して, 環納後プレート固定する[5]。

・眼窩骨膜剥離は360°全周に行う必要はなく, 骨折により解剖学的に変形している部分のみにとどめる[2)3)6]。

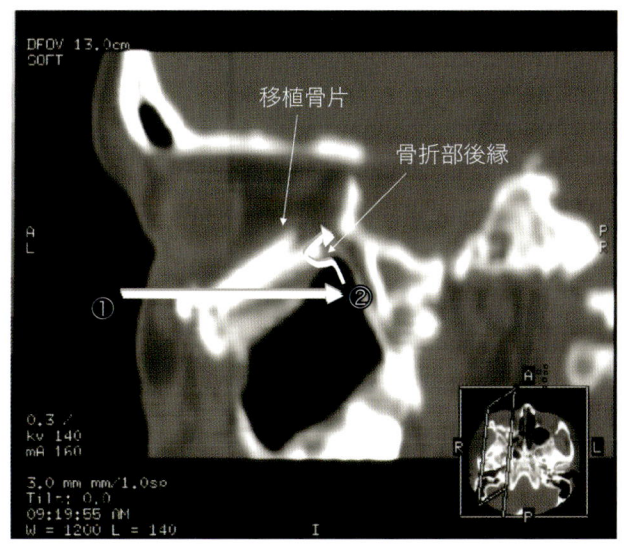

図6　骨折部後縁の同定
①骨折部を通してまず上顎洞後壁に骨膜剥離子を当て，②眼窩底（上顎洞の天井）を上顎洞側から触知しながらすこしずつ手前に戻って骨折部後端を探り，それから眼窩底に乗り上げ骨膜下に剥離する。

・眼窩底は後上方に傾斜しており，視神経管は眼窩底とは連続していないので骨膜剥離子をまっすぐに進めても眼窩先端部にはあたらず，骨折部を通して上顎洞後壁に突きあたる。
・骨折が後方に及んで骨折部後縁の同定が困難な場合は，まず上顎洞後壁に骨膜剥離子を当て，眼窩底（上顎洞の天井）を上顎洞内から触知しながら少しずつ手前に戻って骨折の後端を探り，それから眼窩底に乗り上げ骨膜下に剥離する（図6）。
・眼窩下縁から約45mmで眼窩先端部に到達する[7]ので注意する。
・眼窩内側壁は，そのまま骨膜剥離子を挿入していくと眼窩先端部に当たるので視神経損傷に注意する。

頭蓋骨外板

頭皮をL字またはZ字に切開し，骨膜を付けたまま骨ノミ（Tessier osteotome）で薄く分層採取し，必要に応じTessier bone benderで加工する。頭蓋骨外板は微細骨折を起こして反り返り，眼窩底の再建に理想的な形状となる（図7）。眼窩は奥にいくほど狭くなるので，それに合わせて移植骨をトリミングする必要がある。なお，30〜40歳台以降は骨が脆いため，容易に骨折する場合は，全層採骨に切り換える。

移植骨片の上顎洞内への脱落を防止する

これを防止するためには，移植骨片が骨折部後縁に架かる[7]，あるいは移植骨片の両側端が骨折部両側縁に架かるようにする必要がある。また，眼窩底から内側壁にかけて，対側と対称な角度を持つように骨移植を行うことも大切である。
・骨移植後はforced duction testを必ず行い，外眼筋とその周囲組織の嵌頓がないことを確認する。
・移植骨の固定は通常は必要ないが，不安定性な場合はマイクロプレートあるいはマイクロスクリュ

a | b　（a）頭蓋骨外板分層移植片
c |　　（b）頭蓋骨外板採取
　　　　（c）Tessier osteotome

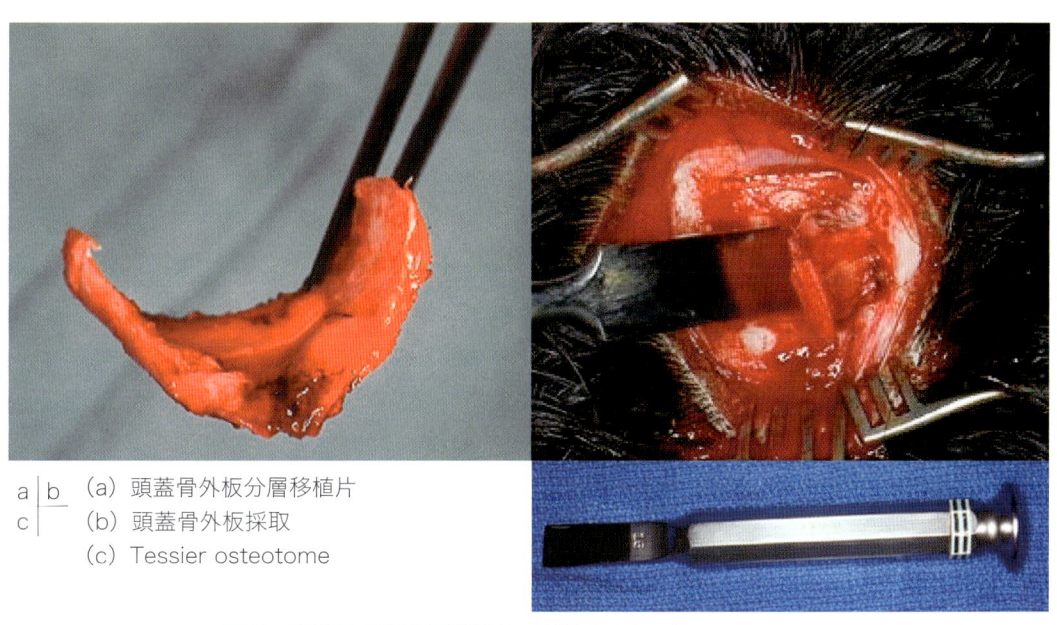

図7　頭蓋骨外板分層移植片の採取とTessier osteotome
Tessier osteotomeで頭蓋骨外板を削ぐように骨膜を付けて採取する。10〜20歳代の症例では骨が柔らかく可塑性に富み，容易に採取できるが，30〜40歳代以降は骨が脆く，採取するのに多少の熟練を要する。容易に骨折する場合は，全層採骨に切り換える。

- により固定する。
- 移植骨片を複数枚挿入したり，再建が眼窩深部に及ぶときは，術直後にCTを撮影し移植骨片の位置を確認する。

5．外傷後鞍鼻の修復

- 鼻篩骨骨折で骨折片が嵌入している症例では鼻背の支えとして頭蓋骨外板全層をcantilever graftとして用い，鼻根部にマイクロスクリューあるいはマイクロプレートで固定する。
- 移植骨は鼻孔縁切開あるいは冠状切開より挿入し，固定は冠状切開あるいは鼻根部の小切開より行う。

術後管理

抗生剤の投与
術直前から投与し，術後24時間で中止する。ステロイドは術中術後の浮腫の軽減に劇的な効果があり，使用する場合は術直前デキサメタゾンを8mg静注し，その後8時間おきに6mg，4mg静注し3回で中止する。

視力の確認
術後は必ず視力を経時的にチェックする。
- 万一視力低下を認め，眼球および眼窩軟部組織が固く腫脹していれば球後血腫を疑い，直ちに結膜縫合部を開放し，減圧する。減圧が不十分な場合は，さらに外眼角切開を加える。
- 冠状切開を行った場合は，顔面神経側頭枝の損傷がないことを確認する。

術後管理
- 麻酔完全覚醒後に水分の経口摂取を開始し，悪心嘔吐がなければ食事を開始する。
- 冠状切開を行った場合は翌朝までバートン包帯による圧迫を行う。
- シャワー，入浴は手術翌日より許可し，創部の消毒は不要である。
- 頭位挙上の他は特に安静度の制限は設けない。
- 術後24時間で抗生剤投与が終了し，経口摂取が良く，排泄が可能となれば退院可とする。
- 術後の経口抗生剤は不要である。

症　例

症例1　9歳，男児，外傷後顔面変形，右眼球陥没（図8）

7歳時に3階より転落し右頬骨上顎骨骨折，眼窩底骨折，鼻篩骨骨折，前頭骨骨折，頭蓋底骨折，脳挫傷，四肢骨骨折を受傷し開頭血腫除去，頭蓋形成術を受けた。その後，顔面の変形と右眼球陥没の再建目的で当科を紹介された。

CT所見にて高度の頬骨転位変形，眼窩上壁，眼窩底欠損を認め，眼窩底欠損は眼窩底最後部まで及んでいた。冠状切開，経結膜切開，口腔内切開より頬骨前頭骨骨切り，頭蓋骨外板移植による眼窩上壁，眼窩底再建を行った。術後3年6カ月，顔面の変形と眼球陥没は改善している。

症例2　36歳，女性，左眼窩部打撲による左眼窩内側壁骨折（図9）

左眼球陥没に対し，経結膜切開でハイドロキシアパタイトによる眼窩内側壁再建術を行った。結膜切開を涙小点を越えて鼻側に延ばすことにより涙器後方で眼窩内側壁上部までの術野が確保できた。術後4カ月の所見で術前の眼球陥没は改善し，自覚していた左眼窩内の違和感も消失した。術後の下眼瞼変形はなく，下方視での下眼瞼の開瞼も自然でlower lid retractorの働きは保たれている。

症例3　27歳，男性，Le Fort I・II型骨折，鼻篩骨骨折，左頬骨骨折，左眼窩底骨折（図10）

整復固定術がなされたが，鼻篩骨の嵌入による鞍鼻変形を残し，術後7カ月に頭蓋骨外板移植による修復術を行った。鼻根部から鼻背にかけて嵌入，短縮した外鼻の改善を認める。

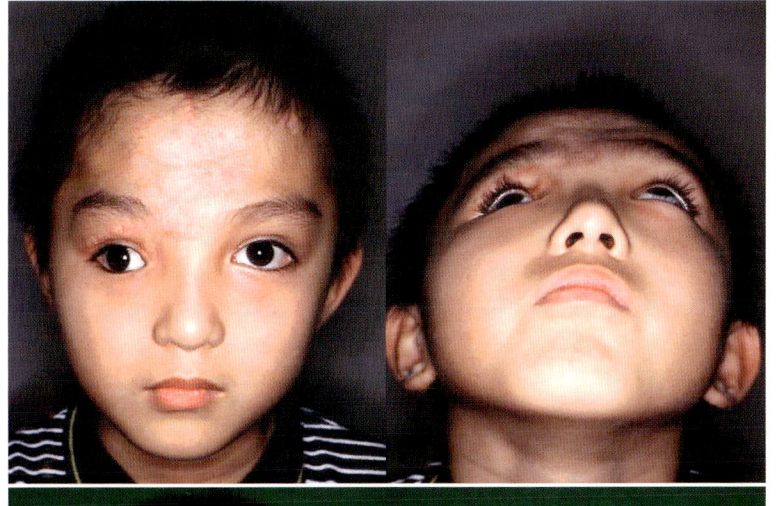

(a) 初診時所見
後下方に偏位した右頬骨，右眼球位置異常と右眼球陥没を認める。

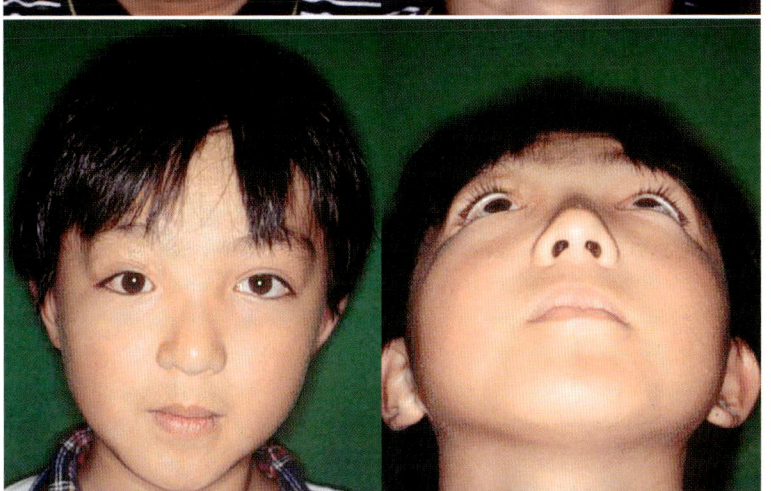

(b) 術後3年6カ月
顔面の変形と眼球陥没は改善している。

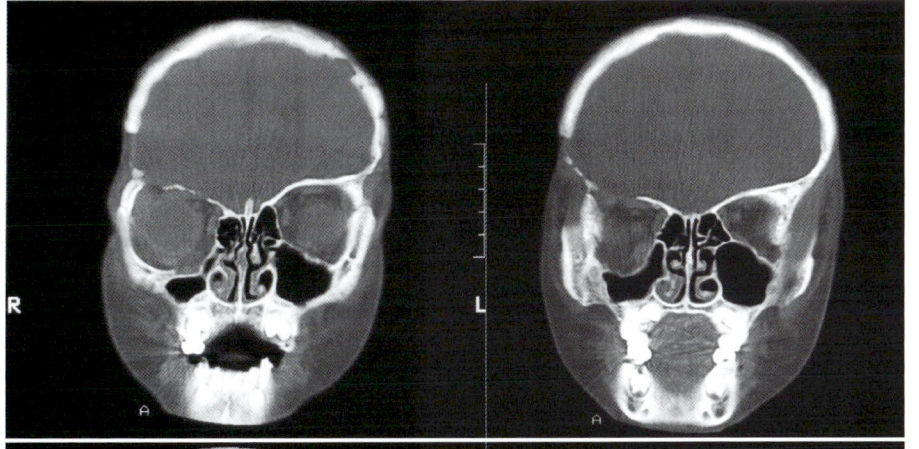

(c) CT所見
術前
高度の頬骨転位変形，眼窩上壁，眼窩底欠損を認め，眼窩底欠損は眼窩底最後部まで及んでいた。

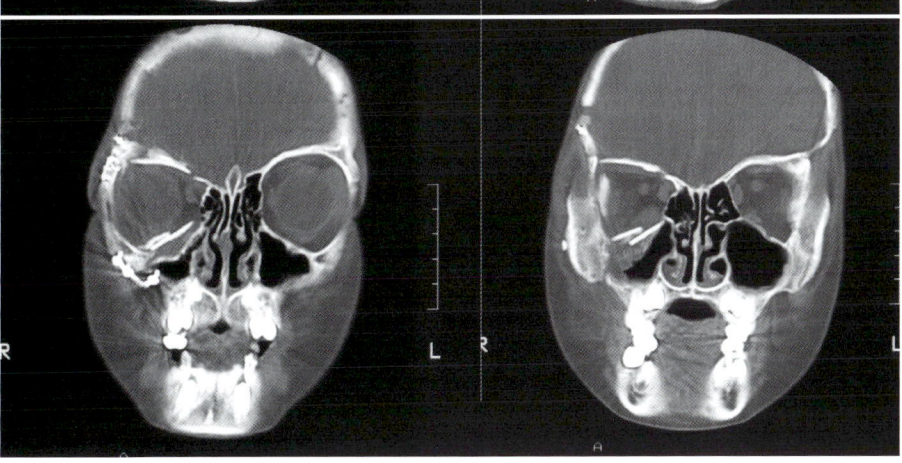

術後1カ月
冠状切開，経結膜切開，口腔内切開より頬骨骨切り，頭蓋骨外板移植による眼窩上壁，眼窩外側壁，眼窩底再建を行った。

図8 症例1：9歳，男児，外傷後顔面変形，右眼球陥没
7歳時，右頬骨上顎骨骨折，鼻篩骨骨折，脳挫傷，四肢骨骨折を受傷し開頭血腫除去，頭蓋形成術を受けた。

14．陳旧性顔面骨骨折 | 251

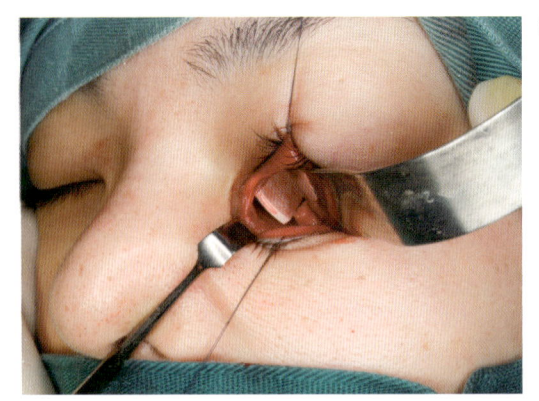

(a) 術中所見

結膜切開を涙小点を越えて涙丘に向かい鼻側に延長して，眼窩内側壁への術野を展開し，ハイドロキシアパタイトを挿入した。睫毛下切開，下眼瞼切開では涙器が障害となるため，このような広い眼窩内側壁の術野展開は不可能である。

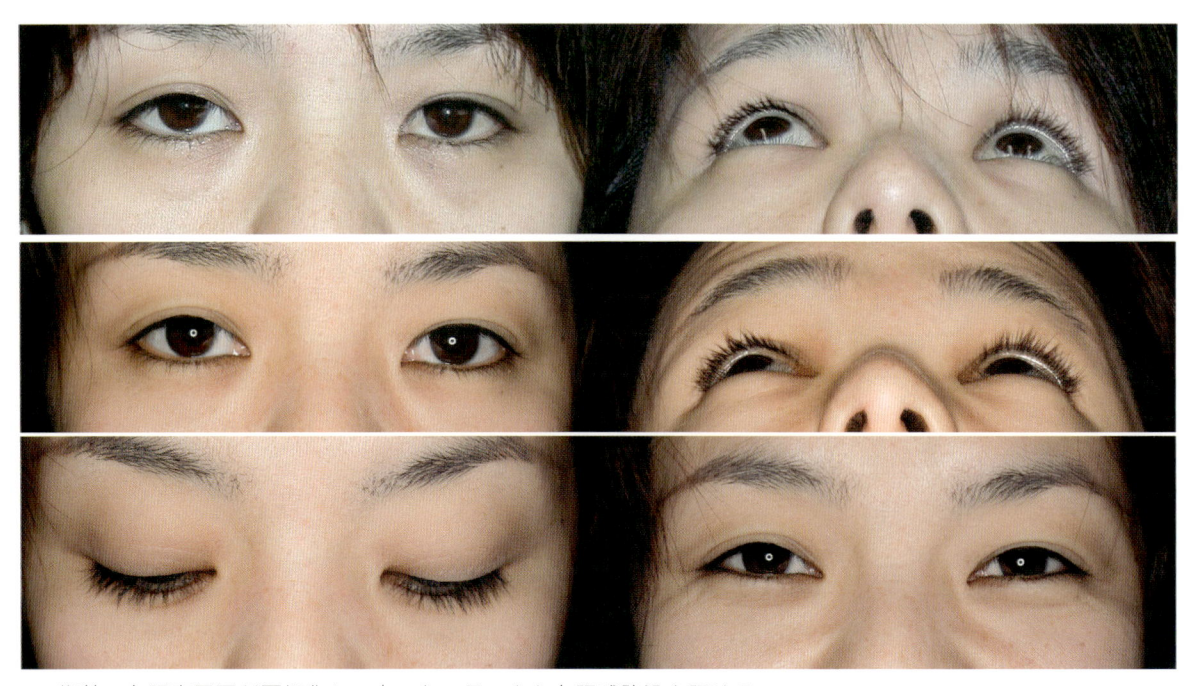

術前。左眼窩周囲が平坦化し，力のない目つきと左眼球陥没を認める。

術後4カ月。左眼窩周囲の整容的改善と眼球陥没の改善を認める。下方視でも，下眼瞼は左右対称に開瞼され，微笑み時も対称で自然な下眼瞼形態が再建された。

(b) 臨床像

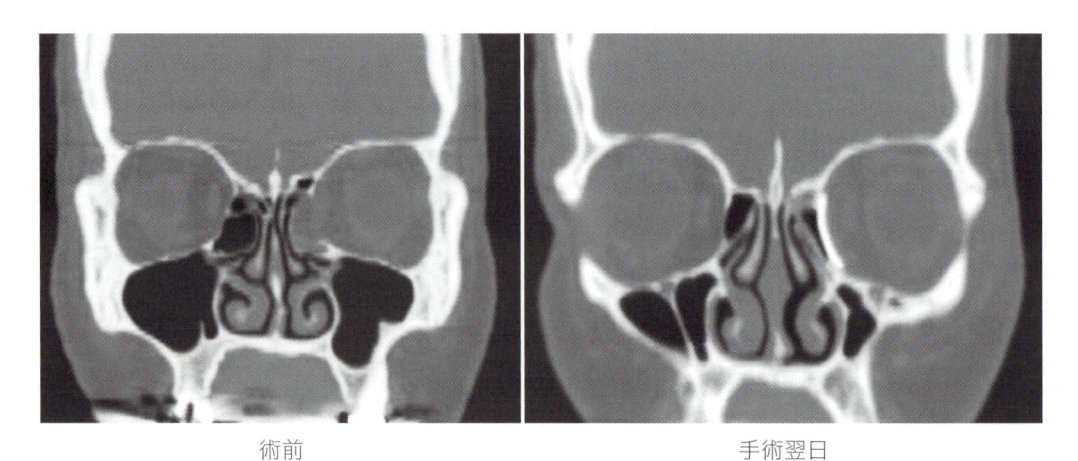

術前　　　　　　　　　　　　　手術翌日

(c) 術前後のCT冠状断。術前では左眼窩内側壁の骨折と眼窩内組織の脱出を認める。

図9　症例2：36歳，女性，左眼窩内側壁骨折

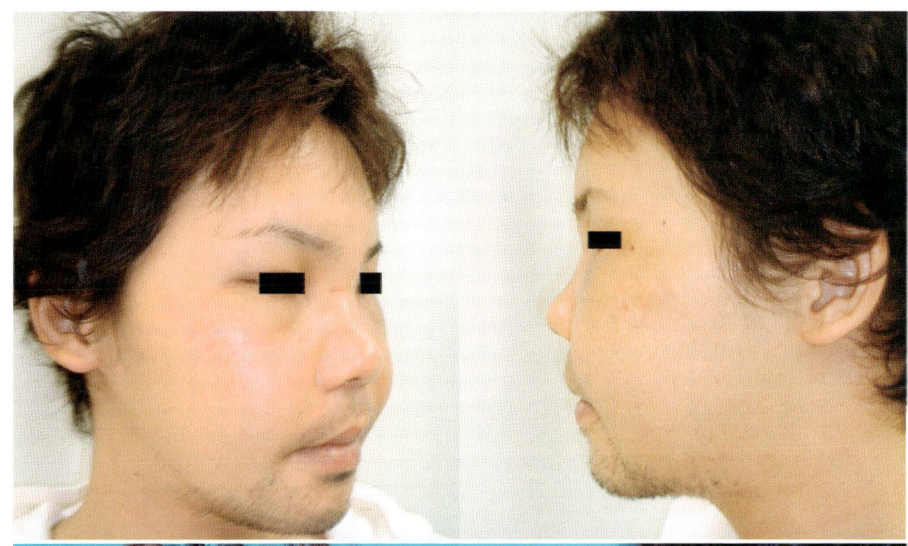

(a) 術前。鼻根部の嵌入と外鼻の短縮，鼻尖部の上向き変形を認める。

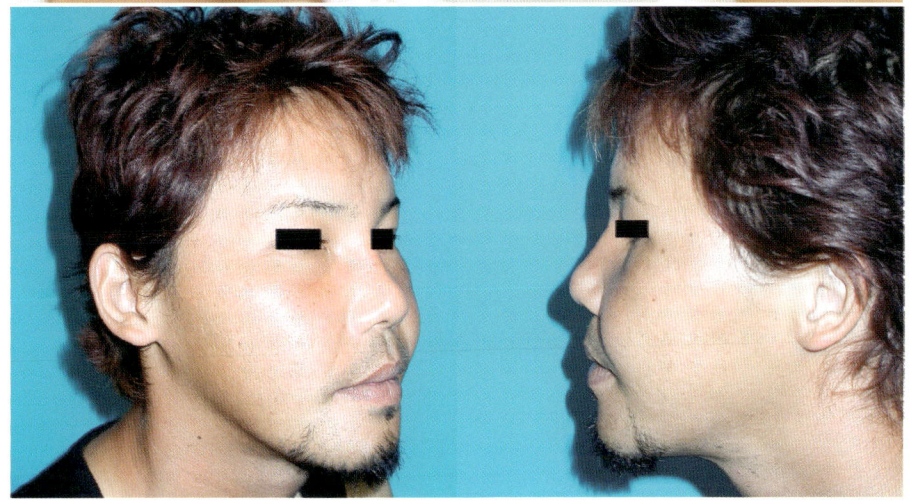

(b) 頭蓋骨外板 cantilever graft 術後3カ月。外鼻が延長され鼻根部，鼻背の輪郭がはっきりし，鼻尖の変形が改善した。

図10　症例3：27歳，男性，鼻篩骨骨折後の鞍鼻変形

考　察

外傷後眼球陥没

さまざまな原因が報告されている。
1) 眼窩内脂肪の逸脱
2) 骨折部への組織嵌頓による眼球の後方への牽引
3) 脂肪壊死
4) 眼球後組織の瘢痕拘縮
5) 眼窩内容積の増大

従来，1) 2) 5) に関しては手術的に癒着を剥離し，眼窩骨組織を再建することにより修復可能であるが，3) 4) に対しては手術的に修復することは不可能であるため，外傷後眼球陥没の修復は不可能とされていた。

1982年，Kawamoto[8]は冠状切開と下眼瞼切開および口腔内切開を用い，咬筋を完全に頬骨から離断し骨折線に沿って骨切りを行い，骨折片を過矯正の位置に固定し眼窩内容積を減少させることで外傷後眼球陥没の修復は可能であると報告した。彼は眼窩内骨膜を全周性に剥離し，眼窩の骨欠損には腸骨あるいは頭蓋骨外板を移植した。また，ワイヤーで前頭頬骨縫合，眼窩下縁，頬骨弓を固定し，頬骨弓には骨移植を行った。

1985年に Bite ら[9]が3DCTによる計測で，外傷後眼球陥没の主要な原因は骨性眼窩内容積の増大であり，脂肪壊死による眼窩軟部組織の減少はほとんどないことを報告した。さらに1986年に Manson ら[10)11]が，死体を用いた詳細解剖の検討とCTによる容積分析により，外傷後眼球陥没の原因は眼窩内容積の増大に加え靭帯支持組織が失われることが原因だと報告した。

その後150例以上の症例を重ねることにより Longaker と Kawamoto は1997年[12]と1998年[3]に

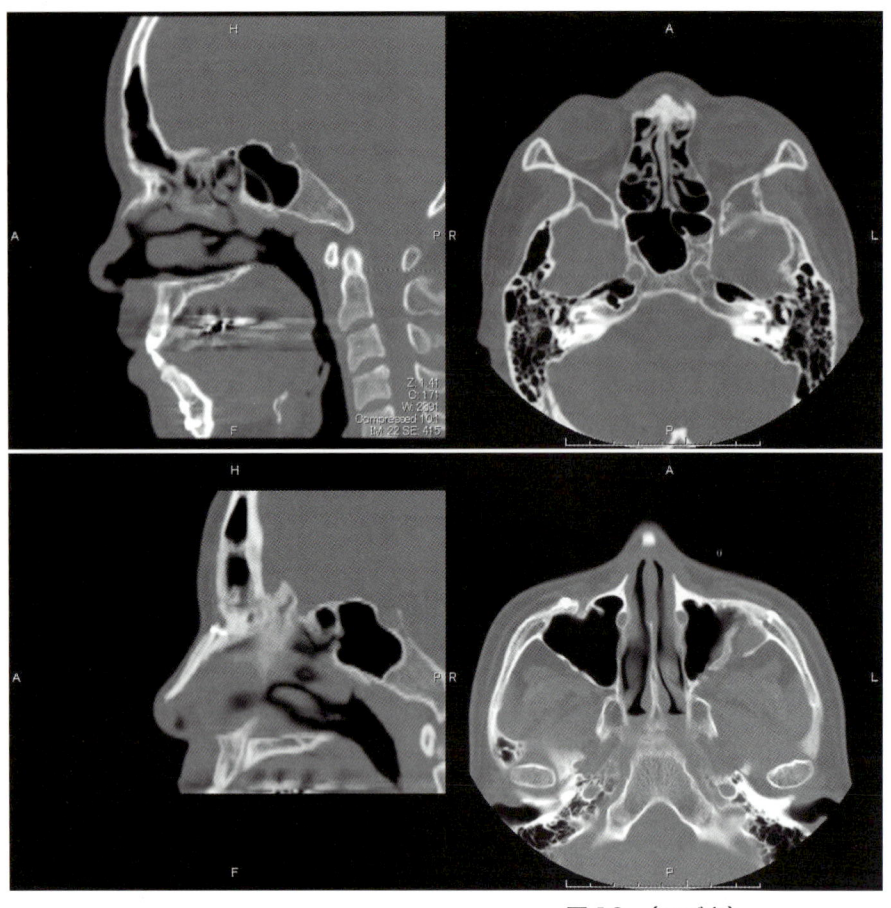

(c) CT 所見
術前
鼻根部の嵌入変形を認める。

術後 3 カ月
頭蓋骨外板の cantilever graft はマイクロスクリューで嵌入変形した鼻根部に固定され，鼻背を支持している。

図 10　（つづき）

次のようなアプローチの変化を報告している。
1）冠状切開を避け，外側上眼瞼切開と経結膜切開，口腔内切開による術野展開を行う。
2）眼窩内の 360° 全周におよぶ骨膜剝離は不要で，骨折で偏位した部分の骨膜のみの剝離で軟部組織の矯正は可能である。
3）ワイヤー固定から強固なプレート固定に移行したため，頬骨弓の固定が不要となった。
4）腸骨移植から，ほとんど術後の吸収のない頭蓋骨外板移植に変遷し，偏位骨片の過矯正が不要となり，外傷前の元の位置への復元を再建の目標とした。

骨切りした頬骨片の位置決めに使用できる基準点

次の 5 点がある。
1）前頭頬骨縫合
2）眼窩下縁
3）蝶形骨頬骨縫合
4）頬骨上顎支柱
5）頬骨弓

理論的には 3 点が正確に決まれば立体位置が決定するが，陳旧性顔面骨折症例では 1）と 2）は，点と点が接する 2 次元的な接合部であり，骨片偏位がリモデリングしているため基準点としての正確さに欠ける。したがって正確な再建のためには 3）と 4）を加えた 4 点の基準点を求めることが望ましい。とりわけ，蝶形骨頬骨縫合は，眼窩外側壁の蝶形骨大翼と頬骨が 3 次元的に長く接する部位で，頬骨の前後・横・回転位置の決定の際，最も重要な基準点となる[13]。

これら 4 点の基準点でも骨片の正確な位置決めが不十分で，さらに頬骨弓に基準点を求める必要のあるとき，あるいは頭蓋内アプローチで眼窩上壁の骨切りを要するときには冠状切開を加える。ただし冠状切開を加えない最少侵襲的アプローチは冠状切開による頭蓋顔面手術の経験を数多く積んで，手術のイメージが正確に術者の頭に描かれて初めて安全，確実に行うことができる手術であり，術者の経験が浅く解剖学的イメージを掴みきれないときは冠状切開を加え大きな術野で全体像を確認する方が安全に

確実な手術ができる。

頰骨弓の外側への張り出しのみを骨切りで矯正し，後退した頰骨にはオンレイ骨移植によるカモフラージュを行う報告もあるが[14]，偏位した頰骨による眼窩内容積の増大は修復されないため前方に修正された頰骨隆起と眼球陥没とのギャップがさらに誇張されると考えられる。

経結膜切開の利点

睫毛下切開に比べ，皮膚切開に伴う瘢痕や術後のリンパうっ滞による眼瞼浮腫に加えて，眼輪筋切開による眼輪筋の脱神経もなく，術後の眼瞼外反変形は睫毛下切開に比べてはるかに少ない[15,16]。結膜切開を十分大きく行うことにより睫毛下切開と比べて遜色のない術野の展開が可能となる。切離する組織は結膜と，lower lid retractor の瞼板付着部のみで，習熟すれば開創，閉創ともに睫毛下切開よりも容易に短時間で行うことができる。

睫毛下切開では皮切の鼻側後方に存在する涙道が術野の妨げとなるため，涙小点を越えて鼻側へ皮膚切開を延長できず，眼窩底内側部から眼窩内側壁にかけて十分な術野が得られなかった。経結膜切開では切開は涙道の後方で，涙小点を越えて鼻側に結膜切開を延長することで，涙道が術野展開の障害とならずに眼窩内側壁へ到達できる。睫毛下切開では得られない眼窩内側壁への直接的な術野展開が，眼球陥没の再建に経結膜切開法を用いる大きな理由である[3,17]。

頭蓋骨外板分層移植片を再建材料にする利点

眼窩底再建材料として頭蓋骨外板分層移植片を用いている。その理由は術野が同一部位であること，術後の採取部の愁訴がほとんどないこと，骨ノミを用いて短時間で眼窩底再建に理想的な形状の分層移植骨片が採取できること，術後の骨吸収が少ないことである。

骨採取に際しては，骨が細片化しないように骨膜を付けている。10～20歳代の症例では骨が柔らかく可塑性に富み，容易に採取できるが，30～40歳代以降は骨が脆く容易に骨折する場合は全層採骨に切り換える方がよい。頭蓋骨移植採取に際しまれに頭蓋内合併症も報告されているが[18]，熟練した術者が行えば重篤な合併症はほとんどない[19]。移植骨片の逸脱の症例報告もあり[20]，術後の CT による確認が大切である。自験例でも陳旧性眼球陥没再建症例で，移植骨片の逸脱による再手術症例を1例認めた。複数個の移植骨片を挿入した際，後から挿入した骨片により最初の骨片が転位し，視神経を圧迫する所見が術直後の CT で認められた。そのため，緊急手術を行い骨片を正常位置に戻した結果，視力障害を残さなかった。

なお，成人症例で副鼻腔に病変がなければハイドロキシアパタイトの眼窩内挿入も可と考えているが，それ以外の人工埋入物の挿入は現在行っていない。

文　献

1) Wolfe SA : The influence of Paul Tessier on our current treatment of facial trauma, both in primary care and in the management of late sequelae. Clin Plast Surg 24 : 515-518, 1997
2) Grant MP, Iliff NT, Manson PN : Strategies for the treatment of enophthalmos. Clin Plast Surg 24 : 539-550, 1997
3) Longaker MT, Kawamoto HKJr : Evolving thoughts on correcting posttraumatic enophthalmos. Plast Reconstr Surg 101 : 899-906, 1998
4) Manson PN, Ruas E, Iliff N, et al : Single eyelid incision for exposure of the zygomatic bone and orbital reconstruction. Plast Reconstr Surg 79 : 120-126, 1987
5) Tessier P : Complications of facial trauma ; Principles of late reconstruction. Ann Plast Surg 17 : 411-420, 1986
6) Chen CT, Huang F, Chen YR : Management of posttraumatic enophthalmos. Chang Gung Med J 29 : 251-261, 2006
7) Manson PN, Ruas EJ, Iliff NT : Deep orbital reconstruction for correction of post-traumatic enophthalmos. Clin Plast Surg 14 : 113-121, 1987
8) Kawamoto HKJr : Late posttraumatic enophthalmos ; A correctable deformity? Plast Reconstr Surg 69 : 423-432, 1982
9) Bite U, Jackson IT, Forbes GS, et al : Orbital volume measurements in enophthalmos using three-dimensional CT imaging. Plast Reconstr Surg 75 : 502-508, 1985
10) Manson PN, Clifford CM, Su CT, et al : Mechanisms of global support and posttraumatic enophthalmos : I. The anatomy of the ligament sling and its relation to intramuscular cone orbital fat. Plast Reconstr Surg 77 : 193-202, 1986
11) Manson PN, Grivas A, Rosenbaum A, et al : Studies on enophthalmos : II. The measurement of orbital injuries and their treatment by quantitative computed tomography. Plast Reconstr Surg 77 : 203-214, 1986
12) Longaker MT, Kawamoto HK : Enophthalmos revisited. Clin Plast Surg 24 : 531-537, 1997
13) Manson PN, Markowitz B, Mirvis S, et al : Toward CT-based facial fracture treatment. Plast Reconstr Surg 85 : 202-212 ; discussion 213-214, 1990
14) Yaremchuk MJ : Orbital deformity after craniofacial fracture repair ; Avoidance and treatment. J Craniomaxillofac Trauma 5 : 7-16, 1999
15) 石田有宏：睫毛下切開と経結膜切開．形成外科 49 : 1221-1230, 2006
16) Lorenz HP, Longaker MT, Kawamoto HKJr : Primary and secondary orbit surgery ; The transconjunctival approach. Plast Reconstr Surg 103 : 1124-1128, 1999
17) 石田有宏，新城憲：経結膜切開と頭蓋骨外板移植による陳旧性外傷後眼球陥凹の再建．形成外科 45 : 337-352, 2002
18) Young VL, Schuster RH, Harris LW : Intracerebral hematoma complicating split calvarial bone-graft harvesting. Plast Reconstr Surg 86 : 763-765, 1990
19) Kline RMJr, Wolfe SA : Complications associated with the harvesting of cranial bone grafts. Plast Reconstr Surg 95 : 5-13 ; discussion 14-20, 1995
20) Marin PC, Love T, Carpenter R, et al : Complications of orbital reconstruction ; Misplacement of bone grafts within the intramuscular cone. Plast Reconstr Surg 101 : 1323-1327 ; discussion 1328-1329, 1998

IV 美容

15 Bimaxillary protrusion
16 Facial contouring
17 下顎角骨切り術

IV 15 Bimaxillary protrusion をはじめとした各種顎変形に対する美容外科的アプローチ

美容

倉片　優

Summary

　美容外科における facial bone contouring surgery は reduction や augmentation といった術式が一般的であり，適応を選べば良好な結果を得ることができる。しかし，骨切り術が必要な症例にまでその適応の幅を広げてしまうと，時として問題を引き起こす。われわれは症例を評価するにあたり，視診とセファログラム分析の結果を重ね合わせ，bimaxillary protrusion, bimaxillary prognathism, long face, facial asymmetry といった軽度顎変形の診断を下し，術式を選択するにあたっての助けとしている。本稿ではこれらの軽度顎変形を対象とした術式の選択基準や手技について述べる。

はじめに

　美容外科における顔面骨へのアプローチは，下顎角やおとがい，頬骨などに対する reduction 手術や鼻のプロテーゼなどの augmentation 手術が多く，適応を適切に選択すれば良好な結果を得ることができる。しかし，その適応を誤れば，皮膚のたるみや顔を大きくしてしまうなどの問題が生じる。このようなことを避けるためには，必要に応じて骨切り術を選択する必要がある[1]。美容外科を訪れる患者は元来奇形があるわけではなく，広い意味での正常顔貌をしている。そのため診断が明確でなく，患者の訴えが治療の主体となってしまうことが多い。また患者はより簡単でダウンタイムの少ない術式を選択する傾向があり，医師もそれに引きずられ，誤った判断を下しかねない。それにより思いもよらない結果を招いてしまうことがある。そこで，美容外科的な観点から bimaxillary protrusion を始めとした軽度顎変形を治療するにあたって，著者の考え方と術式および手術法の選択につき実際の症例を混えて紹介する。

術前の評価

　術前の評価には視診，正面および側面セファログラム，オルソパントモグラムを用いる。3DCT や実体モデルなどもあれば便利であるが，そのコストを考えるとなかなか現実的ではないところがある。セファログラムの分析には多くの方法が提唱されている[2)~4)] が，著者はこの中で SN-distance, SNA, SNB, SN-MP, U1-SN, L1-MP, SN-Pog を重視している（図1）[5)]。

　視診，セファログラムの分析などから術式を決定するが，最も大事なことは視診であると考えている。視診上の特徴とセファログラム，臨床写真を重ね合わせ診断および術式の決定を行っていく。診断のひとつの補助手段として，セファログラムの分析を行い SN-distance, SNA, SNB, SN-MP, U1-SN, L1-MP, SN-Pog などから bimaxillary protrusion, bimaxillary prognathism, long face, facial asymmetry といった診断を下し，視診と齟齬がないかを検討する。当然これらの診断が混在する症例も存在することは念頭においておく必要がある[6)]。

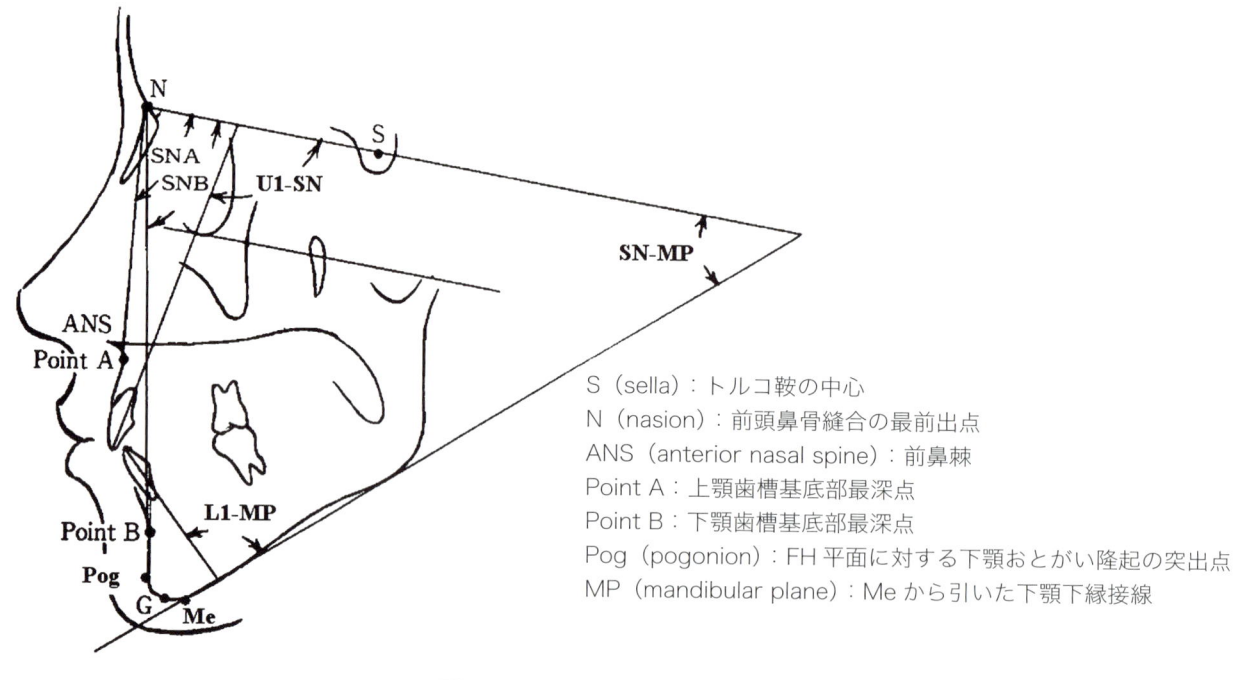

S (sella)：トルコ鞍の中心
N (nasion)：前頭鼻骨縫合の最前出点
ANS (anterior nasal spine)：前鼻棘
Point A：上顎歯槽基底部最深点
Point B：下顎歯槽基底部最深点
Pog (pogonion)：FH 平面に対する下顎おとがい隆起の突出点
MP (mandibular plane)：Me から引いた下顎下縁接線

図1　セファロ分析
(大森喜太郎：アトラス頭蓋顔面骨形成術，p5，金原出版，東京，2004 より引用，一部改変)

概念（各種の顎変形）

Bimaxillary protrusion

SNA，SNB が正常より大きく SN-Pog が正常を示し，視診上いわゆる"出っ歯"の外観を呈する。上下顎分節骨切り術の適応となる。

Bimaxillary prognathism

SNA，SNB ともに正常より大きく，また SNB，SN-Pog がともに SNA より大きいので，上顎より下顎の移動量を大きくする必要がある。そのため，上顎分節骨切り術と下顎矢状分割骨切り術もしくは下顎枝垂直骨切り術が適応となる。

ANB が 0°もしくは−1°程度であれば上下顎分節骨切り術に加えておとがい形成術を選択し SN-Pog の正常化を図ることもある。

Long face

Long face は通常 SN-MP が大きく SN-Pog が後退している症例をさすが，ここではいわゆる顔が長く見える症例，すなわち bimaxillary prognathism を伴うものも long face として取り扱うこととする。このような症例に対してはいずれにしても Le Fort I 型骨切り術による短縮と下顎矢状分割骨切り術もしくは下顎枝垂直骨切り術で咬合の調整を図る。この際，上顎を前方部分で短縮するか，もしくは後方部分で短縮するかによりそれぞれの症例に対応するようにする。

Facial asymmetry

下顎だけの偏移を認めるものは下顎前突に起因するものが多く，おとがい形成術などでおとがいの偏移を矯正するだけでは対称性が得られない。下顎矢状分割骨切り術もしくは下顎枝垂直骨切り術を選択する必要がある。

上下顎の偏移を認めるものは Le Fort I 型骨切り術と下顎矢状分割骨切り術もしくは下顎枝垂直骨切り術で顔面の正中化を図る。

手　技

上顎分節骨切り術

上顎分節骨切り術は，臼歯を抜歯しその部分の歯

槽骨を切除し，そのスペースを利用して前歯部を後退させる手術である．抜歯される歯は，後退量，歯牙の状態などから，第1，2小臼歯もしくは第1大臼歯のいずれかを選択することになる．

手術

①抜歯が予定された歯牙の直上に上口腔前庭垂直切開を置き（図2-a），血行を温存するように努める．
②上顎骨前面を梨状孔まで剥離したら，骨切り線をデザインし（図2-b），隣接歯牙を損傷しないように歯槽骨をノミで丁寧に破砕し抜歯を行い，さらにその部分の歯槽骨をノミで切除する．この際，歯槽骨の熱損傷を避けるためにサージカルソーはなるべく使わない方が良い．
③抜歯された歯槽基底から梨状孔へかけて，上顎骨前面に逆L字型にレシプロケーティングソーで骨切りを施行する．
④硬口蓋を粘膜下に剥離し，ノミにて後鼻棘を目がけV字に骨切除を行う．
⑤最後に鼻孔より鼻中隔を離断し，骨切りを完了する．

・前歯部を後方に移動する際，骨切り部のバリにより十分に後退しないことがあるので，リュエルなどでバリを切除し十分に後退させる．
・この骨切除が不十分であるとA点の移動が少なく，歯軸が舌側傾斜してしまうので注意する．
・歯列弓の高さ調整のために上顎骨部分の骨切除を必要に応じ行う．
・固定は26Gワイヤーによる歯牙結紮のみで十分である．

下顎分節骨切り術

上顎分節骨切り術と同様に，抜歯する歯を決定するが，下顎の場合はおとがい神経があるので小臼歯にとどめておくのが無難である．

手術

①抜歯が予定された歯牙を結ぶU字型下口腔前庭切開よりアプローチし（図3-a），下顎骨を露出する．この際おとがい神経を確認し，損傷しないように十分に注意する．
②骨切り線をデザインした後（図3-b），上顎と同様にまず歯牙を抜き，隣接歯牙の方向，長さを確認し，歯根を損傷しないように歯槽骨および下顎の水平骨切りを行う．この際，犬歯の歯根が一番長いので注意する．

・前歯部を後方に移動すると前歯部が臼歯部より高くなることがあるので，その場合は水平部分の骨を切除し高さの調節を行う．
・固定は正中部分に26Gワイヤーでマットレス縫合を行い，さらに歯牙結紮を行う．

Le Fort I型骨切り術

手術

①U字型上口腔前庭切開もしくはmidface degloving法（図4-a）によりアプローチし，上顎骨前面を剥離する．美容外科患者の場合血行に問題がないため，midface degloving法が便利である．
②梨状孔外縁，さらに上顎骨後面から翼状突起外側板外側へと剥離を進め，術野を展開する．

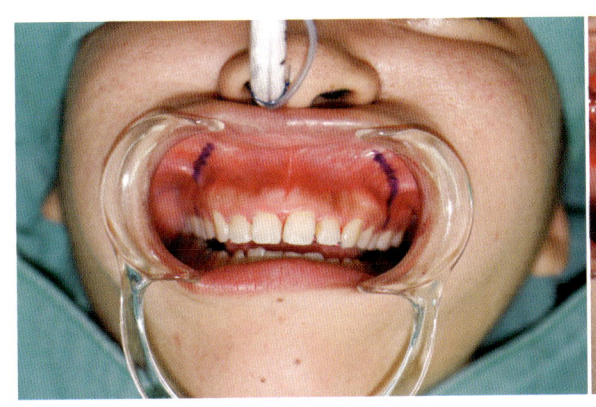

(a) 上口腔前庭垂直切開のデザイン 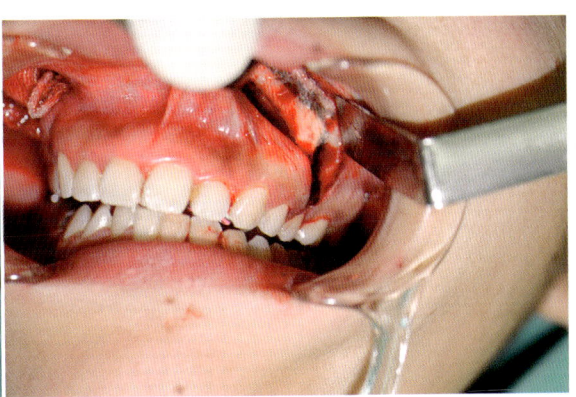　　(b) 上顎分節骨切り術のデザイン

図2　上顎分節骨切り術

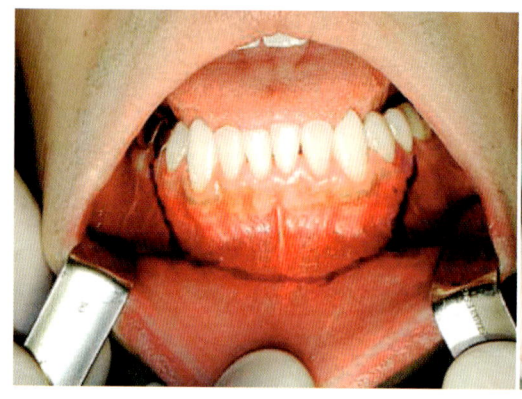

(a) U字型下口腔前庭切開のデザイン 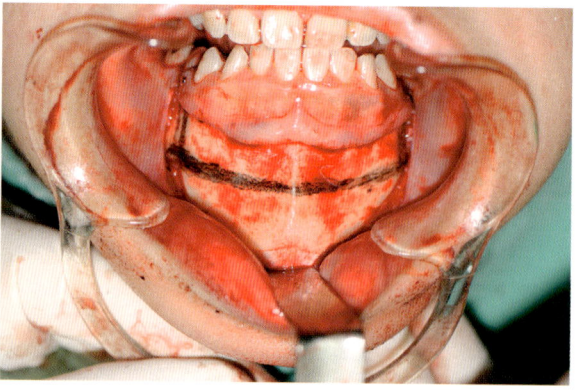　　　　　　　(b) 下顎分節骨切り術のデザイン

図3　下顎分節骨切り術

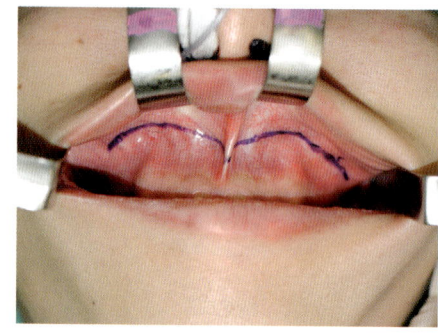

(a) Midface deglobing 法のデザイン 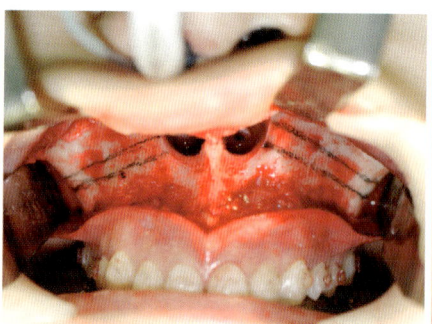　(b) 上顎短縮のデザイン 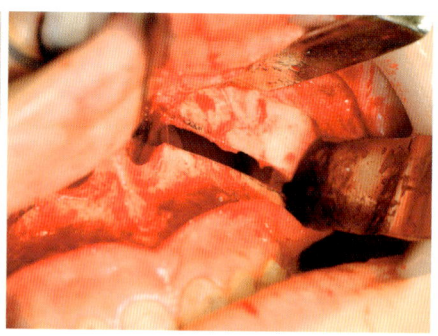　(c) 骨切除したところ

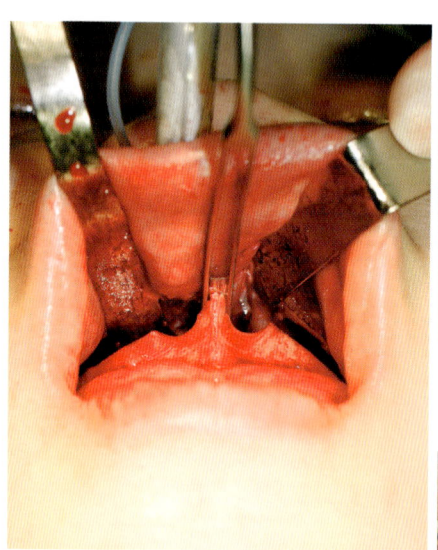

(d) 鼻中隔ノミで鼻中隔の骨切りを行う。

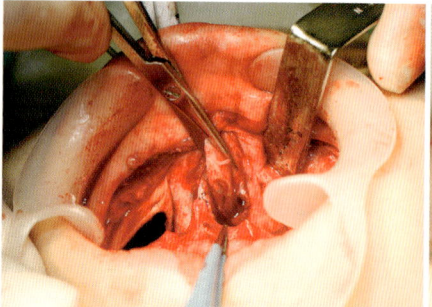

(e) 上顎短縮と同量の鼻中隔軟骨の切除。

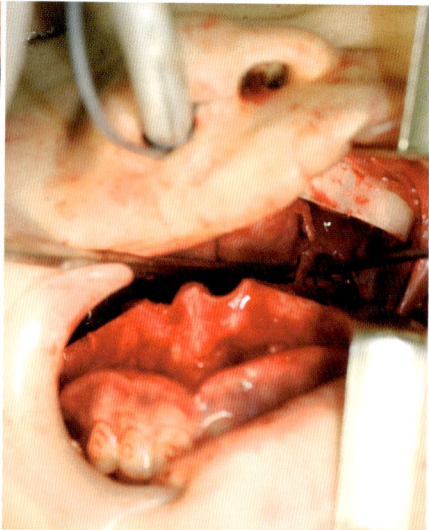

(f) 後壁の骨切除を行ったところ（口蓋動脈が温存されている）。

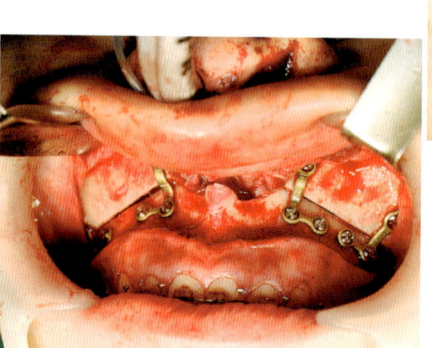

(g) プレート固定

図4　Le Fort I 型骨切り術

Ⅳ．美容

③上顎骨前面に骨切り線をデザインし（図4-b），レシプロケーティングソーで上顎洞前壁の骨切りを行う。
④ノミで上顎洞内側と外側の骨切りを行う。
⑤ノミを進めていくと口蓋動脈の手前で音が硬くなるので，そこでノミを止める。この操作は慣れるまでは内視鏡を使用するのもよい方法である。
⑥Tessierの曲ノミで翼突上顎連合の離断を行う。
⑦最後に鼻中隔を鼻中隔ノミで離断する（図4-c）。

・十分に骨切りが行われていれば，ロー鉗子を使用するまでもなく指で受動できる。
・短縮を行う場合は，前壁の骨切除（図4-d）とともに鼻中隔軟骨を短縮量と同量切除する（図4-e）。
・口蓋動脈を損傷しないよう注意しながら，後壁の骨を細めのノミで破砕していく（図4-f）。
・固定はミニプレートを使用し，4カ所で行う（図4-g）。

下顎矢状分割骨切り術

手術
①下顎枝前縁切開よりアプローチし下顎枝を露出する。
②LM鈎で術野を展開しながら，下顎孔上方の下顎枝内面を骨膜下に剥離する。
③ここに脳ベラを挿入し術野を確保したら，まず下顎枝前縁に骨孔を穿つ。
④下顎枝内面を咬合面に平行にストッパー付きのレシプロケーティングソーで内板のみ骨切りする。この際，後縁を十分に骨切りしておくことが確実な骨切りを行ううえで大切である。
⑤下顎枝外面は外板のみレシプロケーティングソーで骨切りし，最後に下顎枝前縁の小孔をレシプロケーティングソーで連続させ，ノミにて下顎枝内板と外板を外板の皮質を削ぐ様に慎重に分断する。
⑥骨切りが完了したら，術前に準備しておいたバイトシーネを装着し顎間固定する。
・後方に移動させる場合は，下顎枝外板の前縁部分がオーバーラップするので，その部分の骨切除を行う。
・必要に応じプレート固定を行う（図5）。

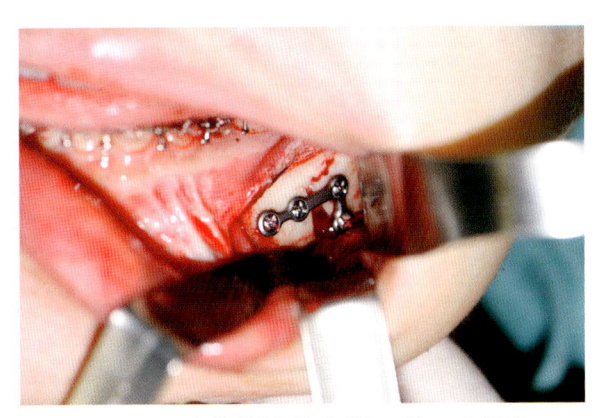

図5 下顎矢状分割骨切り術のプレート固定

下顎枝垂直骨切り術

下顎矢状分割骨切り術に比べて出血が少なく，術後の腫れも少なく，また下歯槽神経の麻痺も起こり難いという利点があるが，固定ができないため顎間固定の期間が長くなるのが欠点である。顎間固定期間を短期間で済ますという報告もあるが，術後の咬合管理をこまめに行う必要があるようである[5]。

手術
①下顎枝前縁切開よりアプローチし下顎枝外板を下顎切痕まで露出する。
②バウワー鈎とLM鈎で術野を展開しながらオッシレーティングソーで骨切りを行う。この際，下顎孔より後方で行うことに十分注意する必要がある。

術前・術後管理

術前，術後の管理は大きく分けて周術期管理と矯正歯科治療による咬合管理に分けられるが，矯正歯科治療に関しては誌面の都合上割愛する。

周術期管理

術前よりステロイドの投与を行うことにより，術後の浮腫を抑えることが可能である。手術は経鼻挿管下に全身麻酔で行う。挿管チューブは頭側に位置させ，レストンスポンジで固定する（図6）。顎間固定を行った症例は，原則として術後，経鼻挿管下に呼吸管理を行い，翌朝抜管を行う。嘔吐予防のために胃管も翌朝まで留置する。包帯固定を術後24

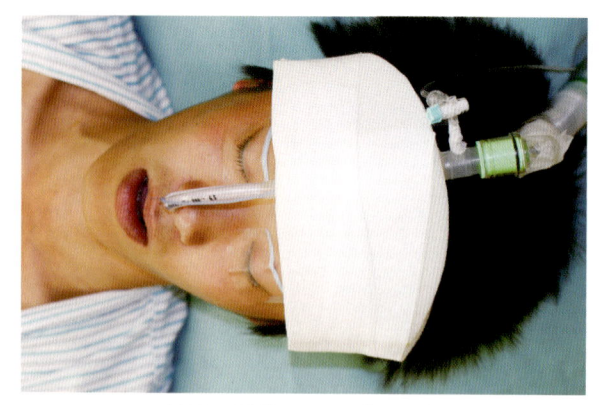

図6　挿管チューブの固定

〜48時間行い，その後はガーメントによる固定を行う。またテーピングを3日ほど行う。術後1〜2週に矯正歯科医の診察を受け，咬合の管理を行う。

症　例

症例1　27歳，女性，bimaxillary protrusion（図7）

セファログラム上SNA88°，SNB85°，SN-Pog84°でbimaxillary protrusionと診断し，上顎左右第1小臼歯，下顎左右第2小臼歯を抜歯し上下顎分節骨切り術施行した。術後良好な正貌と側貌が得られている。

症例2　22歳，女性，bimaxillary protrusion（図8）

セファログラムでSNA83°，SNB75°，SN-Pog74°と分析上はbimaxillary protrusionではないが，視診上bimaxillary protrusionに軽度の小顎症を伴っていると診断し，上顎左右第1大臼歯を抜歯し上顎分節骨切り術を施行した。下顎に関しては右第1大臼歯の欠損によるスペースと左第2小臼歯を抜歯し，下顎分節骨切り術とおとがい形成術を行った。術後良好な正貌と側貌が得られている。

症例3　28歳，女性，下顎前突（図9）

軽度の下顎前突に対し矯正歯科にて矯正治療を受けた症例であるが，下顎の前突感が消失しないことを主訴に来院した。下顎枝垂直骨切り術による下顎の4mm後方移動を行い，術後矯正歯科にて下顎前歯を唇側傾斜させ咬合を得た。術後下顎の前突感が消失し良好な正貌と側貌が得られている。

症例4　27歳，女性，下顎前突＋肥大（図10）

症例3と同様に下顎前突に対し矯正歯科にて矯正治療を受けた症例であるが，下顎の肥大が強く前突感が消失しないことを主訴に来院した。下顎矢状分割骨切り術による下顎の4mm後方移動を行い，さらに水平骨切りによるおとがい7mmのreductionを行った。また上顎の低形成を認めたため，おとがい部で切除した骨片を細工し上顎骨前面に骨移植した。術後矯正歯科にて下顎前歯を唇側傾斜させ咬合を得た。術後上顎の低形成と下顎の前突感が消失し良好な正貌と側貌が得られている。

症例5　30歳，女性，Long face＋Mandibular prognathism（図11）

セファログラム上SNA82°，SNB86°，SN-Pog87°で，さらに視診からLong face＋mandibular prognathismと診断した。Gummy smileを認める。Le Fort I型骨切り術にて上顎前壁および後壁で5mmの短縮を行い，下顎枝垂直骨切り術による下顎の後方移動を行った。6週間の顎間固定を行い，開口制限，下口唇の知覚麻痺などの合併症は認めていない。良好なフェイシャルバランスが得られ，gummy smileも改善している。

考　察

満足な結果を得るためのfacial bone contouring surgery

美容外科におけるfacial bone contouring surgeryは近年日本や韓国で盛んに行われるようになって来ているが，その多くは下顎骨削りやおとがい形成，頬骨削りに代表されるようなreduction手術や鼻の

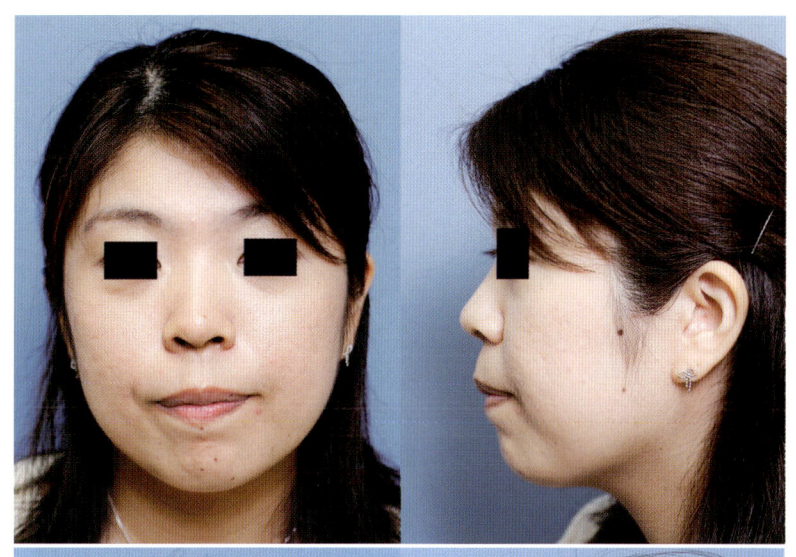

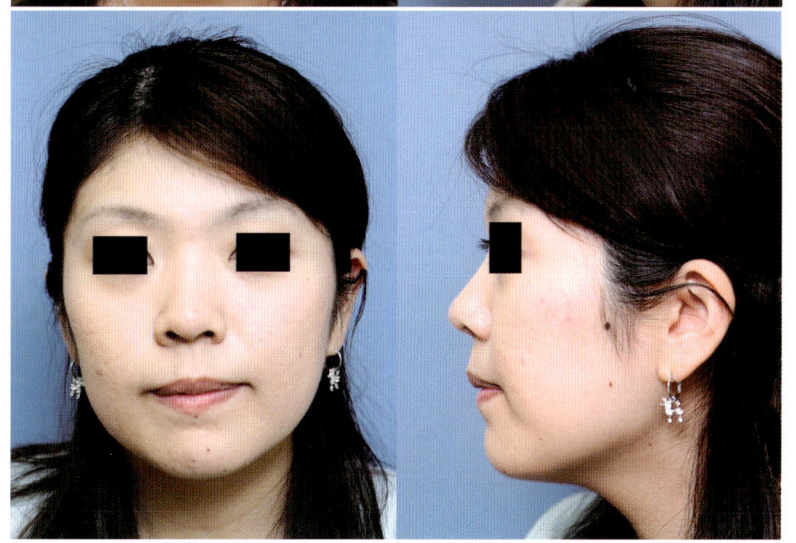

図7 症例1：27歳，女性，bimaxillary protrusion

　プロテーゼといったaugmentation手術である。確かにそのような手術は適応を適切に選択すれば良好な結果を得ることができ，また術後のケアも少ないため医師，患者双方にとって得るところが大きい。しかしながら，その中には本来は矯正治療を含めた顎骨手術が必要だった症例があることもまた事実である。このような症例の中にはもちろん「大きな手術は絶対したくない」とか「矯正治療はしたくない」といった患者の希望も含まれているのであろう。美容外科を訪れる患者の訴えが曖昧なこと，また美容外科の中に確実な診断がないこともこのような現状を生み出しているのかもしれない。

　しかし，骨格性の上下顎前突の症例に歯科矯正治療のみを行えば，前突感は解消されずに歯軸を舌側傾斜させてしまったことにより，上下口唇の翻転感が消失し魅力のない口唇になることがある。またlong faceの症例に対し，下顎のreductionを行うと，中顔面の長さが強調されるのみならず，皮膚がたるみ下顎のコントゥールが消失してしまうことがある。Facial asymmetryの症例におとがい形成術や削骨術などを行っても思いのほか対称性が得られないことがある。このような結果は必要な治療がなされていないことが原因と考えられる。このような結果を生まないためにも，適切な診断を下し，必要と思われる治療を患者とよく話し合ったうえで決定していく必要がある。

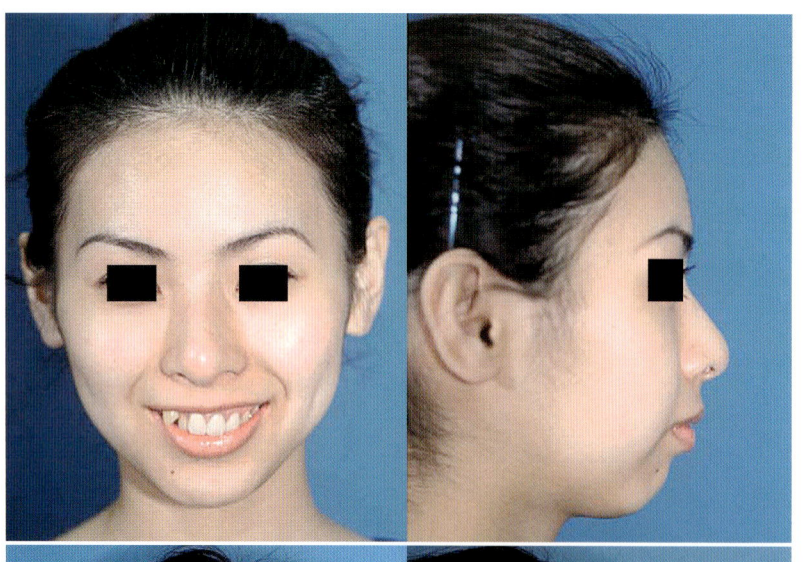

図8 症例2：22歳，女性，bimaxillary protrusion
(a) 術前
(b) 術後1年6カ月

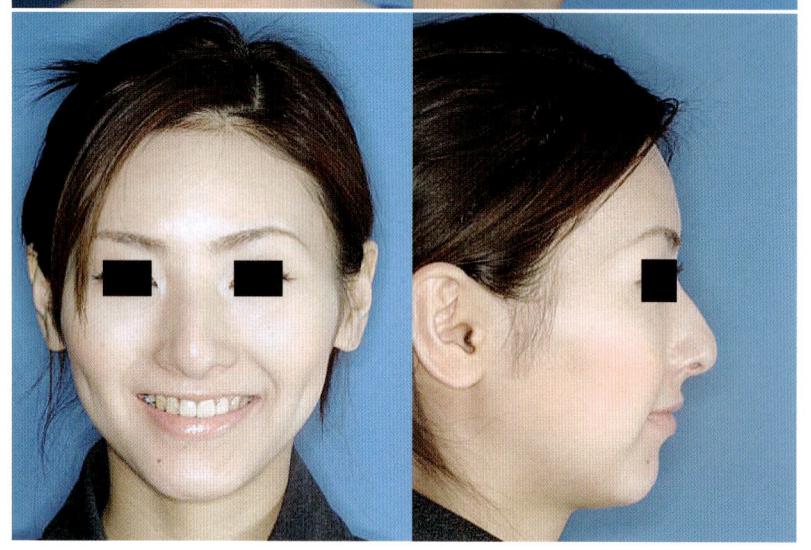

適切な診断を下すために：SNA角，SNB角，Pogonionの位置の重要性

　Pogonionは，NA planeとNB planeの間に位置することが望ましく，例えば典型的なbimaxillary protrusionの症例では上下顎分節骨切り術によってSNA角，SNB角を正常化すればおのずとpogonionはNA planeとNB planeの間に位置することになる。また，bimaxillary prognathismの症例に対して上下顎分節骨切り術を行うと，pogonionの位置が前方に取り残されてしまうのでおとがい形成を追加する必要がある。ただ，この方法では，おとがい部の皮膚の余剰が目立つことがあるので，顎間固定という負担は増えるが下顎矢状分割骨切り術で下顎全体を後方に移動させる方が良好な結果を得ることができる。下顎骨全体の形態は骨削りによって容易に得られるものではなく，なるべく本来持っている自然な形態を利用することがよりよい結果を生むことになるのである。もちろんSN-Pog角がSNB角よりもはるかに大きい場合は，下顎矢状分割骨切り術に加えおとがい形成術を行う必要が生じることがある。しかし，その場合も下顎矢状分割骨切り術により下顎全体が後方に移動しているためreductionの量は必然的に少なくなるので下顎形態の破壊は最小限ですむ。

　いかなる症例においても選択する術式は1つではなく，時として顎顔面外科の技術を応用する必要が出てくる。よりよい結果を求めるためには，いかな

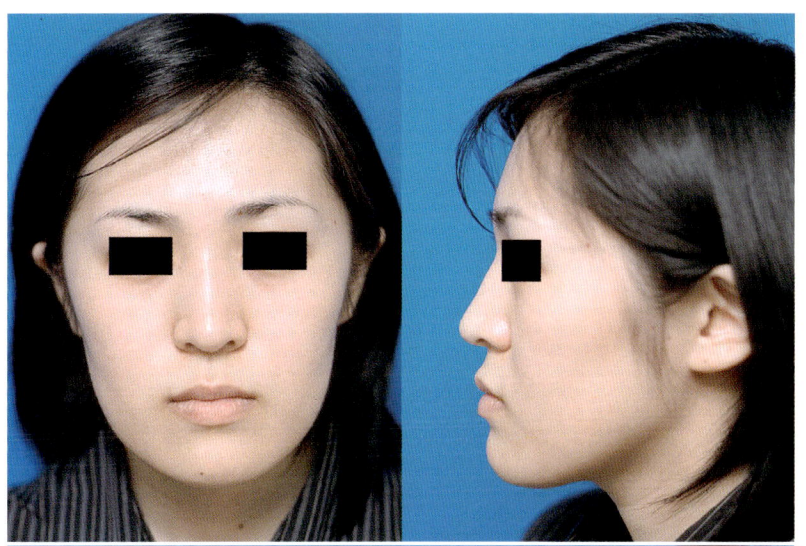

(a) 術前

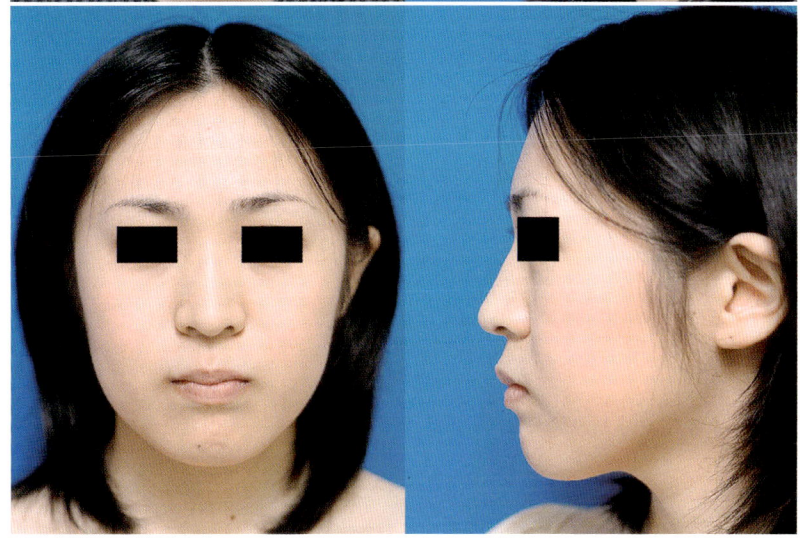

(b) 術後1年

図9 症例3：28歳，女性，下顎前突

る努力も惜しまず症例に応じた最良の術式を選択したい。そして咬合に変化を来たす顎骨骨切り術の際には矯正歯科医の強力なバックアップが必要なことは言うまでもない。

(a) 術前

(b) 術後1年

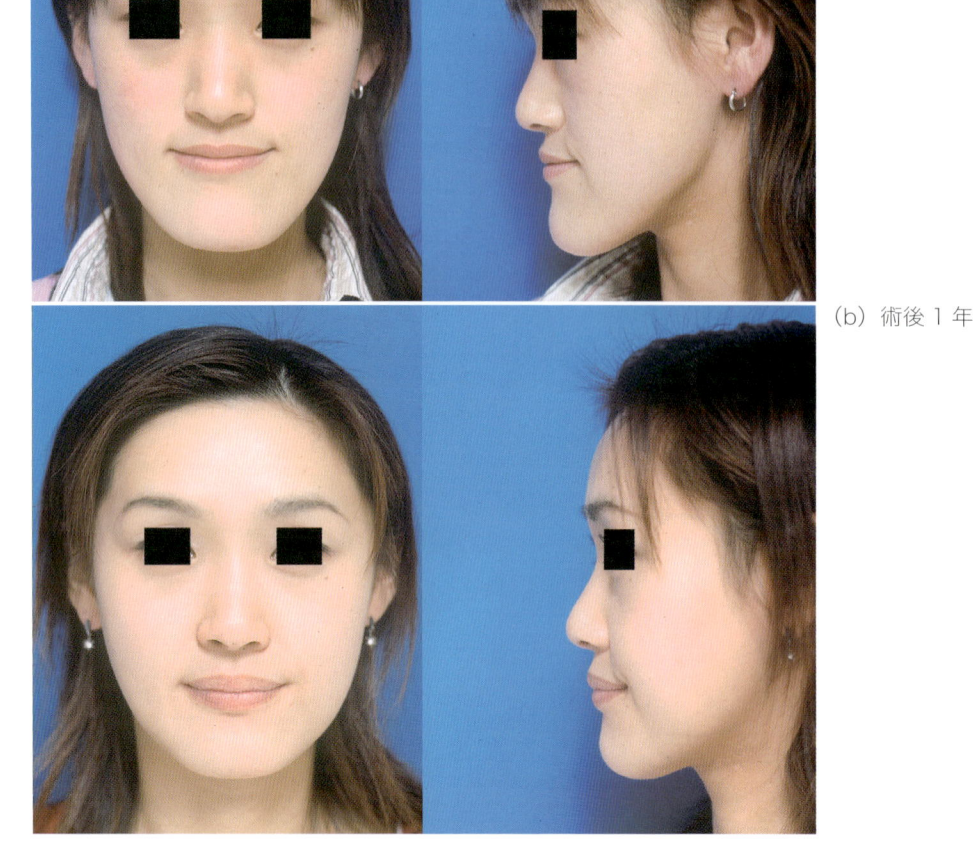

図10 症例4：27歳，女性，下顎前突＋肥大

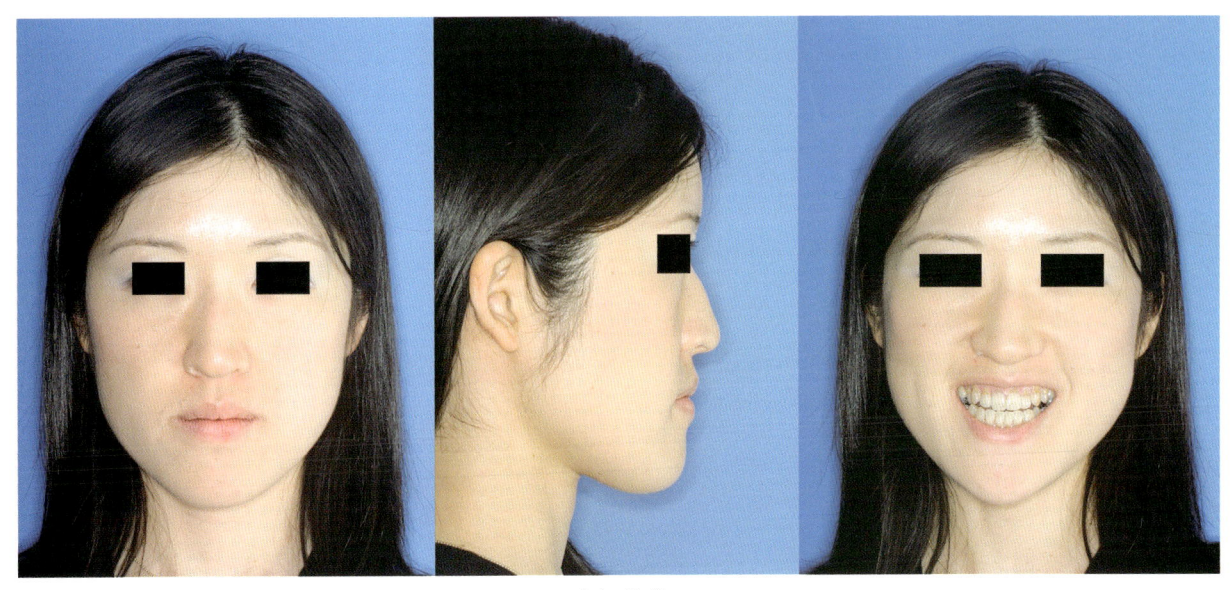

(a) 術前

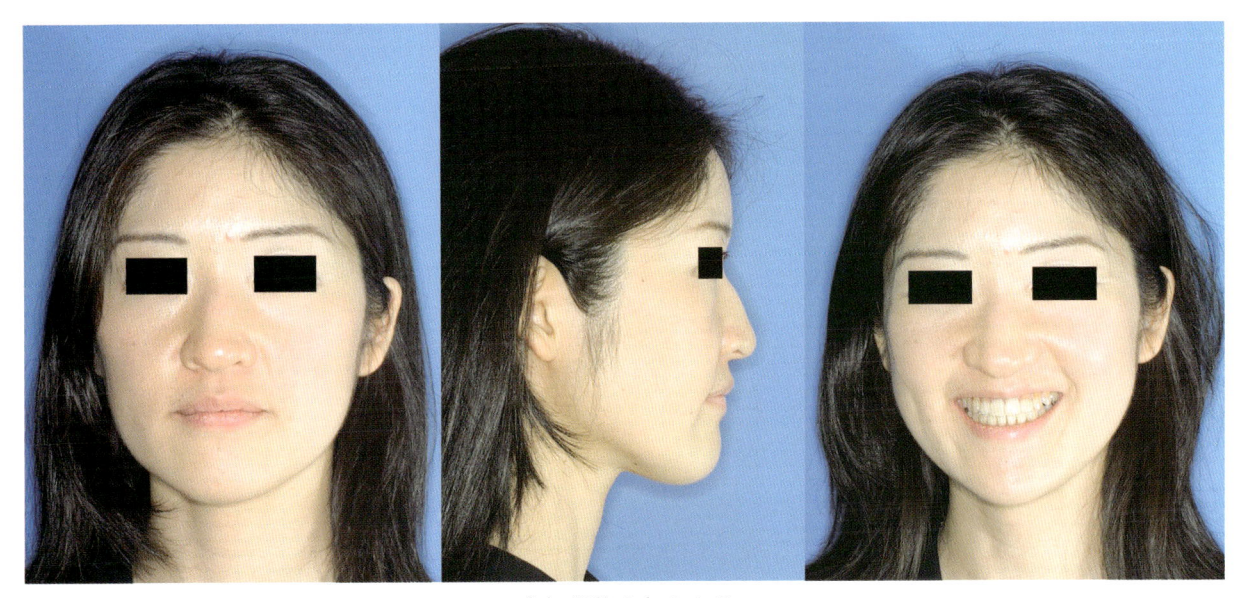

(b) 術後1年1カ月

図11 症例5：30歳，女性，long face＋mandibular prognathism

文　献

1) Ohmori K : Esthetic surgery in the Asian patient. Plastic Surgery, edited by McCarthy JG, pp2415-2435, WB Saunders, Philadelphia, 1990
2) Broadhent BH : A new X-ray technique and its application to orthodontia. Angle Orthod 1 : 45-67, 1931
3) Steiner CC : Cephalometrics for you and me. Am J Orthod 39 : 729-755, 1953
4) Steiner CC : Cephalometrics in clinical practice. Angle Orthod 29 : 8-29, 1959
5) 倉片　優：Facial bone contouring surgery. 咬合に関与する外科的手技．形成外科 ADVANCE シリーズ　美容外科：最近の進歩（第2版），大森喜太郎編，pp141-148，克誠堂出版，東京，2005
5) 大森喜太郎：アトラス頭蓋顔面骨形成術．金原出版，東京，2004
6) 岩垂鈴香，宮本義洋，宮本輝子ほか：当院における顎変形症に対する顎骨骨切り術の周術期管理とクリニカルパス．日本美容外科学会会報 25 : 31-38, 2003

16 Facial contouring

広比 利次

Summary

　顔面輪郭形成術に対する需要が近年高まりつつあるが，いわゆる"顔の大きさ・形"が美しい顔貌の必要条件として認識されるようになって来ている。顔面輪郭形成はおのおのの部位単独で手術計画が立てられるわけでなく，他部位との調和が大変重要となり，複数部位を同時に手術することも多い。手術を成功させるためには，患者との問診が重要で，術者側の価値観に捉われることなく，いかに患者の要望に近づけられるか，コンピュータシミュレーションなどを利用しながら，手術部位，方法，デザインを決定していくことが重要である。
　前頭部の突出，後退などの悩みに関しては，後頭隆起上方を通過する冠状切開アプローチにて，reductionとして骨削り，骨切り術を，またaugmentationとして骨セメント法を適応し良好な結果が得られた。
　次に頬骨について，東洋人においては突出した頬骨は好まれず，頬骨弓が中顔面の横幅を決定するため小顔目的で頬骨縮小術を希望されることが多い。頬骨弓のinfracture techniqueに関してはさまざまな手法が報告されている。著者は頬骨弓は2カ所で骨切りを行うが，固定は行っていない。骨切り後の両端の段差改善がポイントとなる。
　最後におとがいに関しては，さまざまな形態に対する希望が存在するが，適度な長さ，突出度があり，ほっそりとした小さめなおとがいが好まれるようである。水平骨切り術を基本としてさまざまな骨片移動法にて対応する。おとがい形成の問題点として，骨片移動後の段差の処理法，またその応用として患者からも要望の多いおとがい幅径を細くする方法についても紹介した。

はじめに

　Facial contouring surgery（顔面輪郭形成術）は美容外科の重要な一分野をなすものである。昨今の"小顔ブーム"，"輪郭美人"といったフレーズからわかるように顔面形態が美しさの必要条件として重要視されてきている。これは従来難しいと考えられた顔面輪郭形成術が，医療技術，医療機器の進歩に伴い安全かつ身近になってきたことにも起因している。
　本稿では顔面の土台となる顔面骨格形態と患者のさまざまな愁訴との関連を検討し，それぞれに対する治療法を紹介する。

概　念

　美しい輪郭とはいかなるものか。顔面プロポーションを検討する際に，正貌においてはレオナルド・ダ・ヴィンチによる黄金分割，側貌においてはGonzales-Ulloaによるprofile line, RikettsによるE-Lineなどが参考になるが，これらはいずれも人種的差異が大きく，東洋人を対象とした数値ではないためあくまでひとつの目安と見なすべきである。
　美容外科の特殊性のひとつとして，これらの基準

値がすべての患者にとっての主観的な美の基準値と必ずしも一致しないことがある。手術を成功させるには，術前の問診が非常に重要となり"いかなる悩みがあるか"そして"どのようになりたいか"を明確に把握する必要がある。というのは，計測上は正常範囲内であっても，実測数値は無視して患者の価値観の中で「さらに小さく，細く」といった要望に応えなければならないことも多々ある。また，患者個々に大きな変化を希望したり，わずかな変化を希望したりと，その変化量の設定に関しても医師側の独断で判断してはならず，術前の徹底した確認作業が必要である。その際に言葉のやり取りだけではなく，コンピュータシミュレーションによる画像上での確認は双方の理解に役に立ち，患者の愁訴が現実とかけ離れている場合などは，その矯正に役立つこともある。このような観点をふまえたうえで美容外科における輪郭形成術について解説する。

顔面輪郭形成は各部位とも大きくreductionとaugmentationに分類される。美容外科にて扱う代表的な部位としては，1) 前頭部　2) 頬骨　3) 上・下顎（咬合に関連する手術）　4) 下顎角（いわゆるエラ）　5) おとがいなどがあげられる（3) と 4) に関しては他項に譲る）。

前頭部

患者の愁訴はaugmentationで改善されるものとreductionで改善されるものとの両者が存在する。

・狭い，貧弱，平坦，後退…曲面的で広い額を希望
・眉弓の突出した彫りの深い西洋人顔になりたい   ⇒ Augmentation
・眼球突出の改善

・険しい目つきを改善
・眉弓の突出，凹凸をなくしたい
・女性的な形態（feminization）を希望：性同一性障害の男性患者に多い   ⇒ Reduction

理想的な側貌を考える際，顔面中1/3すなわち中心である鼻，下1/3である口元〜おとがいにかけてのラインに関しては数値で論じられることが多い。これに対して顔面上1/3の額は平面的であり，数値で表すことが難しい。また髪の毛で隠せるなどの理由から改善を希望する患者は決して多くない。しかし実際には鼻〜おとがいにかけて顔面下2/3のラインは整っているのに額が貧弱であったり，逆に眉毛部が突出しすぎている症例も散見される。

術前の評価

セファロ正・側面像は必須で，可能であればCT（3DCT含む）まで撮影する。側貌に関しては，Gonzales-Ulloaによればフランクフルト平面に対して90°でかつNasionを通過する線上におとがい先端がくるのが理想的である。あるいは鼻根点と眉間点を結ぶ線と鼻背の稜線で作られる鼻前頭角は125〜135°，また前頭傾斜角（forehead inclination）は平均で−10±9.6°などの基準があげられる（**図1**）。

現実には患者にとっての理想的な額の参考写真を持参してもらい，現状と理想の額の形態の差異を説明したうえで手術計画を立てる。側貌ではコンピュータを使った手術シミュレーションが参考になる。

手技

1) Augmentation
　メタクリル酸メチル樹脂，ハイドロキシアパタイト，シリコンプレートなどの人工材料を利用するのが一般的である。
2) Reduction
　軽症例では骨削り，重症例では前頭洞骨切り術を併用する。

Augmentation−骨セメント法

美容外科患者の細かな要望を満足させる人工材料としては，加工が容易なメタクリル酸メチル樹脂が最も優れた材料と考える。患者の実際の愁訴はただ単に額を出したいというだけにとどまらず，弯曲の程度にこだわったり，眉毛部の隆起をつくることにより彫りの深い西洋人顔になりたい，など複雑な要望が多いからである。ハイドロキシアパタイトでは細工のしにくさからこのようなミリ単位にこだわる要望に対応しにくい。

手術

① 全身麻酔下に行う。
② 切開線は術後の瘢痕が目立たないように後頭隆起上方を通過する冠状切開とする（図2-a）。
③ 剥離は骨膜下，側頭部は深側頭筋膜上で行い，眼窩上縁まで前頭骨を広く露出する（図2-b）。必要に応じて眼窩上神経を切痕（あるいは孔）からはずす。側方は必ず側頭筋の内側を剥離し側頭筋の下に樹脂片を差し込むようにすることにより術後に辺縁が浮き出るのを防止する（図2-c）。
④ 樹脂片のデザインは術前のセファロ側面像とコンピュータシミュレーションを参考にする。厚みに

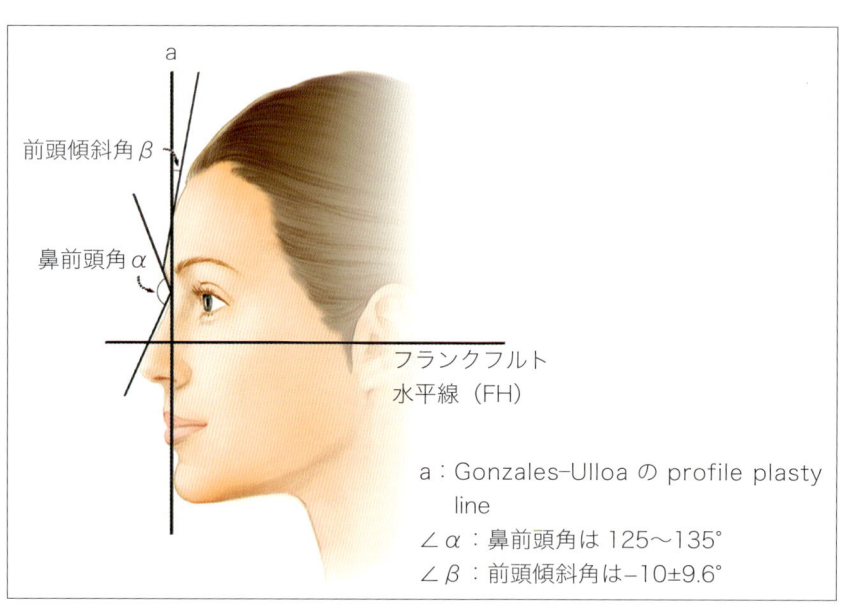

図1　側貌における前頭部の基準

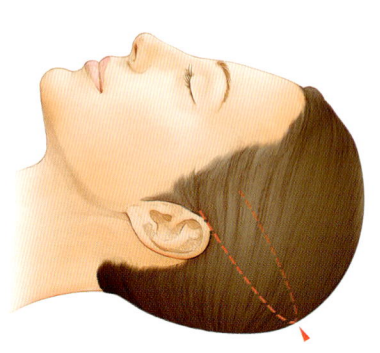

a：Gonzales-Ulloa の profile plasty line
∠α：鼻前頭角は 125〜135°
∠β：前頭傾斜角は -10±9.6°

(a) 後頭隆起上方を通過する冠状切開を行う。 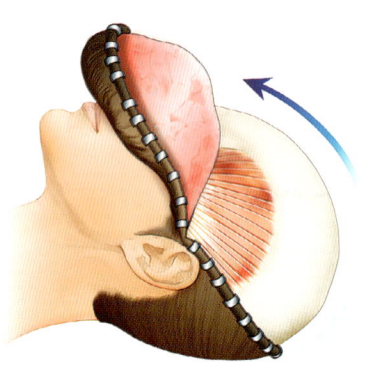
(b) 眼窩上縁まで骨膜下にて剥離する。 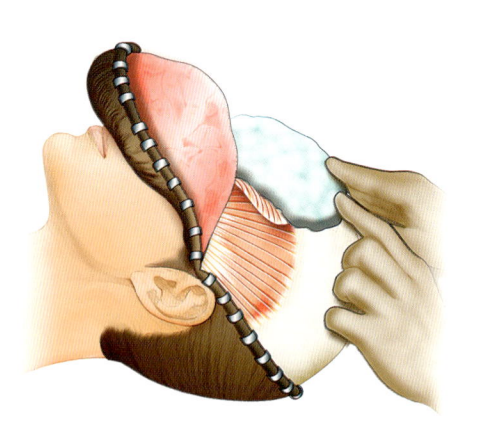
(c) CRANIOPLASTIC™ を頭蓋骨上に塗布する。 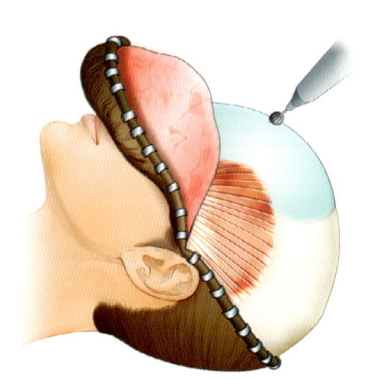
(d) ラウンドバーで樹脂片をなだらかに削る。 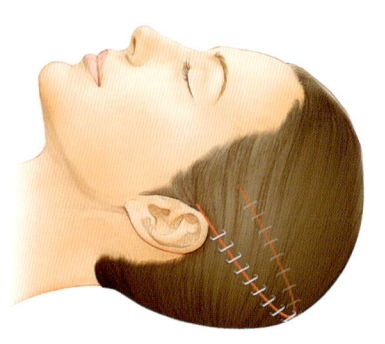
(e) 閉創する。

図2　前頭部 Augmentation

関しては，セファロ上に理想的なラインをトレースして厚みを計測しておくが，最も重要なのは眼窩上縁の突出の評価である．大きさに関しては，通常眼窩上縁から生え際に入り頭頂部に向かい3〜8cmほど毛髪内まで入れる（図2-d）．挿入予定の樹脂片の範囲を頭蓋骨上に鉛筆で作図し，樹脂剤の準備を始める．

⑤著者はCodman CRANIOPLASTIC™ (Codman & Shurtleff Inc, RAYNHAM. MA, USA) を用いている．これは頭蓋骨修復用として開発された樹脂剤であり，主成分はメタクリル酸メチルである．CRANIOPLASCTIC™は付属のパウダーと液体とを混入撹拌し5分ほどで頭蓋骨上に塗布していく（図3-a）．硬化後は頭蓋骨より取り外しが可能で，ラウンドバーでなだらかな曲面に削っていくが，その際，厚さの確認が重要である（図3-b, c）．

⑥再度樹脂片を頭蓋骨上に乗せ，左右差，段差などを確認したうえで翻転した頭皮をかぶせ最終的に3次元的に評価する（図3-d）．

⑦樹脂片の固定は，必要に応じて6mmスクリューを用い，樹脂片最上端で1カ所で行う．樹脂片の側方は完全に側頭筋で覆われるようにする．

⑧ペンローズドレーンを4本挿入しスキンステイプラーにて閉創する（図2-e）．

Reduction-前頭洞骨切り術

眉毛部の隆起に関し，前頭洞の拡大，その前壁の肥厚が認められない軽度のものから，前頭洞の開窓なしに適切なreductionが行えない重度なものまで，Ousterhoutにより重症度が分類されている[5]．本稿においては削骨だけでは改善が難しく，開窓術を必要とする重症例の治療法を詳述する．

手術

①全身麻酔下に行う．
②切開，剥離はaugmentationにほぼ準じて行う．眼窩上神経は眼窩切痕（ないしは孔）から外しておく．
③眼窩上縁の突出部をラウンドバーで削るが，中央部では骨が薄くなるとその色調で判断できる（図4-a）．前頭洞前壁は骨が薄いため削るだけでは

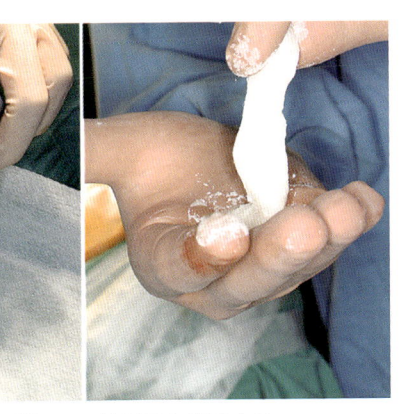

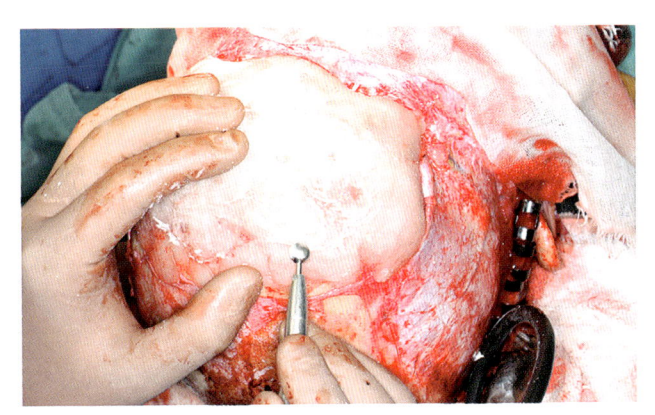

(a) CRANIOPLASTIC™の2剤を混合撹拌する．

(b) 樹脂硬化後，ラウンドバーでなだらかに削る．

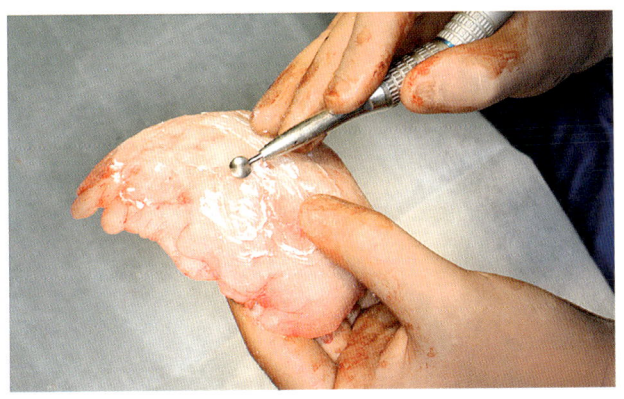

(c) 頭蓋骨から樹脂片をいったん取りはずして厚さを確認しながら削る．

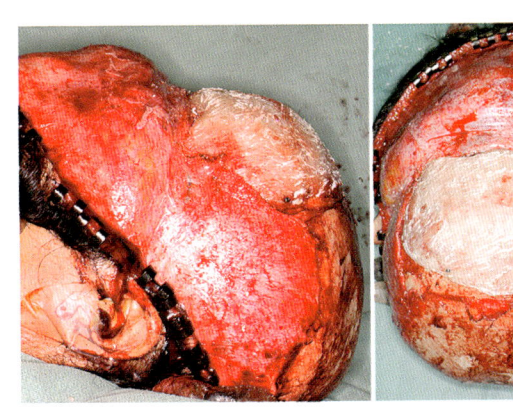

(d) 樹脂片を再度頭蓋骨上に戻して最終的な細部の確認・仕上げを行う．

図3 骨セメント法

十分な効果が得られないことが多い。

④セファロ正面像で前頭洞の広がりを確認し，カッティングバーを用いて前頭洞前壁を開窓する（図4-b）。

⑤前壁骨片をいったん摘出し（図4-c），前頭洞中隔を削った後に骨片を戻し（図4-d），後退度合いを確認したうえで3カ所軟鋼線固定を行う（図4-e）。さらに眼窩上縁外側から頰骨前頭突起に至るまで段差なくなだらかになるよう削る。

⑥翻転した頭皮を元に戻して突出度合い，段差のないことを確認し閉創する（図4-f）。

⑦本術式では，術後に眉毛部での骨減量によるたるみから眉毛位置が低下すること，また元来眉毛位置が低い症例も多いことから，同時に眉毛挙上術を併用することが多い。後頭隆起上方の冠状切開からでは通常の余剰皮膚切除による吊り上げ効果は期待できないため，冠状切開に先立ち内視鏡下眉毛挙上術に準じて両瞳孔上方延長上の生え際に約1cmの切開を加えてドリルで頭蓋骨にマーキングを行っておく。

⑧このマーキングより1～2cm後方に4mmスクリューを打ち，冠状切開部閉創後に皮下骨膜と縫合固定を行うことにより眉毛挙上効果を出す[1]。

合併症

骨切り辺縁の段差，線状瘢痕，脱毛，顔面神経麻痺，血腫，漿液腫，感染などがあげられる。

合併症として骨切り辺縁の段差，冠状切開創部の脱毛，顔面神経麻痺，血腫，漿液腫，感染などがあげられる。

骨切り辺縁の段差は軟鋼線での固定の際の位置決めが重要となる。固定後も周囲の骨を丁寧にラウンドバーで削り段差を完全になくすよう努める。

冠状切開創は少なからず創周囲に脱毛を生じるが，注意点としては切開の際に毛流に沿って斜めにメスを入れること，閉創の際に骨膜段端同志を太めのナイロン糸にてしっかり寄せておくことが重要である。閉創はステイプラーにより行っているが，抜鉤は術後2週間以降に行っている。

眉毛外側の剥離の際，電気メスによる止血の際には顔面神経の走行を確認し慎重に行なう必要がある。

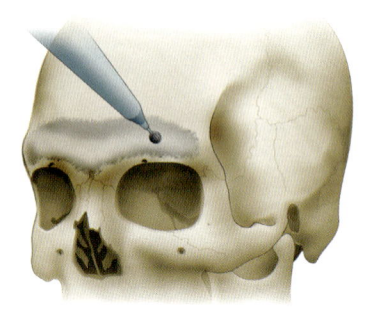

（a）冠状切開後に，前頭骨突出部をラウンドバーで削る。

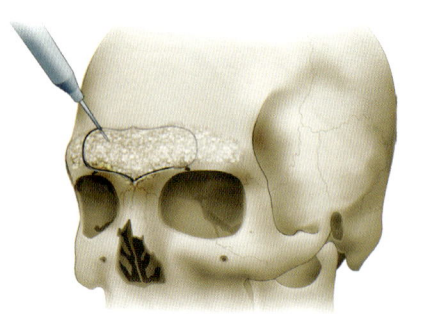

（b）カッティングバーを用いて前頭洞前壁を開窓する。

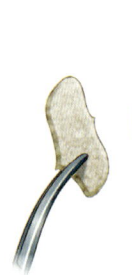

（c）前壁を一度取りはずす。

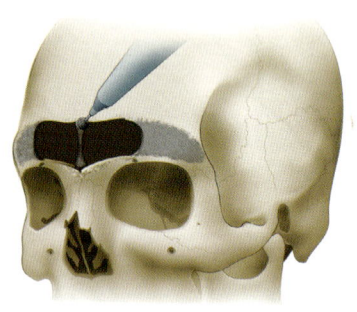

（d）中隔をラウンドバーで削る。

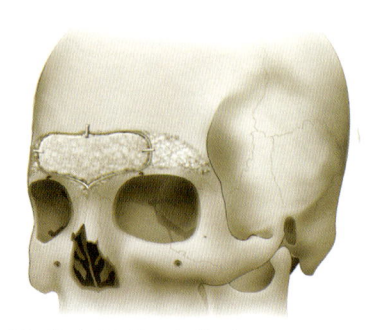

（e）取りはずした前壁を戻し，後退させた位置で3カ所軟鋼線で固定する。

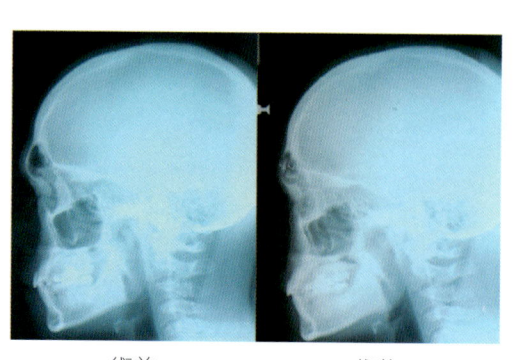

術前　　　術後
（f）術前後のセファロ側面像

図4　前頭洞骨切り術

頬骨部

頬骨部においては患者の希望のほとんどはreductionであり，augmentationが主流である欧米人とは人種的な差異がはっきりしている部位である。

- 頬骨の張り出し，突出（側方・前方）を改善したい
- 顔面横径（横幅）—中顔面の横幅を狭くして小顔にしたい

⇒ Reduction

術前の評価

術前検査として単純X線（頬骨弓軸位，ウォーターズ），可能であればCT（3DCT含む）まで撮影する。視診で注意すべきことは，こめかみの陥凹，頬部の陥凹と頬骨の関係，さらに下顎角部の張り出しと頬骨弓との関係，頬骨の左右差などであり，これらを正面，軸位で観察する。

手技：体部の突出に対して

①全身麻酔下に，上口腔前庭アプローチにて上顎骨，頬骨を骨膜下にて剥離する。上方は眼窩下縁から外側は頬骨前頭突起に向かって，さらに頬骨弓外側に向かい，できる限り広範に剥離を行う。ただし，咬筋の剥離は最小限とし，術後の頬のたるみを防止するように心がける。

②術前に皮膚上に突出部をマーキングしておき，各種ラウンドバーにて体部の削骨を行う（**図5-b**）。削骨の際には，突出部をあくまで3次元的曲面で小さくするのであって，平面的にするのではないことに留意する。削りすぎにより上顎洞を開放しないように慎重に削骨を行っていく。体部外側部分（頬骨弓移行部）は盲目的となるが，ラウンドバーの代わりにテシエノミ（曲）を用いることにより曲面的な骨削りが可能となる。

手技：弓部の突出に対して

弓部の側方への張り出しが軽度の場合，あるいは患者がわずかな変化を望む場合には，弓部の削骨だけで済むこともあるが，実際にはほとんどの症例で弓部骨切り術と体部削骨術を併用している[2]。

①口腔内アプローチに加えて耳前部にS状切開を加える（**図5-a**）。

②耳珠前方にて電気メスを用いて頬骨弓の基部を露出する。

③体部に向かって骨膜下に剥離を行い，先の口腔内からの剥離につなげ，さらにその後筋鉤を用いてテコの原理で剥離腔を広げていく。

④頬骨弓を完全に露出するため深側頭筋膜を頬骨弓上縁から切離するが，その際，Buccal fat pad（temporal extension）が飛び出して術野の邪魔になる。脳ベラで押さえこめばその後の手術の邪魔にはならない。一方，頬骨弓下縁に付着している咬筋は剥離せずにおく。

⑤テシエノミ（直）を用いて頬骨弓の厚みを半分程度を目安に削骨する（**図5-c**）。その際，厚みだけでなく頬骨弓の幅をもノミで削ることにより弓部の厚みは正確に把握できる。削骨の際は一気に深くノミを入れると骨折しやすいため，直ノミを用いて慎重に薄い骨片を剥いでいくようにするのがコツである。弓部の厚みは個人差があるが，2〜3mm程度の厚みで削骨が終了したらいよいよ骨切りに移る。

⑥前方は体部移行部での骨切りとなる。耳前部切開よりオッシレーティング骨鋸を用いて頭側から尾側に向かって骨切りを行う（**図5-d**）。

⑦後方は顎関節前方にて斜めに骨切りを行う。脳ベラなどで周囲軟部組織を巻き込まないようドリルバーを用いて骨切りを行う（**図5-e**）。

⑧2カ所において完全に骨切りを行っても咬筋が停止しているため内方転位しすぎることはない。

⑨顎関節前方から中央に向かって頬骨弓から咬筋の付着を少しずつ外していくことにより，内方転位の程度を決定していく（**図5-f**）。咬筋を剥離すればするほど内方に転位していくが，頬骨弓への血流，術後の頬部のたるみを考えると剥離は適度にとどめる。

⑩2カ所の骨切り後の段差の処理に移る。体部での段差においては，遊離している頬骨弓を脳ベラで覆って脳ベラ先端を体部の裏面に差し込むことにより，体部の断面が露出する。

⑪テシエノミを用いて体部の断面を薄く削骨して段差をなくす（**図5-g**）。ここは本術式の最も重要なポイントで，多少テクニックを要するが丁寧に

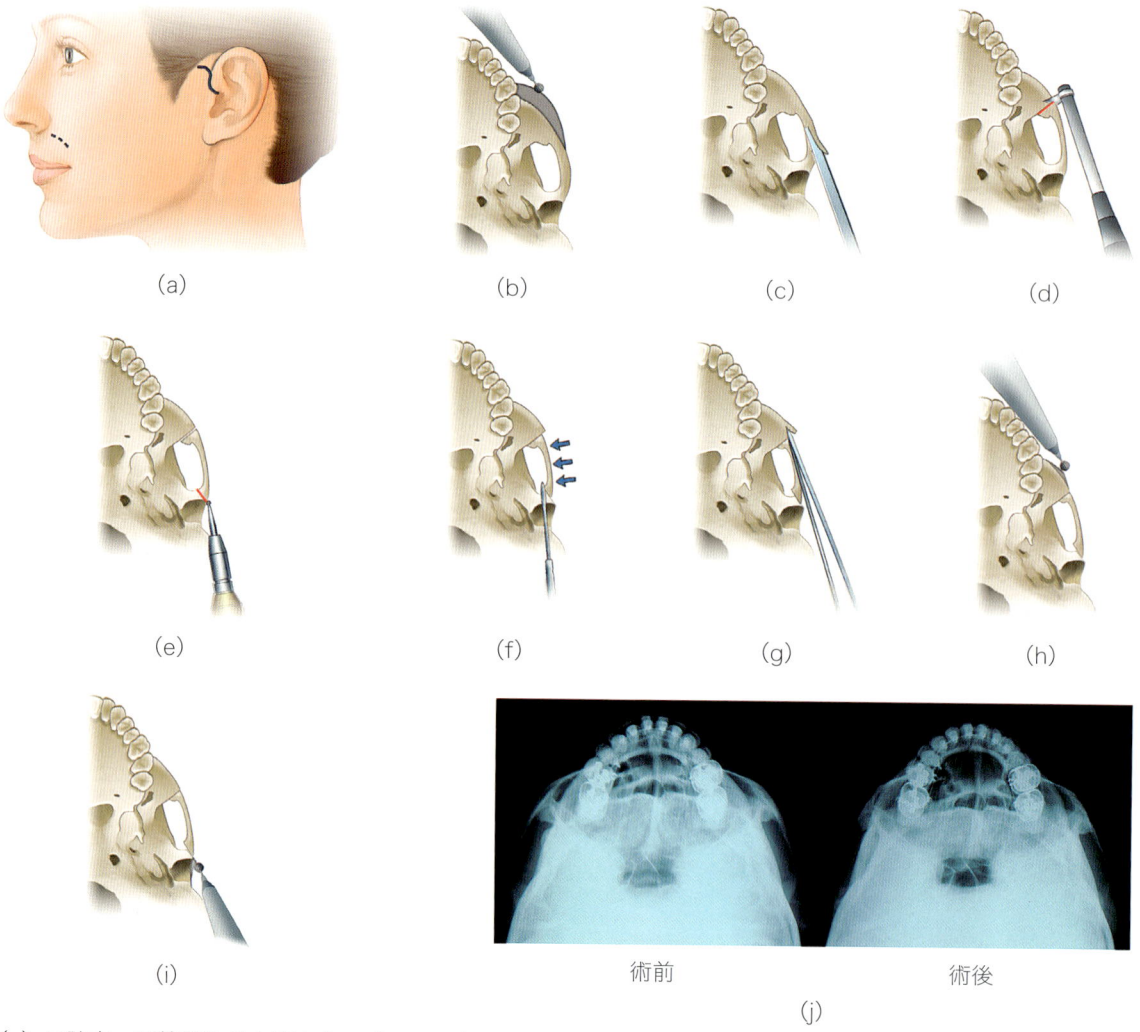

(a) 口腔内，耳前部の2カ所よりアプローチする。
(b) はじめに口腔内から頬骨体部前面をラウンドバーを用いて削骨する。
(c) 次に耳前部より頬骨弓をテシエノミを用いて削骨する。
(d) 体部−弓部移行部にてオッシレーティング骨鋸を用いて骨切りする。
(e) 弓部顎関節前方にてドリルバーを用いて骨切りを行う。
(f) 顎関節前方にて頬骨弓に付着している咬筋を剥離することにより，内方転位（infracture）の程度を決定する。
(g) 脳ベラで頬骨弓を押さえ込みながら，体部の断面をテシエノミで削骨し，段差を改善する。
(h) 口腔内より，体部の曲面をつくるようにラウンドバーを用いて削骨する。
(i) 最後に顎関節付近でラウンドバーを用いて段差を改善する。
(j) 術前後のX線所見（軸位像）

図5 頬骨形成術

時間をかければ決して難しくはない。

⑫口腔内から削骨骨片を取り除くと同時にラウンドバーで慣らして曲面を形成する（**図5-h**）。

⑬顎関節周辺も同様にラウンドバーで削骨を行い段差を極力なくす（**図5-i**）。以上の操作を確実に行うことにより，頬骨弓は段差なく内方転位される（**図5-j**）。

合併症

過剰切除，骨切り部での段差，顔面神経側頭枝麻痺，頬部のたるみなどがあげられる。

頬骨体部から弓部にかけてなだらかな曲面を形成する必要がある。頬骨部にmalar eminenceとしてのポイントを残すため平面的に削らないよう心がける。

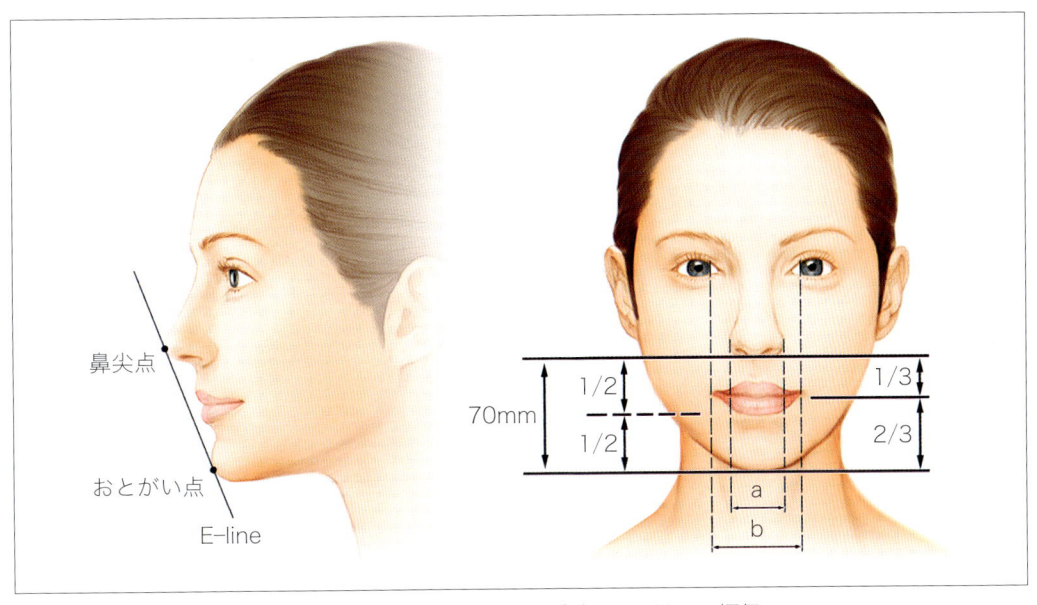

(a) Ricketts の E-line
　　口唇が esthetic line に接するか，やや内側に入る．下唇は上唇から数ミリ後方にあることが望ましい．

(b) おとがいの幅径
　　その底辺が左右鼻翼間幅径 a から左右光彩内側縁間幅径 b の間にあることが望ましい．

図6　おとがい形成における基準値

頬骨弓骨切り後の前方段差は口腔内，耳前部から丁寧にならすことになる．一方，後方段差は目立つことが多く，顎関節周囲をラウンドバーで削ることにより段差を防止する．

頬骨弓の剥離の際は骨膜下にて剥離し，顔面神経側頭枝の損傷に注意する．また筋鉤による圧迫により一過性麻痺（眉毛下垂）が起こることもあるが，これは数週間で自然に回復する．

頬部のたるみ防止は難しく，中年以降の患者に対しては必要に応じてフェイスリフトの併用も考える．

おとがい部

おとがいは顔貌を特長づける重要な部位であることから正貌，側貌においてさまざまな希望がある．
- 顎が長い
- 突出している，大きい（幅広）　⇒ Reduction
- 左右非対称の改善

- 顎が短い
- 後退の改善　⇒ Augmentation

おとがい形成術は単独また顎矯正術と同時に行われるが本稿では単独手術に関して詳述する．

術前の評価

側貌において顎の突出度合いを評価する際，鼻尖と口唇との関係では Riketts の E-line が一般に知られている（図6-a）．正貌においておとがいの長さに関しては鼻下点からおとがい下端までの長さが本邦女性においては 70mm（男性では 75mm）を平均として著者は骨切りデザインを決定している．

また，おとがい幅径は左右光彩内側縁間から左右鼻翼間幅径の間であることが望ましいとされている（図6-b）[4]．

術前検査としてセファロ正・側面像とパノラマが必要となる．

手技

おとがい手術の基本は，水平骨切り後に，骨片移動させることにより位置・形態を修正することである．主におとがいの短縮，前進，後退，左右差の改善を行うことが多い．デザインは術前の顔面計測，セファロより決定される．ただし，骨切り量，骨移動量と軟部組織の変化量は必ずしも一致しないことを念頭に入れておく必要がある．その他，下顎下縁骨切り術やインプラント法なども行われる．

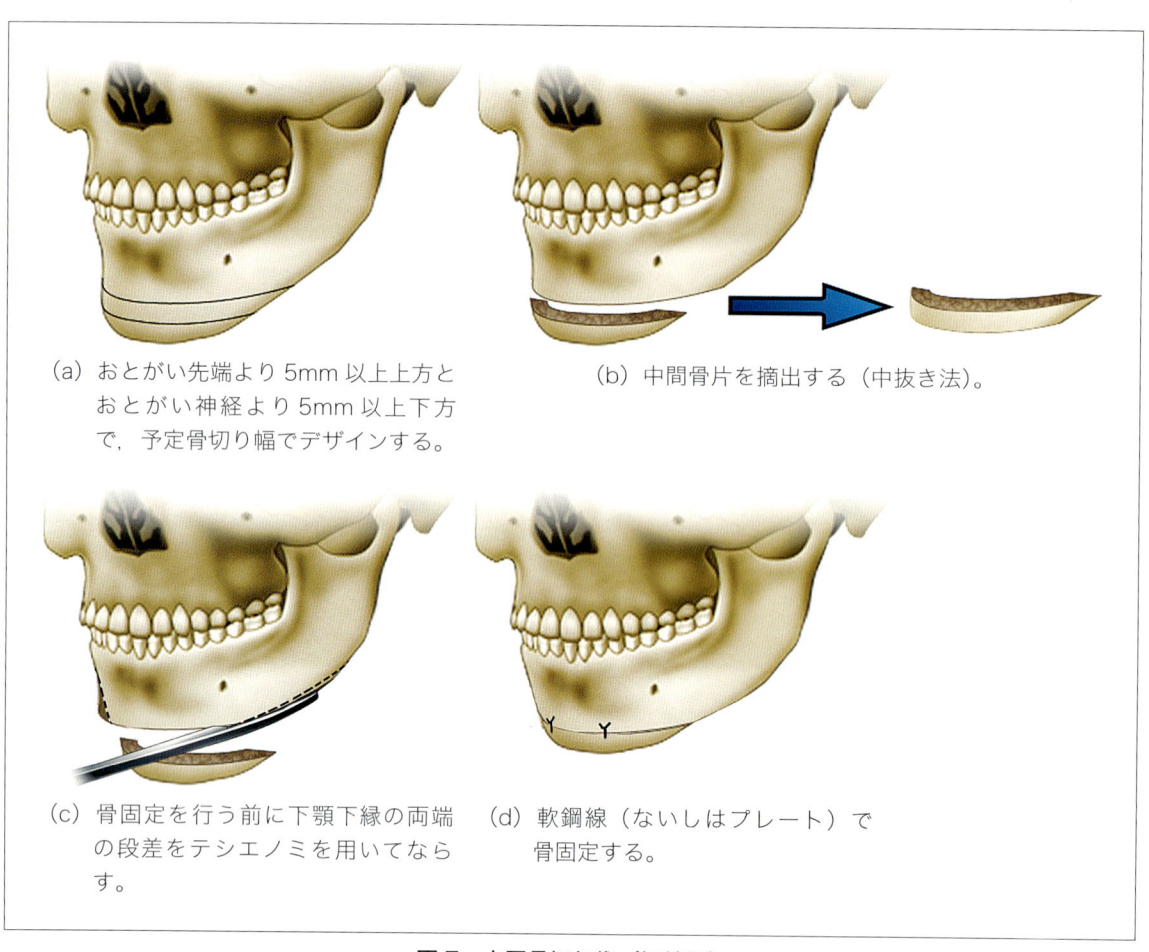

(a) おとがい先端より5mm以上上方とおとがい神経より5mm以上下方で，予定骨切り幅でデザインする。

(b) 中間骨片を摘出する（中抜き法）。

(c) 骨固定を行う前に下顎下縁の両端の段差をテシエノミを用いてならす。

(d) 軟鋼線（ないしはプレート）で骨固定する。

図7　水平骨切り術（短縮例）

Reduction：水平骨切り術

①全身麻酔下に下口腔前庭U字型切開を行う。第1小臼歯下方にて粘膜直下におとがい神経の分枝があるため切開の際には注意する。

②切開後は骨膜下にて下顎正中下縁まで剥離後，下端に停止する筋群は剥離せず温存する。

③両側のおとがい神経を確認し，さらに下顎枝前縁粘膜切開から下顎角に向かい骨膜下剥離を行い，おとがい孔の下方にてこれらの剥離を交通させる。おとがい神経周囲では術後の牽引麻痺を最小限とするため可及的に周囲軟部組織は温存しておく。

④骨切り線は術前の変形，希望に応じて設定しているが，上限はおとがい孔から5mm下方に設定するのが安全である（**図7-a**）。骨切りの際，著者はサジタル骨鋸を好んで用いている。

⑤おとがいを短縮する症例は二段水平骨切り後に中央骨片を切除し（**図7-b**），遠位骨片をプレートもしくは軟鋼線で固定するが，この際，両断端部に段差ができる。

⑥遠位骨片を骨把持鉗子で予定の移動位置に仮固定した状態で両断端にマーキングし，骨片固定前にスプーン型リトラクターで周囲組織をガードしながらテシエノミ（強弯）で下顎角方向に向かって下顎骨下端を削骨していく（**図7-c**）。皮膚上から指で確認し，ほぼ段差がなくなるまで丁寧に削る必要がある。この際，おとがい神経の過牽引には十分注意を要する。

・著者は下顎下縁形態に応じて常にテシエノミは3種類（弱弯，中弯，強弯）用意して使い分けている。

・症例によっては下顎骨下縁を下顎角方向に向かってオッシレーティング骨鋸にて骨切りする必要がある場合もある[3]。

・遠位骨片はチタンプレートまたは軟鋼線で2～3カ所固定する（**図7-d**）。

・術野を洗浄後，骨膜縫合，粘膜縫合と2層に閉創を行う。

(a) おとがい結節間を15〜20mm幅に設定する。
(b) 下顎角部に向かい3mmドリルバーで骨切りデザインに沿って骨溝を掘る。
(c) さらにコントラアングルを用いて骨孔を開ける。
(d) おとがい神経より内側はサジタル骨鋸で骨切りを行う。
(e) おとがい神経より外側はオッシレーティング骨鋸で骨切りを行う。
(f) 最後にテシエノミで骨切りラインをつなげて骨片を切除する。

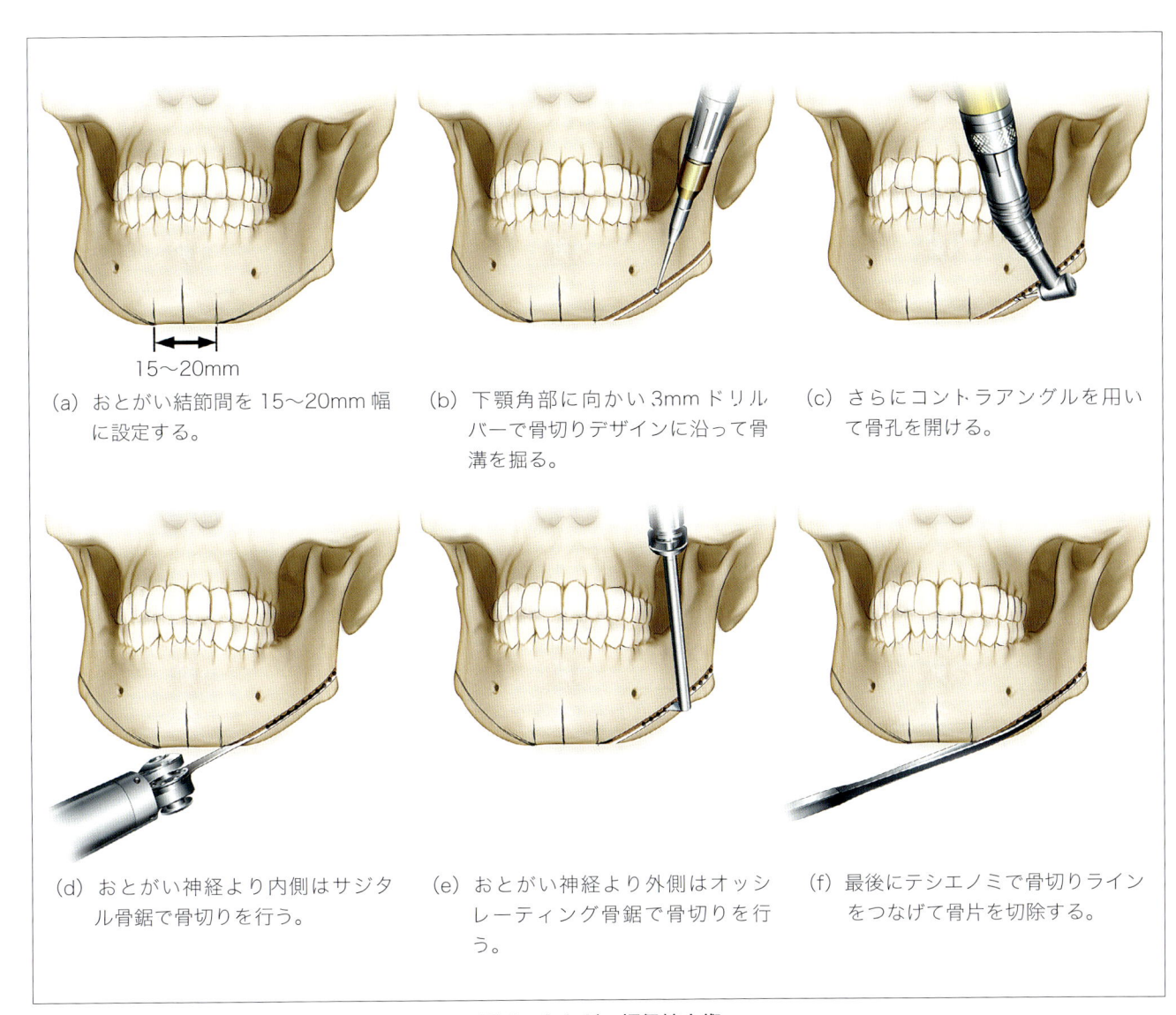

図8　おとがい幅径縮小術

Reduction：幅を細くする手術

①おとがい幅径を細くするには，通常おとがい結節間距離を約15〜20mmに設定し（図8-a），両側下顎角に向かって下顎下縁骨切り術を行う。その際，顎舌骨筋，おとがい舌骨筋などのおとがい下端に停止する筋肉の剥離は最小限として下顎のたるみ（chin ptosis）を防止する。おとがい神経をまたいでの骨切りとなるため手術の難易度は高く，神経切断しないよう細心の注意が必要である。

②骨切りに先立ち，小さなラウンドバーで骨切りデザインに沿ってあらかじめ溝をつくり，骨鋸がぶれないような工夫をしている（図8-b, c）。

・著者はおとがい神経より内側はサジタル骨鋸を用い（図8-d），外側はオッシレーティング骨鋸を用いて骨切りを行い（図8-e），この両方をおとがい孔の下方でテシエノミを用いてつなげている（図8-f）。この手技はおとがい水平骨切り後の段差，下顎角形成後の前方の段差を修正する際にも応用可能である。

合併症

骨切り後の段差，下顎のたるみ（chin ptosis），おとがい神経麻痺などがあげられる。

骨切り後の両端の段差は，下顎骨下縁も含めてノミで確実に削る必要がある。その際，おとがい神経の過牽引，切断には細心の注意を払う。

下顎のたるみはreduction手術においては必発であるが，短縮手術の際には水平骨切り後の遠位骨片

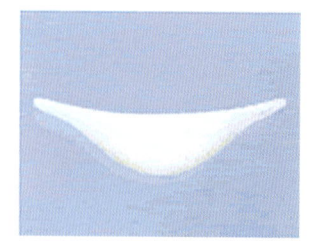

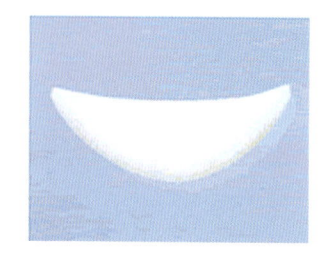

(a) インプラントの形態
理想的なインプラントの形態は段端にグラデーションがついている。

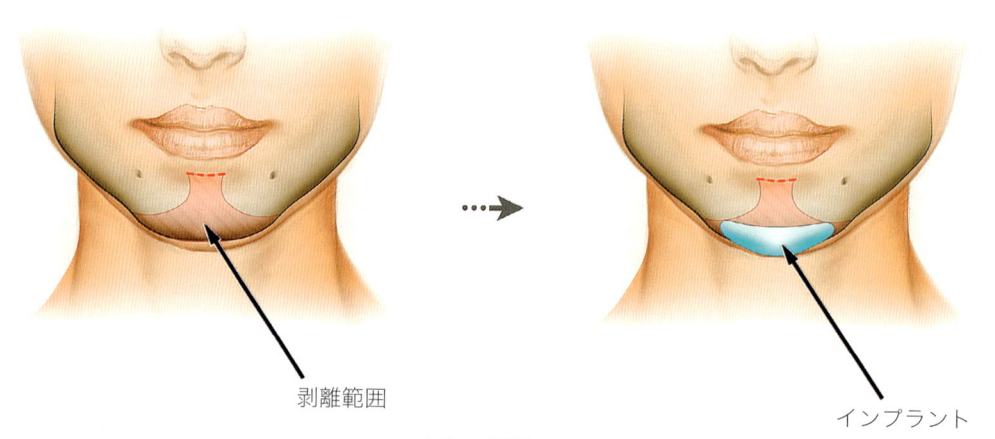

(b) 剥離範囲
インプラントの上方偏位を防ぐため，剥離は扇形に行うのが重要である。

図9　おとがいインプラント

は多少前進させて固定する。二重あごの防止として脂肪吸引の併用も考慮する。

おとがい神経は愛護的に扱うことはもちろん，牽引時間を短くするため，手際よく短時間で手術を終了することも重要である。

Augmentation

おとがいの augmentation

前方に出す場合には水平骨切り術，インプラント法がある。おとがいが長くて後退している症例は，二段水平骨切りでおとがい高を短縮しながら前進させる必要がある。インプラントを用いると術後一層長さが強調されるため注意が必要である。正貌からでは見落とされやすいため必ず側貌での計測をするクセをつけるべきである。

一方，短く後退しているおとがいの場合にはインプラント法が適応となることが多い。

インプラントによるおとがい形成

局所麻酔下で行えるため簡便な方法である。しかし，美しいおとがいを形成するためにはいくつかのコツがある。

術後に問題となるのは，1）インプラントの形態，2）インプラントの位置（上方偏位しやすい）が多い。市販のインプラントの形態は辺縁にグラデーションがなく，そのままの形で使用すると辺縁の段差が目立ち不自然な形態となりやすいため，術者自身で加工する必要がある（**図9-a**）。

位置の問題は，剥離に起因することが多い。口腔前庭切開は2cm以内としておとがい下端に向かって扇形に剥離していくことが重要である（**図9-b**）。さらに下端においては骨膜剥離子から剪刀に持ち替えておとがい筋群の下顎下縁を切断しインプラントの下端を骨の下端に合わせる必要がある。粘膜切開部から幅広く剥離してしまうとインプラントは必ず上方に移動してしまうため側貌で奇異なおとがい形態となるので注意する。

合併症

偏位，感染，長期的には骨吸収，があげられる。

(a) 術前

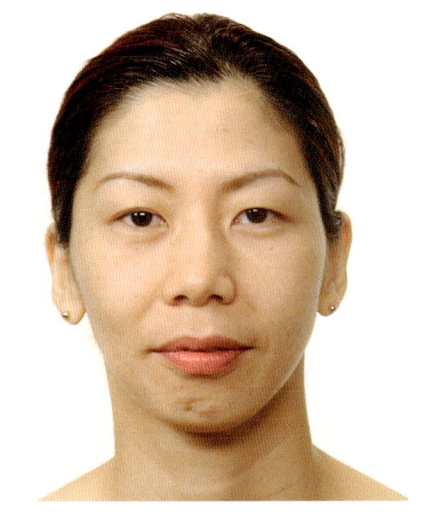

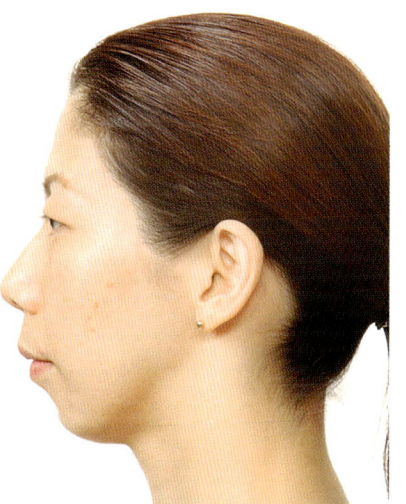

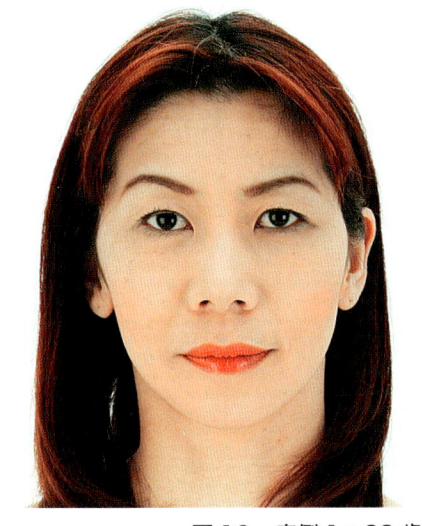

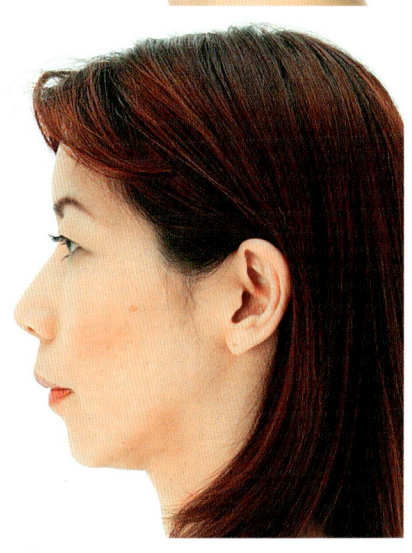

(b) 術後 6 カ月

図 10　症例 1：38 歳，女性
前頭部骨セメント法，おとがい部水平骨切り術を行った。

症　例

症例 1　38 歳，女性（図 10）

前頭部 augmentation として，骨セメント法，おとがい後退に対して水平骨切り術を行った。

症例 2　27 歳，女性，前頭部（眉毛部）突出（図 11）

前頭洞骨切り術，眉毛挙上術を行った。同時に鼻形成術（隆鼻，鼻中隔延長）も行っている。

症例 3　38 歳，女性，小顔への改善（図 12）

頬骨・下顎角・おとがい形成術を行った。

考　察

前頭部　Augmentation

自家組織による augmentation では組織の絶対量の不足，吸収などの難点があり，よい結果が得られず，現実的には人工材料を選択することになる。人工材料としては，シリコンプレート，ハイドロキシ

(a) 術前
(b) 術後3カ月

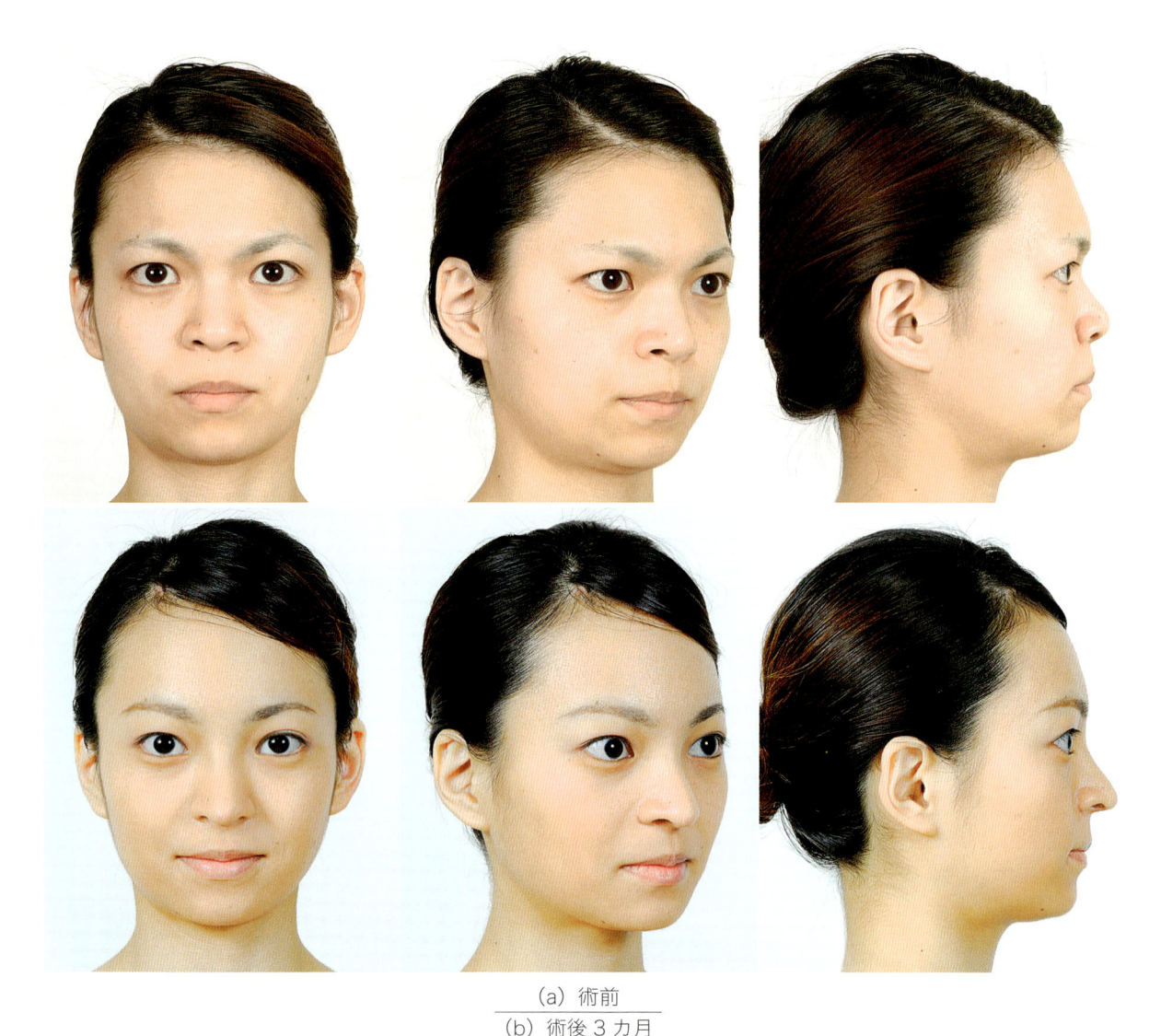

図11　症例2：27歳，女性
前頭洞骨切り術，眉毛挙上術，鼻形成術を行った。

アパタイト，メタクリル酸メチル樹脂などの選択肢がある。シリコンプレートは，前頭骨と形状が合わずに辺縁が浮き上がったり，漿液腫などの合併症が多く，サイズも額の中央部のみと小さいためその適応は限られる。

ハイドロキシアパタイトは，長期間体内に埋入されることを考慮すると，その組織親和性のよさから現時点においては最もよい素材であると考える。細かい形態的要望がない場合，すなわち漠然と額を出したい症例においては第1選択となる。

一方，美容外科患者においてはただ単に額を出すというより，眉毛上隆起の突出度合，前額部全体の曲面の形状などの患者側のこだわりが強いことが多い。このような要望を細部において実現するためにはメタクリル酸メチル樹脂が加工のしやすさという点では優れている。

歴史的には1960年代よりすでにこの術式が行われているが，1990年Ousterhoutによると，52症例（最長12年の経過観察）中4例の漿液腫を合併症として認めたのみで，おとがいインプラントのような骨吸収所見も見られていない[5]。一方で異物である以上は感染の危険は避けられず，15年経過後の感染報告も見られるため長期の経過観察が必要であることは言うまでもない[6]。

いずれにせよ，人工材料では炎症，感染，露出という潜在的な問題が解決できず，近年急速に発達している再生医学により近い将来には自己細胞による自己骨の再生が実現し，この分野にも応用されることが期待される。

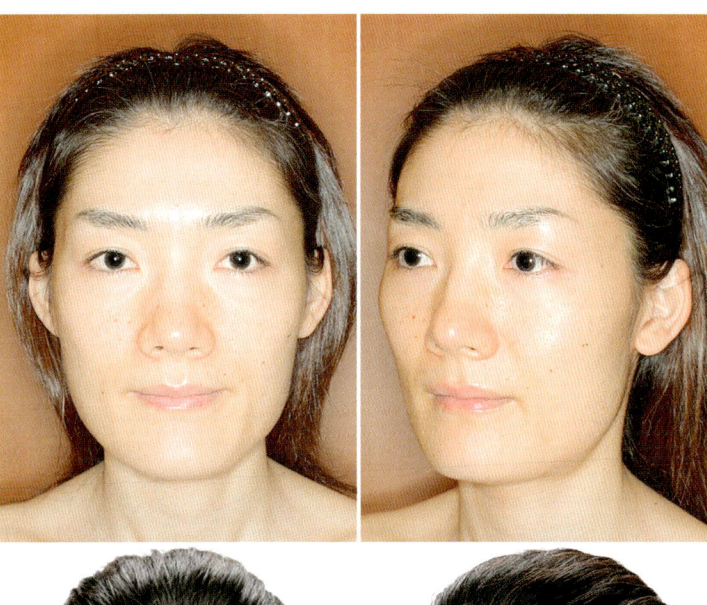

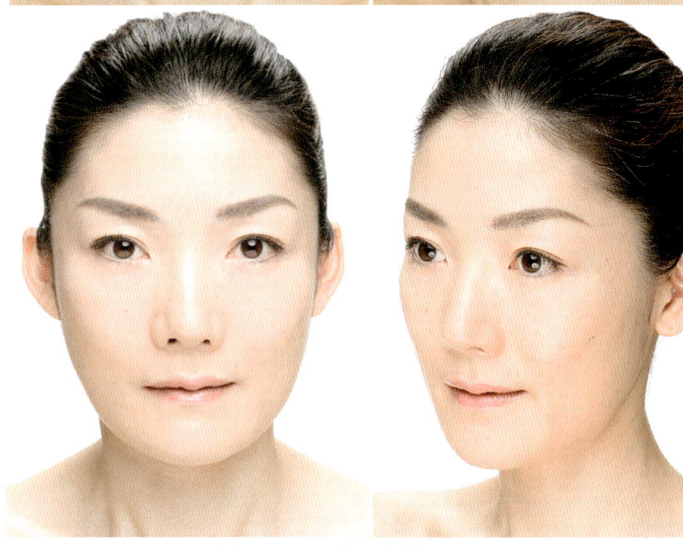

図12　症例3：23歳，女性
頬骨・下顎角形成術，おとがい形成術を行った。

前頭部　Reduction

　眉毛部突出に対して削骨だけで対応できる症例は容易であるが，実際には前頭洞部の骨切りを必要とする場合が多い[7]。術式として前頭骨開窓後に摘出骨片を反転して元の位置に戻す，骨片を3分割してその彎曲を平坦にして元に戻す，骨片を2分割して彎曲を矯正し，元に戻してから最後にハイドロキシアパタイトで補強するなどの報告がある[8)~10)]。摘出骨片の形態により最適な方法を選択することになる。

　また，前頭洞肥大の症例においては眉毛位置が低下していることが多く，さらに手術による剥離操作，骨減量により眉毛位置はさらに低下する可能性が高いため，前額リフトの併用によりよい結果となることが多い[11]。

頬骨部　Reduction

　頬骨部の縮小に関しては，韓国を中心に近年さまざまな術式が報告されている。切開アプローチとしては，口腔内，耳前部，側頭部，冠状切開などが報告されている。骨切り法に関しては，Yangらによるinfracture techniqueの報告[12]が，今日のさまざまな術式の基礎となっており，それ以降も目立たぬ切開で腫脹を少なくする工夫が報告されている。口腔内アプローチだけで体部，弓部の両方の骨切りを行う方法[13)14)]，側方突出タイプに限定して側頭毛髪内2cm切開から内視鏡下に体部，弓部での骨切りを行う方法[15]などがある。これらの手術は弓部骨切りを盲目的に行うため，骨切り後の段差，出血，

神経障害など，その確実性が問題となる．また，骨切り後の固定に関してもマイクロプレートによる固定から，一切固定を行わない方法までさまざまである．体部骨切り部位で固定を行わない場合には不全骨切り（greenstick fracture）で行う報告が多い[16)17)]．

著者は体部は削骨による改善，頬骨弓は両端で完全骨切りを行っているが，骨切りに先立って弓部においても削骨を行い厚みを2～3mm程度減らしている．頬骨弓内方転位後にできる段差改善は，直視下に体部骨切り断面を確認しながら削骨を行うため安全かつ確実性が高い手術と考える．

おとがい　Reduction

水平骨切り術によりさまざまな変形，要望に対応できる．顔面輪郭形成の中では，確立された術式として，手技に慣れることにより安全に行うことができる術式である[18)]．

術後合併症として代表的なものは，骨切り後の両端の段差，おとがい神経麻痺，下顎のたるみがあげられる．両端の段差を解消するには，下顎角付近までの下顎下縁骨切りが必要になることもある．下顎のたるみに関しては同時に下顎脂肪吸引，フェイスリフトを行うこともある[19)]．

おとがい　Augmentation

シリコンインプラントはその適応を選べばよい人工材料である．しかし，おとがい結合部にインプラントを挿入した際には長期的には骨吸収が起こりやすい[20)]．おとがい隆起部を中心に適正な位置に適正な大きさ（高さ8mm以内）のインプラントを挿入するのが無難と考える．

文　献

1) 広比利次：顔面頚部の除皺術 2) 前頭部除皺術；術式と適応. 形成外科 48：S194-S202, 2005
2) 広比利次, 小室好一：当院における reduction malarplasty. 日美外会誌 36：21-27, 1999
3) 広比利次：下顎角骨切り術；症例と術式の選択について. 形成外科 48：1211-1221, 2005
4) 高橋庄二郎, 黒田敬之, 飯塚忠彦：顎変形症治療アトラス. pp181-194, 医歯薬出版, 2001
5) Ousterhout DK, Zlotolow IM：Aesthetic improvement of the forehead utilizing methylmethacrylate onlay implants. Aesthetic Plast Surg 14：281-285, 1990
6) Habal MB：Aesthetics of feminizing the male face by craniofacial contouring of the facial bones. Aesthetic Plast Surg 14：143-150, 1990
7) Ousterhout DK：Feminization of the forehead；Contour changing to improve female aesthetics. Plast Reconstr Surg 79：701-711, 1987
8) Viterbo F, Ranzoni F, Campos E：New treatment for frontal sinus hypertrophy. Plast Reconstr Surg 86：776-779, 1990
9) Komuro Y, Nishida M, Imazawa T：Combined frontal bone reshaping and forehead lift for frontal sinus hypertrophy. Aesthetic Plast Surg 23：361-363, 1999
10) Nahabedian MY, Al-Shummar B, Nanson PN：Correction of frontal bone hypertrophy with setback osteotomy and hydroxyapatite cement. Ann Plast Surg 44：567-572, 2000
11) Wolfe SA：Correction of the "Simian" forehead deformity. Aesthetic Plast Surg 2：373-374, 1978
12) Yang DB, Park CG：Infracture technique for the zygomatic body and arch reduction. Aesthetic Plast Surg 16：355-363, 1992
13) Kim YH, Seul JH: Reduction malarplasty through an intraoral incision；A new method. Plast Reconstr Surg 106：1514-1519, 2000
14) Lee JG, Park YW：Intraoral approach for reduction malarplasty；A simple method. Plast Reconstr Surg 111：453-460, 2003
15) Lee JS, Kang S, Kim YW：Endoscopically assisted malarplasty；One incision and two dissection planes. Plast Reconstr Surg 111：461-467, 2003
16) Yang DB, Chung JY：Infracture technique for reduction malarplasty with a short preauricular incision. Plast Reconstr Surg 113：1253-1261, 2004
17) Sumiya N, Ito Y, Ozumi K：Reduction malarplasty. Plast Reconstr Surg 113：1497-1499, 2004
18) Richard O, Ferrara JJ, Cheymet F, et al：Complications of genioplasty. Rev Stomatol Chir Maxillofac 102：34-39, 2001
19) Wider TM, Spiro SA, Wolfe SA：Simultaneous osseous genioplasty and meloplasty. Plast Reconstr Surg 99：1273-1281, 1997
20) Mararasso A, Elias AC, Elias RL：Labial incompetence；A marker for progressive bone resorption in silastic chin augmentation；An update. Plast Reconstr Surg 112：676-678；discussion 679-680, 2003

IV 17 下顎角骨切り術

美容

与座 聡

Summary

下顎角部の肥大について3通りの分類を行い，それぞれの特徴と術式を述べた。下顎角部は下顎枝と下顎体部の最深部にあたり術野の展開が難しく定量的な骨切りが困難とされる。したがって不適切に行うと顎関節部の骨折，出血，神経損傷，骨切り部の不整など，およそ整容的な改善とは程遠い結果を招く。これらを未然に防ぐためには十分な術野の確保と，手術器具の工夫が必要である。術野の確保の中で最も重要な点は，下顎角部に停止する咬筋と内側翼突筋を骨膜下で剥離することである。Power instrumentはラスプの種類を多くし，骨切り後の断端部に角を作らないように心がける。骨切りの方法にはsplitで行う方法と全層切除があるが，下顎角部のみに限局する場合はいずれの方法でも問題はない。骨切除の際，切除部の境界で外板を削りレリーフのように浮き上がらせてから行うと，切除ラインをより正確に把握しやすい。

はじめに

下顎角部の骨切り術が整容的改善の目的で行われるためには，術後の形態が顔面全体としてバランスを保つ必要がある。本稿では下顎角部の骨切り術の適応を，原則として上下顎の位置関係が平均値に収まる範囲（SNA 82°前後で，ANB 2〜3°，SNB 80°，SN-Pog 80°の位置関係が保たれている状態）で述べる。すなわち口元の形態に異常を認めないことを条件とする。それに反する場合は，他の骨切り術との併用を考慮に入れ，術後の結果に対して十分に患者に説明しておく必要がある。なぜなら口唇部で骨性，歯槽性の変形が認められる場合は下顎角骨切り術が，口唇部の変形を強調してしまう可能性を有するからである。下顎角部の肥大に伴いやすい頬骨隆起部や弓部における突出の修正については，同時に行う方がより整容的な効果が得られることを認識しておく。自由診療の手術であるので患者からの要望が原則であるが，シミュレーションソフトを駆使して，術後の変化についての情報を与えることが望ましい。

概 念

下顎骨は，結合組織を基盤として第一鰓弓から生ずる。ヒトの体で最初に形成される骨のひとつである。発生時においては5つのユニットからなり，おとがい部と関節突起は第一鰓弓の中にあるメッケル軟骨から，下顎枝，下顎体，歯槽部は被蓋部から生ずる。下顎角部は下顎角突起（angular process）から発達し，歯牙の発生とともに形態を変えていく[1]。下顎角の角度（Go角）は成長による変化があり，新生児では150°前後であるが1〜4歳から発達を始め，8〜14歳で頂点を極めたのち20歳過ぎに120〜130°で成長を終了する。この変化は歯牙の欠損が出現する老人になると140°まで増大する[2]。

幼児期から成長期における下顎の発達

2つの要素によって決定づけられる。1つは顔面の成長に伴う要素（ホルモンの影響など）であり，もう1つは咀嚼筋の機能である。咀嚼は閉口機能と

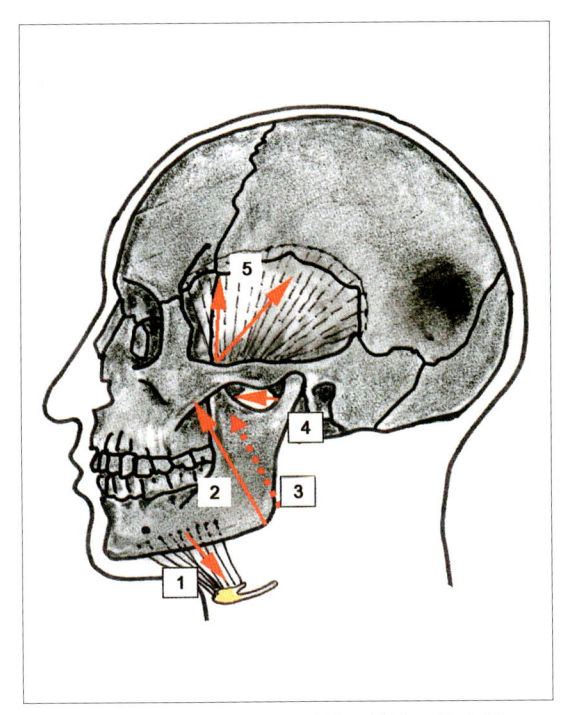

図1　下顎における咀嚼筋の機能と停止部
開口機能として1：顎下骨筋，閉口機能として2：咬筋，3：内側翼突筋．4：外側翼突筋，5：側頭筋が下顎骨の機能と発達に重要な役割をもつ．
(Rohen JW, et al : Color Atlas of Anatomy. A Photographic Study of the Human body : (3rd edition), edited by Romrell LJ, p57, IGAKU-SHOIN Ltd., Tokyo Japan, 1994 より引用改変)

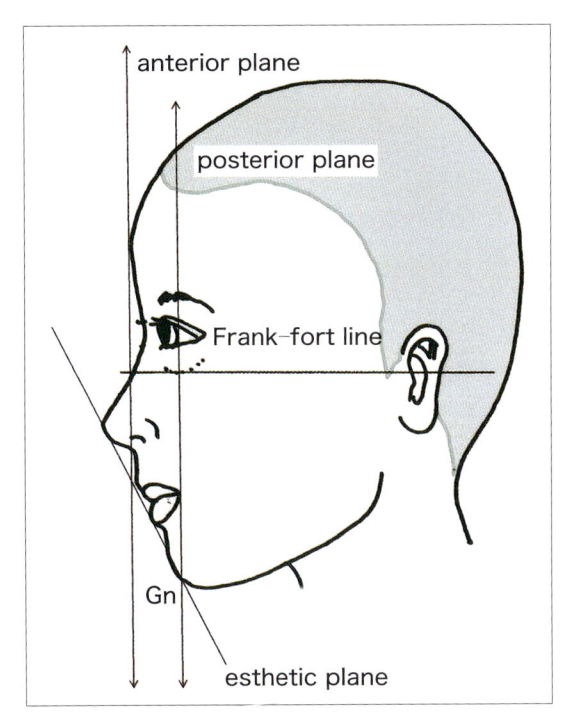

図2　側貌での軟部組織の位置評価
Esthetic plane：鼻尖とGn (gnathion) を結ぶ線．口唇の位置はplaneのやや後方に位置するのが望ましく，おとがいはanterior planeとposterior planeの間に位置するのが望ましい．
Anterior plane：前額最突出部を通りフランクフルト水平線と直行する線．
Posterior plane：眼窩最下点を通りフランクフルト水平線と直行する線．
(Ricketts RM : A principle of arcial growth of the mandible. Angle Orthod 42 : 368-386. 1972 より引用改変)

開口機能によって構成される．閉口運動を担うのは咬筋，内側翼突筋，側頭筋の前部で，開口運動は舌骨上筋群と舌骨下筋群が司り，中でも顎舌骨筋の機能は強力である[3)4)]（図1）．これら咀嚼筋の機能や発達の程度が，下顎の形態に影響を与えていることは十分想定できる[5)6)]．咬筋の収縮を促す状態がより強く継続された場合，下顎角部の肥大は下歯槽神経の軸（下顎孔-おとがい孔）を水平に近づけるため水平方向への発育が誘引される．逆に顎舌骨筋の機能が強い場合は，おとがいでの垂直方向の発達が誘引される[7)8)]．

しかしながら臨床的には咬筋肥大の軽度な下顎角突出も認められ，筋の機能亢進のみでは説明できない．したがって下顎角部の骨切りとは，単に角部に留まらず下顎体部からおとがい，あるいは頬骨の突出ならびに咬筋肥大の治療も含めた整容的改善として考えるのが妥当であろう．

術前の評価

術前評価の最も重要な部分は，いかなる下顎角部の骨切りで最もよく整容的な改善を得られるかの診断である．そのためには，診察時の顔貌，頭部X線規格写真（セファロ分析）および患者自身の要望と手術に対する理解を正確に把握しておく必要がある．口唇部における軟部組織の位置関係の分析にはいくつかの方法があるが，著者は鼻尖部とおとがいの最先端部を結ぶラインに口唇が収まるというRickettsのesthetic planeを用いている[9)]（図2）．

分類

下顎角部の肥大を以下の3通りに分け，典型的な側貌を示す．

　TypeⅠ：下顎角部に限局する場合（図3-a），
　TypeⅡ：下顎角部を超えて体部まで及ぶ場合（図3-b）
　TypeⅢ：下顎の肥大が下顎角部から体部，おとがいに及ぶ場合（図3-c）

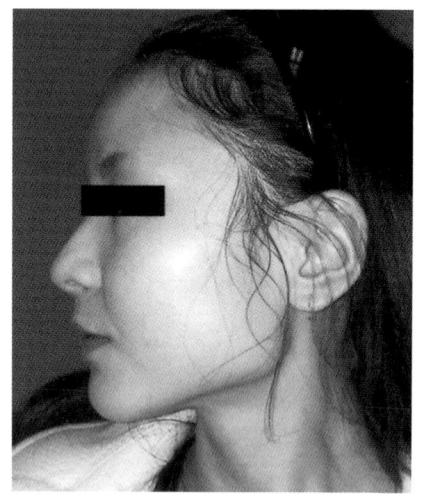

(a) TypeⅠ：下顎角部に限局した下顎肥大

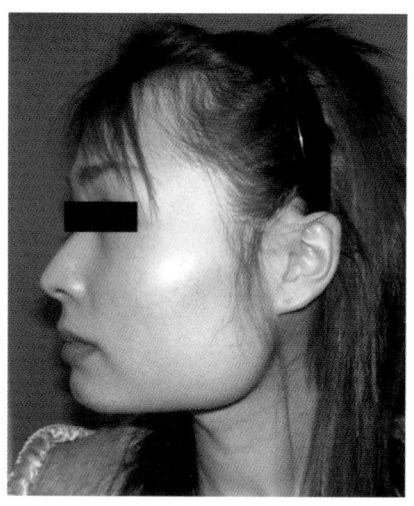

(a) TypeⅠ：下顎角部切除術

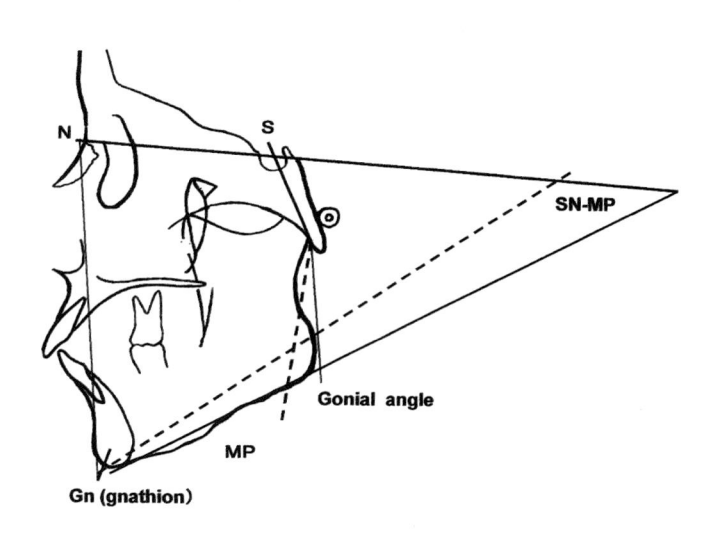

(b) TypeⅡ：下顎の肥大が下顎角部から体部に及ぶ

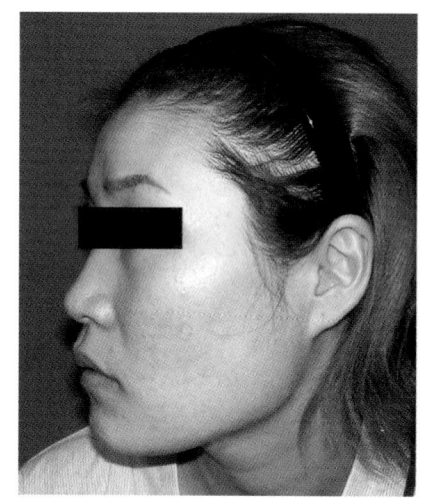

(b) TypeⅡ：下顎角部から体部の切除

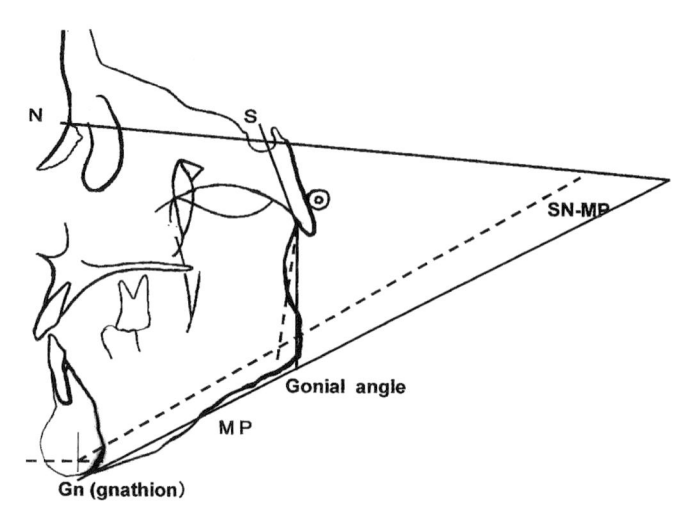

(c) TypeⅢ：下顎の肥大が下顎角部，体部からおとがいまで及ぶ

(c) TypeⅢ：おとがい短縮を含めた下顎角，体部の切除

図3　下顎骨の肥厚に対する3通りのタイプ分類

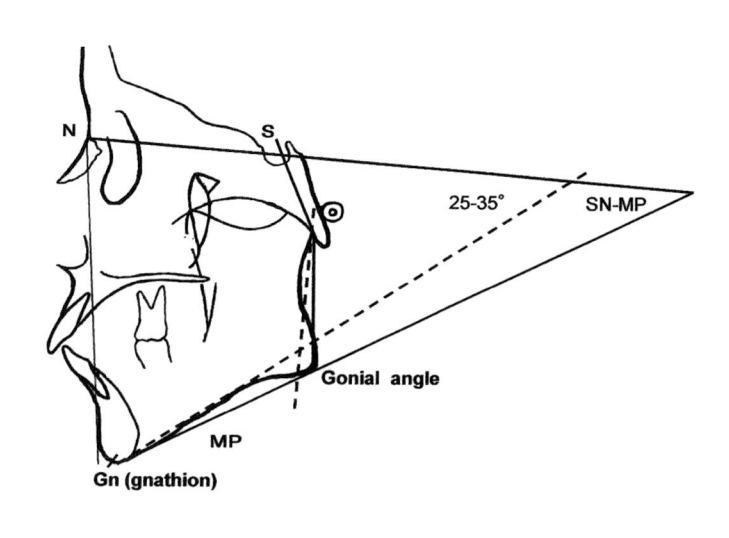

図4　各タイプのセファロと骨切除部位の決定

セファロ分析と骨切除部位の決定

　側貌での分析が主体となる。上記の分類に沿って下顎角部の骨切除範囲を決める。具体的にはTypeⅠ，ⅡにおいてはSN-MP，Go角を測定した後，下顎正中部の最下点であるGn（gnathion）からSNと交差する角が25〜32°で，Go角が120〜130°に収まる新しいMP line（波線）を設定する。その線の下部が予定する下顎の切除部位とする。おとがい高が認められるTypeⅢでは先におとがい短縮部のラインを決め，それにあわせ同様の操作を行う。

　TypeⅠ：下顎角部骨切り術（図4-a）。
　TypeⅡ：下顎角部，体部まで及ぶ骨切り術（図4-b）
　TypeⅢ：下顎角部，体部の骨切り術とおとがい短縮（図4-c）

　いずれのタイプにおいても臨床的には，咬筋肥大の有無，頬骨，頬骨弓の形態を確認し，セファロではAngle分類でclassⅡ，Ⅲ級の咬合不全の有無と歯槽性の変形であるbimaxillary protrusionの有無を確認しておく必要がある。

シミュレーションソフトを使用した仮想手術

　セファロ分析では下顎体部や頬骨の張り出しに対する定量的な解析が不向きなため，正面像での術後の輪郭の変化についてはシミュレーションソフトを代用する。これは写真で取り込んだ顔貌を簡単な画像処理で変えていくもので，操作性がよく患者の認識も良好である。特に正面での頬骨弓の縮小に対する仮想手術，側貌での下顎角部，おとがいの修正の画像は患者に鮮明なイメージを与えることができ，過信しなければ手術の計画にも応用できる。術者自身も実際の手術結果との比較ができるなどの利点がある。ただし必ずしも術後の結果を正確に反映するものでない。

手　技

　下顎角部の手術を行うには専用の手術器具のほかに，power instrumentと光源付きのL-M下顎枝鉤を勧める。Power instrumentはラスプの種類を多くし，骨切除部に段差が生じないよう工夫されてい

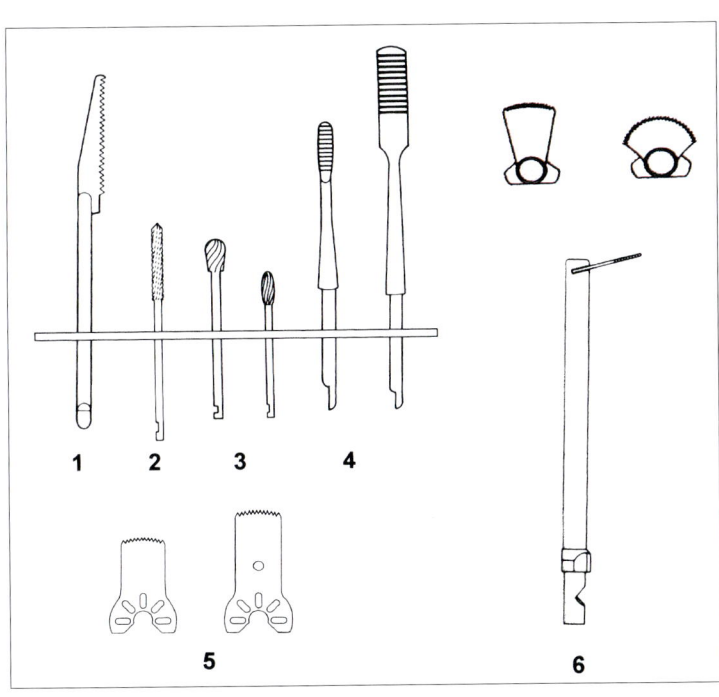

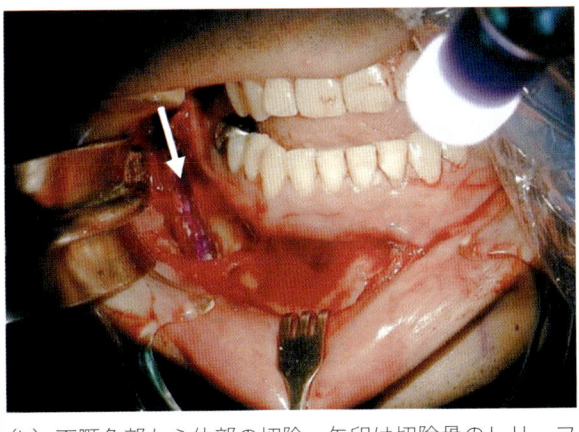

(b) 下顎角部から体部の切除。矢印は切除骨のレリーフを示す。

(a) 術中に用いるpower instrument
　1：レシプロケーティング骨鋸，2：ヘリコダイルラスプ，
　3：スチールバー，4：レシプロケーティング骨鋸用ラスプ，
　5：サジタル骨鋸，6：オシレーティング骨鋸

図5　手技

る（図5-a）。

①口腔粘膜切開は口唇正中部で下唇小帯を温存しながら左右の第二小臼歯まで全周に行い，骨膜下に入った後，下顎角からおとがいまで広範囲に剥離する。下顎枝の後面は剥離が難しく，茎突下顎靱帯を残さないように注意する。
②骨切り線は滅菌した鉛筆を使用しセファロで想定した予定ラインより2〜3mmほど控えめに設定する。
③そのラインに向かってスチールバー，ヘリコダイルラスプで外板を削り落とし，切除する下顎角部のレリーフを作成する（図5-b）。
④ラインが決まったらオシレーティング骨鋸を用いレリーフに沿って骨切りを行う。
⑤下顎骨の幅は歯槽骨の出現するあたりから厚みを増し，体部の肥厚を伴う場合では20mmを超える。このような場合，市販されているオシレーティング骨鋸では裏面の皮質を完全に離断することはできないが骨皮質を削除することで楽に裏面まで達することができる。

術後管理

術後は圧迫包帯で保護し，口腔内のうがいを行わせる。創部の適切な圧迫は術後の血腫を予防し，腫脹を軽減させる。ただし下顎，時に頰部の圧迫も行うと眼瞼の浮腫を生ずるため，術後3日に一度圧迫を開放し，ドレーンを抜去した後に軽度の圧迫に変更し，7日目に開放する。

症 例

各タイプにおける代表的症例を示す。

症例1 34歳，女性，下顎角部に限局した骨切除術（図6）

下顎角部の肥大を主訴として来院した。SNB 78°，SN-Pog 80°，ANB 3°で咬合はAngle 1の正常咬合を示す。SN-MP角21°を30°に設定しGo角105°を125°に設定する骨切りラインを設定して下顎角部骨切りを行った。術後，下顎角部の形態は良好で，切除断端での骨の不整も認めない。

症例2 28歳，女性，下顎角部から体部にかけた骨切除術（図7）

正面像における下顎横径の拡大，下顎体部から角部にかけて肥大が著明で，下顎骨は水平方向への成長を示す。セファロ計測ではSNA 77°，SNB 79°，SN-Pog 79°，SN-MP 21° Gonial angle 108°で咬合不整は認めなかった。SN-MP角を28°，Go角を125°に設定し骨切りを行った。術後一過性のおとがい神経麻痺を生じたが4ヵ月後に回復した。術後の

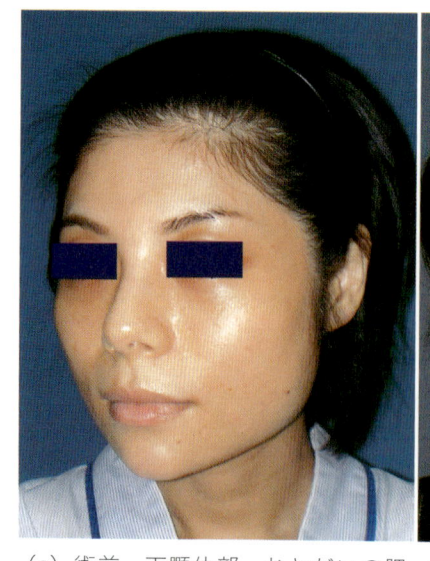

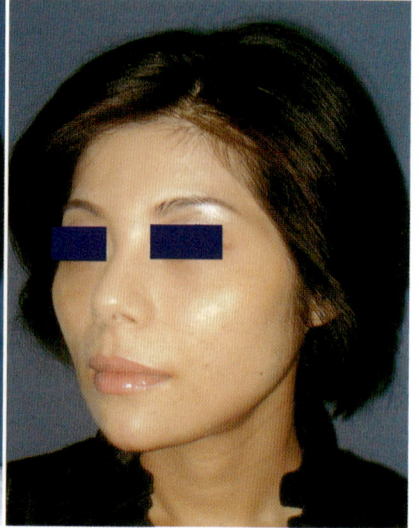

(a) 術前。下顎体部，おとがいの肥厚は認めない。
(b) 術後。上顎骨，おとがいとの形態は良好である。

図6 症例1：34歳，女性，下顎角部に限局した骨肥大を示すType I

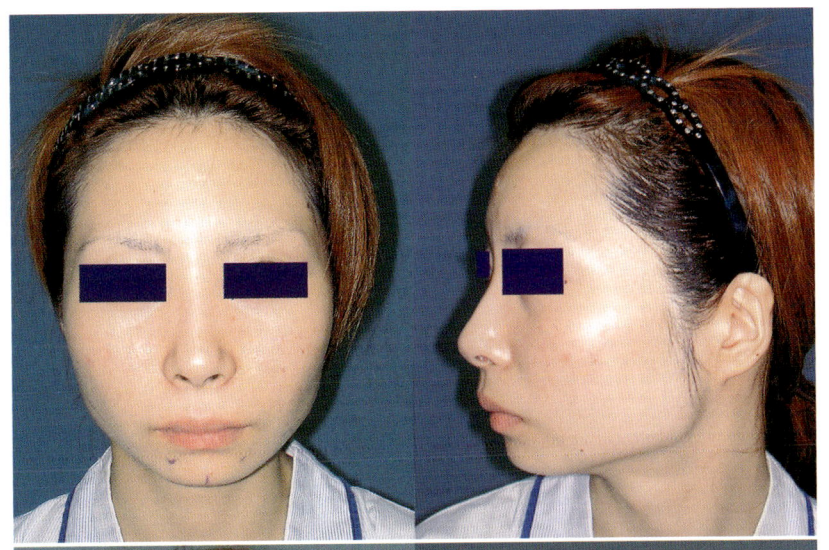

(a) 術前。下顎体部の外側への張り出しが著明で顔面横径が広い。下顎角部から体部にかけての肥厚が著明である。

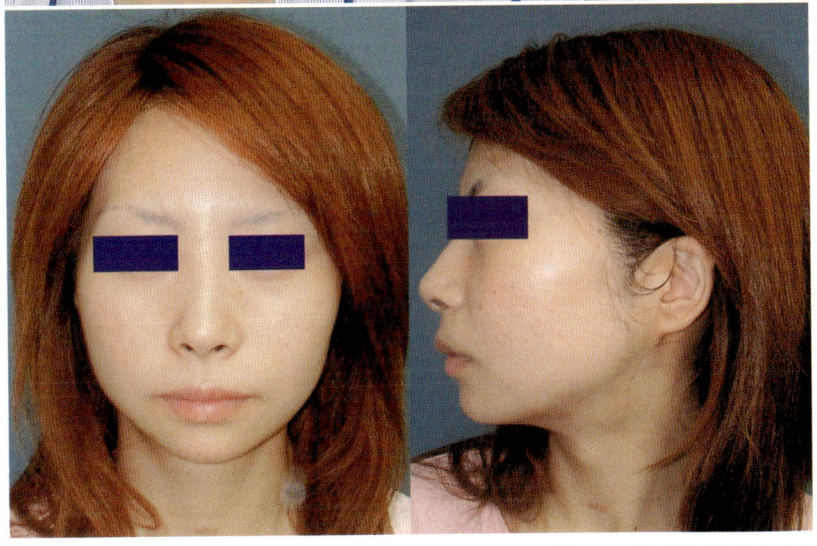

(b) 術後。顔面下1/3の横径は改善し，上顎・頬骨とのバランスも良好である。下顎縁はSN-MP 28°，Go角 125°に修正，整容的にも改善している。

図7 症例2：28歳，女性，下顎角部に限局した骨肥大を示すTypeⅡ

整容的評価は良好である。

症例3 23歳，女性，おとがいの短縮と下顎体部，頬骨骨切りを行った症例（図8）

下顎の垂直方向への発達と頬骨の突出を主訴として来院した。矯正歯科にて，すでに上下4番の抜歯と歯列矯正が行われており，esthetic planeは保たれている。おとがいの短縮を7mmに設定し，SN-MP角を20°から28°へ，Go角を113°から120°になるようなMPラインを設定し，併せて頬骨隆起部の骨削りと弓部の折り込みを行った。術後正貌ではおとがい高の印象はなくなり，頬骨とのバランスも取れている。

考　察

適応と禁忌

下顎角部の骨切り術が東洋人において整容的改善の手術となりうるのは，短頭型の人種であるため頭蓋骨に対する顔面骨の比率が大きいことに起因している。Esthetic planeを乱すAngle第2，第3級の不整咬合が認められる場合は，上顎および下顎骨の回転移動が手術の基本であるため[10]，下顎角部での修正は行わない方がよい。

TypeⅠ

美容的手術として臨床上最も多く行われるのはTypeⅠで，軽度の肥大の場合は経皮的なアプローチも可能である。上下顎前突症（bimaxillary

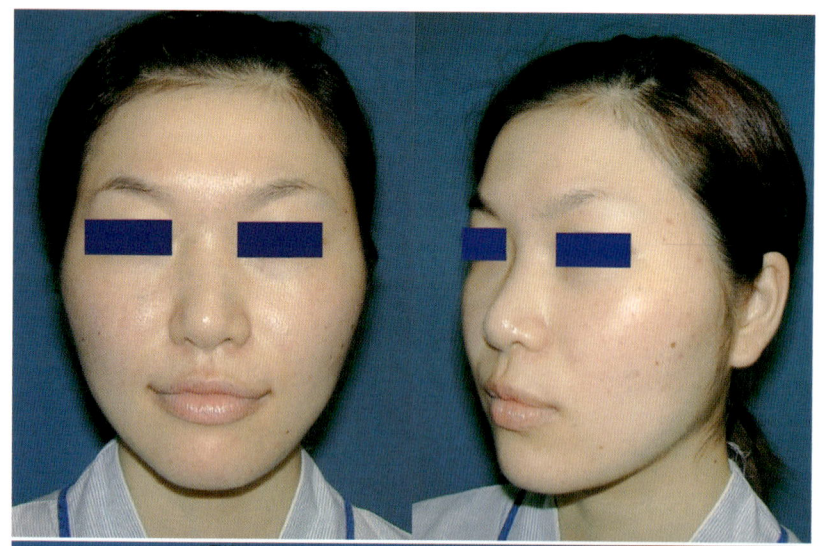

(a) 術前。おとがいが大きく頬骨の張り出しを認める。下顎角部から体部にかけての肥厚が著明である。

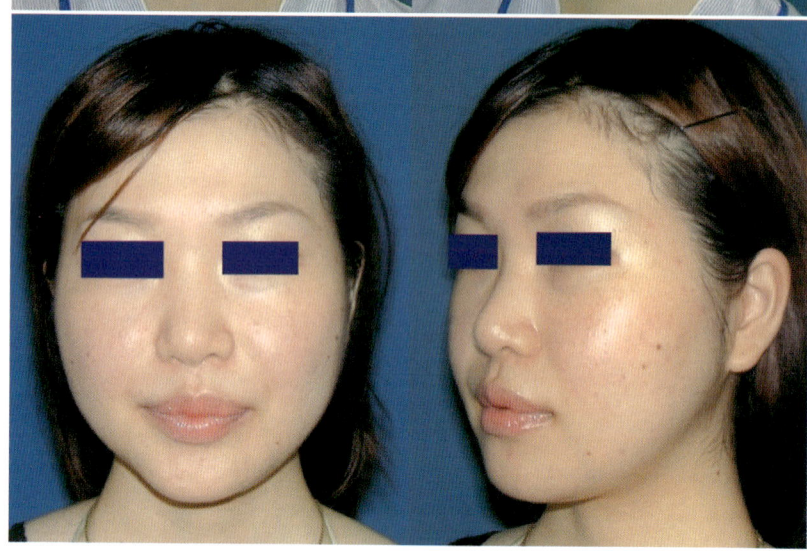

(d) 術後。おとがいの高さと幅が改善され，頬骨縮小と併せて整容的改善が得られている。頸部のたるみはあまり目立たない。下顎体部からおとがいの輪郭は良好である。

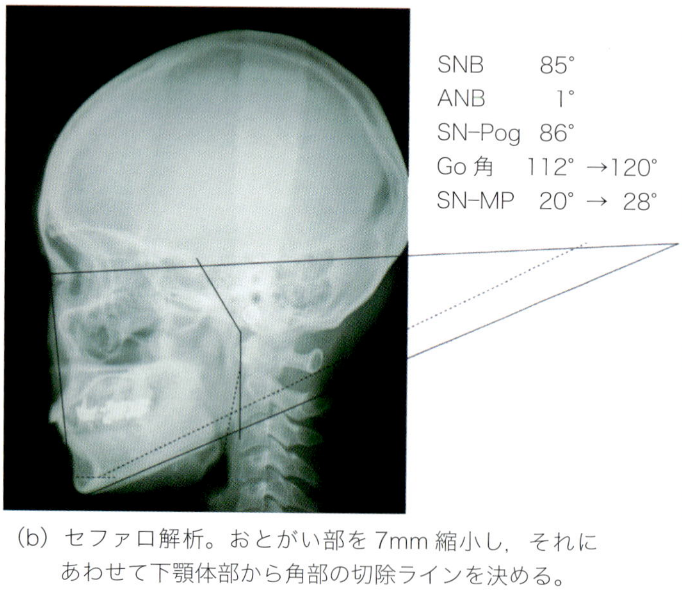

SNB　　　85°
ANB　　　1°
SN-Pog　86°
Go角　　112° →120°
SN-MP　20° → 28°

(b) セファロ解析。おとがい部を7mm縮小し，それにあわせて下顎体部から角部の切除ラインを決める。

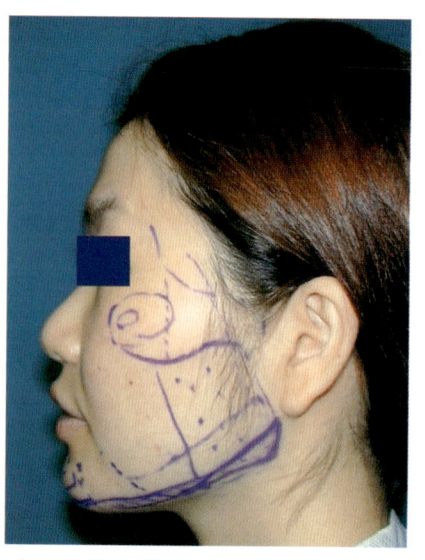

(c) 術前デザイン。おとがいから下顎角部までの骨切除と頬骨の縮小を計画した。

図8　症例3：23歳，女性，頬骨突出の合併したTypeⅢ

292 | Ⅳ．美容

protrusion）はTypeⅠで多く認めるが，矯正で改善できる範囲であれば，下顎角骨切り術と下顎おとがい部の水平骨切りによる前方移動術を併用し口唇部の形態を整えてもよい結果を得る[11]。分節骨切り術が必要な上下顎前突症の場合はそれを優先させる。

TypeⅡ

下顎角部のみならず体部の横径を縮小するため，最も術後の結果が効果的である反面，出血，神経損傷などのリスクも高い。切除骨は下顎角部から体部まで一塊として切除する場合もあるが，下顎骨に厚みのある男性では角部と体部に分けて行った方が，血管損傷や，神経損傷を起こしにくい（multistaged curved ostectomy）[12]。

TypeⅢ

下顎前突が見受けられ，臼歯関係はAngleのⅢ級を示す場合も多い。おとがいの短縮を行う場合がほとんどで，手術侵襲は最も大きい。骨切除はおとがい部から行い，下顎体部へ進んだ方が容易である。

禁忌など

反対咬合が認められる場合，手術は禁忌となる。不整咬合のない場合，もしくはすでに分節骨切り術，ないしは矢状骨切り術が行われ咬合の矯正が終了している場合は，下顎角部から体部の骨切り術とおとがい高の短縮を行う。おとがい部は水平骨切り術ではなく底部での切除を行う。その方が側貌におけるバランスが得られやすい。口唇部以外の特徴として，軟部組織では咬筋の肥大が認められるが下顎角の切除にだけでも咬筋の萎縮は生ずる[13]。さらに近年，ボツリヌストキシンtype A（ボトックス®）の使用が比較的容易になり，咬筋肥大の治療は切除を必要としなくなった[14][15]。

合併症

術中予測される合併症

出血，下顎枝骨折，神経損傷があげられる。出血のポイントは下顎角部の骨切りの部分と下顎体部における顔面動静脈の交差部位である。前者は骨片除去に際し，十分な剥離操作なしで引き抜いた場合に生じ，特に内側翼突筋の筋体を損傷させると止血に難渋する。後者はpower instrumentの操作で生じやすい。

顔面動脈の損傷は，時に顔面神経下顎縁枝の損傷を合併するのでガードを十分に行う。下顎枝骨折は下顎角部の骨切りが下顎枝後縁で内側の骨皮質に達していない場合に起こる。おとがい神経の損傷は強引な牽引で生じやすい。知覚神経なので客観的な診断が難しいが，しびれ感を長期にわたって訴える場合もある。予防としてはTypeⅡ，Ⅲで神経の後方の骨切りを行う際，レシプロ骨鋸の振動が軟部組織に触れないように気をつける。

術後の合併症

血腫，感染，骨切り部の不整などがあげられる。動脈損傷を疑わせる動脈性の血腫が認められた場合は術後早期であっても勇気を出して全身麻酔下に開創し，止血を試みた方が予後はよい。血腫の除去が不十分な場合，1週間を超えると高い確率で感染の原因となる。感染は術後10日ほどして創部から口腔内への浸出液として認められる場合が多い。一般的に洗浄と抗生剤で治まるが，難治性の場合は切除骨片の残存を疑いX線写真で確認する。骨切り部の不整には，過剰切除による下顎角部の陥凹と切除ラインの近位側に認められる骨の段差がある。術中皮膚側から触れてみて段差を感じるならば，術後愁訴を伴うと理解すべきである。

TypeⅢに認められる合併症で顎下腺の下垂がある。

手技上の問題点

下顎角部の骨切りにおける合併症のほとんどは不十分な視野で不十分な骨切りを行うことから生ずる。これらを回避するためには広い視野を確保すること，骨切除の前に予定する形を確認できることが重要である。特に口腔内からのアプローチの場合，おとがい神経の存在は下顎の骨切りをより難しくさせ，骨切除断端のトリミングが不十分となる。切除骨をレリーフ状に浮かび出させる利点としては，

1) インクや鉛筆でのライン設定と比較して骨切りの途中で消失しない
2) 下顎角部から体部にかけての切除量の設定や切除ラインがレリーフを作成することによって正確に確認できるため左右差を認める症例でも定量的な操作が容易である
3) 外板をあらかじめ削除するため骨鋸の先が裏面の外板まで到達しやすい

4) 骨切りの際レリーフ部分が壁となって骨鋸をガイドし不整な骨切りを防げる

などがあげられる。

問題点は市販のラスプや骨鋸ではレリーフの作成や骨切りがまだ不十分と感ずることで，どうしても独自の道具を作成せざるを得ない。

文　献

1) Avery JK : Cap 3. development of the oral facial region. Essentials of Oral Histology and Embryology ; A Clinical Approach (2nd ed), edited by Steel PF, pp28-38, Mosby, New York, 2000
2) Kahle WH : Taschenatlas der Anatomy. 越智淳三訳：1. 運動器. 人体解剖図説, pp288-291, 文光堂, 東京, 1975
3) Rohen JW, Yokochi C : Color Atlas of Anatomy. A Photographic Study of the Human body : (3rd edition), edited by Romrell LJ, p57, IGAKU-SHOIN Ltd., Tokyo Japan, 1994
4) Harper RP, de Bruin H, Burcea I : Muscle activity during mandibular movements in normal and mandibular retrognathic subjects. J Oral Maxillofac Surg 55 : 225-233, 1997
5) Marino A, Becker RO: Piezoelectric effect and growth control in bone. Nature 31 : 473-474, 1970
6) Cutting CB : Repair and grafting bone. Plastic surgery, edited by McCarthy JG, Vol 1, pp597-599, WB Saunders Co, Philadelphia, 1990
7) Enlow DH : Facial growth and development. Int J Oral Myol 5 : 7-10, 1979
8) Ranly DM : Growth prediction. A synopsis of craniofacial growth, edited by Ranly DM, pp117-137, Appleton-Century-Crofts, New York, 1980
9) Ricketts RM : A principle of arcial growth of the mandible. Angle Orthod 42 : 368-386, 1972
10) Rosen HM : Aesthetic orthognathic surgery. Plastic surgery, edited by Mathes SJ, VolⅡ, pp649-685, WB Saunders Co, Philadelphia, 2006
11) Satoh K : Mandibular contouring surgery by angular contouring combined with genioplasty in orientals. Plast Reconstr Surg 101 : 461-472, 1998
12) Yang DB, Park CG : Mandibular contouring surgery for purely aesthetic reasons. Aesthetic Plast Surg 15 : 53-60, 1991
13) Song HS, Park CG : Masseter muscle atrophy after ostectomy of the mandibular angle in rabbits. Plast Reconstr Surg 99 : 51-60, 1997
14) von Lindern JJ, Niederhagen B, Appel T, et al : Type A botulinum toxin for the treatment of hypertrophy of the masseter and temporal muscles. An alternative treatment. Plast Reconstr Surg 107 : 327-332, 2001
15) Kim NH, Chung JH, Park RH, et al : The use of botulinum toxin type A in aesthetic mandibular contouring. Plast Reconstr Surg 69 : 245-253, 2005

V

Fibrous dysplasia

18 Fibrous dysplasia

矢野 浩規, 平野 明喜

Summary

Fibrous dysplasia は正常な骨が線維性骨様組織に置換される腫瘍様の骨病変である。Gs 蛋白質αサブユニットの somatic mutation により発症し、正常の骨細胞としての営みができず、ゆっくりと腫大して変形や圧迫症状を引き起こす。1 つの骨のみ侵される monostotic type と多発する polyostotic type に分類され、内分泌異常やカフェ・オ・レ斑を伴うと McCune-Albright 症候群、軟部組織の多発性腫瘍を合併すると Mazabraud 症候群と診断される。緩やかな経過をたどることが多く、骨格の成熟とともにその進行も停止することが多い。

病変が残存する減量手術は術後病勢を増す可能性や正常骨に比べて悪性化の危険性が高いことより完全切除が望ましいが、病変の部位や範囲によっては完全切除が困難なことも多い。また、視束管周囲の病変による視力障害を示す例においては、視束管の開放術が唯一有効な治療法であるが、fibrous dysplasia での開放術自体も視力障害を合併する危険性も高く、視力低下のないものに対する予防的視束管開放術の適応には賛否両論がある。治療の基本的原則は整容的外観の再建および機能の維持・改善で、患者の社会的背景や切除およびその再建のための犠牲を十分に考慮して決定されるべきである。いつどの方法を選ぶかの判断は患者個々の fibrous dysplasia の性状を把握し決定する必要がある。

はじめに

Fibrous dysplasia（線維性骨異形成症）は、1891 年 von Recklinghousen が初めて報告し[1]、1938 年 Lichtenstein により fibrous dysplasia と命名された[2]。骨の良性疾患で、正常な骨が線維性骨様組織に置換される腫瘍様の骨病変と定義されており、一般に真の腫瘍とは区別されている[3]。1990 年代に入ると基礎医学の発展により発症機序の研究が進み、分子生物学的に大変興味深い知見が得られている[4]～[7]。臨床的には、病変の腫大と変形を来たすが骨格の成熟とともに多くはそれ自体の増大も停止するため、顎顔面領域の fibrous dysplasia の治療においては、機能の温存と形態学的再建の時期や方法が問題となる。

概 念

分類

1 つの骨のみ侵される monostotic type と多発する polyostotic type に分類され、内分泌異常とカフェ・オ・レ斑を伴う McCune-Albright 症候群や軟部組織の多発性腫瘍を合併する Mazabraud 症候群の一症状としても見られる[8]（表 1）。頭蓋顎顔面領域の場合、隣接する骨同士の境界が縫合線はあるものの四肢体幹に比べると不明瞭なため、腫瘤の数で monostotic type と polyostotic type に分類して報告している場合もある[9][10]。

表1 Fibrous dysplasiaの分類

	骨病変	カフェ・オレ・斑	内分泌異常	軟部腫瘍（筋肉内粘液腫）
monostotic	単発			
polyostotic	多発			
McCune-Albright syndrome	多発	＋	＋	
Mazabraud syndrome	多発			多発

疫学

Fibrous dysplasiaはすべての年齢や骨に見い出される。四肢に発生したものでは病的骨折のため診断に至ることもあるが，monostotic typeの多くは無症状のまま経過し偶然のX線検査で発見されることも多い[8]〜[10]。Fibrous dysplasiaは骨由来の良性腫瘍性疾患の5〜7％を占め頻度的にはさほど珍しいものではない[9][10]。病変の相対頻度は約7割がmonostotic fibrous dysplasiaで，polyostoticなものは3割，McCune-Albright症候群やMazabraud症候群を示すものは3％以下と言われている[10][11]。また家族内発生例もあるが，孤発例がほとんどで，全体的な発生頻度に性差はない。部位的には長管骨，肋骨，頭蓋顔面骨，骨盤に多く，統計的には30代までに発見されることが多いという[8]。

Polyostotict typeで50％以上に，monostotic typeで約10〜25％に頭蓋顎顔面領域の病変が発症すると言われている[10][12][13]が，眼窩周囲に多いとするものもあれば上顎または下顎に多いとする報告もあり，頭頸部における好発部位は報告によってまちまちである。薄い骨ではcysticな変化を，厚い骨ではscleroticな病変を呈する傾向にあり，臨床的に問題となるのはやはり眼窩周囲のものが多い[14]。また0.4％が肉腫などへの悪性転化（放射線療法後では4％）を来たすとのことで，shavingなどの姑息的な治療法では問題となるとの意見もある[10][13]。

病因

Fibrous dysplasiaはG蛋白質共有型受容体（G protein coupling receptor：GPCR）（図1）のα-subunitの一種であるGs αのGTPをGDPに加水分解する部位に突然変異があり，GTPと結合したGs αはGDPへの不活化がなされず，スイッチがオンの状態のままとなり細胞の正常な分化・増殖が障害され発症すると考えられている[4]。ただ，他の遺伝性疾患の責任遺伝子と違って，Gs αの生理機能は生命秩序を守るうえで重要なため，生殖細胞内（germ line mutation）や発生初期での変異では致死的となり，この突然変異は発生がある程度進んだ胚に起こった場合（somatic mutation）のみ生存できると考えられている[5]。突然変異の時期が早ければ広範に広がってpolyostotic typeとなり，McCune-Albright症候群やMazabraud症候群の形を呈する。したがって罹患者の正常組織内のGs α遺伝子には遺伝子学的変異はなく，患者は正常細胞と変異を有する細胞からなるキメラ状態で存在しているのである。それゆえmonostotic typeは悪性化のない限り，隣接する正常骨への浸潤やpolyostotic typeに変化することは決してない。また最近ではfibrous dysplasiaのこの分子生物学的背景より，腫瘍性病変として分類すべきとの報告[15]もある。

術前の評価

症状

頭蓋顎顔面領域では緩徐な無痛性の腫大のため，ある程度変形が明らかになって発見されることが多い。病変が広いと有名な"leontiasis ossea"とも言われるようにライオン様顔貌を呈する[16]。また病変の解剖学的な部位とその広がりにより，特有の症状を呈する。頭蓋底や眼窩周囲の場合，進行とともに，眼球突出，眼位のズレ，複視，流涙，視覚障害，三叉神経領域の知覚低下を来たし，側頭骨に発症すれば伝音性聴覚障害，鼻腔周囲では鼻閉，副鼻腔炎，上下顎骨では異常咬合や下眼窩神経・おとが

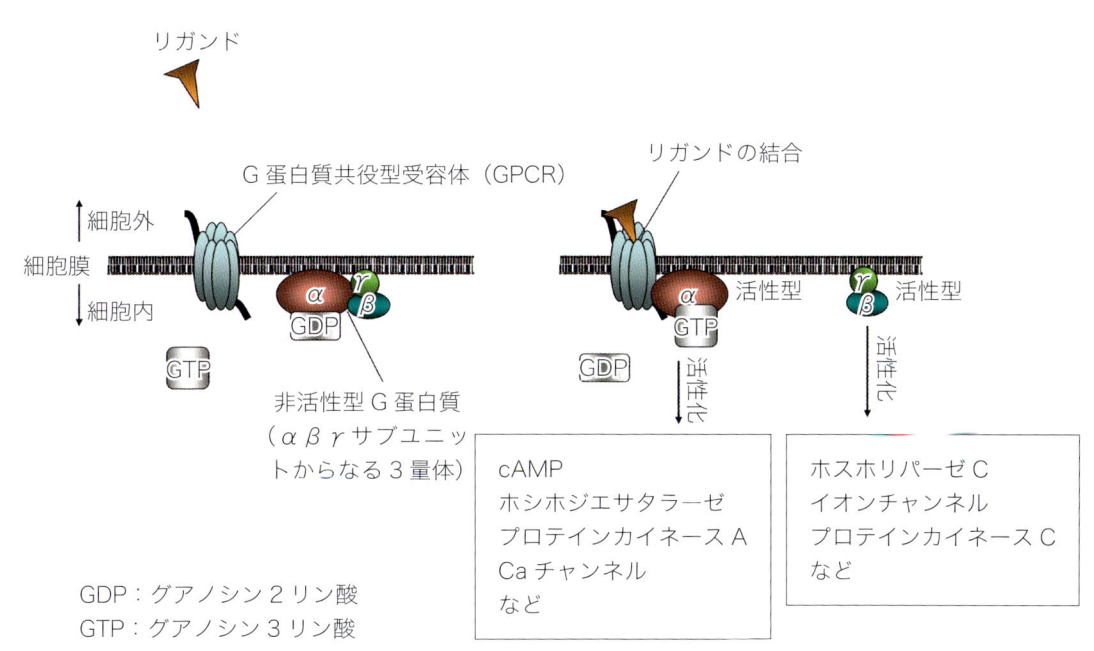

図1 G蛋白質共有型受容体とG蛋白質のはたらき

GPCRは細胞外にリガンドであるホルモンやサイトカインと結合する部位と細胞内にG蛋白質と結合する部位を有し，リガンドが結合するとGPCRはG蛋白質をα-subunitとβγ-subunitに分裂させ，α-subunitはGTPと結合し次のセカンドメッセンジャーへ，βγ-subunitは分かれることで活性型になりそれぞれのシグナルを細胞内へ伝達する。一方，シグナル伝達が終了するとGTPと結合していたα-subunitはそれ自身の持つ酵素活性によりGTPをGDPに加水分解し，βγ-subunitと結合しリガンド刺激前の非活性型の三量体（αβγ）となって次の刺激に備える[15]。
(Cohen MMJr : Fibrous dysplasia is a neoplasm. Am J Med Genet 98 : 290-293, 2001 より引用)

い神経領域の知覚鈍麻を来たす[10)13]。しかし，病変の増大も一般に，身体の成長が終了すれば落ち着いてくる[8)〜10]。ただ，一部のpolyostotic typeのものは成長が止まっても病変の腫大が収まらず患者やわれわれを悩ませる[8)14]。

さらに，治療方針を決定するうえで重要な要素に，病変がsolidであるか，cysticであるかという違いがあり，cysticであれば病変の急激な増大を来たすことがあると報告されている[1]。このことにより，視束管周囲にcysticな病変があれば突然の視力障害を来たしたり[10)17]，咀嚼の荷重のかかる部位では病的骨折や，嚢胞内容の感染を併発する可能性がある。

放射線学的所見

単純X線での"すりガラス状陰影"は最も代表的な所見（図2）である[8]が，先にも述べたようにfibrous dysplasiaは薄い骨ではcystic（lytic）な変化を，厚い骨ではsclerotic（solid）な像を呈する傾向にある。このため，頭蓋や下顎ではすりガラス状陰影を，眼窩周囲では逆に透化像を示すことが多い[10)17]。CT所見では病変の範囲やその進行状態の把握ばかりでなく，健側との比較も容易となり，3DCT所見と合わせて，外科的切除範囲を決定するのに必要な情報を多く与えてくれる（図3）。またMRI所見は骨病変であるfibrous dysplasiaの場合，単独ではあまり有用でないが，軟部組織の状態把握に優れ，CT所見とあわせることにより骨内病変の広がりや病変による周囲組織への影響の診断に役立つ[8]。骨シンチもpolyostotic typeの病変の広がりを知るためには有用である。そのアイソトープの取り込みは生涯病変部で続くが，活動性を反映して活発な病変では多く取り込まれる[8]。

診断

他の腫瘍性病変と同じく確定診断は病理組織学的所見（図4）をもって行われるが，病歴や症状，X線所見よりfibrous dysplasiaを疑うことはさほど困難ではない[14]。Fibrous dysplasia自体はさほど硬くなく病変が体表に近ければ局所麻酔でも生検は可能な場合もある。しかし，術前診断に自信がない場合や深部組織，子供の場合は全身麻酔が必要で，

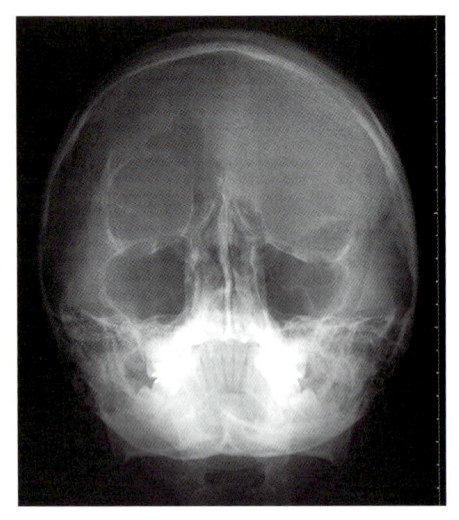

図2 Fibrous dysplasia 特有の"すりガラス"像（左前額部）

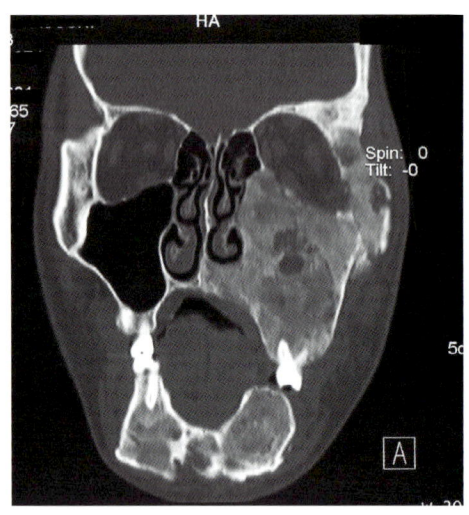

図3 Polyostotic type の fibrous dysplasia の CT 所見
上顎骨，頬骨ばかりでなく下顎骨にも病変を認める。上顎の病変では正中を超えていない（発生学的に上顎骨口蓋突起は左右の第1鰓弓より起こる）。しかし下顎では両側性に発生している（polyostotic）。

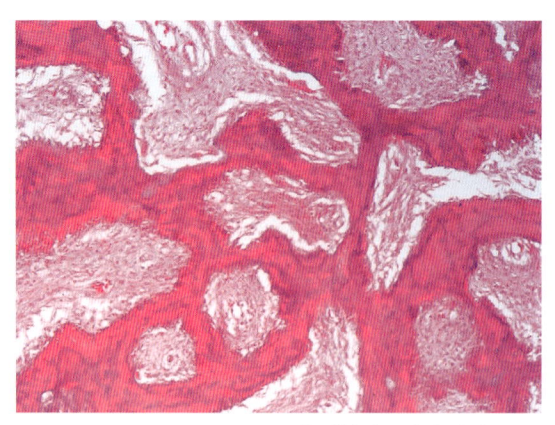

図4 Fibrous dysplasia の典型的病理組織学的所見
骨芽細胞に lining された網状構造の類骨とその間には線維芽細胞の増生が見られる（HE 染色，×100）。

鑑別診断

進行の緩序な増殖性疾患があげられる。骨原性では四肢発症のものと同様に，simple bone cyst, nonossifing fibroma, low-grade osteosarcoma, Paget 病[8] のほかに，顔面では hyoerostotic meningioma も含まれる[14]。また aneurysmal bone cyst や ossifying fibroma は最近では fibrous dysplasia の一亜系とも言われている[14]。

手　技

切除

病変が残存する部分切除術や shaving では，約1/4の症例で術後に病変の再増大を来たす可能性があること，および線維性骨異形成症の悪性化危険率が正常骨に比べると高いことより，完全切除を推奨する報告も多い[10)13]。

Fibrous dysplasia は病変の完全切除で完治しうるが，その部位や範囲によっては完全切除が困難なことも多い。また一般に発育は緩徐であり，成人になるとさらに進行は収まり停止することも多いため，整容的減量手術や，頭蓋底などでは単なる経過観察のみを余儀なくされる場合もある[16]。

Chen らは手術の危険性および効果から頭蓋顔面領域を4つに分けてそれぞれの領域での切除再建方法を提唱した[13]。上中顔面は完全切除とし，頭蓋底

生検のみで終わるか治療的な手技を加えるかは病変の部位や広がり，患者背景で異なってくる。また，頭蓋底など生検術自体が困難な場合もある。

1つの病変が発見された場合は同時に，まず骨シンチで polyostotic type でないかどうかの検索が必要である。性早熟やそれに伴う低身長など内分泌異常による二次的な変形は早期発見，早期治療がより効果的であることより，polyostotic type の場合は内分泌代謝医と相談して McCune-Albright 症候群に対する検索や治療も必要となる[8]。

や歯槽部は危険性や機能性を考えて部分的切除を，有髪部は保存的治療を基本とすることを推奨している。しかし，手技的には可能ではあっても，切開線の瘢痕や再建材料の問題，しかも fibrous dysplasia は真の腫瘍性疾患ではないことより，切除再建が広範に及ぶ場合，簡単には結論が得られない。

次に問題となるのは，視束管周囲の病変である。進行性視力障害に対しては視束管の開放術が唯一有効な治療法であるが，fibrous dysplasia では通常のものに比べ開放術自体でも視力障害を合併する危険性が高く[18)19)]，十分なインフォームドコンセントのもとに行われなければならない。画像上視束管径の狭小や距離の延長を認める例では予防的視束管開放術を推奨する報告もあるが[20)]，最近では視束管周辺の病変の状態と視覚障害とは相関せず[21)]，McCune-Albright 症候群などでも成長ホルモン過剰例にのみ予防的な視束管開放術の適応があるとする報告[22)]もある。

再建材料

切除後の再建材料としては，正常部位からの頭蓋骨，肋骨，腸骨などの一般的な自家骨移植が基本であるが，切除範囲が広ければ再建に要する骨の量や加工性なども考慮に入れて決定する必要がある[23)24)]。多くの場合，隣接する頭蓋骨外板が用いられ，広範囲であれば腸骨，それらの補助として肋骨が移植され再建される。また，手術対象が小児を含めた若い患者が多く，人工材料による再建は慎重にならざるを得ない。最近，頭蓋顎顔面領域でも，摘出した病変をオートクレーブや凍結により生物学的活性をなくし，それを加工して戻し再建するという報告も散見されるようになった[11)]。DiCaprio らは fibrous dysplasia 切除後の再建材料について興味ある総説を著している[8)]。それによれば，骨欠損の再建材料には周知のごとく骨伝導能と骨誘導能の優れたものがよいが，fibrous dysplasia においてはそれらの優れたものは再発（再燃）の危険性も高いとのことである。すなわち，海綿骨や骨基質では病変に置き換わる確率が高く再建材料としては不向きで，皮質骨移植ではたとえ一部病変が再発しても移植骨自体の骨芽細胞により骨新生が起こり強度的に十分な骨が形成されるとしている。よって頭蓋顔面外科領域でもオートクレーブ骨などの利用は長期の経過観察が必要で，少なくとも部分切除や咀嚼加重部位の骨折治療の場合は，再発してもキメラとなる自家新鮮皮質骨の移植がよいと思われる。

保存的療法

Fibrous dysplasia と診断されたからといってすべてが手術適応となるわけではない。悪性化など疾患の性質を十分に説明して経過観察とならざるを得ないこともある。成人であっても少なくとも年1回の診察とX線所見による病勢の把握が必要で，急激な増大や症状が出現したときは早期に再診するように患者教育することも重要である。

また最近，病変部と正常骨の境界での破骨細胞活性が高いこと，患者の尿中 hydroxyproline 排泄が多いことより，骨吸収を抑える作用のある薬物（bisphosphonates：ビスホスホン酸）が四肢の fibrous dysplasia に有用とのことで注目を集めている[8)]。抗癌剤と違い理論上，病変の完治まではいかないまでも疼痛やX線の透過所見は改善し，ビスホスホン酸の一種である pamidronate は頭蓋顎顔面領域の fibrous dysplasia にも有効と報告されている[12)]。今後外科的切除と組み合わせることで新たな治療指針ができると期待されている。

症　例

症例1 33歳，女性，polyostotic type ; Zone 1 and 4（図5）

4歳頃より左頬部の腫脹に気づき，近医を受診した。徐々に変形が強くなったが20歳頃より病勢が安定したため放置していた。形態改善目的の口腔前提および睫毛下切開より shaving による部分切除術を施行した。11年後の現在も病変の増大はない。

症例2 6歳，男児，monostotic type ; Zone 3, ossifying fibroma（図6）

進行性の視力低下で近医を受診し，CT所見にて前頭外底の腫瘤を認めた。腫瘤による視力障害に対

し，両側冠状切開と両側上下眼瞼切開からのdismasking法にてfronto-orbital barと鼻骨を外し前頭蓋底へアプローチし腫瘍を摘出した。摘出標本にてossifying fibromaと診断されたが，6カ月で再発し，再度同様の経路手技で腫瘍を完全に摘出した。幼少期に中顔面への侵襲による成長障害のため眼球突出と上顎劣成長に対しLe FortⅢ骨切りや血管柄付き遊離複合組織移植を含めた数回の修正術を必要とした。

症例3 18歳，女性，polyostotic type；Zone 1 (and 3)（図7）

10歳の時，鉄棒で頭部を打撲し，偶然のCT検査にて病変を指摘され，12歳でfibrous dysplasiaとの診断に至った。当初は変形軽度であったが，徐々に病変の増大を認め変形と眼球突出の修正目的で当科を紹介された。病変の大部分は前頭骨にあったが，一部蝶形骨に及んでいた。視束管周囲は正常骨で術前に複視や視力障害はなかった。部位と広がりおよび再建材料を考えた場合，大開頭となることと眼窩再建後の複視などよりshavingと眼窩底への骨移植を選択した。術前にCT所見で健側と比較しながら硬膜までの距離を計測しておき，直視下に比較できるように冠状切開で前額部両側を展開，ノミとバーで眼窩上壁を含めshavingし，内皆を削った骨へ新たに固定し，睫毛下切開より眼窩底へ頭蓋骨外板移植を行った。術後5年の現在，病変の増大はない。

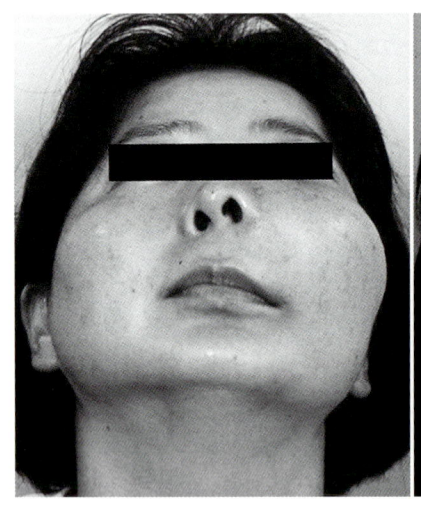

(a) 術前の状態。左鼻翼基部から頬部にかけて腫脹している。病変の発育はすでに停止している。

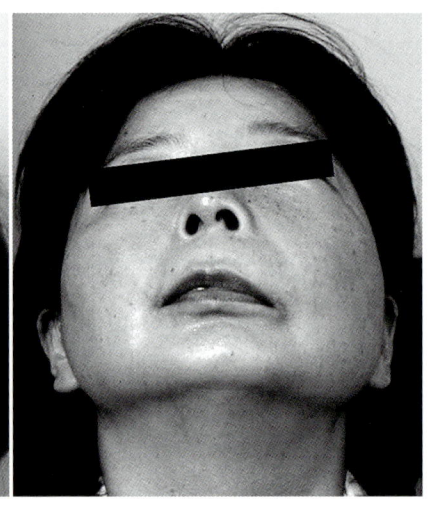

(b) 術後10年の状態。

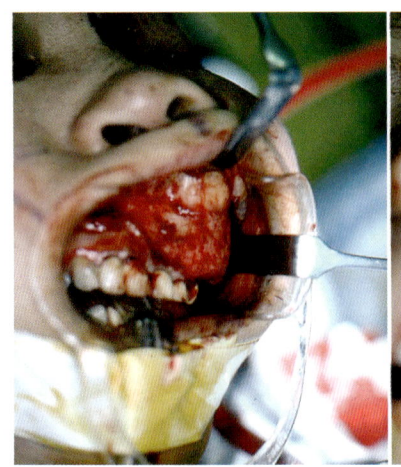

(c) 口腔前提切開より病変を露出したところ。歯牙は正常である。

(d) 可及的に病変を部分切除したあと。部分切除でも止血は特に問題ない。

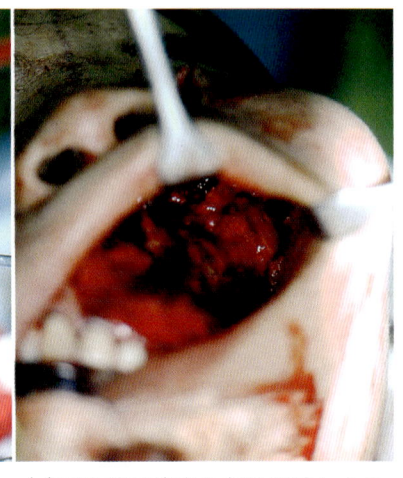

図5 症例1：33歳，女性，polyostotic type：Zone 1 and 4

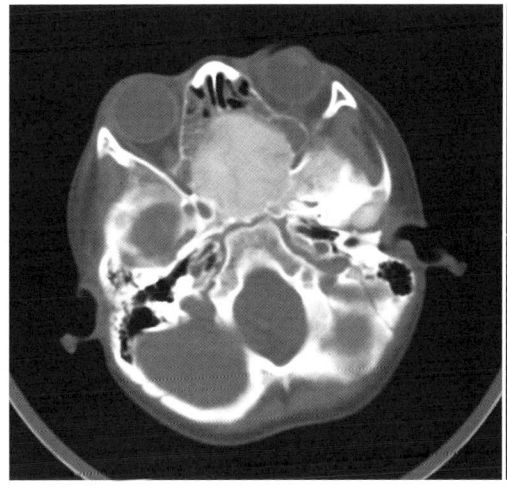

(a) 進行性の占拠性の病変。ここ1年で左の視力が半分以下になった。

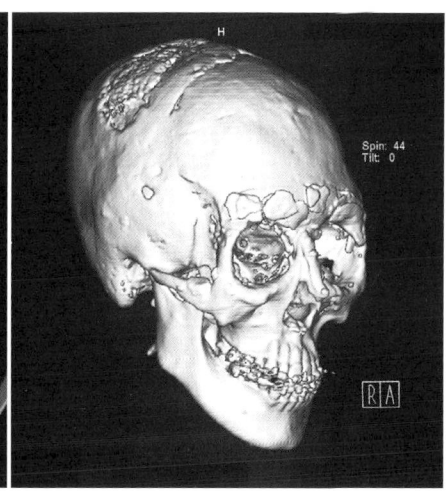

(b) 術後8年の状態。病変は完全切除されたが，この間 Le Fort III 型上顎骨切り術をはじめ，眼窩の decompression と periorbital bone graft, 鼻背や前額の再建術を行っている。完全切除後にも幼少児ならではの問題がある。

図6 症例2：6歳，男児，monostotic type : Zone 3, ossifying fibroma

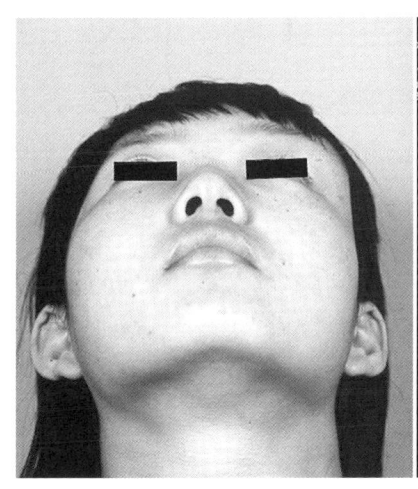

(a) 左眼窩〜側頭にかけての膨隆を認める。この患者は患側眼位の低下もあった。病勢の停止ははっきりしない。

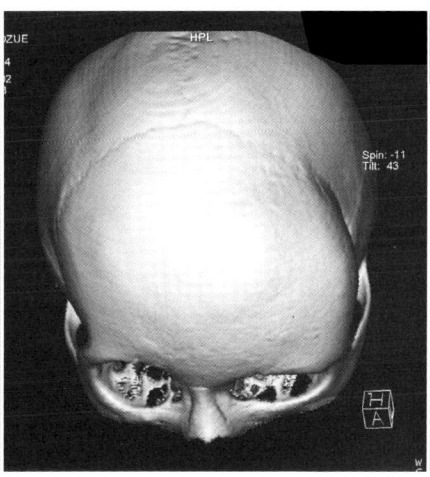

(b) 術前の 3DCT 所見。発生学的には monostotic type を思わせる。

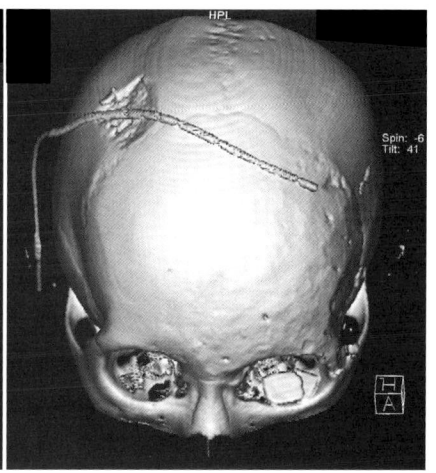

(c) 術翌日の 3DCT 所見。術中左右比較できるように健側も冠状切開で露出して行った。

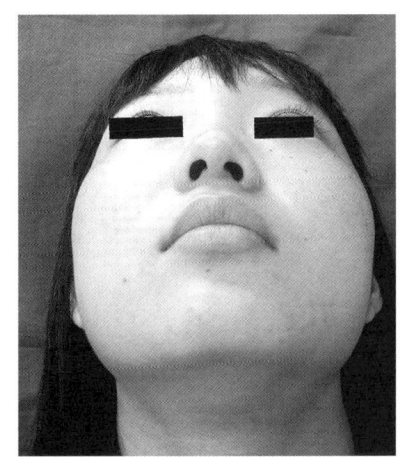

(d) 術後4年の状態。

図7 症例3：18歳，女性，polyostotic type : Zone 1 (and 3)

Fibrous dysplasia

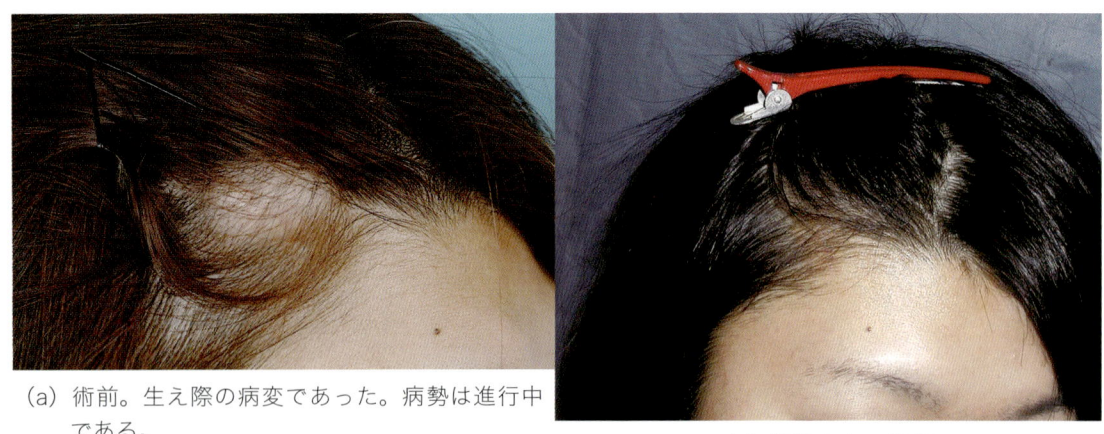

(a) 術前。生え際の病変であった。病勢は進行中である。

(d) 術後3年の状態

(b) 再建用に病変と同面積の正常頭蓋を含めて切除した。

(c) 術中所見。頭蓋骨を分割して再建した。

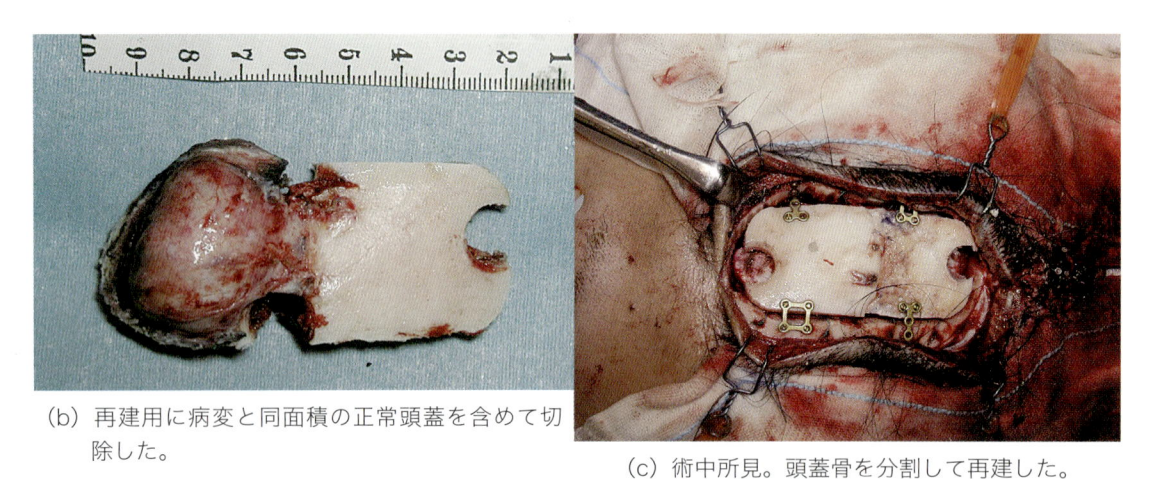

図8 症例4：20歳，女性，monostotic type：Zone 2

症例4　20歳，女性，monostotic type；Zone 2（図8）

12歳頃より前額部の膨隆に気づき，17歳のとき近医でshavingを受けたが再発したため当院を受診した。頭蓋骨と病変を含め完全切除摘出し，正常部頭蓋骨を分割して再建に用いた。

考察

手術適応

本症は若年者に発症し緩やかな経過をたどるため，治療は主訴症状，病変の広がりと程度，年齢や生活様式などの患者背景，各手術法の利点欠点を総合的に判断し決定しなければならない（表2）。若い患者で，形態の改善が目的の場合，病変が悪性転化していないfibrous dysplasiaに対し許容できる切開線は瘢痕の目立たない眼瞼周囲の切開と口腔前庭切開，冠状切開までである。上顎癌や頭蓋底腫瘍切除に用いられるアプローチや再建方法が受け入れられるかどうかは，病変の広がりや進行具合をもとに患者・家族も含めて十分に検討する必要がある。症状が軽度で完全切除を希望しない場合は，病勢によっては複数回の手術となっても部分切除（shaving）を選択する場合もありうると思う。一方，有髪部である頭頂骨や側頭骨では手技的には完全切除および再建が比較的簡単で安全なため，逆に完全切除も考慮に入れるべき選択肢と思われる[25]。

手術時期

その再建も含め完全切除が選択された場合はfibrous dysplasiaの病勢はさほど関係ない。問題は病勢の進行中に，顔面での部分切除をどう扱うかということになる。しかも多感な時期に罹

表2 病変部位と切除様式

部位	病変骨	治療方針	Chenらの分類
上顔面と中顔面	前頭骨 鼻骨・篩骨 頬骨 上顎骨（上部）など	完全切除とその再建 （広範な場合は部分切除）	Zone 1
有髪部	頭頂骨 側頭骨（上部）など	診断的部分切除 場合によっては完全切除	Zone 2
頭蓋底	蝶形骨 後頭骨 側頭骨（下部）など	保存的療法（対症的待機手術）	Zone 3
歯槽部	上顎（歯槽骨）	部分切除	Zone 4a
	下顎骨	部分切除	Zone 4b

患者が多い．手術により病勢の増す危険性は十分にあるが，直接手術による悪性化の報告はなく，患者の利益が多いと判断した場合はshavingなどを施行せざるを得ない．

Fibrous dysplasiaは良性疾患であり，治療の基本的原則は整容的外観の再建および機能の維持・改善で，患者の社会的背景や切除およびその再建のための犠牲を十分に考慮して決定されるべきである．危険性が高く犠牲が大きければ整容的減量手術や単なる経過観察のみを余儀なくされる場合もある．ただし病変が残存する減量手術は術後病変の増大を来たすこともありうることや悪性化の問題も念頭に置く必要があり，いつどの方法を選ぶかの判断は患者個々のfibrous dysplasiaの性状を把握し，インフォームドコンセントのもと下されなければならない．

文　献

1) von Recklinghausen FD : Die fibrose oder doformierende ostitis, die osteomalacie und die osteoplastiche carcinose in ihren gegenseitigen beziehungen. Berlin, Festschr, Rudolf Virchow, 1891
2) Lichtenstein L : Polyostotic fibrous dysplasia. Arch Surg 36 : 874-898, 1938

3) Fletcher CDM, Unni KK, Mertens F : Pathology & Genetics of Tumours of Soft Tissue and Bone. World Health Organization Classification of Tumours. IARC Press, Lyon, 2002
4) Weinstein LS, Shenker A, Gejman PV, et al : Activating mutations of the stimulatory G protein in the McCune-Albright syndrome. N Engl J Med 325 : 1688-1695, 1991
5) Cohen MMJr, Howell RE : Etiology of fibrous dysplasia and McCune-Albright syndrome. Int J Oral Maxillofac Surg 28 : 366-371, 1999
6) Bianco P, Kuznetsov SA, Riminucci M, et al : Reproduction of human fibrous dysplasia of bone in immunocompromised mice by transplanted mosaics of normal and Gsalpha-mutated skeletal progenitor cells. J Clin Invest 101 : 1737-1744, 1998
7) Schwindinger WF, Francomano CA, Levine MA : Identification of a mutation in the gene encoding the alpha subunit of the stimulatory G protein of adenylyl cyclase in McCune-Albright syndrome. Proc Natl Acad Sci USA 89 : 5152-5156, 1992
8) DiCaprio MR, Enneking WF : Fibrous dysplasia. Pathophysiology, evaluation, and treatment. J Bone Joint Surg Am 87 : 1848-1864, 2005
9) Yetiser S, Gonul E, Tosun F, et al : Monostotic craniofacial fibrous dysplasia ; The Turkish experience. J Craniofac Surg 17 : 62-67, 2006
10) Ricalde P, Horswell BB : Craniofacial fibrous dysplasia of the fronto-orbital region ; A case series and literature review. J Oral Maxillofac Surg 59 : 157-167, 2001
11) Gosain AK, Celik NK, Aydin MA : Fibrous dysplasia of the face ; Utility of three-dimensional modeling and ex situ malar recontouring. J Craniofac Surg 15 : 909-915, 2004
12) Kos M, Luczak K, Godzinski J, et al : Treatment of monostotic fibrous dysplasia with pamidronate. J Craniomaxillofac Surg 32 : 10-15, 2004
13) Chen YR, Noordhoff MS : Treatment of craniomaxillofacial fibrous dysplasia ; How early and how extensive? Plast Reconstr Surg 86 : 835-842, 1990
14) Selva D, White VA, O'Connell JX, et al : Primary bone tumors of the orbit. Surg Ophthalmol 49 : 328-342, 2004
15) Cohen MM Jr : Fibrous dysplasia is a neoplasm. Am J Med Genet 98 : 290-293, 2001
16) Ozek C, Gundogan H, Bilkay U, et al : Craniomaxillofacial fibrous dysplasia. J Craniofac Surg 13 : 382-389, 2002
17) Sharma RR, Mahapatra AK, Pawar SJ, et al : Symptomatic cranial fibrous dysplasias ; Clinico-radiological analysis in a series of eight operative cases with follow-up results. J Clin Neurosci 9 : 381-390, 2002
18) Bocca G, de Vries J, Cruysberg JR, et al : Optic neuropathy in McCune-Albright syndrome ; An indication for aggressive treatment. Acta Paediatr 87 : 599-600, 1998
19) Edelstein C, Goldberg RA, Rubino G : Unilateral blindness after ipsilateral prophylactic transcranial optic canal decompression for fibrous dysplasia. Am J Ophthalmol 126 : 469-471, 1998
20) Chen YR, Breidahl A, Chang CN : Optic nerve decompression in fibrous dysplasia ; Indications, efficacy, and safety. Plast Reconstr Surg 99 : 22-30, 1997
21) Lee JS, FitzGibbon E, Butman JA, et al : Normal vision despite narrowing of the optic canal in fibrous dysplasia. N Engl J Med 347 : 1670-1676, 2002
22) Cutler CM, Lee JS, Butman JA, et al : Long-term outcome of optic nerve encasement and optic nerve decompression in patients with fibrous dysplasia ; Risk factors for blindness and safety of observation. Neurosurgery 59 : 1011-1017, 2006
23) Brusati R, Biglioli F, Mortini P, et al : Reconstruction of the orbital walls in surgery of the skull base for benign neoplasms. Int J Oral Maxillofac Surg 29 : 325-330, 2000
24) Kelly CP, Cohen AJ, Yavuzer R, et al : Cranial bone grafting for orbital reconstruction ; Is it still the best? J Craniofac Surg 16 : 181-185, 2005
25) Maher CO, Friedman JA, Meyer FB, et al : Surgical treatment of fibrous dysplasia of the skull in children. Pediatr Neurosurg 37 : 87-92, 2002

和 文 索 引

【あ】

ICP亢進	67
足場	23
アルギン酸	50
アンカーピン	100
アングルドライバー	36
Angle不正咬合分類	186
鞍鼻	245

【い】

位置決め用プレート	199
位置的クローニング	5
位置的候補遺伝子クローニング	5
インクジェット方式	20

【う】

打ち抜き型骨折	230
運動能力障害	70
運動発達	68

【え】

永久歯歯冠幅径	186
SNA角	266
S-N間距離	121
SNB角	266
SN-Pog角	266
FGFR遺伝子	4
遠城寺式検査	68
延長軸	214
猿頭症	128, 134

【お】

オクルーザルスプリント	177
おとがい形成	280

【か】

開咬	159
外眼角切開	246
外眼角部切開	42
外眼間距離	139
外側上眼瞼切開	246
下顎角突起	286
下顎弓	149
下顎枝矢状分割骨切り術	198
下顎矢状分割骨切り術	263
下顎枝垂直骨切り術	201, 263
下顎前突	178
下顎分節骨切り術	261
学習障害	70
拡大縫合切除	98
顎変形症	175
顎裂部骨移植	179

下直筋麻痺	235
顎間固定	112
下内側壁骨折	231
噛み込み	150
ガラスセラミクス	24
眼窩隔離症	137, 141
眼窩間距離	139
眼窩狭小症	64
眼窩内容積	253
眼球運動障害	230
眼球陥没	230, 245
眼球デルモイド	148
眼球突出	108
冠状切開	246
冠状縫合早期癒合症	73
顔面横裂	126
顔面骨格	186
顔面斜裂	126
顔面突起	126
顔面半側形成不全	148

【き】

気孔率	24
偽性眼瞼下垂	245
機能的矯正装置	161
機能的クローニング	5
偽の正中裂	128
吸収性プレート	31
頬骨骨折変形治癒	244
鏡視腔	39
狭頭症	59
頬裂症	131
巨口症	126
近遠心的位置関係	186

【く】

くも膜下腔	106
Crouzon症候群	4

【け】

経眼窩法	230
経結膜切開	245
経上顎洞法	230
血管柄付き遊離組織移植	167
血中酸素分圧	118
言語機能障害	70
言語障害	73

【こ】

Go角	286
咬筋肥大	293
光硬化方式	20
咬合異常	186

咬合平面左右傾斜	150
交叉咬合	159
行動障害	73
広範性発達障害	70
骨延長術	65, 79, 92
骨格型Class II	188
骨格的Class III	178
骨格型不正	185
骨形成タンパク	24
骨硬化待機期間	121
骨セメント	25
骨伝導	23
骨誘導	23
コミュニケーション障害	70
コラーゲン	49
混合歯列期	176
コンビームX線CT	17
コンプレッション・タイプ	31, 32

【さ】

細胞外マトリックス	49
鎖骨頭蓋骨異骨症	114
三角頭蓋	62, 71, 73
3次元実体モデル	20
3次元CT angiography	16
3DCTA	16

【し】

指圧痕	79
Gs α遺伝子	298
紫外線硬化樹脂	20
軸策輸送	51
矢状縫合	90
矢状縫合早期癒合症	63, 73
視神経乳頭	118
視束管開放術	301
CDS分析	176, 181, 186
篩頭症	128, 134
篩板	120
自閉症	70, 73
脂肪移植	168
脂肪注入術	168
斜顔面裂	133
斜頭症	62
上下顎骨同時延長術	150
上下顎同時移動術	162
上顎分節骨切り術	260
上顎劣成長	108
小眼球症	139
上気道狭窄	117
症候群性頭蓋骨縫合早期癒合症	62
小脳扁桃ヘルニア	64
神経・血管柄付き遊離筋肉移植	167

和文索引 307

神経堤細胞	127	
神経分節理論	127	
唇側傾斜	188	
真の正中裂	128	
新版K式発達検査	68	

【す】

髄液漏	242
睡眠時無呼吸	118
頭蓋腔化	242
頭蓋骨外板	141, 143, 249
頭蓋骨長幅示数	91
頭蓋内圧亢進	71, 118
スキャン幅	226
ステンレス・スチール	32
すりガラス状陰影	299

【せ】

精神遅滞	70
精神発達	68
生体吸収性人工骨	26
生体非活性人工骨	25
生体非吸収性人工骨	24
積層造形法	20
舌骨弓	149
舌側傾斜	188
線維芽細胞	49
線維性骨異形成症	297
前額除皺術	39
線状型骨折	231
全頭蓋冠形成術	98
全前脳症	128, 134
尖頭	62
前頭筋骨膜弁	240
前頭傾斜角	271
前頭中顔面前進術	117
前頭洞嚢腫	238
前頭洞肥大	283
前頭縫合早期癒合症	64, 73

【そ】

側頭筋骨膜弁	240
側方交叉咬合	150

【た】

第1鰓弓症候群	148
第2鰓弓症候群	148
多血小板血漿	26
多孔スポンジ	24
多動	73
多動性障害	70
単眼症	128, 134
短頭症	62
短鼻変形	108

【ち】

Chiari奇形	64
チタン	25, 32
知能検査	68
知能指数	68
注意欠陥（障害）	70, 71
中顔面劣成長	117
超音波診断	18
蝶形骨頬骨縫合	254
蝶形骨大翼	79
蝶形篩骨軟骨結合	64
長頭症	62

【て】

DQ値	67
Tessierの分類（typing）	128, 138
Delashawの仮説	60
澱粉モデル	20

【と】

瞳孔間距離	139
塔状頭	62
頭部冠状切開	109

【な】

内眼角間距離	139
内固定型骨延長器	213

【に】

二段水平骨切り	280
2分割式手術器具	40

【の】

膿嚢腫	238

【は】

バイタリウム	32
ハイドロキシアパタイト	24, 33
Virchowの法則	60
発達検査	68
発達指数	67, 68
発達障害	70
Barton包帯固定	112
ハープーン	100
ハロー型骨延長器	114, 207, 217
反対咬合	117

【ひ】

鼻咽腔ファイバー	180
鼻咽腔ファイバースコープ	118
鼻咽腔閉鎖機能	180, 197
皮下内視鏡手術	39
鼻上顎骨複合体	108
鼻根（部）	110, 120
鼻根部小切開	44
鼻篩骨骨折	245
非症候群性頭蓋骨縫合早期癒合症	62
ビスホスホン酸	301
鼻前頭角	271
鼻前頭管	238
鼻柱口唇角	178, 180
眉毛部突出	283
Binder症候群	108

【ふ】

不正咬合	186
Pruzanskyの分類	149, 160
分葉不全	134

【へ】

閉塞性無呼吸障害	79
ヘリカルCT	15, 223
ヘルメット矯正	65
片側冠状縫合早期癒合症	64

【ほ】

縫合切除	98
Hox遺伝子	127
ボツリヌストキシンtype A	293
保定	192
保定期間	106
ポリ-L-乳酸	31
ポリグリコール酸	32
ポリソムノグラム	118
ボリュームデータ	224

【ま】

マイクロプレート	31
McCune-Albright症候群	297
Mazabraud症候群	297

【み】

見かけの下顎前突症	197
ミニプレート	31

【む】

無眼球症	131, 139
無腐性腫脹	36

【め】

メタクリル酸メチル	273

【も】

モアレ	19
モデル	20

【ゆ】

U字型下口腔前庭切開	261
遊離真皮	168

【よ】

翼突上顎結合	110

【ら】

ライオン様顔貌	298
ラムダ縫合早期癒合症	64

【り】

両側冠状縫合早期癒合症	64
リン酸カルシウムペースト	26
リンパ球の不死化	9

【れ】

REDシステム ……………………… 207

レーザー光計測……………………………18
Le Fort Ⅰ型骨切り術………………… 261
Le Fort Ⅱ型骨切り術………………… 111
Le Fort Ⅲ型骨切り術…………… 109, 120
Le Fort Ⅳ型骨延長術………………… 118

英文索引

【A】

Acrocephalosyndactyly ·················62
ADD : Attention Deficit Disorder ······71
ADHD : Attention Deficit with
　Hyperactivity Disorder ··············70
Antly-Bixler ···································· 4
Apert ······························ 4, 5, 63, 108

【B】

bamboo-ware ································92
barrel-stave ··································92
bathmocephaly ······························91
Beare-Stevenson ···························· 4
β-TCP ·····································24, 26
bimaxillary prognathism ·············· 260
bimaxillary protrusion ·················· 260
Binder ······································· 108
black eye ···································· 231
blowout fracture ·························· 229
Blue Device ································· 207
BMP ···24
brachycephaly ·······························62
buttress ······································ 109

【C】

cantilever graft ···························· 244
Carpenter ······································63
chin ptosis ·································· 279
cine-MRI ···································· 235
CI ··91
Class Ⅰ ····································· 188
Class Ⅲ ····································· 114
clinocephaly ··································91
collimation ·································· 226
Cone Beam CT ······························17
coronal ring ··································64
cranialization ······························· 242
craniofacial drawing standards ··· 176
craniofacial dysostoses ·················62
craniofacial microsomia ·············· 148
craniofrontonasal syndrome········ 3, 5
craniostenosis ······························59
craniosynostosis ···························59
Crouzon ································ 63, 108

【D】

deformational plagiocephaly ······ 60, 62
dental compensation ·················· 188
dermatocele ································ 133
direct skeltal traction procedure··· 211
dish face ···································· 197
dolichocephaly ······························62
double splint ······························ 177
DQ : Developmental Quotient ··· 67, 68

【E】

encephalocele ······················ 133, 134
extensive suturectomy ··················98

【F】

facial bipartition ····························65
facial bone contouring surgery ··· 264
facial contouring surgery ············ 270
facial process ····························· 126
FBN1 ·· 5
FGF ··· 5
FGFR 2 ·······································61
FGFR 3 ·······································72
1st branchial arch syndrome··· 133, 148
forced duction test ····················· 249
forehead inclination ···················· 271
frontal bossing ······················· 91, 101
fronto-orbital advancement ···········78

【G】

Goldenhar syndrome ············ 133, 148
Gonial angle ······························ 288
Gonzales-Ulloa ··························· 271

【H】

horizontal cephalic index ···············91
hydroxyproline ···························· 301
hydroxyapatite : HA ·······················33
hypertelorism ····························· 130
hypertelorism ····························· 134
hypotelorism ···················· 64, 128, 134

【I】

ICP ··71
infracture technique ···················· 283
Instrumentation angle ···················40
interdental distraction osteogenesis
　(IDO) ······································ 183
IQ : Intellectual Quotient ················68

【J】

Jackson-Weiss ······························· 4

【L】

language disorder ··························70
LD : Learning Disorder ····················70
Le Fort Ⅱ advancement ············· 108
Le Fort Ⅲ advancement ············ 108
leptocephaly ··································91
linear craniectomy ·························98

linear fracture ····························· 231
long face ····························· 188, 260
lower lid retractor ······················· 245

【M】

marionette traction procedure ··· 211
maxillary protactive appliance ······ 208
Mazabraud ································· 297
McCune-Albright ························ 297
MCDO ··98
MDCT (multi detector-row CT) 17, 223
MDI (Mental Development Index) ···68
Mental Retardation ························70
microport technique ······················40
midface degloving ······················ 261
MIP (maximum intensity projection)
　······································· 16, 224
MRI ··17
monobloc advancement ··············· 117
monostotic type ·························· 297
MPA ·· 208
MP line ······································ 289
MPR (multiplanar reformation)
　································· 16, 17, 224
MSCT (Multislice CT) ················· 223
MSX2·· 5
Muenke ·· 4
Multidetector-row CT ·················· 223
multi-directional cranial distraction
　ostegenesis ······························98
Multiguide Ⅱ® ····················· 160, 161
multistaged curved ostectomy ··· 293

【N】

Nager syndrome ························· 133
northbound ································· 128

【O】

occipital bullet ······························91
OMIM (Online Mendelian Inheritance
　in Man) ······································ 5
open-door fracture ····················· 230
orbital angle ······························· 139
orbital wall angle ························ 139
oroaural cleft (AACPR) ··············· 133
otomandibular dysostosis ··········· 133
oxycephaly acrocephaly ·················62

【P】

π procedure ································91
paper surgery ····························· 190
partial orbitotomy······················· 141
PDD : Pervasive Developmental

Disorders ……………………70	scaphocepaly ……………………62	Treacher Collins syndrome … 126, 133
PDI : Psychomotor Development Index	sea lion position……………………92	trigonocephaly ……………………62
………………………………68	2nd branchial arch syndrome …… 148	turricephaly……………………62
Pfeiffer …………………… 4, 63	semirigid fixation ……………………37	*TWIST* …………………… 5
plagiocephaly ……………………62	short face …………………… 190	【V】
PLLA ……………………32	single splint …………………… 177	vertical orbital dystopia ……………64
PMMA ; poly-methyl methacrylate…25	sinking phenomenon ……………24	virtual reality ……………………20
Pogonion …………………… 266	SN-MP ……………………289	volume rendering ……………………16
Polyglycolic acid : PGA ……………32	southbound……………………128	VR（volume rendering）…………… 224
Poly-L-Lactide : PLLA ……………31	SPECT ……………………72	【W】
polyostotic type…………………… 297	sphenocephaly ……………………91	WAIS ……………………68
PRP ……………………26	sphenoid ridge …………………… 101	Wechsler Adult Intelligence scale …68
Pruzansky …………………… 149, 160	spiral CT scan ……………………15	Wechsler Intelligence Scale for
punched out fracture …………… 230	subcutaneous endoscopic surgery…39	Children-Revised ……………………68
【R】	supra-orbital bar …………… 83, 141	white eyed blowout fracture……… 231
RED …………………… 206, 207	surface rendering ……………………16	WISC-III……………………68
Ricketts's E-line…………………… 277	syndromic craniosynostosis ……… 124	WPPSI（Wechsler Pre-school and
Ricketts's esthetic plane …………287	【T】	Primary Scale of intelligence）……68
rigid external distraction …… 206	temporal bulding ……………………80	【Z】
rigid fixation ……………………37	tongue-in-groove ……………………87	Zurichi system™ …………… 210, 214
【S】	total calvarial remodeling ……………98	Zurich Pediatric Ramus Distractor®
Saethre-Chotzen …………… 5, 63	traction test …………… 235	…………………………… 162
sagittal bar …………… 93, 101	transforming growth factor（TGF）β	
scaffold ……………………23	………………………………60	
	trap-door fracture …………… 231	

形成外科 ADVANCE シリーズ I-5
頭蓋顎顔面外科：最近の進歩　〈検印省略〉

1994年10月5日　第1版第1刷発行
2008年2月15日　第2版第1刷発行

定価（本体 23,000 円＋税）

監修者　波利井清紀
編集者　平林　慎一
発行者　今井　良
発行所　克誠堂出版株式会社
〒113-0033　東京都文京区本郷 3-23-5-202
電話 (03)3811-0995　振替 00180-0-196804
URL http://www.kokuseido.co.jp

ISBN 978-4-7719-0331-9　C 3047 ¥ 23000 E　印刷　三報社印刷株式会社
Printed in Japan © Shinichi Hirabayashi 2008

・本書の複製権・翻訳権・上映権・譲渡権・公衆送信権（送信可能化権を含む）は克誠堂出版株式会社が保有します。
・JCLS 〈㈱日本著作出版権管理システム委託出版物〉
本書の無断複写は著作権法上での例外を除き禁じられています。複写される場合は，そのつど事前に㈱日本著作出版権管理システム（電話 03-3817-5670，FAX 03-3815-8199）の許諾を得てください。